Joseph R. Grajo / Anthony E. Samir / Dushyant Sahani

Abdominal Imaging
The Core Requisites

腹部影像学
核心必读

约瑟夫·R.格拉乔
主　编　〔美〕安东尼·E.萨米尔
杜什亚特·萨哈尼
主　译　郑建军　张景峰　李若坤
副主译　祁　良　金观桥　黄　强
陆　崴　任　莹

天 津 出 版 传 媒 集 团
天津科技翻译出版有限公司

著作权合同登记号:图字:02-2024-010

图书在版编目(CIP)数据

腹部影像学:核心必读/(美)约瑟夫·R. 格拉乔
(Joseph R. Grajo),(美)安东尼·E. 萨米尔
(Anthony E. Samir),(美)杜什亚特·萨哈尼
(Dushyant Sahani)主编;郑建军,张景峰,李若坤主
译. —天津:天津科技翻译出版有限公司,2024.5
    书名原文:Abdominal Imaging: The Core
Requisites
    ISBN 978-7-5433-4439-6

    Ⅰ.①腹… Ⅱ.①约… ②安… ③杜… ④郑… ⑤张
… ⑥李… Ⅲ.①腹腔疾病-影像诊断 Ⅳ.①R572.04

中国国家版本馆 CIP 数据核字(2024)第 041365 号

Elsevier (Singapore) Pte Ltd.
3 Killiney Road, #08-01 Winslang House 1, Singapore 239519
Tel: (65)6349-0200 ; Fax: (65)6733-1817

Abdominal Imaging: The Core Requisites
Copyright © 2022, Elsevier, Inc. All rights reserved.
ISBN: 9780323680615

注意

本书涉及领域的知识和实践标准在不断变化。新的研究和经验拓展我们的理解,因此须对研究方法、专业实践或医疗方法作出调整。从业者和研究人员必须始终依靠自身经验和知识来评估和使用本书中提到的所有信息、方法、化合物或本书中描述的实验。在使用这些信息或方法时,他们应注意自身和他人的安全,包括注意他们负有专业责任的当事人的安全。在法律允许的最大范围内,爱思唯尔、译文的原文作者、原文编辑及原文内容提供者均不对因产品责任、疏忽或其他人身或财产伤害及/或损失承担责任,亦不对由于使用或操作文中提到的方法、产品、说明或思想而导致的人身或财产伤害及/或损失承担责任。

授权单位:Elsevier (Singapore) Pte Ltd.
出　　版:天津科技翻译出版有限公司
出 版 人:刘子媛
地　　址:天津市南开区白堤路 244 号
邮政编码:300192
电　　话:(022)87894896
传　　真:(022)87893237
网　　址:www.tsttpc.com
印　　刷:天津海顺印业包装有限公司
发　　行:全国新华书店
版本记录:889mm×1194mm　16 开本　24 印张　500 千字
　　　　　2024 年 5 月第 1 版　2024 年 5 月第 1 次印刷
　　　　　定价:168.00 元

(如发现印装问题,可与出版社调换)

译者名单

主　译　郑建军　张景峰　李若坤

副主译　祁　良　金观桥　黄　强　陆　崴　任　莹

译　者　(按姓氏汉语拼音排序)

陈　琢　　程庆元　　崔诗浍　　丁　辉　　高原雪　　郭鸿宇

郭丽萍　　何　华　　胡　洋　　黄　强　　计玲晓　　金观桥

李若坤　　李婷婷　　凌建尔　　刘　伟　　刘鹰鹏　　陆　崴

马显利　　孟宪运　　祁　良　　任　莹　　王梦悦　　王维娜

王艺锟　　徐　磊　　阳　君　　杨青青　　尧林鹏　　于春瑶

袁　正　　岳钰峰　　张景峰　　张雪菲　　赵　阳　　赵妍慈

郑建军　　周家豪　　朱雅茹

主编简介

Joseph R. Grajo, MD

Chief of Abdominal Imaging
Vice Chair for Research
Associate Residency Program Director
Abdominal Imaging Fellowship Director
Department of Radiology
University of Florida College of Medicine
Gainesville, Florida
United States

Dushyant Sahani, MD

Associate Professor of Radiology
Department of Radiology
Massachusetts General Hospital
Boston, Massachusetts
United States

Anthony E. Samir, MD, MPH

Associate Director, Ultrasound
Radiology
Massachusetts General Hospital
Boston, Massachusetts
United States

编者名单

Neha Agrawal, MD
Abdominal Imaging Fellow
Department of Radiology
Massachusetts General Hospital
Boston, Massachusetts
United States

Ahmad Al-Samaraee, MD, MPH
Department of Radiology
Massachusetts General Hospital
Boston, Massachusetts

Department of Radiology
University of Minnesota
Minneapolis, Minnesota
United States

Mark Anderson, MD
Abdominal Radiologist
Massachusetts General Hospital
Instructor
Harvard Medical School
Boston, Massachusetts
United States

Masoud Baikpour, MD
Diagnostic Radiology Resident
Department of Radiology
Massachusetts General Hospital
Boston, Massachusetts
United States

Miguel Gosalbez, BS, MD
Resident, Radiology
Department of Radiology
University of Florida
Gainesville, Florida
United States

Carolyn Hanna, BS, MD
Resident, Radiology
University of Florida
Gainesville, Florida
United States

Simon Ho, MD
Resident, Radiology
University of Florida
Gainesville, Florida
United States

Richard G. Kavanagh, MB, BCh, BAO, BSc, MCh, FFRRCSI
Abdominal Imaging Fellow
Massachusetts General Hospital
Boston, Massachusetts
United States

David Knipp, MD
Fellow
Department of Radiology
Massachusetts General Hospital
Boston, Massachusetts
United States

Hamed Kordbacheh, MD
Abdominal Imaging Research Fellow
Department of Radiology
Massachusetts General Hospital
Boston, Massachusetts
United States

Qian Li, MD
Instructor of Radiology
Department of Radiology
Massachusetts General Hospital
Boston, Massachusetts
United States

Weier Li, MD
Fellow
Department of Radiology
Massachusetts General Hospital
Boston, Massachusetts
United States

Babak Maghdoori, MD, FRCPC
Abdominal imaging specialist
Cardiothoracic imaging specialist
Department of Medical Imaging
Georgian Radiology Consultant
University of Toronto
Toronto, Ontario
Canada

Laura L. Magnelli, MD
Abdominal Imaging Fellow, PGY-6
Department of Radiology
Division of Abdominal Imaging
University of Florida College of Medicine
Gainesville, Florida
United States

Craig Meiers, MD
Interventional Radiology Fellow
Department of Radiology
University of Florida
Gainesville, Florida
United States

Aileen O'Shea, MB, BAO, BCh, FFRRCSI
Abdominal Imaging Fellow
Division of Abdominal Imaging
Massachusetts General Hospital
Boston, Massachusetts
United States

Arinc Ozturk, MD
Clinical Research Fellow
Department of Radiology
Massachusetts General Hospital
Boston, Massachusetts
United States

Eric W. Pepin, MD, PhD
Resident
Department of Radiology
University of Florida
Gainesville, Florida
United States

John Pham, MD
Radiology, Resident
Department of Radiology
University of Florida
Gainesville, Florida
United States

Theodore T. Pierce, MD
Instructor
Department of Radiology
Massachusetts General Hospital
Boston, Massachusetts
United States

Vinay Prabhu, MD, MS
Clinical Assistant Professor
Department of Radiology
NYU Langone Health
New York, New York
United States

Jesse Rayan, MD
Abdominal Imaging Fellow
Division of Abdominal Imaging
Massachusetts General Hospital
Boston, Massachusetts
United States

Justin Ruoss, MD
Physician
Department of Radiology
University of Florida
Gainesville, Florida
United States

Jehan L. Shah, MD
Diagnostic Radiology Resident
Department of Radiology
University of Florida
Gainesville, Florida

Interventional Radiology Fellow
Radiology
Mayo Clinic
Jacksonville, Florida
United States

Boris Sinayuk, MD
Assistant Professor
Department of Diagnostic Imaging
Warren Alpert Medical School
Rhode Island Hospital
Providence, Rhode Island
United States

Joe Uricchio, MD
Resident
Department of Radiology
University of Florida
Gainesville, Florida
United States

中文版前言

随着医学科技的快速发展，腹部疾病的影像诊断技术不断更新。由 Joseph R. Grajo 教授、Anthony E. Samir 教授和 Dushyant Sahani 教授精心主编的《腹部影像学：核心必读》是一部极具实用价值的腹部疾病影像学著作。本书包含了腹部消化系统、泌尿生殖系统及淋巴造血系统等的常见疾病，以简明扼要的形式，系统性地阐述了与疾病相关的重要解剖学知识、成像技术，以及疾病的临床和影像特征，并总结归纳了诊断和鉴别诊断要点、肿瘤分期和结构化报告书写中应当注意的关键点。本书中的病例来源真实，疾病种类丰富，行文逻辑连贯，图片清晰精美，内容简洁明了，以典型病例入手，有助于放射科专业医务人员全面、迅速地掌握和加深对腹部各系统疾病的认识和理解。

在翻译过程中，我们始终遵循原著风格，组织在临床一线工作的放射科医师反复审校，字斟句酌，力求将原著内容准确传递给读者。在本书即将出版之际，特别感谢参与本书翻译工作的各位同仁的辛劳付出。但由于我们的水平有限，书中难免存在疏漏，还望读者批评指正，感谢大家的支持！

系列前言

首先祝贺 Grajo、Sahani 和 Samir 主编的《腹部影像学：核心必读》一书出版，这是新版"核心必读"系列的第一本书。Grajo 博士及其同事是一个优秀的团队，他们编写的这本书采用了简明的体例，以大纲格式突出显示要点和主题内容，便于阅读和查找。本书编写非常出色，将成为该系列图书后续更新和修订的模板。

Grajo 博士及其同事利用"核心必读"改版之际，强调基于问题的诊断场景，以补充解剖学、生理学、物理学和成像方法等重要内容。本书基于放射科医生在临床实践中遇到的诊断挑战，重点论述了常见腹部病变的诊断和鉴别诊断，与临床实际紧密结合。

虽然"核心必读"系列的编排体例与旧版有很大的不同，但编写理念保持不变。书中内容既涵盖放射科医师在临床中经常遇到的问题，也包含了专业考试需要复习的知识点。本书含有500 余幅高清图片，图文并茂，使该书内容更加简明易懂。

再次祝贺 Grajo、Sahani 和 Samir 博士。"核心必读"系列图书已出版 30 多年，深受读者喜爱，希望这本书和该系列的后续图书也一样受欢迎。

James H. Thrall, MD

马萨诸塞州总医院放射科荣誉主席

哈佛医学院放射科特聘教授

马萨诸塞州，波士顿

前　言

当 Elsevier 找我帮忙改版"必读"系列图书时,我非常高兴,因为自己能为经典和基础的放射学教科书改版做出贡献。我很荣幸被邀请牵头编写这本《腹部影像学:核心必读》,该书包含了上一版胃肠道和泌尿生殖道放射学的相关内容。此外,Anthony E. Samir 和 Dushyant Sahani 是很有威望的两位导师,对我的影响也很大,能够与他们合作我感到非常激动。

这本书在"必读"系列中被称为"核心必读"。编写本系列图书时,我们的目标是以简明易懂的形式呈现丰富的信息,给广大放射科医师及相关临床医师提供有益参考,尤其是实习医师和轮转医师。

这本《腹部影像学:核心必读》以易于阅读、便于查阅的格式呈现腹部成像内容的"要点",其解决了常见的临床场景,如右上象限疼痛、慢性肝病以及术后影像检查等。各章体例一致,均回顾了重要的解剖知识,结合临床情况讨论检查技术和检查方案、注意事项,描述相关的疾病特征,总结相关肿瘤分级和结构化报告要点。

最后,希望本书能够对您的工作和学习有所帮助!

Joseph R. Grajo, MD

致　谢

感谢我的妻子 Nicolette 和我的女儿 Brooklyn，感谢她们一如既往的支持和鼓励，特别是我的女儿，每天都给我惊喜。

感谢我的父母 Joseph 和 Ruth，他们培养了我，让我能够充分发挥自己的潜力。还要感谢我的姐姐 Jennifer，她一直支持和帮助我。

Joseph R. Grajo, MD

感谢我的导师、同事和学生，在我追求学术的道路上，是他们不断地鼓励和支持着我。

目　录

第 **1** 部分 胃肠道系统

解剖学、胚胎学、病理生理学

- X 线平片中有 5 种明显不同的密度(其中 4 种是天然的):气体(黑色)、脂肪(深灰色)、软组织(中灰色)、钙化(白色)和金属(亮白色)。
- 在任何阅片模式中,对每种密度进行专门评估都是必不可少的。

检查技术

- 标准腹部 X 线片为仰卧位投影,即 X 线为前后位(AP)经过人体。视野应包括下肋骨至耻骨下支,并包含两侧腹壁。
- 其他投影体位可用来评估游离气体或气液平面,包括立位或侧卧位。立位因使用方便通常作为首选体位,其必须包括横膈膜,即使无法摄入部分盆腔。对于无法进行立位拍摄的患者,可选择侧卧位进行观察。

疾病特征

腔内气体

正常肠道气体的表现差异很大。

- 左上腹(胃)中的气体在立位成像时可产生胃泡。如果用空气或可吞服的造影剂来扩张胃腔,正常胃皱襞是其明显特征。
- 小肠由十二指肠、空肠、回肠组成。在 X 线片上,其可通过横穿整个小肠管径的环状皱襞来识别。空肠始于 Treitz 韧带,主要位于左上腹。空肠皱襞较多,呈羽毛状。相比之下,回肠的管径通常更大,皱襞较少,黏膜形态特征性更弱。一般来说,小肠直径应<3cm。
- 大肠(或结肠)从回盲瓣延伸至肛门,包括盲肠、升结肠、横结肠、降结肠、乙状结肠和直肠。大肠以结肠袋为特征,结肠袋是仅跨越部分肠壁的大皱襞。大肠含有粪便物质,通常呈现斑驳的外观,代表其为气体、液体、固体的混合物。正常情况下,盲肠直径可达 9cm,而大肠的其余部分仅可扩张至 6cm。

腔外气体

肠腔外气体表现不一,轻者不典型,重者为严重病理性积气(图 1.1)。

- 腹腔内积气称为气腹。其在立位腹部平片上最易识别,表现为膈下游离气体,尤其是在右侧(图 1.2)。评估左侧游离气体时,必须小心识别正常的左上腹胃泡。卧位时,游离气体将清晰地出现在肠腔轮廓之外,上升至 X 线片的高位部分。
- 手术后 7~10 天内可能会出现少量术后气腹。如果无近期干预治疗史,或者气腹的体积大于预期,则应

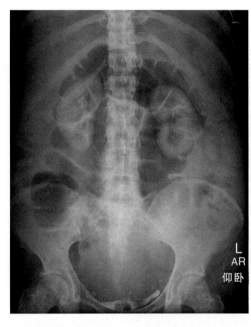

图 1.1 床旁前后位腹部 X 线平片(KUB)显示在腹膜后气肿衬托下轮廓清晰的双肾。此外,亦可见鼻胃管和膀胱内造影剂衬托下的导尿管。

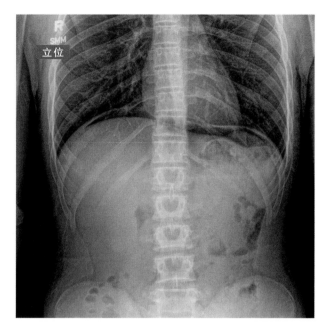

图 1.2　立位 KUB 显示膈下游离气体，即所谓"横膈连续"征。

关注是否存在病理性空腔脏器穿孔。

■ 在缺少立位或卧位投影的情况下，大量气腹可以通过各种迹象来识别，包括 Rigler 征、足球征等(图 1.3)。

■ 肠壁内气体(积气)可发生在多种良性或病理过程中。与病史的相关性至关重要，因为积气可以是医源性的(如与近期 G 管放置有关)、病理性的(与肠缺血有关)、药物相关的(如化疗)或特发性的。

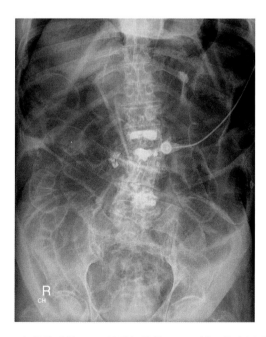

图 1.3　床旁前后位 KUB 显示气腹伴 Rigler 征。注意因腔内外空气勾勒而清晰显示的肠壁。

■ 气体也可见于肝脏。在行括约肌切开术、胆管支架植入术、胆道旁路术或有胆瘘的情况下，可见胆管内气体(胆道积气)。胆道积气应位于肝脏中央区。游离到肝脏周边的气体可能反映门静脉积气，通常是病理性的。门静脉积气通常是肠缺血的结果，并可能是预后不良的征象。

钙化

钙可沉积于各种正常和异常结构中。

■ 良性主动脉钙化十分常见，有助于显示主动脉及其主要分支的边界。对于较大的主动脉及其分支血管动脉瘤，可通过其相应管壁钙化的边界来识别。

■ 分布于中腹部的胰腺钙化可见于慢性胰腺炎。

■ 钙化的肾或膀胱结石常见于肾窝和膀胱区，应与盆腔静脉石相鉴别，后者十分常见，特别是老年人。与尿路结石相比，静脉石趋于更圆，且具有射线可透的中心，并在盆腔中更偏向两侧。

■ 右上腹常可见致密钙化的胆结石或钙化(瓷)胆囊。

■ 子宫肌瘤常见钙化。卵巢皮样囊肿也是盆腔钙化的原因，但较少见。

■ 钙化的其他异常原因包括钙化淋巴结病、远侧脂肪坏死和"掉落的胆结石"。

软组织与骨

对于腹部主要器官的轮廓，通常可通过其周围的脂肪层来区分。恶病质或极度消瘦的患者可能会失去这些脂肪层，使正常腹部器官难以识别。同样，正常脂肪层的中断可以是腹水或腹腔积血的间接征象。

■ 肝脏和胆囊位于右上腹。里德尔叶(Riedel lobe)是一种正常的解剖变异，即肝右叶向下突起至盆腔水平。

■ 脾大时，可见其对左半腹正常肠道气体产生的占位效应。

■ 双肾常见于 T12~L2 椎体水平。腰大肌影正位于双侧肾脏的内侧，并标志着双侧输尿管的走行。

■ 较大的腹部软组织肿块可对邻近结构，特别是肠道气体，产生占位效应。

■ 显像的骨结构包括下段脊柱、骨盆及近侧的髋和股骨。可见多种病理改变，包括骨折、成骨性及溶骨性转移、炎症和退行性病变。

异物

应尽可能评估异物的性质并对其定位。

■ 医源性导丝、导管等,如鼻胃管或经皮胃造口管、胆道置管、肾造瘘管、输尿管支架、腹腔引流管和腹膜透析管(图1.4)。

■ 外科材料可提示既往的手术,如胆囊切除术夹、胃旁路术夹、肠缝合线和肾切除术夹。

■ 植入装置,如宫内节育器、肾或胆道支架、下腔静脉滤器、主动脉血管内支架和髋关节假体。

■ 其他异物,如子弹碎片、摄入异物、残留的手术针或海绵和直肠异物(图1.5 和图1.6)。

热点问题

KUB 急症

梗阻(表1.1)

表1.1　肠梗阻的 KUB 表现

小肠梗阻	肠梗阻	大肠梗阻
小肠较大肠显著扩张(图1.7)	弥漫性小肠和大肠扩张	盲肠重度扩张
直立位腹部平片可见气液平面	相符的病史(手术、用药等)	远侧结肠空虚
"串珠"征		

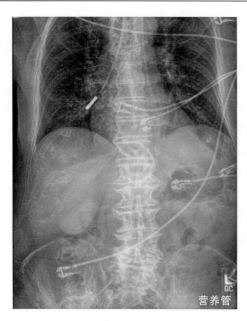

图1.4　床旁前后位 KUB 显示位于右膈上、右肺下叶支气管内的营养管头端。

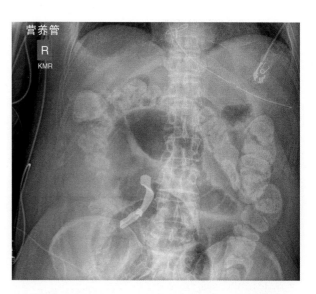

图1.5　床旁前后位 KUB 显示胃中正常放置的鼻胃管。但在右下腹可见源自剖腹术残留纱布垫的致密条片影。

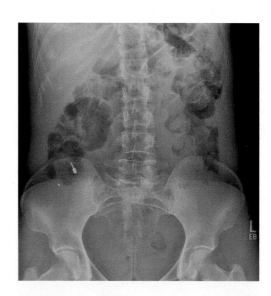

图1.6　床旁前后位 KUB 显示一金属异物位于盲肠影内,符合患者创伤性插管术中脱落的牙科植入体。

气腹(游离气体)

提示空腔脏器穿孔。征象包括:

■ 直立位膈下游离气体。

■ Rigler 征:气体勾勒出内外侧肠壁。

■ 肝缘、镰状韧带、脐尿管显示清晰。

■ 足球征:大量气腹。

气肿

可以是缺血的征象,尽管有时提示良性病程。

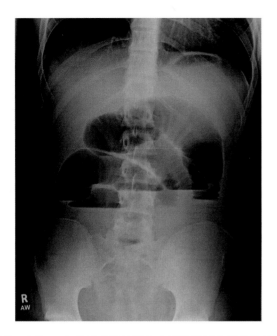

图 1.7 立位 KUB 显示多发扩张的小肠袢伴其内明显的气液平面,符合小肠梗阻改变。

■ 与门静脉积气(门静脉内气体)有关。

■ 气体沿小肠壁(小肠壁积气)、结肠壁(结肠壁积气)、胆囊壁(气肿性胆囊炎)、膀胱壁(气肿性膀胱炎)、肾脏(气肿性肾盂肾炎)或胃壁(气肿性胃炎)呈多发气泡样聚集。

■ 相关的肠道扩张可以是预后不良的征象。

肠扭转

肠管自身扭转,导致梗阻和随之发生的缺血。

■ 乙状结肠(较常见):"咖啡豆"征,肠管极度扩张,从左下腹延伸至右上腹(\)。

■ 盲肠(不常见):从右下腹延伸至左上腹(/)(图1.8)。

■ 胃扭转和中肠扭转难以通过平片诊断,通常在X 线透视或计算机断层成像中确诊。

巨结肠

炎性肠病和感染性结肠炎(艰难梭菌)的并发症(图1.9)。

■ 显著的结肠扩张(通常为横结肠):直径>6cm。

■ 无结肠袋标志:无特征的肠道形态。

■ 假息肉:与肠溃疡有关。

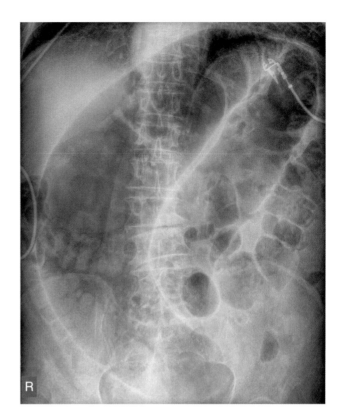

图 1.8 床旁前后位 KUB 显示大肠袢明显扩张,延伸至左上腹,符合盲肠扭转改变。

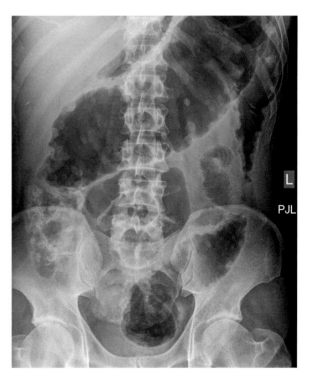

图 1.9 床旁前后位 KUB 显示横结肠重度扩张,伴结肠壁弥漫性假息肉,符合溃疡性结肠炎和中毒性巨结肠改变。

■ 拇指印征：黏膜水肿。

影像要点

■ 与胸部相比，拍摄腹部平片时有更多的软组织被 X 线穿透，因此，每次检查腹部平片的辐射剂量较胸片增加了 50 倍。

■ 千伏（kV）水平应尽可能低以保证组织对比度，但同时仍需足够高以穿透软组织。

■ 因此，在腹部 X 线摄影中，毫安（mA）水平应最大化。便携式 X 线机通常具有固定的 mA；便携式检查中 kV 通常会增加，导致成像性能下降。

■ 减少患者运动也至关重要。

■ 准直和活动滤线栅可减少散射。

■ 注意年轻男性的性腺防护。

（何华　陆崴　译）

推荐阅读

1. Levine MS. Plain film diagnosis of the acute abdomen. *Emerg Med North Am.* 1985;3:541-562.
2. Kellow ZS, MacInnes M, Kurzencwyg D, et al. The role of abdominal radiography in the evaluation of the non-trauma emergency patient. *Radiology.* 2008;248:887-893.
3. Ros PR, Huprich JE. ACR appropriateness criteria on suspected small bowel obstruction. *J Am Coll Radiol.* 2006;3:838-841.
4. Maglinte D, Balthazar E, Kelvin F, et al. The role of radiology in the diagnosis of small-bowel obstruction. *AJR Am J Roentgenol.* 1997;168:1171-1180.
5. Ahn S, Mayo-Smith W, Murphy B, et al. Acute nontraumatic abdominal pain in adult patients: abdominal radiography compared with CT evaluation. *Radiology.* 2002;225:159-164.

第 2 章

胃肠X线透视

Weier Li

检查技术

■ X线透视是一种通过持续获得X线影像来实时评估身体情况的成像方式,通常需要使用不透X线的造影剂(图2.1)。

■ X线透视检查试图解决具体问题,因此,了解每次检查的适应证和局限性至关重要。

■ X线透视成像很大程度上由操作人员控制,允许对每次检查进行个性化设置。

腹盆部X线透视检查的类型和适应证见表2.1。

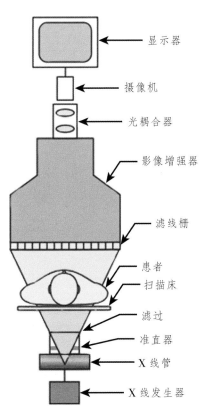

显示器

摄像机

光耦合器

影像增强器

滤线栅

患者
扫描床

滤过

准直器

X线管

X线发生器

图2.1 X线透视成像系统示意图。

X线透视造影剂

■ 造影剂是一种能够增强腔内结构、空间和腔道显示,并允许对目标器官进行可控实时评估的化合物。

■ X线透视造影剂分为阳性造影剂和阴性造影剂两类。阳性造影剂,如钡和碘化合物,与周围组织相比,吸收X线的能力较强,并表现为不透X线。相反,阴性造影剂,如空气或二氧化碳,吸收X线能力较弱,呈透X线表现。

硫酸钡

■ 硫酸钡是一种元素化合物,其与水混合后吞入或灌入胃肠道。使用不同浓度的硫酸钡悬浮液来评估空腔脏器的内壁、大小、形状、轮廓和通畅性。

■ 钡是一种惰性元素,变态反应极为罕见。它是评估误吸的首选造影剂,因为钡剂可被咳出,而不会出现严重问题。相反,钡剂在评估可能的肠穿孔时禁忌使用,因为腹腔内的钡剂可导致腹膜炎。

■ 钡剂的副作用包括腹胀、便秘、消化道痉挛、恶心或呕吐。

水溶性造影剂

■ 水溶性造影剂可被分为离子型和非离子型造影剂,或根据渗透压被分为高渗和低渗造影剂。非离子型造影剂渗透压较低,副作用较少。水溶性造影剂在禁忌钡剂时使用,特别是用于评估穿孔。

■ 水溶性造影剂有多种缺点。此类造影剂的放射性密度比钡剂小,导致胃肠道不透光性较差。此外,这些造影剂中的高渗透性成分会导致它们在经过小肠远端时被迅速稀释。

■ 对疑似误吸患者禁用水溶性造影剂。误吸或此类造影剂的高渗透性可导致肺炎和严重的肺水肿。

表 2.1 腹盆部 X 线透视检查的类型和适应证

胃肠道 X 线透视检查	适应证
改良钡剂造影	食管症状,如吞咽困难、食管裂孔疝、反流
上消化道造影	胃评估,如胃炎、肿块、溃疡
术后上消化道渗漏造影	胃旁路手术后的渗漏或梗阻(图 2.2)
小肠造影	小肠通过时间、梗阻、炎性肠病(图 2.3)
造口造影	术前规划
瘘管造影	术前规划
灌肠造影	直肠梗阻,术前规划,吻合口完整性评估
鼻胃管造影	通过鼻胃管直接注入造影剂来评估小肠
泌尿生殖系统 X 线透视检查	
膀胱造影	膀胱穿孔,肾移植前膀胱容量
排尿期膀胱尿道造影	膀胱输尿管反流
逆行尿道造影	前尿道损伤,狭窄
子宫输卵管造影	输卵管通畅性,子宫异常(图 2.4)
介入检查	
血管导管和支架的放置	
引流管放置	
泌尿外科操作,如逆行肾盂造影、经皮肾造瘘术和耻骨上膀胱 　切开术	
肠套叠和乙状结肠扭转减压术	

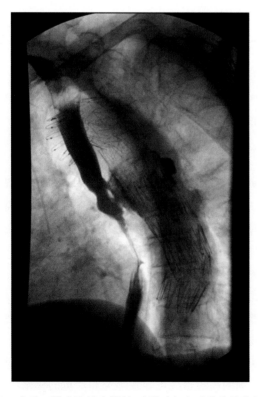

图 2.2 术后口服水溶性造影剂,造影示与主动脉移植物相交通的食管后漏,符合主动脉食管瘘。

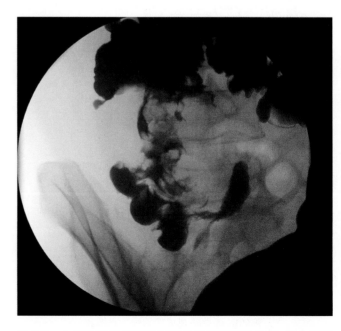

图 2.3 小肠造影显示回肠末端的狭窄和结构分布,符合克罗恩病。

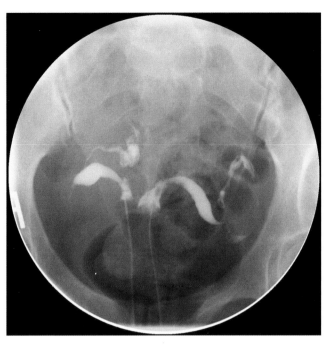

图 2.4　经过 2 条独立的宫颈导管进行的子宫输卵管造影显示双子宫。

■泛影葡胺(泛影酸钠)是一种非碘基水溶性造影剂,可用于碘造影剂过敏患者。

设备因素

■放射源到图像的距离(SID)。
■透视千伏峰值(kVp)。
■透视毫安(mA)。
■焦点。
■视野。
■滤线栅使用。
■透视采集模式。
■剂量率选择。
■视频帧率。

获取最好图像质量、最小辐射剂量要点

■准直图像以匹配被评估器官的轴线。
■保持影像增强器尽可能靠近患者。
■仅使用快速序列选项来记录运动异常或捕捉只能用单次拍摄评估的快速变化的片段。

■对于希望记录的图像,可使用透视存储选项。

检查方案

钡剂造影(食管造影)

■X 线透视是评估食管的主要放射学检查方法,对评估动态口咽功能、食管形态、动力、黏膜、食管胃结合部、反流等具有独特优势。
■评估食管可采用单对比或双对比技术。单对比检查前通常嘱患者口服钡剂。双对比检查则在使用钡剂前,嘱患者先口服发泡剂产气,使食管扩张。

解剖

■食管长 20~35cm,分为颈段、胸段和腹段。
■食管起自环咽肌(食管上括约肌),终于食管下括约肌(或壶腹/前庭)。

检查技术

患者检查前应禁食(NPO)。
■对异物、金属或需评估的瘘管或渗漏进行准直定位。
■使用发泡剂的双对比检查。
■对误吸患者进行咽部侧位和前后位(AP)投影的动态评估。
■直立左后斜位(LPO)用于显示食管远端。
■水平右前斜位(RAO)用于显示食管运动、黏膜异常、食管胃结合部。
■仰卧位、缓慢向右翻滚(Schatzki 动作)结合反流诱发试验(咳嗽、Valsalva 动作)。可考虑进行水虹吸试验。
■简要检查胃和小肠近端段有无明显异常。
■立位吞服钡片评估功能性梗阻。

正常食管压迹

■颈部压迹:C5~C6 水平的环状软骨压迫形成。
■胸部压迹:T4~T5 水平的主动脉弓压迫形成。
■腹部压迹:T10~T11 水平的横膈压迫形成。

食管造影中的异常表现

食管动力障碍

透视对评估以下运动异常有独特优势：

■ 贲门失弛缓症：食管下括约肌不能松弛，蠕动减弱。食管下段呈逐渐变细的"鸟嘴"样外观。

■ 假性贲门失弛缓症：食管下括约肌因不规则分叶的浸润性肿瘤呈不规则狭窄。

■ 弥漫性食管痉挛：间歇性、不协调的收缩致"螺纹"样外观，可导致胸痛或吞咽困难。

■ 硬皮病：平滑肌缺乏蠕动，导致食管远端扩张。

憩室

■ Zenker 憩室：最常见，发生于近咽食管结合部的 Killian 裂；位于后方。

■ Killian-Jameson 憩室：发生率仅次于 Zenker 憩室；位于侧方（图2.5）。

■ 牵引性憩室：纵隔炎症。

■ 膈上憩室：发生于食管胸段，与动力障碍有关的搏动性憩室。

环和网

■ A 环：食管前庭上方食管平滑肌的生理性密度差异。

■ B 环：位于食管胃结合部的同心 Schatzki 环，通常有症状。

■ 网：薄的黏膜皱襞。

壁外压迫

■ 环咽肌切迹：C5 水平正常后方压迫。

■ 血管：主动脉、迷走血管、静脉曲张、动脉瘤。

■ 甲状腺：颈部压迹。

■ 增大的淋巴结或恶性肿瘤（图2.6）。

黏膜/黏膜下肿物

■ 炎性息肉：边缘光滑，位于腔内。

■ 腺癌：边缘不规则（图2.7）。

■ 纤维血管性息肉：良性肿瘤，蒂较大。

■ 平滑肌瘤：最常见的良性黏膜下肿物，边缘光滑，呈圆形。

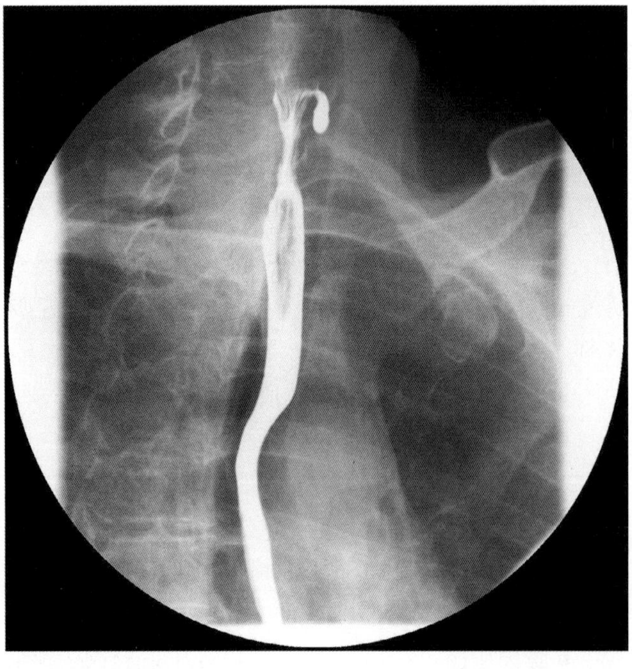

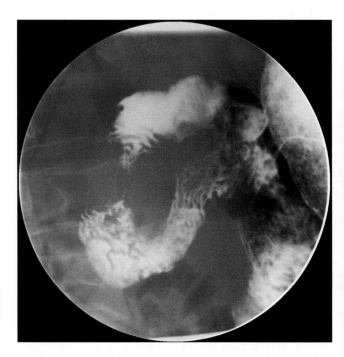

图2.5 首次钡剂造影显示下咽前下部左侧一小的外突影，符合 Killian-Jameson 憩室。

图2.6 上消化道造影显示，因胰腺导管腺癌的占位效应致十二指肠降部的"苹果核"样病变。

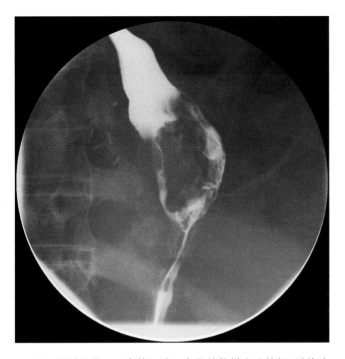

图 2.7　钡剂造影显示食管远端一大的肿物样充盈缺损，活检诊断为食管癌。

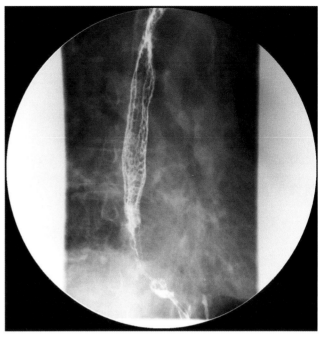

图 2.8　钡剂造影显示小溃疡呈散在纵向分布的斑块影，符合念珠菌性食管炎。

弥漫性黏膜异常

■ 念珠菌性食管炎：免疫低下患者，可见纵向柱状分布的溃疡和黏膜结节（图 2.8）。

■ 疱疹性食管炎：多发性小溃疡。

■ 人类免疫缺陷病毒（HIV）/巨细胞病毒（CMV）：较大溃疡，通常直径>1cm。

■ 糖原性棘皮病：良性退行性疾病，散在的斑块和结节。

■ 反流性食管炎：与胃食管反流病（GERD）相关的糜烂、狭窄、溃疡。

狭窄

■ 消化性狭窄：与 GERD 相关，好发于食管远端，呈短节段逐渐变细，可能是 Barrett 食管的后果。

■ 腐蚀物摄入：与病史相关（尤其是碱液摄入），长而光滑的狭窄。

■ 药物性食管炎。

■ 嗜酸细胞性食管炎：常见于年轻患者，呈大同心环改变，好发于食管上段（图 2.9）。

其他

■ Mallory Weiss 综合征：造影剂渗漏。

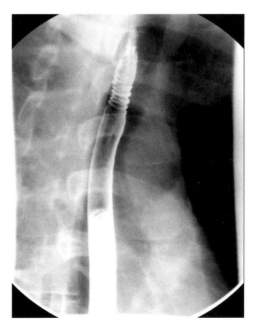

图 2.9　钡剂造影显示食管上段多发同心环，符合嗜酸细胞性食管炎。

■ 穿孔（Boerhaave 综合征）：纵隔气肿伴渗漏（通常位于后方且向左侧渗漏）。

■ 嵌塞：与病史有关。

反比定律）。

■ 准直减少了对患者和操作者的剂量。

■ 放大会增加剂量。

（马显利 陆崴 译）

影像要点

X 线透视影像不同于传统的 X 线摄影，其 mA 更低，曝光时间更长。

图像质量

■ 物体在靠近 X 线源时会被放大。

■ 物体远离探测器时会变得更加模糊。

■ 最小化患者的运动（屏气）。

■ 准直提高了空间分辨率。

辐射剂量

■ 到 X 线源的距离加倍，则剂量减少至 1/4（平方

推荐阅读

1. Levine MS, Rubesin SE. Radiologic investigation of dysphagia. *AJR Am J Roentgenol.* 1990;154(6):1157-1163.
2. Tao TY, Menias CO, Herman TE, McAlister WH, Balfe DM. Easier to swallow: pictorial review of structural findings of the pharynx at barium pharyngography. *RadioGraphics.* 2013;33(7):e189-e208.
3. Luedtke P, Levine MS, Rubesin SE, Weinstein DS, Laufer I. Radiologic diagnosis of benign esophageal strictures: a pattern approach. *RadioGraphics.* 2003;23(4):897-909.
4. Lewis RB, Mehrotra AK, Rodriguez P, MS. Esophageal neoplasms: radiologic-pathologic correlation. *RadioGraphics.* 2013;33(4):1083-1108.
5. Canon CL, Morgan DE, Einstein DM, Herts BR, Hawn MT, Johnson LF. Surgical approach to gastroesophageal reflux disease: what the radiologist needs to know. *RadioGraphics.* 2005;25(6):1485-1499.

第 3 章

胃壁增厚/肿物

David Knipp

解剖学、胚胎学、病理生理学

■ 在解剖学上，一般将胃分为贲门、胃底、胃体和胃窦，由食管下括约肌调节流入，由幽门括约肌调节流出。

• 角切迹为在胃小弯上形成的锐角，标志着从胃体到胃窦的移行带。

■ 胃壁由 4 层组成：黏膜（包括上皮和固有层）、黏膜下层（包括血管、淋巴和神经组织）、3 层肌层和浆膜。

■ 胃小区是在扩张良好的胃中呈现的正常的网状黏膜结构，而在未扩张的胃中皱襞更加明显（图 3.1）。

■ 胃小弯侧以小网膜为界，大弯侧以大网膜为界。

■ 胃右动脉和胃左动脉供给胃小弯，而胃网膜动脉和胃短动脉分别供给胃大弯和胃底。

• 胃的静脉引流为胃静脉引流入门静脉，胃短静脉和胃网膜左静脉引流入脾静脉，胃网膜右静脉引流入肠系膜上静脉。

检查技术

X 线透视

■ 即使是在拥有快速、便捷断层成像的现代，由于 X 线透视优越的空间分辨率和动态特性，其仍是评估胃的一种重要方式。

■ 双对比技术：评估胃黏膜的首选方法。患者服用产气颗粒，使胃部扩张，然后服用钡混悬液以涂布黏膜。

■ 单对比技术：不常使用，但对评估蠕动、胃出口梗阻、术后患者或疑似穿孔有用。

CT

■ 可更好地显示腔外疾病及相关并发症。

■ 可使用水或阳性口服造影剂。

检查方案

X 线透视

■ 上消化道（GI）双对比技术

• 为使胃充分扩张，在开始检查时应给予患者产气粉吞服，并嘱其不要打嗝。

• 大多数检查中，在对胃进行评估之前，都是先用浓钡溶液对食管进行直立位成像。之后嘱患者取仰卧位，使钡剂保留在处于低位的胃底内。

• 然后患者应向左旋转 540°，使钡剂涂抹全部胃表面，最后保持右前斜位（RAO）。

• 拍摄因胃内造影剂排出而显影的十二指肠球。

• 旋转患者至右后斜位（RPO），观察胃前、后壁。

• 旋转患者至仰卧位，拍摄胃小弯和胃大弯的

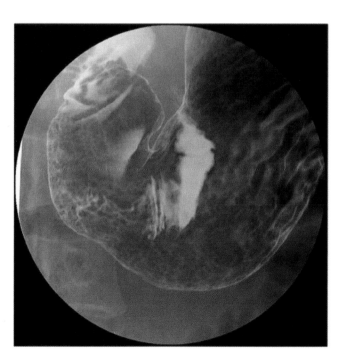

图 3.1 胃小区是一种正常的黏膜结构。

影像(图 3.2)。

● 旋转患者至左后斜位(LPO),拍摄胃窦和十二指肠球的空气对比影像。

● 如果需要进一步拍摄俯卧位食管影像,可在完成反流评估后获取,同时拍摄全视野小肠显影影像。

■ 上消化道单对比技术

● 如果存在胃肠道瘘的问题,应在钡剂造影前先行水溶性造影剂造影。

● 拍摄腹部定位像以评估游离气体。对于术后患者,定位像也可作为基线比较。

● 使用稀钡时,应首先拍摄站立 LPO 位的食管影像。患者应服用足量钡剂以使胃完全充盈。

● 拍摄站立 LPO 位、AP 位和 RPO 位的胃体和胃窦影像。最好进行压迫。

● 将检查床放平,并以仰卧位拍摄胃底影像。由于胃底常位于胸廓下方,因此,不能压迫。

● 拍摄 RAO 位胃窦和十二指肠球的对比充盈像。可从下方进行压迫。

● 最后拍摄一幅胃和小肠的全局影像。

■ 上述方案仅作为指南。胃病变的评估要求在限制辐射剂量的同时,迅速识别和实时调整以尽可能获

得最佳的影像。

疾病特征

良性与恶性溃疡

X 线透视

■ 良性溃疡(95%)

● 钡剂聚集于投影在胃轮廓外边界光滑、清晰的黏膜缺损处。

● 放射状皱襞到达溃疡的边缘(图 3.3)。

● 在胃小弯、胃窦及后壁更常见。

● 直径>3cm 的巨大溃疡多是良性。

● Hampton 线:切线位上胃腔和溃疡间的透亮细线,代表了突出于溃疡边缘之上的一层黏膜。

■ 恶性溃疡(5%)

● 形状不规则,局限于胃轮廓内。

● 未达溃疡边缘的不对称放射状皱襞。

● 胃大弯更多见。

● Carmen 半月征:切线位上透亮度增高的边界向溃疡周围的胃腔隆起。

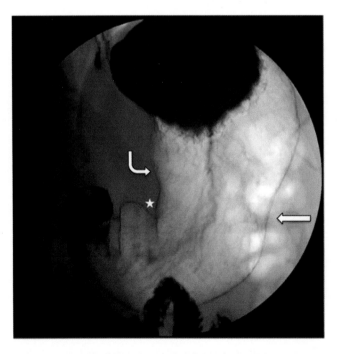

图 3.2 胃前后位影像显示胃大弯(箭头所示)和胃小弯(弯箭头所示)。胃小弯处可见角切迹(星号所示)。

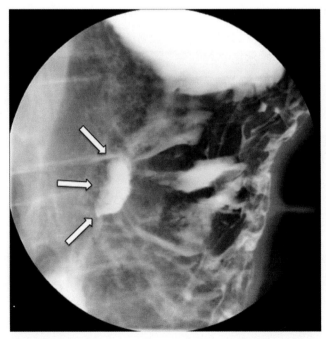

图 3.3 边界光整的良性溃疡及到达溃疡边缘的放射状皱襞(箭头所示)。

CT

■ 用于评估并发症,如穿孔、周围结构受累情况和转移。

■ 显示胃壁增厚、黏膜下水肿和管腔狭窄。

局灶性肿物

息肉

■ 增生性
  ● 最常见的胃良性上皮赘生物。
  ● 见于慢性胃炎,无恶性潜能。
  ● 好发于胃底和胃体。
  ● 光滑,无蒂或有蒂,直径<1cm。

■ 错构瘤性
  ● Peutz-Jeghers 综合征和 Cronkhite-Canada 综合征。
  ● 无恶性潜能。
  ● 簇状宽基底息肉。

■ 腺瘤性
  ● 恶性风险增加, 尽管并发胃癌的风险高于息肉自身的恶性转化。
  ● 家族性腺瘤性息肉病综合征。
  ● 好发于胃窦和胃体。
  ● 单发,分叶状或菜花状,直径>2cm。

■ X 线透视
  ● 低位时表现为透光性充盈缺损。
  ● 高位时钡剂的边缘形成环状阴影(图 3.4)。
  ● 可能有中心液滴。

原发性恶性肿瘤

■ 胃癌
  ● 占胃恶性肿瘤的 95% 以上。
  ● 危险因素:幽门螺杆菌、熏制食品、高硝酸盐/亚硝酸盐饮食。
  ● 胃任何部位均可发生。
  ● 可表现为恶性溃疡、息肉或硬癌。
    ➤ 息肉样癌表现为分叶状或蕈伞状肿物,可包含不规则溃疡。
      ➤ 钙化提示黏液腺癌亚型。
  ● 转移

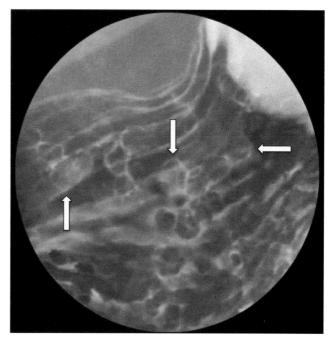

图 3.4　多发高位增生性息肉形成的环状阴影(箭头所示)。

    ➤ Virchow 淋巴结:淋巴转移至左侧锁骨上淋巴结。
    ➤ Krukenberg 瘤:卵巢转移。
    ➤ Sister Mary Joseph 淋巴结:脐转移。

■ 胃肠道间质瘤
  ● 起源于 Cajal 间质细胞的黏膜下肿瘤。
  ● 70% 的胃肠道间质瘤(GIST)发生于胃。
  ● 可为良性或恶性,除非存在转移,否则 CT 无法可靠鉴别。
  ● 与神经纤维瘤病 I 型相关,也是 Carney 三联征(GIST、肺软骨瘤、肾上腺外副神经节瘤)的一部分。
  ● X 线透视
    ➤ 黏膜下圆形肿物,与胃壁成光滑的钝角。
    ➤ 较大时可有中心钡剂充盈的溃疡。
  ● CT
    ➤ 边界清晰,通常是外生性肿物,较大时形成溃疡(图 3.5)。
    ➤ 可含有气体、液体或钙化。
    ➤ 评估转移情况(肝、肺、腹膜)。
  ● 转移可能表现为囊性,尤其是化疗后。
    ➤ 淋巴结增大不是典型特征。

■ 淋巴瘤
  ● 80% 为非霍奇金淋巴瘤,B 细胞型。

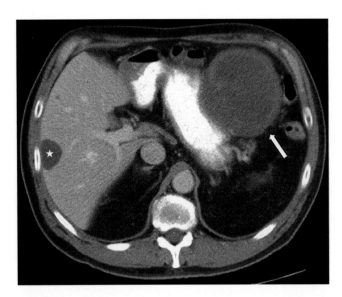

图 3.5 起自胃体的以外生为主的大肿物,为恶性胃肠道间质瘤(箭头所示),伴多发肝转移(星号所示)。

• 慢性幽门螺杆菌感染可能导致起自黏膜相关淋巴组织(MALT)的更惰性的淋巴瘤。

• 胃是原发性胃肠道淋巴瘤最常见的部位。

• X 线透视/CT

➢ 可表现为息肉样或溃疡性肿物,多发性黏膜下结节,或弥漫性增厚。

➢ 多发性病变倾向 MALT 淋巴瘤。

转移性胃癌

■ 最常见源自乳腺恶性肿瘤或黑色素瘤的血行播散。

■ X 线透视/CT

• 壁内肿物因中心溃疡而呈靶样外观。

胃壁增厚

■ 胃炎

• 最常见的危险因素包括幽门螺杆菌感染和非甾体抗炎药(NSAID)。

• 正常扩张时,胃体壁厚 2~3mm,胃窦壁厚 5~7mm。

• X 线透视

➢ 胃体和胃窦糜烂,周围可见堆积状的透亮水肿皱襞影。

➢ 丧失扩张性。

➢ 幽门螺杆菌性胃炎:最常见于胃窦和后壁。结节状皱襞、糜烂、息肉、扩大的胃小区。

➢ 糜烂性胃炎:常见致病因素有乙醇(酒精)、NSAID、类固醇。糜烂沿胃大弯分布。

➢ 肥厚性胃炎:胃底和胃体的巨大皱襞。

◆ 可见于质子泵抑制剂治疗("PPI 胃病")。

◆ Menetrier 病:特发性表型伴胃酸缺乏和低蛋白血症。

• CT

➢ 呈水样密度的黏膜下水肿伴黏膜高强化。

➢ 气肿性胃炎:由产气微生物引起的壁内和门静脉内积气。不是外科急症。

■ 硬腺癌(皮革样胃)

• 皮革样胃最常见的病因。

➢ 其他病因包括:淋巴瘤、转移和卡波西肉瘤。

• X 线透视

➢ 皱襞不规则增厚,伴结节样黏膜。

➢ 扩张性和蠕动丧失(图 3.6)。

• CT

➢ 胃壁不规则增厚,>1cm,伴高强化。

➢ 管腔狭窄(图 3.7)。

■ 淋巴瘤

• CT

➢ 胃壁明显增厚(>3cm),呈软组织密度(图 3.8)。

➢ 可经幽门播散至十二指肠。

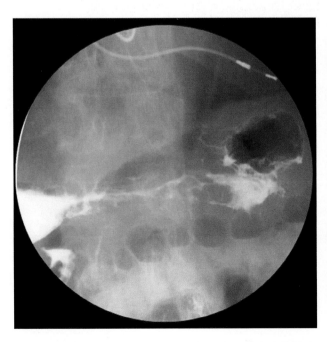

图 3.6 使用产气粉后仍不规则且狭窄的胃腔,符合皮革样胃。

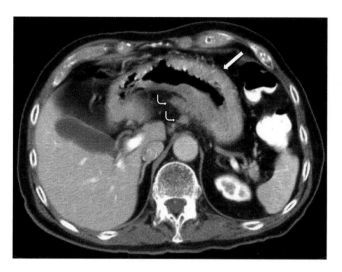

图 3.7　随后进行的 CT 显示弥漫性胃壁增厚(箭头所示)和胃周增大淋巴结(弯箭头所示)。活检证实为胃腺癌。

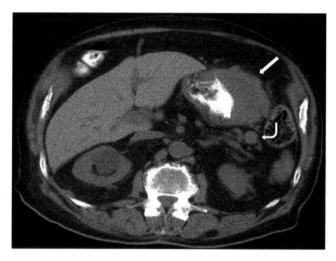

图 3.8　胃壁明显增厚(箭头所示)伴上腹部淋巴结增大(弯箭头所示),为原发性胃淋巴瘤。

> ➢ 无管腔狭窄,可能会有管腔扩张("动脉瘤样扩张")。
> ➢ 大量的周围淋巴结增大。
- 转移
  - 乳腺转移通常表现为皮革样胃,常见于胃窦。
- 克罗恩病
  - X 线透视
    > ➢ 早期:皱襞增厚,鹅卵石样黏膜,主要累及胃体和胃窦的大溃疡。
    > ➢ 晚期:"羊角"征——胃窦呈漏斗样变窄。
- 静脉曲张

- X 线透视
  > ➢ 分叶状、光滑的充盈缺损,常位于胃底。
  > ➢ 孤立性胃静脉曲张提示脾静脉阻塞。

肿瘤分期/分级系统

原发性肿瘤(T)

- T1:肿瘤侵犯固有层/黏膜肌层(T1a),或黏膜下层(T1b)。
- T2:肿瘤侵犯固有肌层。
- T3:肿瘤穿透浆膜下层,而未侵犯浆膜或邻近结构。
- T4:肿瘤侵犯浆膜(T4a)或邻近结构(T4b)。

淋巴结状态(N)

- N0:无局部淋巴结转移。
- N1:1~2 个局部淋巴结转移。
- N2:3~6 个局部淋巴结转移。
- N3:≥7 个局部淋巴结转移。

转移(M)

- M0:无远处转移。
- M1:有远处转移。

结构化报告要点

- X 线透视:描述阳性发现的定位,是否存在渗漏或梗阻。
- CT:描述定位,是否存在穿孔和(或)梗阻、累及周围结构、淋巴结病变和转移。

(刘鹰鹏　陆崴　译)

推荐阅读

1. Levy AD, Remotti HE, Thompson WM, et al. Gastrointestinal stromal tumors: radiologic features with pathologic correlation. *Radiographics*. 20013;23:283-304.
2. Ulusan S, Koc Z, Kayaselcuk F. Gastrointestinal stromal tumours: CT findings. *Br J Radiol*. 2008;81: 618-623.
3. Ghimire P, Wu GY, Zhu L. Primary gastrointestinal lymphoma. *World J Gastroenterol*. 2011;17(6):697.
4. Liu JY, Peng CW, Yang XJ, Huang CQ, Li Y. The prognosis role of AJCC/UICC 8th edition staging system in gastric cancer, a retrospective analysis. *Am J Transl Res*. 2018;10(1):292.

第 **4** 章　空腔脏器穿孔

David Knipp

解剖学、胚胎学、病理生理学

- 腔外气体是一个令人担忧的发现，需要放射科医生立即提高对可能危及生命的并发症的警觉。

- 胃肠道内衬有内环和外纵向肌层，除了胃有 3 层肌层。

- 真性憩室（如 Meckel 憩室）包含肠壁的全部 3 层结构，而假性憩室（如在乙状结肠内）则为黏膜层、黏膜下层或黏膜肌层经管壁内缺陷形成的局部囊袋状外膨。

- 一旦管腔被阻塞，持续的黏液分泌和细菌过度生长会导致腔内压力增加、血管危象和穿孔。

- 气体有在损伤处聚集的倾向，无论是小肠穿孔时的腹腔内积气，十二指肠、降结肠受累时的腹膜后积气，或是食管受侵时的纵隔内积气。

- 游离气体对肠损伤诊断的特异性为 95%，但敏感性仅为 30%~60%。

- 由于较小的穿孔可重新封闭，口服造影剂外渗诊断穿孔的敏感性相对较低（19%~42%）。

- 症状最初可能局限于病源位置；然而，一旦穿孔进展为弥漫性腹膜炎，症状通常包括休克、腹壁紧张和虚脱。

检查技术

X 线摄影

- 对怀疑穿孔的病例，其可作为初步筛选工具，但检测小体积气腹的敏感性有限。

- 除了仰卧位成像，直立位和左侧卧位成像有助于提高敏感性（图 4.1 和图 4.2）。

- 已被描述的众多气腹征象包括：

  - Rigler 征：肠壁两侧可见气体。

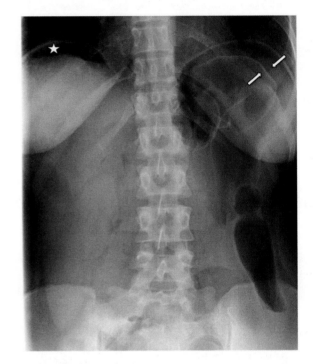

图 4.1　腹部单直立位 X 线片显示膈下游离气体（星号所示）。在左上腹肠壁两侧也可见气体（Rigler 征）（箭头所示）。

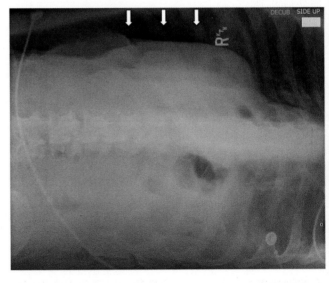

图 4.2　上腹部左侧卧位成像显示肝上的游离气体（箭头所示）。

- 镰状韧带征:气体勾勒出镰状韧带。
- 足球征:大量空气局限于腹膜腔内。
- 总督帽征:气体在右上腹被局限于 Morison 陷凹内。
- 圆顶征:空气聚集于膈肌中心腱下方。

X 线透视

- 提供胃肠道的动态评估。
- 腔外造影剂不随管腔轮廓分布,不蠕动,并且可能低位聚集。
- 有助于显示瘘管和交通性聚集。

超声

- 不常用,但可作为紧急床边技术,并有助于儿童检查。
- 腹膜条纹征:因高位聚集的游离气体所形成的高反射界面而导致的腹膜壁回声增强。
- 小的回声气泡与彗星尾伪影、环晕伪影或"脏声影"有关。

CT

- 在所有游离气体检测方法中敏感性最高,并可全面评估大多数可能的游离气体来源。
  - CT 在 85% 的病例中检测到穿孔部位。
- 如果怀疑穿孔,需在肺窗查看整个序列。
- 穿孔可在小肠 CT 造影上看到,后者常用于炎性肠病的病例,需和静脉注射造影剂一起使用大量口服阴性造影剂。

MRI

- 虽然有助于更好地显示组织特征和瘘管形成评估,但 CT 是首选的横断面检查方式。
- 小肠 MRI 造影可用于随访慢性炎性肠病患者以减少辐射暴露。

检查方案

X 线透视

- 对于任何疑似空腔脏器穿孔的评估,都应使用水溶性造影剂以单对比技术进行,以避免钡剂引起的腹膜炎。
  - 应拍摄定位像用于基线比较和检查游离气体。如果可以,首选立位像。
  - 理想情况下,应给予足量造影剂来扩张相关肠腔;然而,这在急性疾病患者中并非总能实现。
  - 因为小的、高位的黏膜中断可能被漏诊,所以应注意患者体位,以保证评估所有黏膜表面。
  - 获取初始影像时,电影模式有助于更好地定位黏膜中断位置。
  - 如未发现渗漏,可以给予稀钡溶液以提高对比度。

CT

- 如果可能,理想的检查应包括水溶性口服造影剂和静脉注射造影剂。但是,即使是平扫也能显示游离气体。
- 小肠 CT 造影:扫描前患者应禁食(NPO)至少 4 小时,并在 45 分钟前饮用 1.5~2L 中性或低密度口服造影剂。在给予静脉注射造影剂后 50 秒(肠期)扫描,获取单期仰卧位轴位影像,层厚 2mm,重建间隔 0.75mm。
  - 一些医院也选择使用消化道蠕动抑制剂,如胰高血糖素或丁溴东莨菪碱。
- 急性阑尾炎检查方法:尽管不再受欢迎,但可使用直肠造影剂代替口服造影剂以减少扫描前等待时间。多达 1500mL 的造影剂在重力作用下通过肛管注入,定位像证实其已到达盲肠。静脉注射造影剂后扫描,获取腹部薄层轴位影像。

疾病特征

炎症/感染

消化性溃疡病

- 空腔脏器穿孔最常见的原因 (10% 的终身患病率,2%~5% 的穿孔发生率)。
- 与胃相比,更好发于十二指肠的第一部分。
  - 95% 的十二指肠溃疡发生在球部。
  - 大多数溃疡在确诊时直径<1cm。
    - 在 Roux-en-Y 胃旁路术后平均 1.5 年,有约 1% 的患者发生边缘溃疡(位于胃-空肠吻合口的空肠侧)。

■X 线透视

• 对溃疡病的评价见第 3 章。

• 在球后溃疡中,寻找溃疡对面肠壁上的压痕,代表水肿和肌痉挛。

■CT

• 管壁增厚,管腔狭窄,邻近的炎症改变。

• 造影剂外渗,特别是在低位肠壁上。

• 如果累及胃及十二指肠的第 1 和第 4 部分,则以腹腔内气体为主;如果累及十二指肠的第 2 或第 3 部分,则表现为腹膜后气体(图 4.3)。

结肠憩室炎

■在 65 岁以上的患者中,憩室病的患病率为 65%,其中高达 25% 发展为憩室炎,包括其中 10%~15% 发生穿孔。

CT

■憩室病患者可见短节段结肠增厚。

■结肠周围炎症改变,可能为肠壁内或结肠周围脓肿。

■根据穿孔部位,游离气体可位于腹腔内或腹膜后(图 4.4)。

小肠憩室炎

■不常见,但常是被忽视的游离气体病因。

■Meckel 憩室:起源于回肠远端的真性憩室,其中 50% 包含胃黏膜,可能导致胃肠道出血。

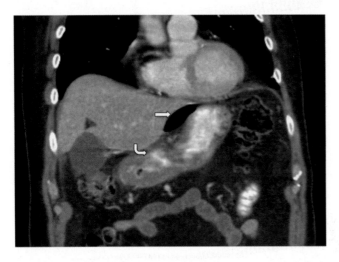

图 4.3　经口腔及静脉造影的腹部冠状位 CT 显示胃小弯溃疡穿孔(弯箭头所示),伴腹腔内游离气体(箭头所示)。

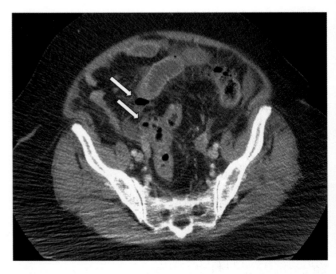

图 4.4　腹/盆部轴位对比增强 CT 显示急性穿孔性乙状结肠憩室炎改变,伴邻近小囊状积液和游离气体(箭头所示)。

• "2s 法则":2% 的人群,距回盲瓣 2 英尺(约 60cm)以内,长约 2 英寸(约 5.1cm),2 岁以下症状最明显。

• CT:肠壁增厚、高强化,伴邻近炎症改变。

阑尾炎

■阑尾腔梗阻使管腔内压力增加,静脉引流和毛细血管灌注减少,导致坏死和穿孔。

■一旦发生严重穿孔,急性阑尾炎不再是外科急症,但任何因此产生的积液可能需要经皮引流。

• 超声

• 阑尾扩张、不可压缩,伴局部疼痛(McBurney 征)。

• CT

• 扩张的阑尾直径≥7mm(95% 的敏感性/特异性),伴异常的肠壁高强化和阑尾周围条索。

• 5%~10% 的患者存在阑尾结石。

• 如果发现穿孔,应描述脓肿形成和游离气体(图 4.5)。

炎性肠病

■罕见穿孔,仅发生在 1%~3% 的克罗恩病患者中。

■钡剂灌肠时风险增加,所以应避免在急性期行钡剂灌肠。

■由于肠道完整性丧失,穿孔可能发生在疾病部位或上游肠道,特别是在狭窄的情况下(肠腔狭窄,伴上游肠道扩张>3cm)。

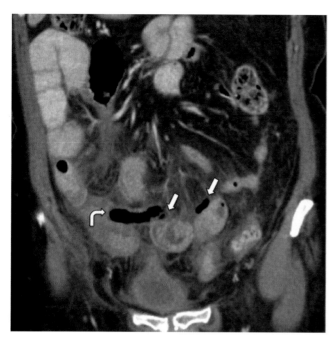

图 4.5　冠状位腹盆部对比增强 CT 显示右下腹阑尾扩张(弯箭头所示)，伴明显的阑尾周围明显炎性条索和小囊状游离气体(箭头所示)，符合穿孔性阑尾炎改变。

克罗恩病

■ 早期：跳跃节段的透壁性肠壁增厚，伴黏膜"鹅卵石"样溃疡、直肠血管充血及邻近的炎症改变。
   ● 最常累及回肠末端。
   ● "靶征"：低密度水肿的黏膜下层夹在高强化的黏膜和浆膜之间。
■ 晚期：管腔狭窄，窦道/瘘管，系膜小肠游离部边缘的假性囊肿，纤维-脂肪增生。

溃疡性结肠炎

■ 从直肠逆行延伸的长节段肠壁增厚。
■ 黏膜疾病，以后可能导致假息肉。
■ "铅管"样改变：由于结肠袋皱襞缺失而无特征的肠管。
■ 中毒性巨结肠：由于暴发性结肠炎而扩张的无结肠袋横结肠。

创伤

Boerhaave 综合征

■ 呕吐时环咽肌不能放松，导致腔内压力增加和

食管远端后外侧全层撕裂。
■ 全部病例中的 15% 存在食管穿孔。

X 线透视

■ 腔外造影剂从食管远端后外侧开始延伸，在胃食管结合部上方数厘米(图 4.6)。

CT

■ 纵隔气肿、食管周围积液、管壁增厚、液气胸(图 4.7)。

医源性

■ 内镜或结肠镜检查、肠管放置、气压伤、术后。
■ <1% 的接受上消化道内镜检查的患者发生穿孔，最常见的是胃镜检查术时的食管穿孔和内镜逆行胰胆管造影术时的十二指肠穿孔(图 4.8 和图 4.9)。
■ 5% 的正常术后游离气体在 5 天内消失。

其他

■ 钝性伤、穿透伤、异物摄入。
■ 高速伤最常见的损伤部位发生在剪切点，包括 Treitz 韧带、回盲瓣和乙状结肠。
■ 小肠特别容易发生穿透伤，因其在腹膜腔中所

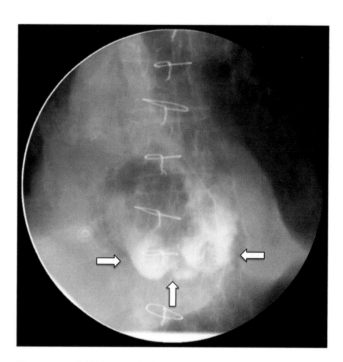

图 4.6　85 岁男性，出现胸痛和呕吐。食管造影显示食管下段穿孔和造影剂外渗(箭头所示)，符合 Boerhaave 综合征。

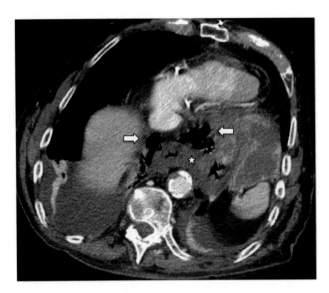

图 4.7　图 4.6 中患者的胸部轴位对比增强 CT 显示食管下段穿孔(星号所示),伴纵隔气肿(箭头所示)和胸腔积液。

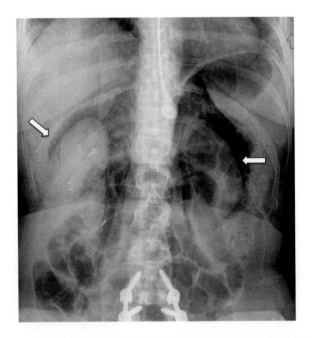

图 4.8　45 岁男性,内镜逆行胰胆管造影术后腹痛。腹部 X 线片显示大量腹膜后游离气体勾勒出肾脏轮廓(箭头所示)。

占空间大。

■ 异物摄入造成的穿孔可能是由直接刺穿、压迫性坏死或化学反应(如电池摄入)所致。

CT

■ 肠壁不连续,口腔造影剂外渗,腹腔内、腹膜后游离气体。

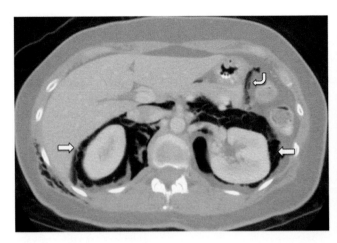

图 4.9　后续 CT 证实腹膜后游离气体(箭头所示)和相对较少的腹腔内游离气体(弯箭头所示),符合括约肌切开术中发生的十二指肠穿孔。

■ 损伤的肠管可能因低灌注时血管通透性升高而呈高强化,或因缺血而呈低强化。

■ 肠系膜创伤:静脉造影剂外渗、血管呈串珠状或中断、三角形的肠系膜血肿或游离液体。

恶性肿瘤

■ 可能是由于阻塞性病变导致上游管腔压力增加,或组织破坏、坏死导致黏膜完整性丧失。

梗阻

■ 在梗阻的情况下,无论是由于恶性肿瘤、粘连还是狭窄,肠扩张最终会受到上述缺血性改变的影响。

■ 这可能导致肠壁增厚、积气和门静脉积气。

缺血

■ 肠缺血可由局灶性动脉或静脉血栓形成、栓塞引起。

● 肠道受累长度取决于病变部位。

■ 低血压所致的全身低灌注会在分水岭点发生变化。

● Griffiths 点:位于横结肠远侧 2/3,肠系膜上动脉(SMA)和肠系膜下动脉(IMA)吻合处。

● Sudeck 点:位于直肠乙状结肠,IMA 和髂内动脉吻合处。

肿瘤分期/分级系统

改良 Johnson 分型:用于胃溃疡手术治疗的模式。

- 1 型:胃小弯。
- 2 型:胃体和十二指肠。
- 3 型:幽门前区(距幽门 2~3cm)。
- 4 型:高位胃小弯近胃食管结合部。
- 5 型:任何部位因药物诱导的溃疡。

结构化报告要点

- 描述游离气体的存在、体积和涉及的特定间隙(腹腔内、腹膜后、纵隔)。
- 如果显示明显,描述穿孔的位置和病因。

- 描述其他并发症,包括口服造影剂或肠内容物的渗漏、积液、出血和上游梗阻。
- 由于大多数病例是外科急症,应及时通知相关临床医生。
  - 这种沟通交流应记录在影像学报告中。

(凌建尔 陆崴 译)

推荐阅读

1. Bates DD, Wasserman M, Malek A, et al. Multidetector CT of surgically proven blunt bowel and mesenteric injury. *Radiographics*. 2017;37(2): 613-625.
2. Del Gaizo AJ, Lall C, Allen BC, Leyendecker JR. From esophagus to rectum: a comprehensive review of alimentary tract perforations at computed tomography. *Abdom Imaging*. 2014;39(4):802-823.
3. Pinto Leite N, Pereira JM, Cunha R, Pinto P, Sirlin C. CT evaluation of appendicitis and its complications: imaging techniques and key diagnostic findings. *AJR*. 2005;185(2):406-417.
4. Brofman N, Atri M, Hanson JM, Grinblat L, Chughtai T, Brenneman F. Evaluation of bowel and mesenteric blunt trauma with multidetector CT. *Radiographics*.2006;26(4):1119-1131.

第 5 章　小肠梗阻

John Pham,Simon Ho

解剖学、胚胎学、病理生理学

- 小肠是一个长的、可移动的、可压缩的管状结构,位于中腹,周围环绕大肠。
- 小肠管径通常<3cm(外壁到外壁)。
- 小肠壁的厚度通常<3mm。
- 环状皱襞是小肠特有的环状黏膜标志。它们在空肠中最厚、最大,在回肠中随管径缩小而变薄变小,在回肠末端消失。
- 小肠由 3 部分组成:十二指肠、空肠和回肠。
  - 十二指肠有 4 段。第一段(上部)是幽门的延续,在胆囊颈水平向右走行,也称为十二指肠球。第二段(降部)位于胆囊颈和十二指肠膝(通常在 L4 椎体水平)之间。第三段(水平部)从膝部延伸至主动脉。第四段(升部)从主动脉延伸至 Treitz 韧带,后者标志着空肠起始端。
  - 十二指肠在正面投影上特征性的形态,被称为 C 襻(十二指肠环)。
  - 空肠位于左上腹部。
  - 回肠位于盆腔中部,止于回盲瓣。在肠旋转正常的患者中,回盲瓣位于右下腹部。
- 小肠梗阻(SBO)是潜在的外科急症。SBO 发生在肠道内容物向前流动时出现机械性堵塞,如处理不当,可能导致穿孔、缺血和肠坏死。其与麻痹性肠梗阻不同,后者因功能缺陷导致肠蠕动消失和内容物瘀滞。
- 在发达国家,绝大多数 SBO(约 85%)由腹部手术后粘连引起。在发展中国家,SBO 最常见的原因是腹股沟疝。

检查技术

腹部 X 线摄影

- 评估小肠梗阻时,腹部 X 线摄影是常规首选影像学检查。据报道,腹部 X 线摄影的准确率为 50%~86%。平卧位(仰卧或俯卧)和非平卧位(直立或侧卧)均能显著提高小肠梗阻诊断的准确性。
- X 线片上典型的小肠梗阻表现为小肠襻积气和(或)积液伴扩张,而结肠内无气体(图 5.1)。与结肠相比,小肠襻会不成比例地扩张(>3cm)。结肠内有气体不支持完全性 SBO,但可能代表早期 SBO、部分梗阻或麻痹性肠梗阻。
- 注意到腹部无气体也很重要。肠道内无气体或仅有少量气体可能是由充满液体的扩张的小肠襻引起,并可能提示重度或闭襻性梗阻。
- 在立位或卧位片中,出现多发气液平面、气液平面长度>2.5cm,或同一肠襻内多发且高度不同的气液平面,均可确诊 SBO。
- 平片可见的 SBO 并发症包括肠穿孔引起的气腹以及肠缺血引起的肠壁积气和(或)门静脉积气。
- 使用水溶性高渗造影剂(如胃影葡胺/泛影葡胺)已被证实有益于治疗和诊断。该造影剂具有高渗性,可将水吸入肠腔,减轻肠壁水肿并刺激蠕动。

CT

- 多排 CT 是评估可疑 SBO 的通用方法。其敏感性为 70%~90%,对重度 SBO 敏感性更高(81%~100%)。
- 多排 CT 有助于放射科医生确认并定位扩张和空虚小肠之间的移行点,并确定 SBO 的严重程度。多平面重组可以更可靠地识别 SBO 梗阻点并评估邻近结构,以及小肠病变在肠壁内和肠壁外的累及范围。
- CT 也用于确定机械性梗阻的病因(见下文)。

检查方案

- 静脉注射造影剂常规用于评估肠壁和黏膜的强化程度、可能的炎症或肿瘤形成过程,以及肠系膜血管的情况。如果高度怀疑肠缺血,建议获取动脉期和静脉

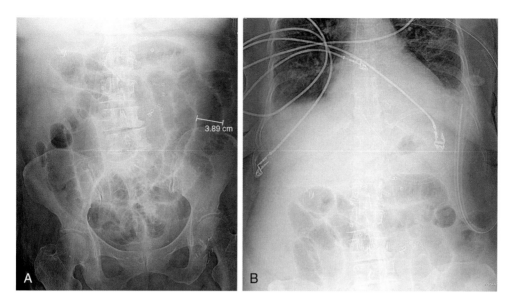

3.89 cm

图 5.1　完全性小肠梗阻。(A)76 岁女性,急腹症患者,直立位 X 线片显示多发扩张的小肠祥,扩张宽度达 3.9cm。结肠内无气体,提示完全性梗阻。如 X 线片上的夹子和网格修复螺圈所示,该患者曾有多次腹部手术史。(B)同一患者的仰卧位 X 线片证实了上述发现。未见腹腔内游离气体。(From Sahani DV,Samir AE. Abdominal Imaging,ed 2. Philadelphia:Elsevier;2017.)

期影像,以寻找闭塞的动脉和静脉。

■ 目前对口服造影剂的使用存在争议。虽然口服造影剂可能有助于确定梗阻点,但许多 SBO 患者感到恶心并可能会呕吐,存在吸入口服造影剂的潜在风险。此外,在给予口服造影剂后,通常要延迟 2~3 小时再进行 CT 检查,这可能会延迟需要立即外科干预的重度肠梗阻的处理。作者在工作中发现,梗阻肠段腔内的积液可以提供优秀的阴性对比来确定梗阻点,因此,通常不会给予阳性口服造影剂。

疾病特征

小肠梗阻

■ 确定并准确描述梗阻的严重程度十分重要。以下定义对梗阻的严重程度进行了分类:

● 完全性/重度梗阻:肠腔完全闭塞,结肠或无扩张小肠内缺乏气体和粪便。

● 不完全性/部分性梗阻:一些液体/气体通过梗阻点。

● 绞窄性梗阻:小肠梗阻伴肠缺血。

● 闭祥性梗阻:肠段两端相邻并同时梗阻。

■ 典型影像学表现

● 不成比例扩张的小肠祥伴气液平面。

● 结肠内无气体或气体极少。

● 移行带。

● 梗阻远侧小肠祥萎陷。

● "小肠粪便"征:梗阻近侧瘀滞的气液混合物,呈结肠粪便样外观,提示机械性梗阻。

■ 梗阻导致的肠缺血:需要识别并紧急提醒外科团队注意。肠缺血的体征包括:

● 肠段动脉期强化减弱,静脉期强化增强。这对肠缺血具有高度特异性。

● 肠壁积气。

● 门静脉积气。

● 肠壁增厚>3mm(考虑静脉缺血)与薄纸样肠壁(考虑动脉缺血)。

● 肠系膜水肿或积液(更常见于静脉缺血)。

小肠梗阻的良性病因

■ 粘连:发达国家最常见的病因。虽然粘连在影像上很少能见到,但可根据无其他梗阻原因时的肠道管径突变来推断粘连(图 5.2)。术后粘连早在术后 4 周即可发生,也可发生于术后数年。

■ 腹外疝:肠梗阻的第二大常见病因。疝可发生于任何部位,但闭孔疝与高死亡率和肠缺血相关,且临床上很难发现。在 CT 上,寻找扩张的肠腔直至疝,可见空

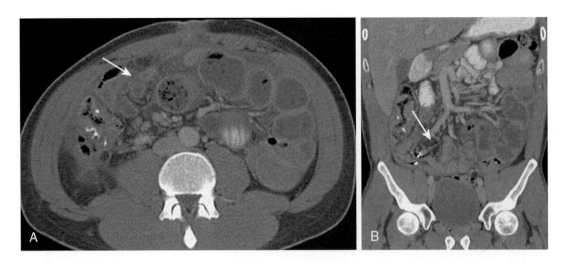

图 5.2　粘连伴小肠梗阻。48 岁男性,既往多次肠道手术,便秘 3 天,近期出现呕吐。因高度怀疑肠梗阻而行 CT 扫描。(A)轴位对比增强 CT 证实小肠梗阻直至右下腹梗阻点(箭头所示),非常接近既往肠道手术术区。(B)冠状位重组影像显示肠梗阻范围并确定了梗阻点位置 (箭头所示)。既往肠道手术引起的粘连是梗阻原因。对该患者成功地进行了保守治疗。(From Sahani DV,Samir AE. Abdominal Imaging,ed 2. Philadelphia;Elsevier;2017)

虚的肠管位于疝囊内(图 5.3 和图 5.4)。

■ 腹内疝:明显较腹外疝少见。腹内疝通常由医源性肠系膜缺损引起,尤其在 Roux-en-Y 旁路术后。先天性腹内疝按部位分类, 十二指肠旁疝和盲肠旁疝是最常见的部位(图 5.5)。

■ 病理性肠壁改变:克罗恩病或感染性/炎性肠炎(图 5.6)。

■ 其他少见病因:胆石性肠梗阻、狭窄和手术吻合。

小肠梗阻的恶性病因

■ 转移性疾病:在有原发肿瘤的患者中,小肠或腹膜转移是肠梗阻的常见病因。腹膜种植转移最常见的来源是卵巢癌、胰腺癌、胃癌和结直肠癌(图 5.7)。

■ 原发性小肠肿瘤相对罕见。按发生频率排序,最常见的小肠恶性肿瘤依次为:非霍奇金 B 细胞淋巴瘤、腺癌、类癌和胃肠道间质瘤(GIST)。CT 提示恶性肿瘤

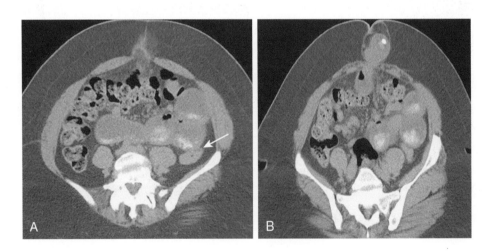

图 5.3　脐疝。62 岁女性,临床症状符合小肠梗阻。脐周略饱满。(A)轴位对比增强影像显示多发扩张的小肠袢而结肠无扩张(箭头所示),证实了临床对小肠梗阻的怀疑。(B)脐水平的轴位影像可诊断脐疝引起肠梗阻。疝囊颈部狭窄,压迫重返腹膜腔的肠袢。该疝经手术复位。(From Sahani DV,Samir AE. Abdominal Imaging,ed 2. Philadelphia;Elsevier;2017.)

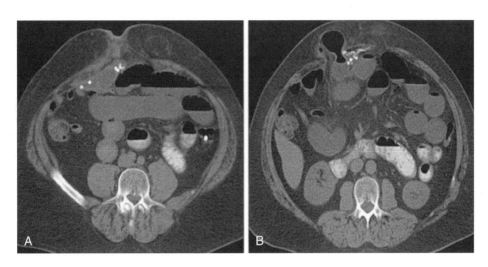

图 5.4　腹壁疝。(A)52 岁女性,轴位对比增强 CT 影像显示多发扩张小肠襻伴气液平面。结肠内见少量液体和气体,提示不完全性梗阻。该患者有肠道手术史。(B)另一层面轴位对比增强影像证实,穿过手术瘢痕的腹壁疝是梗阻的原因。(From Sahani DV,Samir AE. Abdominal Imaging,ed 2. Philadelphia:Elsevier;2017.)

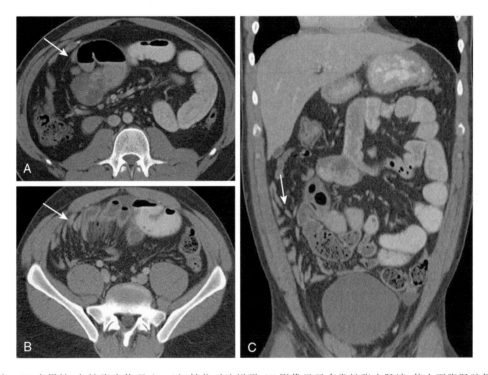

图 5.5　盲肠旁疝。32 岁男性,急性腹痛伴呕吐。(A)轴位对比增强 CT 影像显示多发扩张小肠襻,伴右下腹肠腔管径突变(箭头所示)。(B)无扩张肠襻位于盲肠外侧的非解剖部位(箭头所示)。(C)由冠状位重组影像证实(箭头所示)。此病例被诊断为盲肠系膜先天缺陷继发的盲肠旁疝。腹内疝不常见,认识肠道的正常解剖部位对诊断非常重要。(From Sahani DV,Samir AE. Abdominal Imaging, ed 2. Philadelphia:Elsevier;2017.)

的表现是一个直径>2cm 的软组织肿物,从肠腔延伸到浆膜面。

- 淋巴瘤:典型表现为环周、节段性浸润和"动脉瘤"样扩张(图 5.8)。其他表现包括小肠节段狭窄伴结节状充盈缺损,以及肠系膜淋巴结淋巴瘤伴继发性小肠浸润。

- 腺癌:最常表现为单发的软组织肿物,引起管腔狭窄和阻塞。在钡剂造影检查中,可能有"苹果核"

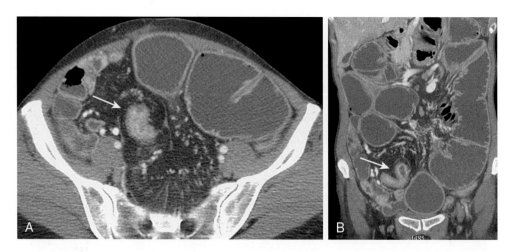

图5.6　克罗恩病。(A)68岁女性,轴位对比增强CT显示多发显著扩张的小肠襻。右下腹一回肠襻管壁增厚、肿胀(箭头所示)。患者有炎性肠病症状,且该影像学表现符合克罗恩回肠炎伴小肠梗阻。(B)同一患者的冠状位重建影像清晰显示积液扩张的小肠襻伴右下腹肿胀的回肠襻(箭头所示)。(From Sahani DV,Samir AE. Abdominal Imaging,ed 2. Philadelphia:Elsevier;2017.)

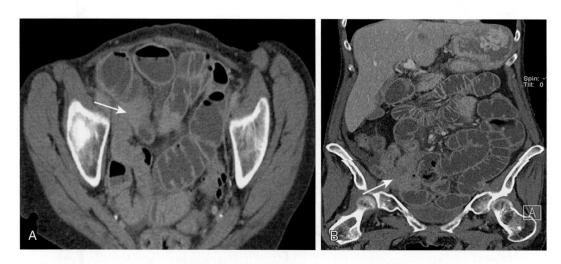

图5.7　子宫内膜癌网膜转移。67岁女性,已知子宫内膜癌行经腹子宫全切术及双侧输卵管卵巢切除术治疗史,呈现肠梗阻体征。术后已随访患者近5年,其间无症状。(A)轴位CT影像显示盆腔内积液扩张的小肠伴浆膜面呈结节样的强化组织,肠襻因这些结节出现梗阻(箭头所示)。(B)这在冠状位重组影像得到有力证明(箭头所示)。该患者有转移性子宫内膜癌,伴腹膜、浆膜种植,导致了肠梗阻。(From Sahani DV,Samir AE. Abdominal Imaging,ed 2. Philadelphia:Elsevier;2017.)

病变。

- 类癌:与促结缔组织增生反应相关的富血供肿物,通常位于肠系膜根部(图5.9)。如果怀疑为类癌,铟-111(^{111}In)或锝-99m(^{99m}Tc)奥曲肽闪烁显像是传统上检测生长抑素受体阳性肿瘤的金标准。近年来,镓-68(^{68}Ga)DOTATATE-PET/CT已成为检测和表征神经内分泌肿瘤的首选检查。

- GIST:通常表现为大的、不均质的外生性肿物。

麻痹性肠梗阻

■ 麻痹性肠梗阻是SBO的主要鉴别诊断。它是指肠管蠕动不足引起的非机械性瘀滞,表现为肠襻扩张而无梗阻点。通常小肠和大肠襻均扩张(图5.10)。

■ 麻痹性肠梗阻最常见于术后。其他病因包括感

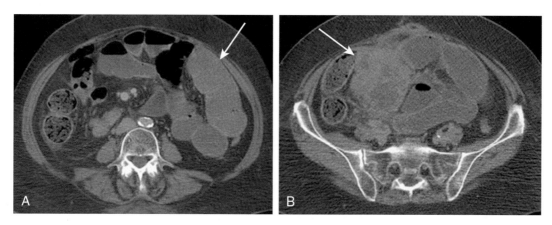

图 5.8　淋巴瘤。53 岁女性,表现为小肠梗阻。近期有淋巴瘤治疗史。(A)轴位对比增强 CT 影像显示扩张的小肠袢伴气/液平面(箭头所示)。(B)右下腹不均匀强化的肿物(箭头所示),紧邻肿物的小肠袢与其相连,导致梗阻。此病例诊断为淋巴瘤累及小肠。(From Sahani DV,Samir AE. Abdominal Imaging,ed 2. Philadelphia:Elsevier;2017.)

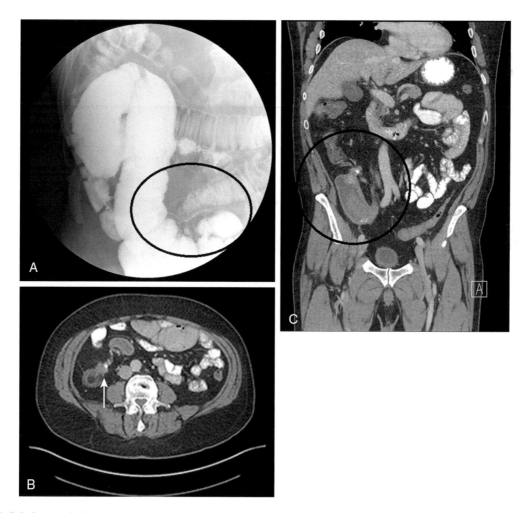

图 5.9　肠系膜类癌。64 岁男性,出现小肠梗阻症状。(A)另一家医院的小肠钡剂造影(SBFT)引起了医生对右下腹梗阻点的关注。SBFT 影像显示扩张的肠袢呈拴系表现。回顾性评估中,在使用口服造影剂前的 X 线片上注意到一个非常微小的钙化密度影。(B)轴位对比增强 CT 影像显示毗邻回肠远端管壁处有一部分钙化的小软组织肿物, 此肿物水平可见小肠扩张伴管径改变 (箭头所示)。(C)冠状位重组影像显示回盲部附近增厚的回肠袢,提示对类癌促结缔组织增生反应,并见局部肠系膜皱缩。患者被带往手术室,并行回肠类癌切除。(From Sahani DV,Samir AE. Abdominal Imaging,ed 2. Philadelphia:Elsevier;2017.)

染、中枢神经系统损伤和药物相关。

结构化报告要点

- 梗阻的严重程度(部分性与完全性)。
- 梗阻点位置。

- 如果是外部原因导致的阻塞,确定并描述梗阻的原因。
- 如果没有明确的病变,患者是否有手术史提示粘连?
- 肠梗阻相关的阳性和阴性并发症特征 (有无肠缺血、肠扭转、闭袢性梗阻等)。

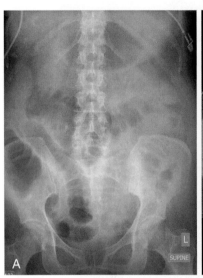 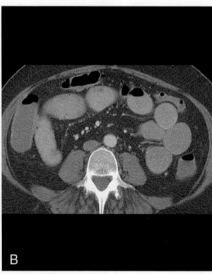 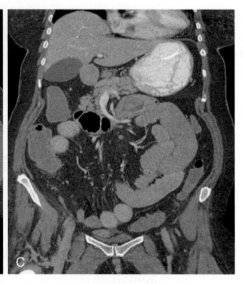

图 5.10 肠梗阻。(A)52 岁女性,仰卧位腹部 X 线片显示小肠和大肠袢弥漫性扩张。患者有便秘史。此表现可诊断为功能性肠梗阻。(B)轴位 CT 影像显示积液扩张的小肠和大肠袢。(C)冠状位影像证实肠梗阻表现。肠道无梗阻点及小肠和大肠袢呈比例扩张可诊断为麻痹性肠梗阻。(From Sahani DV, Samir AE. Abdominal Imaging, ed 2. Philadelphia: Elsevier; 2017.)

(何华 陆崴 译)

推荐阅读

1. Paulson EK, Thompson WM. Review of small bowel obstructions: the diagnosis and when to worry. *Radiology*. 2015;275(2): 332-342.

2. Silva AC, Pimenta M, Guimaraes LS. Small bowel obstruction: what to look for. *Radiographics*. 2009;29:423-439.

第 **6** 章　肠壁增厚

Ahmad Al-Samaraee

解剖学、胚胎学、病理生理学

■绝大部分小肠和大肠起源于中肠，除了起源于前肠的十二指肠近端(直到 Vater 壶腹)和起源于后肠的结肠远端至横结肠近侧 2/3 的部分。

■血供遵循相同的分布，起源于中肠的肠道绝大部分血供来自肠系膜上动脉，起源于前肠的部分血供来自腹腔动脉，起源于后肠的部分血供主要来自肠系膜下动脉，这些动脉分支间有丰富的吻合。

■正常肠壁厚度取决于肠扩张程度和成像方式。灌肠时正常空肠壁厚约 2mm，回肠壁厚约 1mm。在 CT 图像上，当肠道完全扩张时，小肠壁厚 3mm、大肠壁厚 5mm 是公认的正常上限。

■在考虑有助于缩小病理性肠道炎症状态鉴别诊断范围的影像学表现时，有几个因素很重要。它们包括疾病的累及长度、累及部位、肠壁增厚程度和肠外表现。通过仔细考虑这些解剖学因素，鉴别诊断范围可以显著缩小。

概述

由于肠壁增厚患者的临床表现广泛并与其他病变重叠，因此，使用几个关键观察点的模式化方法有助于缩小鉴别诊断范围。

累及长度

增厚肠道的长度对缩小鉴别诊断范围十分重要。某些病理类型倾向于局灶性、节段性或弥漫性。

局灶性疾病(2~10cm)

■赘生物。

■憩室炎。

■感染(结核病、阿米巴病)。

节段性疾病(10~40cm)

■克罗恩病。

■缺血。

■感染。

■溃疡性结肠炎(通常始于直肠，并逆行向近端扩散)。

■罕见肿瘤(尤其是淋巴瘤)。

弥漫性疾病

■通常为良性。

■感染。

■溃疡性结肠炎(可累及全结肠)。

■血管炎(可累及长肠段，小肠受累更常见)。

累及部位

尽管大多数病理状态可影响肠道的任何区域，但一些病理类型具有局限于某些区域的倾向。

盲肠区

■阿米巴病。

■盲肠炎(中性粒细胞减少性结肠炎)。

■结核病。

孤立的脾曲和降结肠近端

■低流量肠道缺血的分水岭区。

直肠

■溃疡性结肠炎早期。

■便秘性结肠炎。

多个跳跃性区域

■克罗恩病。

增厚程度

不同病理过程中肠壁增厚程度存在明显重叠。轻度增厚可见于轻度炎症。肠壁明显增厚可见于假膜性、结核性和巨细胞病毒性结肠炎，以及肠道肿瘤和血管炎。偶尔，肠道恶性肿瘤和炎症的增厚程度和影像表现可能会有重叠，如结肠癌和憩室炎(图 6.1)。在这两种情况下，病变都是局灶性的或累及一小段结肠，并可能与肠壁明显增厚有关。肠系膜的炎症改变已被证明更倾向于炎症，而邻近的淋巴结病变则更倾向结肠癌。

强化方式

强化方式在区分不同种类肠道病变中很重要。

白强化

当增厚的肠壁强化明显时。

■ 急性感染和炎性肠病。

水晕征

黏膜下层水肿及黏膜和浆膜的高强化。

■ 急性感染,活动性炎症,肠休克。

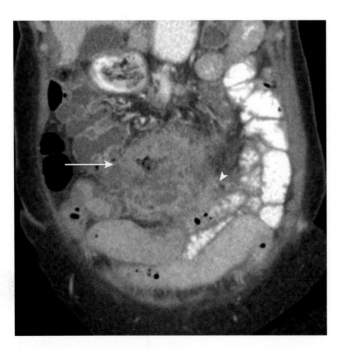

图 6.1　冠状位 CT 影像显示横结肠局灶性肠壁增厚(箭头所示),伴显著的延伸至邻近小肠袢的脂肪条索影(三角箭头所示)。最初诊断为重度憩室炎伴壁内脓肿。保守治疗后患者仍有症状,且随后的扫描示病变无明显改善。切除标本显示为腺癌。

脂肪晕征

黏膜下层的脂肪浸润。

■ 慢性炎性肠病。

■ 正常变异(肥胖或类固醇使用)。

灰强化(强化减弱)

■ 缺血。

不均匀强化

■ 典型的肿瘤强化方式。

肠外表现

当评估异常肠段时，必须同时评估邻近的肠系膜、腹部淋巴结的存在和密度以及脉管系统的状态。

与这些结构有关的异常有助于缩小鉴别诊断范围。低密度淋巴结通常与肺结核或惠普尔病(Whipple disease)有关。肠系膜改变,包括纤维脂肪增生、窦道形成和异常肠段对应血管充血,提示克罗恩病。血管充盈缺损提示结肠缺血。

检查技术和疾病特征

X 线摄影

急症患者需拍摄腹部平片以排除肠梗阻或穿孔。平片表现通常是正常或非特异性的。钡剂造影很少用于急性疾病。

平片有助于显示小肠或大肠腺癌病例中的肠梗阻。钡剂造影可显示多种异常发现,如从原发性肠腺癌的"苹果核"病变(图 6.2),到更具浸润性的病变导致恶性狭窄并继发肠梗阻。

在钡剂造影中，溃疡呈病变表面充钡的龛影而易被识别。在克罗恩病中,溃疡可表现为阿弗他溃疡或裂隙状溃疡。阿弗他溃疡呈晕圈环绕的点状、表浅、不连续的凹陷。裂隙状溃疡可以很长并平行于系膜缘 (图 6.3)。这些溃疡和系膜缘缩短、系膜对侧假性囊袋样改变是克罗恩病的特征性表现。被剥脱黏膜围在中间的正常黏膜岛可表现为假息肉,多发息肉样隆起可产生"铺路石"样改变(见图 6.3)。克罗恩病中的小肠狭窄可能是纤维化、炎症和痉挛的共同作用。"线样"征代表肠

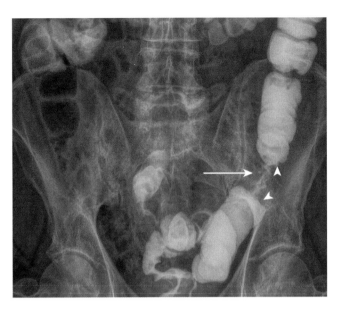

图 6.2　钡灌肠显示降结肠"苹果核"病变(箭头所示),伴肠腔向心性不规则狭窄。三角箭头示病变两端悬垂的边缘(肩征)。

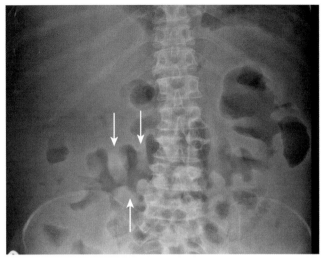

图 6.4　腹部 X 线片显示横结肠因假膜性结肠炎而形成的"拇指印"征(箭头所示)。

下水肿有关。这一表现与 CT 图像上显示的"水晕"征有关(图 6.5)。

另一个 X 线片上可能提示特定疾病诊断的表现是"无结肠袋结肠"。在影像上,其表现为结肠无特征的铅管样外观。这常见于降结肠,代表慢性瘢痕形成,可见于溃疡性结肠炎,而罕见于泻药性结肠炎(图 6.6)。

除了这些影像表现外,腹部 X 线检查在评估肠壁增厚上作用有限。结肠钡剂造影曾是评估结肠炎患者结肠情况的主要非侵入性成像技术。但是,现在 CT 和内镜检查已成为评估这些患者的主要成像技术。

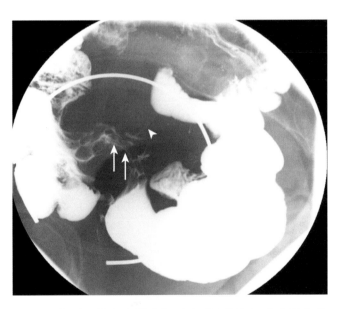

图 6.3　典型的"铺路石"样改变。多发裂隙状溃疡(箭头所示)分隔正常黏膜岛。另见窦道(三角箭头所示)与邻近肠管无明显瘘管连接。

道剧烈痉挛,提示透壁性炎症。

小肠造影和结肠灌肠是非侵入性检查,但对导致肠壁增厚的小的壁内病变检测相对不敏感,而且完全无法观察肠外疾病。小肠灌肠可以检测到小肠转移,但属于侵入性检查。

肠壁增厚在平片上具有鉴别性的表现之一是"拇指印"征(图 6.4),它代表增厚的结肠袋皱襞,并与黏膜

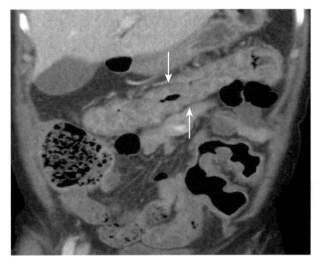

图 6.5　图 6.4 中同一患者的对比增强 CT 显示结肠壁明显增厚。腹部 X 线片上的"拇指印"征与 CT 上的肠壁分层和"水晕"征(箭头所示)表现有关。

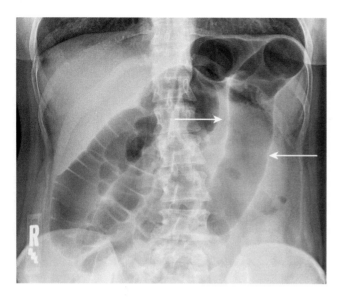

图 6.6 腹部 X 线片显示降结肠呈无结肠袋改变（箭头所示）。随后的结肠镜显示了潜在的缺血性结肠炎。

CT

CT 是用于评估腹痛和疑似肠道病变患者的主要成像工具。小肠疾病的 CT 分析需要肠道充分扩张，因为需特别注意肠壁厚度、肠壁特征、强化方式及周围肠系膜脂肪和血管的改变。静脉注射造影剂对小肠和肠系膜的全面 CT 检查是必要的，特别是怀疑小肠肿瘤时。使用中性造影剂的 CT 小肠造影常规用于显示详细的黏膜异常。

评估免疫功能正常的急性肠炎患者通常不需要 CT，但了解其 CT 表现仍十分重要，有助于偶然遇到这些表现时，能够在鉴别诊断中考虑急性肠炎。在大多数感染性肠炎病例中，小肠壁表现正常或轻度增厚。相比之下，传染性结肠炎通常表现为显著的肠壁增厚，呈均匀强化或因黏膜下水肿而呈条纹状强化。急性肠炎的其他表现包括动力改变，表现为积液的肠袢，继发于肠梗阻和肠系膜淋巴结肿大。

CT 可以显示结核分枝杆菌感染患者的病变范围。CT 表现包括明显的肠壁增厚（主要累及回盲部）、肠系膜淋巴结增大及右下腹炎性肿块样病变。CT 还能显示腹膜炎时出现的腹水及腹膜和网膜的软组织密度影，该表现可能会与腹膜转移相仿。

在免疫功能受损的宿主中，CT 可帮助鉴别盲肠炎（需要药物治疗）和急性阑尾炎，并使患者免于不必要的手术。盲肠炎的 CT 特征包括累及回肠末端、阑尾、盲肠和升结肠的节段性肠壁增厚，以及结肠周围脂肪条索（图 6.7）。盲肠炎时结肠受累范围更大，而且已知风险因素的存在倾向于诊断为盲肠炎（中性粒细胞减少性结肠炎）。在鸟分枝杆菌复合群感染的患者中，检出肠系膜淋巴结增大伴代表坏死的中心低密度，则对病因的诊断有提示作用。

肠腺癌的 CT 特征包括局灶性肠壁增厚导致恶性狭窄、息肉样腔内肿物和"苹果核"或浸润性病变。可伴有部分性或完全性肠梗阻。这些肿瘤可有坏死、出血，偶有溃疡（40% 的病例中可见）。肠腺癌的 CT 分期非常重要，其取决于肿瘤局部肠壁外侵犯累及邻近脂肪或结构，腹部淋巴结肿大，或肝内远处转移。

较小的类癌在放射检查中常有漏诊，但较大的息肉样病变可以通过 CT 轻松识别。CT 表现为特征性的肠系膜软组织密度肿物，高达 70% 的病例可见钙化。肿物边缘呈毛刺状，密度低，周围可见脂肪条索，偶有包绕肠系膜血管导致相应肠袢缺血。肠系膜纤维化可能产生肠系膜血管的"轮辐"或"日光放射"样表现（图 6.8）。浸润性肿瘤可表现为不对称肠壁增厚、纤维化及继发的恶性狭窄。58%~64% 的小肠类癌患者在确诊时肿瘤已扩散至肠道外的区域淋巴结或肝脏。肝类癌转移通常是富血供的，在动脉期成像中观察最佳。

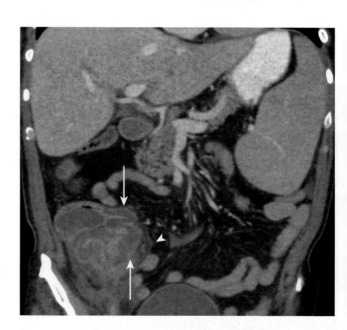

图 6.7 76 岁男性，有急性髓系白血病史，出现发热、腹泻、恶心、呕吐和腹痛。其冠状位对比增强 CT 影像显示盲肠局灶性肠壁增厚（箭头所示），伴邻近脂肪条索（三角箭头所示），符合盲肠炎改变。注意脾大，可能与患者已知的白血病有关。

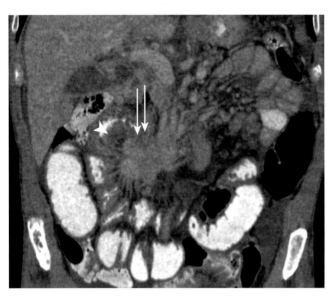

图 6.8 冠状位对比增强 CT 影像显示边缘呈毛刺样改变的肠系膜肿物(箭头所示)和小肠系膜纤维增生性反应,伴邻近小肠祥栓系和肠壁增厚(三角箭头所示),符合类癌改变。

肠淋巴瘤的 CT 表现可以是多样的。单个大小不一的大肿物可作为肠套叠的触发点,但不太可能是由这些肿瘤的柔软性引起的。浸润型可表现为不对称的小肠壁增厚。肿瘤浸润肠壁肌层,并可发展为肠祥动脉瘤样扩张(图 6.9)。外生性肿块根据其位置可能会对周围肠道和内脏结构造成明显的占位效应。此型可与腺癌或胃肠道间质瘤(GIST)相仿。小肠淋巴瘤通过直接蔓延扩散至邻近器官,或血行扩散至肝脏。非霍奇金淋巴瘤可在小肠系膜内发展并包绕肠系膜血管,但由于

肿物的柔软性,很少引起相应肠祥缺血。腹膜转移亦可见。

较小的 GIST(<2cm)很少有症状,且通常为良性;它们常在影像学检查中被偶然发现。较大的 GIST(直径≥2cm)通常表现为外生性、界限清楚的肿瘤,伴坏死或出血导致的低密度中心(图 6.10)。肝转移灶可呈低密度或在三期成像上呈富血供表现。

肠系膜缺血患者的 CT 表现将在另一章节中详细讨论。

MRI

MR 小肠造影(MRE)可以提供整个肠道和肠系膜的系统评估,且没有电离辐射。MRE 是炎性肠病,尤其是克罗恩病的金标准。克罗恩病 MRE 表现包括不对称性肠壁增厚、肠壁高强化、脂肪抑制 T2W 图像上的壁内水肿、溃疡和弥散受限。克罗恩病的特征性表现还包括管腔缩小并有可能发展为狭窄(肠壁增厚伴上游肠道扩张>3cm)和穿通性病变(窦道、瘘管、脓肿)。围绕受累肠段的直肠血管扩张("梳"征)和纤维脂肪增生是常见的表现(图 6.11 和图 6.12)。MRE 用于诊断、监测治疗和评估与克罗恩病相关的并发症。

大多数软组织肿瘤,尤其是 GIST,倾向在 T1W 图像上相对于骨骼肌呈等信号,而在 T2W 图像上呈高信号。含脂和伴有出血的肿瘤在非增强、非脂肪抑制 T1W 图像上显示最佳。MRI 不常用于恶性小肠肿瘤的检测

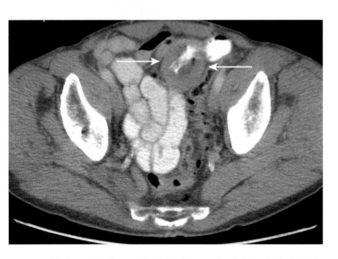

图 6.9 轴位 CT 影像显示复发性小肠 T 细胞淋巴瘤患者短节段局灶性小肠壁增厚,伴相关性动脉瘤样扩张(箭头所示)。注意肠内容物相关的粪便化,提示肠内容物瘀滞。

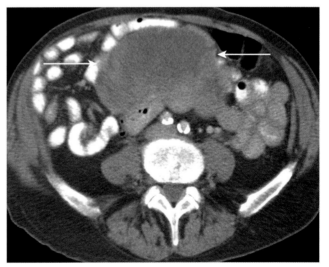

图 6.10 轴位对比增强 CT 影像显示一个起源于小肠的大的中心坏死的胃肠道间质瘤(箭头所示)。

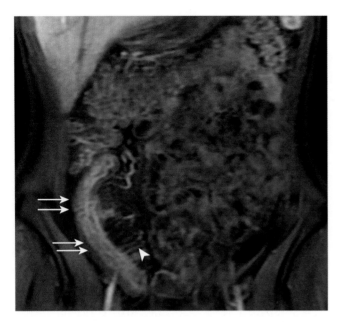

图 6.11 对比增强 MRE 冠状位影像显示一长节段肠壁增厚、早期强化（箭头所示）及管腔狭窄、累及回肠末端，符合克罗恩病的急性炎症表现。邻近肠系膜血管充血符合"梳"征（三角箭头所示）。

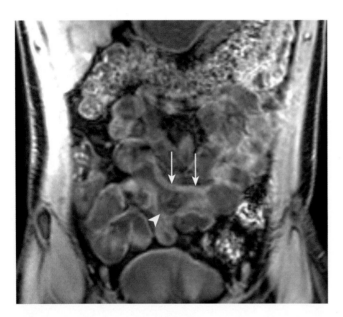

图 6.12 MRE 冠状位增强后影像显示肠系膜缘变直区（箭头所示）和肠系膜对侧假性囊袋（三角箭头所示），这是克罗恩病的一个特征性表现。

和分期。但是，MRE 甚至能够检出小的腔内肿瘤。MRI 还可以显示腹膜扩散、肝转移和转移性淋巴结。

由于对辐射诱发癌变的关注日益增多，MRI 已在结肠炎症评估中发挥作用。虽然 CT 仍是评估结肠炎症的主要影像学方法，但 MRI 可以检测出与 CT 相同的结果，特别是在克罗恩病患者中。这些患者都较年轻，通常会在一生中接受多次 CT 检查，而 MRI 将在他们的治疗中发挥着更大的作用。

结构化报告要点

- 描述肠壁增厚的位置、长度和程度。
- 表征相关的肠周发现（即炎症）。
- 深入了解肠壁增厚（感染、炎症、肿瘤）的病因。

（凌建尔 陆崴 译）

推荐阅读

1. Macari M, Balthazar EJ. Computed tomography of bowel wall thickening: significance and pitfalls of interpretation. *AJR Am J Roentgenol.* 2001;176:1105-1116.
2. Gore RM, Balthazar EJ, Ghahremani GG, et al. CT features of ulcerative colitis and Crohn's disease. *AJR Am J Roentgenol.* 1996;167:3-15.
3. Thoeni RF, Cello JP. CT imaging of colitis. *Radiology.* 2006;240:623-638.
4. Al-Hawary MM, Kaza RK, Platt JE. CT enterography: concepts and advances in Crohn's disease imaging. *Radiol Clin North Am.* 2013;51:1-16.
5. Fidler J. MR imaging of the small bowel. *Radiol Clin North Am.* 2007;45:317-331.

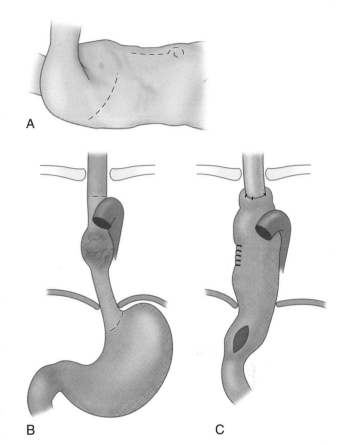

第 **7** 章 肠道术后成像

Jehan L. Shan，Miguel Gosalbez

肠道术后类型、适应证及术后解剖学

食管切除术

食管切除术包括食管部分或完全切除，然后于食管、胃或小肠间行新的吻合。食管切除术良性适应证包括食管穿孔（内镜、活检、球囊扩张引起的医源性穿孔，创伤性穿孔或 Boerhaave 综合征引起的自发性穿孔），消化性溃疡、放射性、腐蚀性摄入引起的难治性狭窄和食管瘘（先天性或医源性的气管或支气管瘘）。最常见的恶性病因包括腺癌和食管鳞状细胞癌。

■ 如果食管上 2/3 部分受累，因主动脉入路限制需行右侧经胸食管切除术；而当累及食管远端时，可采用左侧入路。

■ Ivor-Lewis 手术最适合食管中部的病变，需剖腹与右侧开胸结合，并行胸内吻合术（图 7.1）。

■ 由于经胸入路治疗食管长节段病变的并发症，经食管裂孔（经腹）行食管切除术逐渐发展起来。其是通过食管裂孔牵出食管，然后切断整个食管，将胃提拉上来，与残余颈部食管吻合（图 7.2）。

抗反流手术

抗反流手术是创造一个瓣膜机制来重建胃食管交界处的功能（图 7.3）。在滑动型食管裂孔疝或食管旁疝>5cm 的情况下，则需要接近食管后、下方的膈脚支柱来矫正。在较严重的病例中，可行前腹壁胃固定术，以降低疝复发的风险。抗反流手术的适应证包括顽固性食管反流病、严重食管炎、良性狭窄或早期无相关征象的 Barrett 食管。相对禁忌证包括严重的食管运动障碍和贲门失弛缓症。最常见的技术需要一个正常长度的食管，而技术的选择取决于患者的食管运动功能和胃排空能力（胃底和胃体上部负责胃的排空，胃底折叠

图 7.1 （A）右侧开胸术式食管切除。（B）胃部游离。（C）行胸腔内吻合术。（From Sahani DV，Samir AE. Abdominal Imaging，ed 2. Philadelphia：Elsevier；2017.）

术可能导致潜在的胃轻瘫恶化，在手术的同时行幽门成形术可以对此进行预防）。

■ 当食管和胃运动正常时，首选 Nissen 胃底折叠术，可以通过剖腹手术或腹腔镜进行。它是利用胃底360°包裹食管远端，然后缝合。

■ 当食管和（或）胃运动存在潜在问题时，部分胃底折叠术（如 Toupet）是最佳选择。这些手术并不是完全地将胃底包裹在食管远端周围，以避免潜在的食管

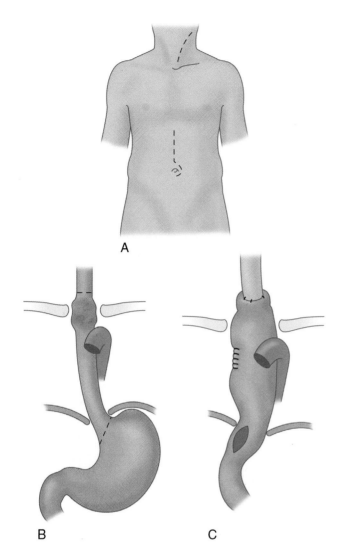

图 7.2 (A)经食管裂孔行食管切除术。(B)胃游离并向上提拉。(C)行颈食管胃吻合术。(From Sahani DV,Samir AE. Abdominal Imaging,ed 2. Philadelphia:Elsevier;2017.)

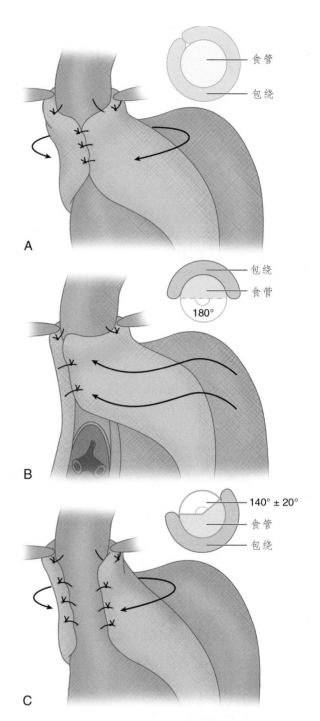

图 7.3 最常见的胃底折叠术。(A)Nissen 胃底折叠术。(B)Belsey Mark Ⅳ 修补术是经胸入路。(C)Hill 手术是通过腹部入路。(From Sahani DV,Samir AE. Abdominal Imaging,ed 2. Philadelphia:Elsevier;2017.)

和(或)胃运动问题恶化,但是同时提供了一定程度的抗反流作用。鉴于此,从长期来看,这些治疗效果不佳,并有较高的反流复发率。

减重手术

■ 减重手术通常是针对病态肥胖患者改善生活质量和合并症的,这些人体重指数(BMI)通常>40kg/m²,或>35kg/m²且存在共病(如心脏病、睡眠呼吸暂停和糖尿病)。一些限制性手术,如垂直束带胃固定术、袖状胃成形术和胃束带术,可以通过限制胃容量来减少热量摄入。限制吸收类手术,如空肠回肠旁路术和胆胰转流并十二指肠转位术,通过减少小肠的长度来减少热量的吸

收。Roux-en-Y 胃旁路术结合了这两种原理,既限制胃囊的热量摄入又减少了通过胃、空肠成分的吸收。

● Roux-en-Y 胃旁路术通常是首选方法,因为可以减少住院时间且恢复更快。该手术术前必须排除

潜在的恶性肿瘤或炎性肠病(IBD),以及需要通过透视确认近端胃肠道的正常解剖结构（一项针对上消化道疾病的研究）。为了便于术后成像,需要考虑的 4 条缝合线分别是胃囊(当胃底离断时)、空肠与胃囊的吻合、离断后的残胃底和空肠空肠吻合。Y 袢(即输入或胰胆管袢)包括残胃、十二指肠和近端空肠,Roux 袢(即输出或顺蠕动袢)包括胃囊和远端空肠(图 7.4)。

胃手术

胃部手术适用于胃的良性和恶性疾病。最佳手术方式往往由疾病位置决定。

■ 对于胃远端 2/3 的小肿瘤或严重溃疡性疾病,部分胃切除术(即胃窦切除术)是一种可行的选择;不管是 Billroth I 式手术还是 Billroth II 式手术,通常都是通过再吻合恢复肠道解剖。Billroth I 式手术包括胃窦切除术和残胃与十二指肠之间的端-端吻合。Billroth II 式手术是在胃窦切除后,关闭十二指肠残端,然后行胃空肠吻合或十二指肠空肠侧侧吻合。

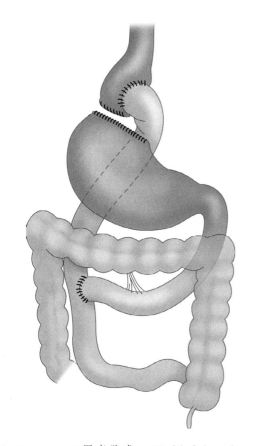

图 7.4 Roux-en-Y 胃旁路术。(Modified from Cameron JL. Current Surgical Therapy, ed 7. St Louis: Mosby; 2005: p. 99.)

■ 全胃切除术通常用于伴有并发症(穿孔或狭窄)的严重弥漫性溃疡、胃近端 1/3 肿瘤或浸润性肿瘤,或胃中部大的肿瘤。对于这些病例,采用 Roux-en-Y 食管空肠吻合术,断端行端侧吻合,Y 袢包括十二指肠和空肠近端,Roux 袢从食管空肠吻合处开始, 向远端延续(图 7.5)。

胰腺病变手术

对于有胰头恶性肿瘤的患者（腺癌,较少见的转移,或胆管癌）、需要处理的胰腺或十二指肠外伤的患者、或难治性慢性胰腺炎患者,Whipple 手术(也称为胰十二指肠切除术) 可以延长患者的预期寿命或提高生活质量。对于恶性肿瘤患者,潜在的手术禁忌证包括重要的邻近结构(如腹腔干、肠系膜上动脉、肠系膜上静脉或肠系膜下静脉)被肿瘤包裹超过 180°,或存在远处转移。

■ 手术本身(最常见的)需要切除胃窦、整个十二指肠、胰头、胆总管、胆囊和空肠起始段 15cm。然后对这些部位断端进行新的重建吻合,包括胃空肠吻合(涉及空肠中段)、胰空肠吻合(与近侧空肠残端行端侧吻合)和胆管空肠吻合(在前两个吻合之间)。

小肠、结肠和直肠手术

良性和恶性病变都是小肠、结肠和(或)直肠手术的原因。手术的类型取决于疾病的位置和程度。

■ 小肠(和结肠)手术的一些适应证包括难治性肠易激疾病、狭窄、穿孔、创伤、恶性肿瘤、梗阻、肠扭转、梗死和肠瘘。手术通常只切除病变段肠管,然后断端再吻合。有时(特别是如果在最初切除时手术野周围有广泛的炎症或感染), 在随后的再吻合术和造口术之前,可以进行暂时性的回肠造口术或结肠造口术, 有助于病变肠管恢复。

■ 结肠的手术指征主要包括复杂性憩室炎、中毒性巨结肠、严重的结肠炎和难治性下消化道出血。根据病因,部分或整个结肠可能需要切除(图 7.6),在最极端的情况下,需要进行全直肠结肠切除术,然后行回肠 J 型贮袋肛管吻合术(图 7.7)或回肠末端造口术。如果只切除一部分结肠再吻合,可暂时行回肠袢式造口术,以有助于结肠愈合,然后再回纳。如果需要绕过一段结肠,则可以进行结肠末端造口术(如果梗阻得到缓解,则可以进行回纳)。

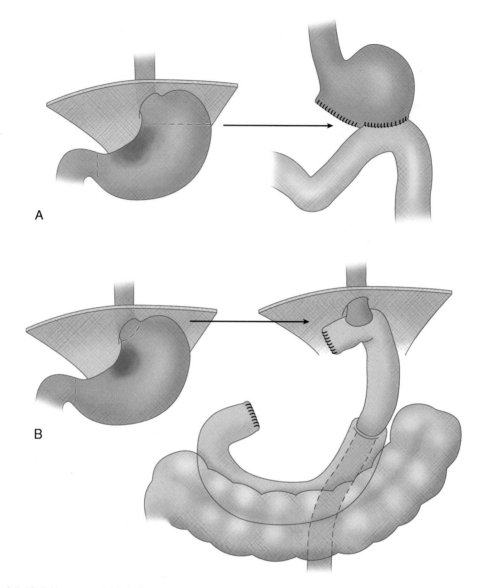

图 7.5 (A)胃次全切除术并 Billroth Ⅱ式吻合。(B)全胃切除术并 Roux-en-Y 吻合。(Modified from Townsend CM. Sabiston Textbook of Surgery,ed 17. Philadelphia:Saunders;2004:p. 1310.)

■涉及直肠的手术主要是直肠癌的治疗。MRI 用于盆腔内局部病侵犯程度的分期,指导手术方式的选择,如局部切除,保留括约肌切除(即低位前切除)后再吻合,或经腹会阴直肠切除术(最激进的入路)后结肠末端造口术或回肠造口术。

膀胱切除术后尿流改道术

膀胱切除术的适应证包括潜在的恶性肿瘤,如肌层浸润性尿路上皮癌（以及少见的起源于脐尿管残余的腺癌或由慢性刺激引起的鳞状细胞癌）,或缓解因难治性出血性膀胱炎引起的疼痛、出血、急症。最常用的

肠段(取决于术式)包括回肠远端、盲肠、升结肠,偶尔也有乙状结肠。此外,有非可控性和可控性尿流改道术,需要预先行特殊病例选择。

■非可控输出道,如回肠膀胱术,可以使尿液从皮肤造口连续引流到体外引流袋中。手术通常是切除回肠远端的一小部分,保留最后 15cm 左右,以保留维生素 B₁₂ 和胆盐的吸收,并保留血管蒂。然后将一端关闭并与远端输尿管吻合,而另一端形成皮肤造口(通常在右下象限)。

■可控输出道患者无须佩戴引流袋。腹壁可控尿流改道是使用升结肠、盲肠和一短段远端回肠制作成

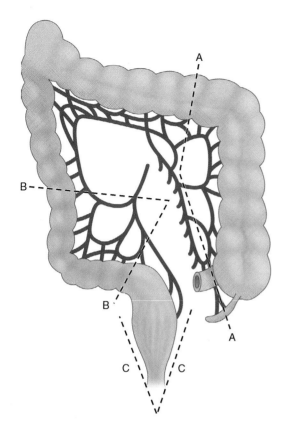

图 7.6　右侧结肠癌、乙状结肠憩室炎和低位直肠癌的手术方案。(A)右半结肠切除术包括切除回肠末端和结肠至中结肠动脉分支处。(B)乙状结肠切除术包括切除部分腹膜后降结肠和直肠之间的结肠。(C)经腹会阴直肠切除术是通过联合腹部和会阴入路切除整个直肠。(From Sahani DV,Samir AE. Abdominal Imaging,ed 2. Philadelphia:Elsevier;2017.)

低压储尿囊(即 Indiana or Miami 尿囊)。结肠和盲肠被去管化,重建为一个"圆形"储尿囊,回肠部分呈锥形,连接到皮肤作为可插管通道,而回盲瓣肠套叠作为可控机制(原位阑尾用作可插管通道,称为 Mitrofanoff术)。如果膀胱切除术后可以保留膀胱颈,那么原位新膀胱术可能是一种选择,通过创建一个类似的储尿囊(通常使用 50~60cm 的回肠),然后与膀胱颈残端吻合,使患者通过 Valsalva 动作(屏气法)排尿。

　　■ 在所有 3 种手术类型中,中断的胃肠道重建主要通过对已切除肠管的断端重新吻合来实现。可控性皮肤造口尿流改道和新膀胱比回肠膀胱术需要更长的肠道长度,患者需要每 6~8 小时排空储尿囊和新膀胱,以防止过度膨胀(重建的肠道没有与自体膀胱相同的神经支配,因此,患者不能感觉到什么时候"满")。因此,在考虑这些方法时,病例选择很重要。此外,小肠或

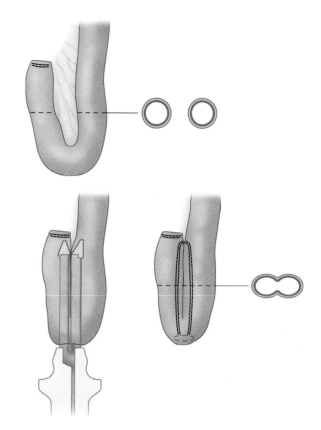

图 7.7　直线吻合器 J 型回肠贮袋制作。(Modified from Townsend CM. Sabiston Textbook of Surgery,ed 17. Philadelphia:Saunders;2004:p. 1310.)

大肠的壁比自体膀胱壁薄得多,因此更容易破裂。最后,这些类型的尿流改道也容易发生结石,以及任何潜在的肠道疾病(如克罗恩病或腺癌),应在常规影像随访期间仔细检查,避免日后并发症的发生。

检查技术

超声

　　■ 平片和超声检查(US)可以作为肠道术后患者初步筛查工具并指导进一步管理和成像选择,但与其他检查方法相比,其诊断价值有限(X 线片上可见肠扩张或游离气体,分别提示梗阻或穿孔,超声上的液体聚集可能提示潜在的渗漏或感染)。

X 线透视

　　■ X 线透视包括食管造影、水溶性造影剂灌肠、上消化道及小肠造影和肠祥造影可以实时评估功能性问

题或造影剂渗漏,但在评估解剖方面价值有限。双对比X线透视可以进一步提高评估肠道黏膜的敏感性,在使用口服造影剂之前,通过口服产气粉扩张管腔(通常是食管或胃)。

CT

■ CT是肠道术后主要检查方法,可以用来排除术后并发症并进行更准确的解剖定位,特别是在急症情况下,及时准确诊断对手术计划至关重要。

MRI

■ 目前,MRI在肠道术后成像中的应用有限,因其不如CT容易获得,扫描时间更长。然而,MRI主要用于乙状结肠、直肠和肛管恶性肿瘤术前评估,以获得更好的空间分辨率来评估邻近结构的侵犯。此外,MR小肠造影是评估克罗恩病的金标准。

核医学

■ 核医学检查的目的不是提供重要的解剖细节,也不是准确疾病定位,但在评估某些疾病时更敏感,如胃轻瘫(胃排空研究)、小的胆漏[肝胆亚胺二乙酸(HIDA)扫描]或胃肠道出血(标记红细胞扫描可以检测到慢至0.1mL/min的出血)。

检查方案

■ 所选择的方案会在很大程度上取决于之前手术的位置(即食管、胃、小肠或结肠),以及可疑的问题(出血、梗阻、感染等)。鉴于CT是评估肠道术后的主要检查方法,我们将重点关注CT检查方案,以实现最佳成像。

■ 对于食管术后的初步评估,透视一般用作筛查工具来评估术区狭窄、渗漏或瘘管形成。一旦发现可疑病变,CT食管成像无须静脉对比增强就可精确定位关注的区域。首先,行胸部平扫显示任何先前存在的放射性致密物质。随后,给予口服水溶性造影剂并行第二次采集,评估食管的通畅程度和(或)外渗的位置。对于可疑的食管疾病复发或并发症,如纵隔炎、脓肿,应行CT胸部静脉对比增强检查,以更好地观察黏膜或肿瘤增强、淋巴结受累或潜在感染情况。

■ 对于术后怀疑胃肠道动脉出血,需进行腹、盆部CT血管造影(CTA)(或胸部CTA,如果既往做过食管手术),伴平扫及静脉对比增强(包括动脉期和门静脉期)。平扫作为基线,显示是否存在放射性致密物质,动脉期可以显示是否有活动性造影剂外溢,静脉期显示外溢造影汇集进而确认诊断。静脉出血通常太慢,在CTA上看不到,通常随着时间的推移自行停止。此外,出血量达到约为0.5mL/min才能在CTA上看到,或出血量大约每天1个单位。绝不应使用阳性口服造影剂,因为其会掩盖管腔内的出血,如果CT平扫显示肠道内有大量残余造影剂,需等到口服造影剂排空后(可行连续的X线平片确认)再进行后续检查。

■ 对于胃、小肠、结肠吻合口渗漏、狭窄、感染(脓肿)、梗阻(部分低位或间歇性)、扭转、内疝和瘘,腹、盆部增强CT(单门静脉期)结合口服水溶性造影剂或直肠造影,勾勒出解剖结构,可以更容易追踪肠管,确定移行点,或者对复杂的积液与邻近的肠管进行鉴别区分。首先(只有当怀疑渗漏时),应进行增强前CT平扫检查,以排除是否存在放射性致密物质。否则,给予口服、直肠造影剂,然后在合适的时机行静脉对比增强并采集图像(取决于所关注的区域,可能在完成口服造影剂后几个小时)。如果患者的误吸风险增加,应通过肠导管给予口服造影剂。

■ 对于胃、小肠、结肠局部复发、转移、梗阻(重度)或有CT检查指征但不耐受口服造影剂的患者,应进行腹、盆部增强检查(单门静脉期)评估无强化肠道,显示门静脉系统血栓形成,证实IBD的炎症性肠管充血,或发现术区附近或其他部位的肿物(如腺病或腹膜种植、癌扩散)。如果有肠系膜缺血,应完成动脉期及门静脉期扫描(即腹、盆部CTA)。

■ 对于IBD患者的胃、小肠、结肠的狭窄和瘘形成,可行CT小肠造影(虽然金标准是MR小肠造影)。首先,使用阴性造影剂(射线可透的)扩张肠道。然后在肠道期进行静脉对比增强扫描,以更好地显示异常肠壁的强化或肠壁增厚情况。

■ 对于尿流改道患者,CT分次团注尿路造影是首选检查。首先,完成腹、盆部CT平扫,观察集合系统和改道肠管内是否有结石。然后行半量静脉造影剂团注,并在排泄期进行第二次半量团注(此期采集图像),当第二次采集完成后,集合系统内就形成对比(排泄期用于评估集合系统内肿瘤复发或狭窄),也会在肾实质期形成对比(可以更好地看到淋巴结受累或术区局部复发)。

肠道术后并发症

■ 胃肠道手术短期(数小时至数周)术后并发症包括(但不限于)出血、肠瘘、感染和缺血(来自手术本身或术后血管内血栓形成)。这些并发症通常发生在缝合线、钉线、吻合口或切除部位附近,因此,影像检查时要仔细重点关注这些部位 (事先翻阅手术记录在很大程度上有助于之后的检查判读)。虽然透视可用于评估吻合口瘘,但其他急性并发症采用 CT 评估更好。如果怀疑有肠瘘,使用水溶性造影剂代替钡剂是很重要的,可避免引起化学性纵隔炎或腹膜炎。

■ 胃肠道手术长期(数周、数月至数年)术后并发症包括(但不限于)梗阻(最常见的是粘连性)、狭窄、吻合口溃疡、内疝或造口旁疝、扭转、瘘管和局部复发(良性或恶性)。虽然平片和超声可作为首发时的筛查工具,但当怀疑有解剖并发症或急性问题时,CT 是首选检查,而如果存在功能性问题,透视检查可能更适合。

食管切除术

■ 对于食管切除术后近期评估,首先选择透视吞咽功能检查。钡剂造影对食管涂布更好(图 7.8),但在这之前,应首先使用水溶性造影剂进行前后位及侧位观察排除渗漏。除了评估是否有渗漏之外,该检查还可以评估重建食管的功能。如果考虑出血或感染,那么要选择胸部 CT 增强检查。

■ 对于既往食管切除术的随访评估,首选检查方法也是 X 线透视。可以行钡剂造影(只要不怀疑渗漏),这有助于评估食管的运动功能,检查潜在的腔内肿瘤复发(虽然不是非常敏感),并使用 13mm 钡丸显示具有临床意义的狭窄。CT 食管造影更能显示患者的解剖结构,通常用于已知的渗漏或瘘管定位以进行术区规划。

胃底折叠术

■ 胃底折叠后典型的透视表现为食管远端环周 2~3cm 光滑狭窄,胃部充盈缺损,代表胃底包裹的部分。为了评估胃底折叠术的早期并发症,透视可以显示胃底折叠过紧、疝入膈上或破裂(图 7.9)。

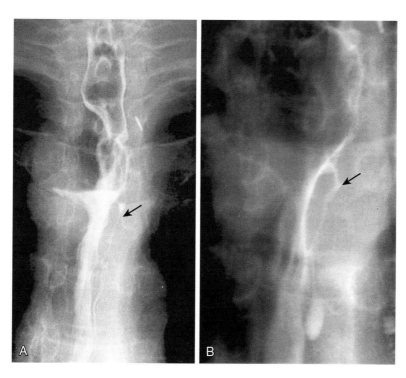

图 7.8　食管切除并胃提拉术后短期钡剂食管造影点片,前后位(**A**)和右后斜位(**B**)影像显示小线样区腔外造影剂(箭头所示),符合吻合口瘘。(From Sahani DV,Samir AE. Abdominal Imaging,ed 2. Philadelphia:Elsevier;2017.)

■ 胃底折叠的后期并发症与术后早期相似,可以再次通过透视进行评估。然而,CT 食管成像是评估已知并发症的一个更好的选择,有助于后续手术规划。

减重手术

■ 在术后早期,X 线透视有助于评估吻合口的通畅性,检查肠瘘,或查明胃旁路术的功能(图 7.10)。另一方面,CT 静脉±口服对比增强可以准确定位吻合口或缝合口瘘、感染迹象(如脓肿)或出血。

■ 后期并发症,如吻合口狭窄,也可以通过 X 线透视检查进行评估(图 7.11 和图 7.12)。然而,CT 静脉±口服增强检查可以更好地评估瘘管、内疝、吻合口溃疡(即边缘溃疡)和输入袢综合征(即任何原因导致的输入袢完全梗阻)。

胃切除术

■ 虽然 X 线透视检查有助于术后早期并发症的评估(类似于减重手术),但 CT 已成为评估急症或疾病可

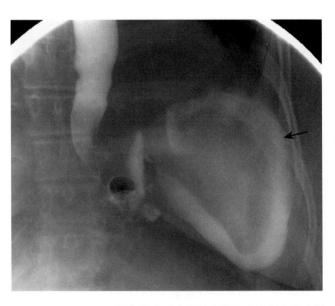

图 7.10   Roux-en-Y 胃旁路术后患者行水溶性造影剂食管造影点片,影像显示左上腹腹膜腔内造影剂(箭头所示)。(From Sahani DV,Samir AE. Abdominal Imaging,ed 2.Philadelphia:Elsevier;2017.)

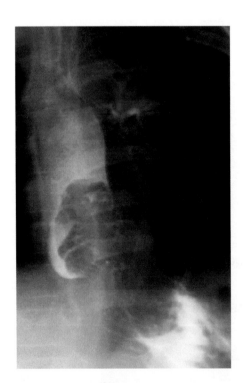

图 7.9   Nissen 胃底折叠术后患者主诉吞咽困难,左后斜位点片显示胃底折叠术后典型的胃底部充盈缺损。然而,胃底和胃体近端疝入膈上。(From Sahani DV,Samir AE. Abdominal Imaging,ed 2. Philadelphia:Elsevier;2017.)

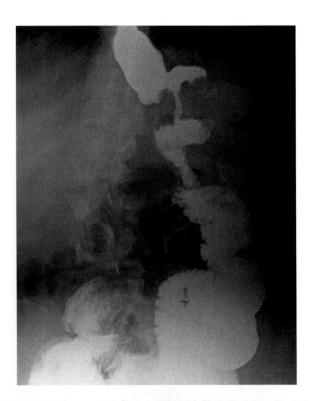

图 7.11   Roux-en-Y 胃旁路术后钡剂食管造影显示空肠-空肠吻合术(远端吻合口)处较长节段狭窄,导致梗阻症状。之后术中,在结肠系膜处发现狭窄。(From Sahani DV,Samir AE.Abdominal Imaging,ed 2. Philadelphia:Elsevier;2017.)

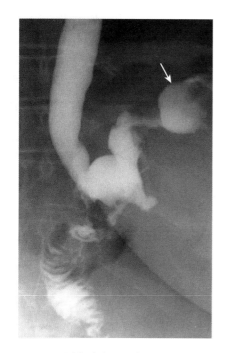

图 7.12　Roux-en-Y 胃旁路术后患者水溶性造影剂食管造影前后位影像显示造影剂在排除胃段内(箭头所示)。(From Sahani DV, Samir AE. Abdominal Imaging, ed 2. Philadelphia: Elsevier; 2017.)

疑复发的主要手段。输入袢综合征、十二指肠残端瘘、出血是外科急症,需要及时诊断(图 7.13)。特别是输入袢综合征导致胰液和胆汁的积聚,从而使输入袢膨胀扩张,导致十二指肠残端破裂(图 7.14 和图 7.15)。

Whipple 术

■ 该手术最常见的术后即刻并发症包括胃排空延迟(来自迷走神经去神经支配)、胆汁漏或胰漏。核医学胃排空检查可以帮助评估胃轻瘫,HIDA 扫描在确定是否有胆漏方面敏感性很高。CT 是胃肠道手术的一般并发症(梗阻、出血等)的首选检查方法。

小肠、结肠和直肠手术

■ 一般来说,先前描述过的早期和晚期并发症也同样发生于小肠、结肠和(或)直肠的任何联合手术。CT 也是评估术后解剖的最佳方法(图 7.16)。根据切除的肠道类型和长度,可能会有其他临床诊断问题,如回肠末端切除后胆汁酸和维生素 B_{12} 吸收不良和倾倒综合征。

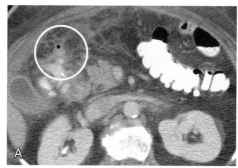
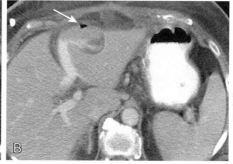

图 7.13　Billroth Ⅱ 术后患者多排 CT 轴位影像显示:(A)十二指肠残端穿孔(圆圈所示)。(B)腔外口服造影剂充盈,小气泡及肝前积液(箭头所示)。(From Sahani DV, Samir AE. Abdominal Imaging, ed 2. Philadelphia: Elsevier; 2017.)

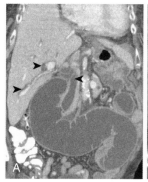
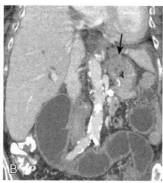
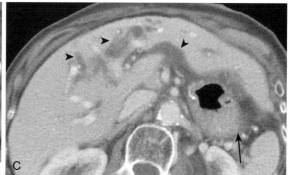

图 7.14　输入袢综合征。Billroth Ⅱ 术后患者多排 CT(MDCT)冠状位影像显示输入袢急性梗阻。注意扩张的胆总管和近端肝内胆管树(三角箭头所示,A 和 C)。同一患者 MDCT 的冠状位(B)和轴位(C)影像显示输入袢梗阻,胃癌复发致胃壁增厚、结节状改变及不均匀强化(箭头所示)。(From Sahani DV, Samir AE. Abdominal Imaging, ed 2. Philadelphia: Elsevier; 2017.)

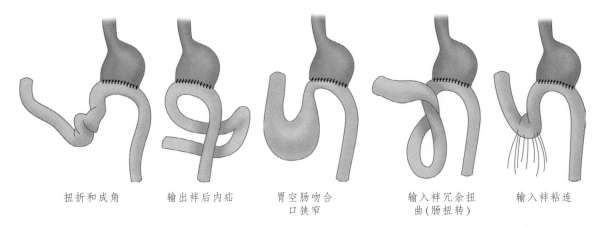

扭折和成角   输出袢后内疝   胃空肠吻合   输入袢冗余扭   输入袢粘连
                                口狭窄   曲(肠扭转)

图 7.15 输入袢综合征病因。(From Sahani DV, Samir AE. Abdominal Imaging, ed 2. Philadelphia: Elsevier; 2017.)

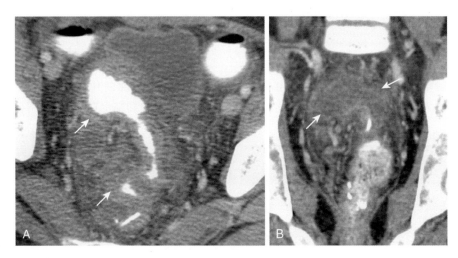

图 7.16 全结肠切除、回肠贮袋术后患者轴位(A)和冠状位(B)多排 CT 影像显示贮袋炎导致的回肠贮袋肠壁增厚(箭头所示)。(From Sahani DV, Samir AE. Abdominal Imaging, ed 2. Philadelphia: Elsevier; 2017.)

尿流改道术

■ 这些手术的早期术后并发症与之前描述的相似,包括出血、肠瘘(肠内或尿路性)和感染。

■ 除了胃肠道手术可能引起的传统晚期并发症外,尿流改道的一些特有并发症包括造口狭窄、输尿管吻合口狭窄引起的阻塞性肾积水、肾盂肾炎(考虑到输尿管吻合口有一定程度的回流)、储尿囊破裂(过度膨胀),以及结石形成,特别是在结肠制作的储尿囊内(结肠黏膜持续分泌黏液蛋白作为结石形成的基础)。还要记住,同样的,可能影响正常肠道的疾病也会影响回肠流出道、可插管储尿囊和新膀胱(腺癌、肠易激病等)。

结构化报告要点

■ 总结手术,并重点讨论潜在的严重并发症(梗阻、感染等)。记得要包括一些建议(即在相关的时候需进行的额外影像学或外科会诊)。

■ 务必回答这个问题(即"排除胃肠道出血"),并包括相关的阴性结果(无吻合口瘘、狭窄、疾病复发等证据)。

(孟宪运 陆崴 译)

推荐阅读

1. Kim SY, Lee KS, Shim YM, et al. Esophageal resection: indications, techniques, and radiologic assessment. *Radiographics.* 2001;21: 1119-1137.
2. Lujan JA, Frutos MD, Hernandez Q, et al. Laparoscopic versus open gastric bypass in the treatment of morbid obesity: a randomized prospective study. *Ann Surg.* 2004;239:433-437.
3. Díte P, Ruzicka M, Zboril V, Novotný I. A prospective, randomized trial comparing endoscopic and surgical therapy for chronic pancreatitis. *Endoscopy.* 2003;35:553.
4. Alfisher MM, Scholz FJ, Roberts PL, et al. Radiology of ileal pouch-anal anastomosis: normal findings, examination pitfalls, and complications. *Radiographics.* 1997;17:81-98.
5. Farnham SB, Cookson MS. Surgical complications of urinary diversion. *World J Urol.* 2004; 22:157.
6. Parekh DJ, Gilbert WB, Koch MO, Smith JA Jr. Continent urinary reconstruction versus ileal conduit: a contemporary single-institution comparison of perioperative morbidity and mortality. *Urology.* 2000;55:852.
7. Meloni GB et al. Postoperative radiologic evaluation of the esophagus. *Eur J Radiol.* 2005;3(3):331-340.

第 **8** 章　肠系膜缺血性疾病

Richard G. Kavanagh

解剖学

■ 小肠的动脉血供主要来自腹腔干和肠系膜上动脉(SMA)。

■ 肠系膜下动脉(IMA)和髂内动脉在动脉疾病中可能成为重要因素。

■ 腹腔干发出胃左动脉，然后分支为脾动脉和肝总动脉(图 8.1)。

■ 胃十二指肠动脉是肝总动脉的一个分支(图 8.1)，其发出胰十二指肠上动脉及其他分支动脉。

■ SMA 起源于 L1 椎体水平的主动脉前面，为十二指肠、小肠和脾曲近侧的结肠供血(图 8.2)。

■ 胰十二指肠下动脉为 SMA 第一分支，与胰十二指肠上动脉吻合，形成胰十二指肠弓(图 8.3)。

■ 结肠中动脉可能起源于 SMA 右侧，为横结肠供血。它分为与右结肠动脉吻合的右支和与左结肠动脉

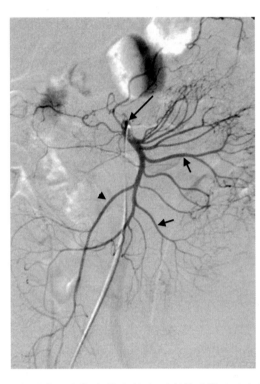

图 8.2　肠系膜上动脉(长箭头所示)选择性造影显示多条空肠支和回肠支(短箭头所示)及回结肠动脉(三角箭头所示)。

升支吻合的左支(图 8.4)。

■ SMA 发出多条空肠和回肠动脉，以及为升结肠供血的右结肠动脉。

■ SMA 终止于更远侧的回肠结肠动脉，后者为回肠末端、盲肠和升结肠供血。

■ IMA 于 L3 椎体水平主动脉的左侧发出。

■ IMA 分为左结肠动脉、乙状结肠动脉和痔上动脉，分别为降结肠、乙状结肠和直肠供血。左结肠动脉升支和分支于 SMA 的中结肠动脉左支吻合(见图 8.4)。痔上动脉与髂内动脉前干分支吻合。

■ 边缘动脉是最靠近肠系膜边缘并与之平行的动脉，其发出直肠血管，为肠壁的供血小血管。在结肠中，该动脉被称为 Drummond 边缘动脉(见图 8.4)。结肠中

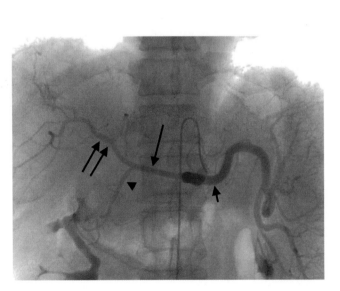

图 8.1　腹腔动脉选择性造影显示脾动脉(短箭头所示)、肝总动脉(单长箭头所示)、肝右动脉(双长箭头所示)和胃十二指肠动脉(单三角箭头所示)。

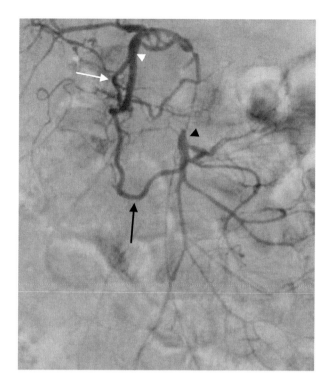

图 8.3　胃十二指肠动脉（白色三角箭头所示）选择性造影显示胰十二指肠上动脉（白色箭头所示），与起自肠系膜上动脉（黑色三角箭头所示）的胰十二指肠下动脉（黑色箭头所示）吻合。

动脉可作为其大部分分布区的边缘动脉。

■ 在肠系膜动脉狭窄或闭塞的情况下，丰富的肠道动脉血供为侧支循环生成提供了充足的机会。胰十二指肠上、下动脉可以在腹腔干和 SMA 之间提供重要的侧支循环（见图 8.3）。此外，高达 2% 的患者可能存在腹腔干和 SMA 之间（通常称为 Buehler 弓）持续性胎儿动脉交通。

■ SMA 和 IMA 之间的侧支循环主要包含左结肠动脉和中结肠动脉之间通过位于肠系膜中央的 Riolan 弓（图 8.5）和位于外周的 Drummond 边缘动脉所进行的交通。

■ 髂内动脉也可以为肠系膜主要血管提供侧支循环。

■ 肠系膜上静脉（SMV）通常是引流小肠、升结肠和横结肠静脉的单支血管。SMV 在肠系膜内，于 SMA 右侧向前走行，并与脾静脉汇合形成门静脉主干。

■ 肠系膜下静脉（IMV）引流左结肠、乙状结肠和痔上静脉，通常终止于脾静脉或 SMV。

■ 门–门侧支循环可能在慢性 SMV 闭塞的情况下发生；它们通常位于黏膜下且易出血。门–体侧支循环

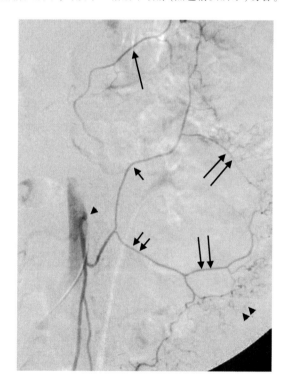

图 8.4　肠系膜下动脉（单三角箭头所示）选择性造影显示左结肠动脉的升支（单短箭头所示）和降支（双短箭头所示）。其升支与起自肠系膜上动脉的中结肠动脉（单长箭头所示）左支吻合。Drummond 边缘动脉（双长箭头所示）向结肠发出树枝状的直肠血管（双三角箭头所示）。

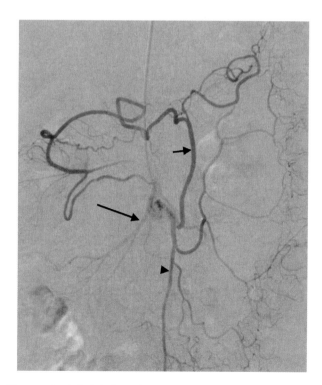

图 8.5　肠系膜下动脉（三角箭头所示）选择性造影显示明显的 Riolan 弓（短箭头所示）。Riolan 弓连接肠系膜下动脉和肠系膜上动脉（长箭头所示）。

(静脉曲张)也可能在门静脉高压时发生。

病理生理学

- 急性小肠系膜缺血有 4 个主要原因(表 8.1):
  - 动脉栓塞。
  - 动脉血栓形成。
  - 非闭塞性肠系膜缺血(NOMI)。
  - 肠系膜静脉血栓形成。
- 较不常见的原因包括主动脉夹层、腹腔干或 SMA 自发性夹层和血管炎。最终结果通常是内脏血流量急剧减少,从而导致肠坏死。
- 肠系膜血流量受灌注压、需氧量、α-肾上腺素和 β-肾上腺素能刺激以及体液因子(如血管升压素)的调节。
- 在基线检查时,20%~25%的肠系膜毛细血管可能处于开放状态,并有可观的储备应对血流变化。
- 虽然肠道能耐受肠系膜灌注大幅减少,但存在长期供需不匹配时,就会发生缺血。
- 长时间缺血可能造成组织再灌注损伤,导致微血管通透性增加。
- 最终,在氧自由基的介导下,可能会发生肠黏膜屏障功能低下。
- SMA 栓子大多为心源性,约 1/3 的患者有栓塞史。
- 因为 SMA 发出的倾斜角度,动脉栓塞易发生于 SMA,其中约 15%阻塞起始部。
- 然而,大多数栓子会滞留在 SMA 远端的分支点处,因此,在很多病例中,缺血肠段分布会包括空肠远端和回肠,而避开空肠近端。
- 最初阻塞 SMA 起始部的大栓子可能会向远端移动,并可能阻塞来自腹腔动脉和 IMA 的侧支血流。
- 临床表现为急性,没有足够的时间形成侧支灌注。

- 动脉血栓形成最常见的部位是 SMA 的起始部。由于进行性动脉粥样硬化性疾病,侧支循环可能已经形成,因此只有当病变累及多个肠系膜动脉和主要侧支血管,或发生血栓而侧支供血不足的情况下,才会出现症状。
- 急性血流动力学紊乱、脱水或内脏动脉狭窄伴有高凝状态可能会导致血栓性事件。
- 与 SMA 栓塞相比,SMA 血栓形成时可能会有更长的肠道发生缺血或进展为梗死。
- 在 NOMI 中,肠系膜动脉流量减少是因为灌注压降低或血管收缩,而不是因为血流的物理障碍。由于心力衰竭、低血压、败血症、弥散性血管内凝血、血管收缩药物和(或)大手术等各种原因,灌注压降低,最终通过自身调节机制导致弥漫性肠系膜血管收缩。
- 肠系膜静脉血栓形成常与近期的手术、高凝状态或炎性疾病有关,通常始于静脉弓,并可生长至 SMV 和门静脉。IMV 受累较少。
- 静脉梗阻导致血容量不足和血浓缩、小动脉血管收缩及动脉流入血流减少,最终导致出血性肠梗死。梗死的肠管是节段性的,并且与其他原因导致的急性肠系膜缺血相比,其正常肠管和缺血肠管之间的移行段变化通常更加缓慢。

检查技术

X 线摄影

- 急性肠系膜缺血的所有病因都是非特异性的,并且在 1/4 的病例中可能是正常的。
- 可能表现为扩张的积液肠袢(提示非特异性肠梗阻),局部黏膜下出血导致的"拇指"印征,或因肠系膜增厚所致的肠袢分离。

表 8.1 急性肠系膜缺血的主要原因

原因	发作	特征
SMA 栓塞	急性	MI,心律失常,心室壁瘤,心脏瓣膜疾病,既往栓塞事件
SMA 血栓形成	急性或慢性基础上急性病程	动脉粥样硬化性疾病,高凝状态
非闭塞性缺血	急性,成长受阻	危重症,低血压,心肌梗死,脓毒症,DIC,血管升压素
静脉血栓形成	急性或慢性	近期的手术,高凝状态,OCP

SMA,肠系膜上动脉;MI,心肌梗死;DIC,弥散性血管内凝血;OCP,口服避孕药。

■肠壁积气、肠系膜或门静脉积气,以及气腹可能提示肠梗死。

■可能有助于排除其他原因导致的腹痛,如肠梗阻。

CT

■可能表现为非特异性充满液体的扩张肠管伴管壁增厚、腹水和肠系膜水肿。

■也可能表现为水晕征,于肠壁可见两个不同密度的同心环:高密度的外圈和略低密度的内圈,或者相反。同样,可见靶征(图8.6),即一个略低密度的中心环介于两个更高密度的环之间。

■更特异性的表现包括肠壁强化减低和其他脏器梗死,如肾脏(图8.7)。

■动脉源性肠缺血通常会导致肠壁变薄伴肠壁低强化、无强化,而静脉源性缺血则会因淤血而导致肠壁靶样增厚。

■CT血管成像(CTA)提高了SMA栓子检测的准确性,并包括初始平扫影像用于评估血管钙化。CTA可显示SMA内的充盈缺损或无强化区(见图8.7),尽管对于更远侧栓子的检测敏感性会降低。在SMA栓塞

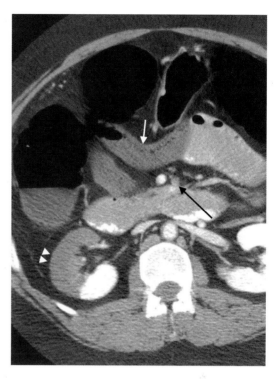

图8.7 腹盆部的静脉和口服对比增强CT扫描显示右肾楔形无强化区(三角箭头所示),符合梗死改变,该患者肠系膜上动脉栓塞(黑色箭头所示)。肠壁无强化(白色箭头所示)也是缺血的征象。

时,几乎没有侧支血管显示;而在SMA血栓形成时,可见多血管狭窄和侧支血管。

■肠休克时可见肠壁均匀强化且强化程度高于静脉,这是NOMI的一种形式,见于低血压和低血容量患者。

■肠系膜静脉血栓形成最特异性的表现是静脉腔内的中心低密度灶,如SMV(图8.8),在增强多期持续存在,并可能被边缘强化的静脉壁环绕。当该表现与肠壁增厚、腹水同时出现时,相比无腹水的病例,发生肠梗死的风险更高(见图8.8)。多发肠系膜静脉血栓很常见。

■晚期表现,如肠壁积气(图8.9)、气腹、肠系膜静脉和门静脉积气(图8.10),是肠梗死和坏死的标志。CT也有助于评估腹痛的其他原因。三维影像后处理可用于诊断和规划血运重建。

MRI

■钆增强MR血管成像(MRA)可用于显示SMA栓子,但由于检查时间长,会延误治疗,因此,不是急性肠系膜缺血的首选成像方式。

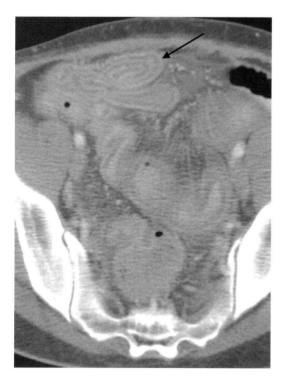

图8.6 一名男性患者的腹盆部静脉和口服对比增强CT扫描,患者因肠系膜上动脉栓塞(未显示)继发急性小肠系膜缺血。靶征(箭头所示)的特点是内、外高密度层和中间低密度层。

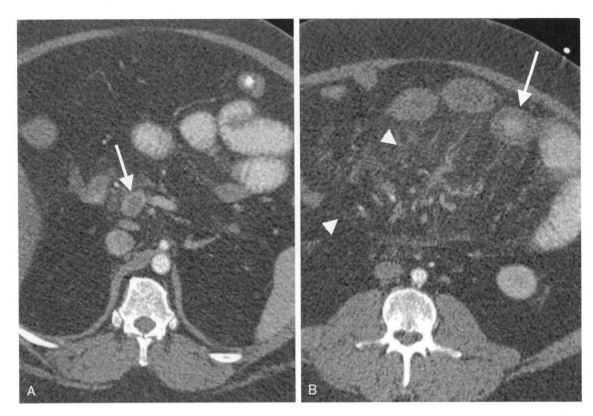

图 8.8 (A)腹痛患者腹盆部静脉和口服对比增强 CT 显示肠系膜上静脉内充盈缺损(箭头所示)。(B)多个小肠祥肠壁增厚(箭头所示),相邻肠系膜模糊(三角箭头所示),符合静脉淤血改变。

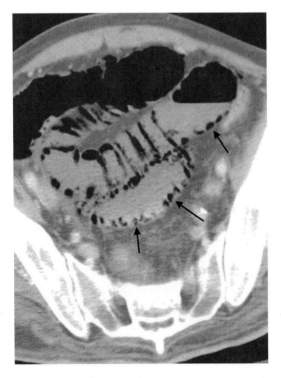

图 8.9 腹盆部静脉和口服对比增强 CT 显示小肠壁内线状气体灶(箭头所示),符合肠壁积气改变。

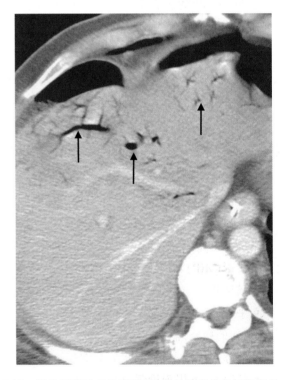

图 8.10 腹盆部静脉对比增强 CT 显示分支状空气密度灶（箭头所示)延伸到肝周,符合门静脉积气改变。

超声

■ 虽然双功能超声可以检测 SMA 起始部的闭塞，但可能会漏诊更远侧的栓子。

■ 闭塞的血管会出现扩张并可探测到其内回声，无多普勒血流。可检测到肠壁内或门静脉内气体的线状回声灶，是肠梗死的征象。

■ 超声成像有操作者依赖性，并受限于患者肠道气体、体型和是否合作。

血管造影

■ 血管造影是检测 SMA 栓塞的金标准，敏感性超过 90%。

■ 侧位主动脉造影用于评估 SMA 和腹腔干的起始部。前后位主动脉造影有助于评估主动脉、肾动脉和远侧肠系膜血管。

■ 当充盈缺损至少部分阻塞动脉且无侧支血管时，可做出急性栓子的血管造影诊断。

■ 选择性 SMA 造影可在其起始部无病变的情况下进行，以评估远侧闭塞，如果合适的话，还可以同时进行导管引导下的介入治疗。

■ 怀疑 NOMI 的患者应立即转诊进行血管造影。可见弥漫性血管收缩（图 8.11），伴肠实质密度减低。SMA 的主要分支可出现节段性收缩，产生"香肠串"征。造影剂可能反流回主动脉。肠系膜血管造影静脉期表现正常。血管造影还提供了通过直接在 SMA 中输注血管扩张药的导管介入治疗手段。

检查方案

美国放射学会人体 CTA 指南包括：

■ 薄层（≤1mm），重建重叠 50%。

■ 应该可以在工作站上创建多平面重组（MPR）、最大密度投影（MIP）和容积再现重建（VR）图像。

■ 扫描期相

　• 平扫：用于检测血管壁或血管外出血、动脉钙化、识别先前的栓塞剂。

　• 动脉期成像：扫描时间见下文。

　• 延迟期：可用于检测出血并评估静脉解剖。

■ 造影剂

　• 优选非离子造影剂，至少 350mgI/mL。

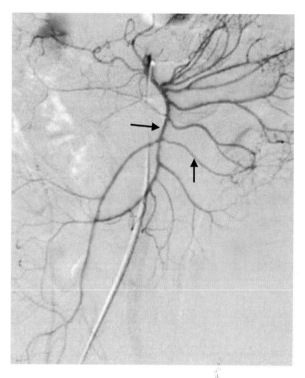

图 8.11　肠系膜上动脉造影显示非闭塞性肠系膜缺血患者动脉分支弥漫性和节段性狭窄（箭头所示）。

　• 最小流速 3mL/s。

　• 造影剂剂量应与体重成比例。

　• 成人应使用高压注射器。

■ 循环时间：优先使用以下两种技术之一。

　• 小剂量测试：注射 10~15mL 的小剂量造影剂，继而扫描靶血管，记录密度测量值以创建时间–密度曲线，其峰值用于确定扫描延迟时间。

　• 团注追踪：造影剂注射时自动触发软件自动测量感兴趣血管密度，并在达到预定密度阈值时触发扫描开始。

疾病特征

■ CT/CTA 是评估疑似肠系膜缺血的主要检查方式。

■ CT 图像上的肠道靶征无特异性，其可归因于肠系膜缺血、炎性肠病或感染。肠壁积气对缺血更具特异性，尽管感染和创伤也可能导致肠壁积气。

■ 在有心脏病或既往栓塞事件史的患者中，SMA 分支点充盈缺损而无明显侧支血管，提示栓塞。其他器官的梗死可能提示 SMA 栓塞。

SMA（特别是其起始部）无强化、严重的动脉粥样硬化性疾病、侧支血管形成及餐后腹痛和体重减轻的既往史，提示 SMA 血栓形成。

■ 血管造影示弥漫性肠系膜动脉狭窄而无闭塞证据，提示 NOMI，尽管也可考虑血管炎。NOMI 通常发生于危重患者或使用血管升压素的患者。

■ 肠系膜静脉内充盈缺损可诊断肠系膜静脉血栓形成，并通常容易和肿瘤（如胰腺恶性肿瘤）的壁外压迫相鉴别。近期的手术或高凝状态与肠系膜静脉血栓形成有关。

结构化报告要点

应注意肠系膜缺血的征象，以及缺血原因和栓子可能来源的线索：

■ 有/无动脉粥样硬化性疾病。

■ 心肌梗死、心脏血栓、心室壁瘤、瓣膜疾病的证据。

■ 有/无腹部侧支动脉。

■ 动脉栓塞/血栓。

■ 静脉血栓形成。

■ 有/无内脏梗死。

■ 肠壁积气或门静脉积气。

■ 肠壁有/无强化。

（崔诗淦　陆崴　译）

推荐阅读

1. Menke J. Diagnostic accuracy of multidetector CT in acute mesenteric ischemia: systematic review and meta-analysis. *Radiology*. 2010;256(1): 93-101.
2. Kanasaki S, Furukawa A, Fumoto K, et al. Acute mesenteric ischemia: multidetector CT findings and endovascular management. *Radiographics*. 2018;38(3):945-961.
3. Expert Panels on Vascular Imaging and Gastrointestinal Imaging: Ginsburg M, Obara P, Lambert DL, et al. ACR Appropriateness Criteria ® imaging of mesenteric ischemia. *J Am Coll Radiol*. 2018;15(11S): S332-S340.
4. American College of Radiology. ACR–NASCI–SIR–SPR Practice Parameter for the Performance and Interpretation of Body Computed Tomography Angiography (CTA). 2017. Available at https://www.acr.org/-/media/acr/files/practice-parameters/body-cta.pdf

第**9**章　结直肠癌及筛查

Richard G. Kavanagh

解剖学

■ 腺瘤可发生于结肠或直肠的任何部位，但最常见于乙状结肠。

■ 息肉在结肠各部位的发生率大致如下：直肠15%；乙状结肠25%；降结肠10%；横结肠20%；升结肠20%；盲肠10%。

病理生理学

■ 结肠癌是男性和女性中第三常见的癌症，也是因癌症死亡的第三大原因。

■ 发生结直肠癌的终身风险约为5%。

■ 众所周知，结肠镜下息肉切除术后结直肠癌发病率有所降低，这表明筛查技术对结直肠癌预防和早期发现至关重要。

■ 结肠息肉向肠腔内生长，可以是孤立性息肉，也可以发展为息肉病综合征。

■ 在筛查人群中约37.6%可见各种大小的孤立性结肠息肉，其中具有潜在临床意义的息肉（直径≥6mm）的发病率为14%。

■ 息肉组织学包括腺瘤性、增生性和其他类型。其他类别包括：幼年性/错构瘤性息肉、炎性息肉、淋巴细胞聚集、黏膜赘生物和黏膜下脂肪瘤。

■ 只有腺瘤性息肉与结肠癌有关，值得关注。

■ 腺瘤是一种癌前病变，存在潜在的异型增生并可发展为结肠癌；这种关于结肠癌发病机制的主流观点被称为腺瘤−癌序列。

■ 腺瘤根据其组织结构进一步分为3种亚型：管状腺瘤、管状绒毛状腺瘤和绒毛状腺瘤。绒毛状特征<25%的腺瘤被分类为管状腺瘤；绒毛状特征25%~75%者为管状绒毛状腺瘤；绒毛状特征>75%者为绒毛状腺瘤。

■ 腺瘤也可基于病理学上细胞不典型增生的程度（轻度、中度或重度异型增生）进行表征，这取决于核变化的数量和核分裂象的数量。

■ 以影像学检查和（或）结肠镜检查作为筛查工具，放射科医生和胃肠病学家既无法从视觉上区分不同类型的息肉，也无法确定腺瘤的组织学因素或细胞不典型增生的程度。因此，通常所有在结肠镜检查中见到的息肉和那些在非侵入性检查，如CT结肠成像（CTC）中达到一定大小阈值的息肉都会被切除。

结肠癌筛查

■ 包括结肠癌筛查在内的任何癌症筛查的目的都是通过在疾病早期识别疾病，降低进展期疾病的发病率，进而降低死亡率。

■ 筛查研究应针对那些最有可能发展为结直肠癌的腺瘤的切除。

■ "进展期腺瘤"传统上是由以下3个标准中的任何一个来定义：高级别异型增生，直径≥1cm，或大量（>25%）绒毛状成分（即管状绒毛状腺瘤或绒毛状腺瘤）。

■ 在无症状筛查人群中，进展期腺瘤或癌的总体患病率为3%。

■ 5年生存率在病变局限于肠壁时为90%，但在出现区域病变时降至68%，在发生转移时骤降至10%。

■ 美国癌症协会于1980年首次发布了正式的结直肠癌筛查指南，之后美国预防医学工作组、美国放射学会和美国结直肠癌多学会工作组也相继发布相关指南。尽管这些指南之间存在差异，但共识逐渐增加，最新的迭代版本是所有这些组织的共同努力。

■ 指南建议包括继续支持粪便隐血试验（FOBT），以及假如患者在检测呈阳性时，愿意接受侵入性检查的情况下，进行粪便免疫组织化学试验和粪便脱氧核糖核酸(DNA)检测。这些建议倾向于能更早发现病变的检查,包括每 10 年 1 次光学结肠镜检查(OC)或软式乙状结肠镜检查(FSIG)、CTC 或每 5 年 1 次双重造影剂钡剂灌肠造影。

筛查方法

粪便隐血试验和其他基于粪便的检查

■ FOBT 和其他粪便检查的原理是浸润性癌会导致出血,这可以通过愈创木脂染色、免疫组织化学和 DNA 等方法进行检测。

■ 小息肉不易出血,较大病变往往会间歇性出血。因此,这些检查存在抽样误差,且更有可能检出癌症而不是癌前病变。

■ FOBT 得到了随机对照研究的支持,研究表明,与未筛查相比,应用 FOBT 可在更早和更可治愈的阶段发现癌症,从而使结直肠癌死亡率降低 15%~33%。

■ 粪便检测的局限性包括需年度检测、个体检测敏感性低及每一次阳性检测后需进行侵入性检查。此外,其敏感性高度可变,取决于粪便的含水状态、试剂的品牌和类型及所选的靶病灶(即腺瘤与癌)。

软式乙状结肠镜检查

■ FSIG 是一种检测结肠腔最远端的光学内镜检查。

■ FSIG 检查可使所探及结肠区域结直肠癌的死亡率降低 60%~80%。与未筛查组相比,总体发病率也有所下降。相比结肠镜检查,其主要优势在于肠道准备范围较全结肠检查更小,且由于侵入性更小而无须镇静。它还允许同时取样和(或)切除检出病变。

■ 与结肠镜检查一样,FSIG 可并发患者不适和更为重要的肠穿孔。然而,FSIG 最大的局限性是它无法评估整个结肠。

■ 美国结直肠癌多学会工作组认为,5 年或 10 年的检查间隔都是可接受的,但更推荐每 10 年的检查间隔。

结肠镜检查

■ 结肠镜检查是一种评估全结肠的光学检查,是最常见的医学检查之一。患者需要进行广泛的结肠清洁准备,并在镇静状态下进行检查。由于能直接光学显示,所以,结肠镜检查时经常会对病变进行活检。

■ 结肠镜检查最大的优点是通常一次就可筛查全结肠并对可疑病变取样。Wiawer 及其同事的开创性论文显示结肠镜检查使结肠癌的发病率降低了 76%~90%。

■ 虽然尚无评估结肠镜检查的前瞻性随机对照试验,但其健康效益是无可争议的。一项美国退伍军人事务部的研究显示,对有症状人群进行结肠镜检查可使死亡率降低 50%。

■ 结肠镜检查的局限性包括需要结肠清洗和患者镇静。因为镇静,所以患者需要陪护。一些对照研究结果显示,结肠镜检查对≥10mm 腺瘤的漏诊率为 6%~12%。

■ 与镇静和活检相关的结肠镜检查额外风险包括心肺事件,如心律失常和低血压,以及息肉切除术后出血和穿孔。

■ 推荐从 50 岁(非裔美国人为 45 岁)开始,每 10 年进行一次结肠镜检查作为结直肠癌筛查选项。

CT 结肠成像(CTC)

■ CTC 是一种微创检查,其使用 CT 获取结肠影像,并通过二维(2D)和三维(3D)显示以供判读。本章后文将详细介绍其机制和技术。

■ CTC 评估全结肠,包括那些特别冗长和难以用结肠镜检查评估的节段。此外,该检查无须镇静就可进行,也可检测结肠外病变。在一项研究中,9%的患者有临床上重要的结肠外发现。对近 6400 例患者的 33 项研究的荟萃分析显示,CTC 对≥10mm 息肉的敏感性为 85%~93%,特异性为 97%;对浸润性癌症的敏感性为 96%,与 OC 相当。

■ CTC 最大的局限性之一是它的可用性。由于可用于筛查 CTC 的资金有限,其专业能力明显受限。

■ CTC 需要用泻药进行肠道准备,尽管有研究正在尝试消除这种要求。CTC 最显著的局限性在于它仅是一项影像学检查,如果遇到显著的结肠病变,患者必需转做 OC 进行活检和(或)切除。

■ 对于年龄>50 岁(非裔美国人为年龄>45 岁)的患者,每 5 年一次 CTC 是一种可接受的结直肠癌筛查选项。

检查技术

　　CTC 可完全由技师经充分培训后、在放射科医生的少量协助下执行。但是,在疑难案例中,最好有放射科医生在现场以便会诊。成功的 CTC 检查需要包括以下内容:

- 结肠清洁及残留粪便和肠腔液体的标记(图 9.1 和表 9.1)。
- 结肠扩张。
- 数据采集。
- 用 2D 和 3D 技术实现 CTC 的可视化。

肠道清洁

- 患者需在 CTC 检查前一天饮用清流质。
- 主要的肠道清洁剂包括泻药,如柠檬酸镁和磷酸钠,以及肠道灌洗溶液,如聚乙二醇(PEG)。
- 磷酸钠是一种口服盐类泻药,被称为"干准备",因为它在结肠中留下很少的残余液体。

- 柠檬酸镁也是一种盐类泻药,由于其渗透作用会导致液体在肠道内积聚,并促进蠕动活动和肠道排空。
- PEG 是一种有效的肠道清洁剂,但会导致结肠内过度的液体潴留。它被视为"湿准备",对虚拟结肠镜检查而言并不理想。
- 双阳性口服造影剂用于标记排泄后残留的粪便和肠腔液体。成像前 24~48 小时钡剂和(或)碘溶液与食物一起摄入,通常与口服泻药一起,使阳性造影剂与结肠内容物充分结合。
- 被标记的粪便和残余液体呈较高的密度,易于同呈均匀软组织密度的息肉和结肠皱襞相分辨。

结肠扩张

室内空气

- 室内空气的优点包括使用方便、随时可用,且无额外成本。它可提供良好的结肠扩张。
- 但是,由于空气主要由氮气组成,很难通过结肠壁吸收,CTC 后患者会感到腹部不适和疼痛,直至空气

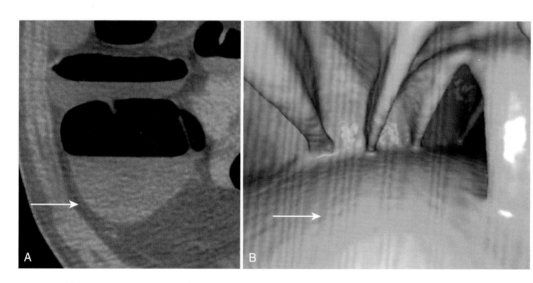

图 9.1　(A)轴位 CT 图像。(B)三维容积再现图像。肠腔内液体(箭头所示)可能会限制 CT 结肠成像的判读。

表 9.1　CT 结肠成像肠道准备方案

检查前准备	检查前一天	检查当日上午	附加说明
磷酸钠	6 PM:45mL 磷酸钠用 120mL 水稀释口服	约检查前 1 小时使用 10mg	不要吃固体食物,并用清流质保持
	9 PM:比沙可啶 4 片(每片 5mg)口服	比沙可啶栓剂	充足的水分
柠檬酸镁	4 PM:200~300mL(300mL)柠檬酸镁口服	约检查前 1 小时使用 10mg	
	6 PM:比沙可啶 4 片和 240mL 水一起口服	比沙可啶栓剂	

通过蠕动从远端排出。

■患者取左侧卧(LLD)位,使用手持式球注射器经小橡胶导管将空气注入结肠。使用充气球,注入多达 70 次或 2L 的空气直到患者感到饱胀或轻度不适,表明结肠扩张良好。

二氧化碳

■美国放射学会推荐的首选方法。

■一种市场上可买到的电子充气装置能以相对较低的预设压力提供 CO_2 恒流经直肠注入结肠,从而降低结肠穿孔的风险。

■CO_2 经结肠壁迅速吸收,然后通过肺呼出。

■相比患者自控空气注入,使用自动 CO_2 注入减轻了检查后不适并改善了结肠扩张。

■自动 CO_2 注入技术中,患者取 LLD 位,并置入一个小口径、柔软的直肠导管,自动装置在大约 20mmHg 平衡压下注入 1.0~1.5L CO_2。

■将患者移至右侧卧位,直至约 2.5L CO_2 注入完成。

■检查中使用的 CO_2 总量因结肠容量、结肠吸收和经回盲瓣反流的个体差异而不同,一般为 2~10L(图 9.2)。

■最后,获取患者仰卧位腹盆部定位像。

■结肠扩张情况可在检查期间从 CT 定位像 (图 9.3)或 2D 横断位影像中查看。

■常规检查不需要使用解痉药,其改善肠腔扩张和患者舒适度的证据仍不确定。已有研究表明,使用胰高血糖素没有益处。丁溴东莨菪碱可能有一些益处,但在美国该药目前不可用。

影像采集

■充气后,CTC 首先在仰卧位行头尾方向扫描,扫描范围包含整个结肠和直肠。

■然后将患者置于俯卧位或侧卧位,在相同的 z 轴范围内重复扫描。

■筛查 CTC 是平扫检查,不常规使用静脉(IV)造影剂。

■口服造影剂标记和息肉检测具有较高的诊断准确性,因此,无须使用 IV 造影剂进行筛查。

■在筛查时,使用 IV 造影剂的风险(发生造影剂反应的可能性、更高的辐射剂量、增加的判读时间和更高的成本)大于获益。

影像判读

■CTC 检查可用传统 2D(图 9.4)多平面重建或用专用软件 3D 可视化(图 9.5)来判读解读。

■关于 2D 和 3D 在 CTC 初步判读中相对价值的争议并不影响 CTC 中全面的结肠准备、充分的阅片者培训等基本原则。

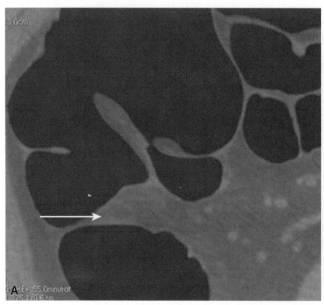
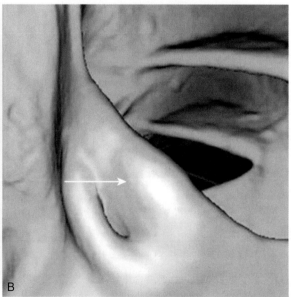

图 9.2 (A)轴位 CT 影像。(B)三维容积再现影像。突起的回盲瓣(箭头所示)可能类似息肉。

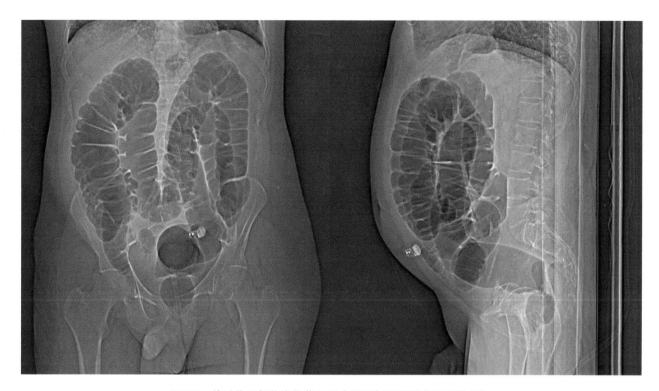

图 9.3　前后位和侧位定位像显示全剂量扫描前满意的肠道充气。

■ 在实践中，能够自如地使用 2D 和 3D 方法非常重要。

■ 根据阅片者的偏好和培训，这两种方法中的任何一种都可以用于初步判读，而另一种视图则可以用作解决问题的工具。

■ 然而，在低息肉患病率队列中，与单独使用 2D 方法相比，同时使用 2D 和 3D 视图给出了更好的结果。

■ 计算机辅助检测可定义为通过自动影像分析计算机化方案的输出结果为辅助来做出诊断。这种意见有可能改善放射科医生的检测性能，并减少放射科医生之间诊断准确性的差异。

直肠磁共振成像

■ 结肠和直肠起源的肿瘤的分期和治疗方法有所不同。

■ 直肠癌的治疗可包括手术，以及根据肿瘤分期进行的新辅助或辅助化疗和放疗。

■ 肿瘤局部分期是直肠癌治疗计划中的重要部分。因此，直肠 MRI 已成为这些患者检查中的重要部分。

■ 直肠癌的手术方式可以是多样的，取决于肿瘤与括约肌的关系，以及建议的切缘和腹膜反折情况。

MRI 能判断肿瘤与这些结构的关系。MRI 也能评估血管侵犯或局部淋巴结受累情况。

检查方案

CT 结肠成像方案

■ 至少 16 层多排 CT。

■ 扫描范围：全腹部和盆部。

■ 肠道充气。

■ 在全剂量扫描前检查定位图评估结肠是否充分扩张。

■ 仰卧位 CT 平扫。

■ 俯卧位或侧卧位 CT 平扫。

■ 评估图像是否充分。

直肠 MRI 方案

■ 初步的轴位、冠状位和矢状位 T2 加权图像（T2WI）。

■ 规划肿瘤扫描平面以获取经过肿瘤的斜轴位和冠状位投影，以便准确地进行 T 分期和评估直肠系膜筋膜受累情况。

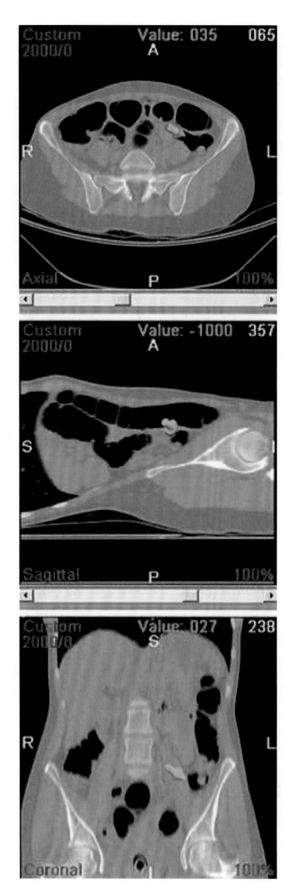

图 9.4 可同时查看联动的轴位、冠状位、矢状位或斜位多平面重建影像。

- 扩散加权成像(DWI)。
- 增强前 T1 加权成像(T1WI)。
- 动态增强 T1WI(轴位或矢状位)。

疾病特征

- 结肠癌筛查的主要目标是早期腺癌或腺瘤性息肉。
- 据估计,35%~50%的 50 岁以上成人至少会有 1 个息肉,但大多数是微小病变。
- 阈值为 6mm 时患病率约为 14%, 阈值为 10mm 时患病率降至 5%~6%。
- 因此,如何选择恰当的息肉大小作为筛查目标,以及在发现目标病变时应如何处理,成为一个关键问题。

微小病变(直径<6mm)

- 2004 年美国胃肠病学协会未来趋势报告称,这种微小息肉不是结肠镜检查和息肉切除的令人信服的理由。
- 这种息肉约 1/3 是腺瘤性的, 多数表现为黏膜赘生物或增生。尽管微小息肉的数量比小息肉更多,但在微小息肉中进展期组织学类型的患病率较低。
- 虽然有人不断主张对微小病变进行结肠镜检查,但这些病变不需要干预已几乎成为共识。

小息肉(直径 6~9mm)

- 2/3 的小息肉是腺瘤性的, 约 4%会有进展期组织学表现。
- 小腺瘤的筛查患病率为 8%,进展期组织学表现者占 4%,进展期小腺瘤的总患病率为 0.3%。
- 在没有任何干预的情况下,6~9mm 息肉患者的 5 年结直肠癌死亡率为 0.08%,比先验筛查人群下降了 7 倍。
- 建议对 CTC 中发现的 6~9mm 病灶进行 3 年的 CTC 监测。

大息肉(直径≥10mm)

- 大息肉是争议最小的一类,人们几乎一致认为这些病变需要组织取样。
- 研究已表明,大息肉在组织学检查中进展状态的患病率为 30.6%。

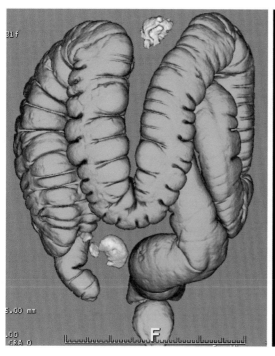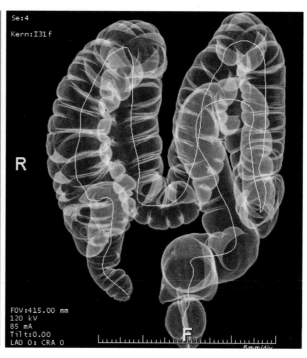

图 9.5　三维软件分割结肠并绘制中心线用于飞越浏览。

■ 如果患者在 CTC 上发现大息肉,应转诊行结肠镜检查和活检。

肿瘤分期/分级系统

原发性肿瘤(T)

■ TX:原发性肿瘤无法评估。

■ T0:无原发性肿瘤证据。

■ Tis:原位癌:上皮内或浸润固有层。

■ T1:肿瘤侵犯黏膜下层。

■ T2:肿瘤侵犯固有肌层。

■ T3:肿瘤穿透固有肌层侵犯结直肠周围组织。

■ T4a:肿瘤侵透脏腹膜。

■ T4b:肿瘤直接侵犯或粘连周围器官或结构。

局部淋巴结(N)

■ NX:局部淋巴结无法评估。

■ N0:无局部淋巴结转移。

■ N1:1~3 个局部淋巴结转移。

■ N1a:1 个局部淋巴结转移。

■ N1b:2~3 个局部淋巴结转移。

■ N1c:浆膜下、肠系膜或无腹膜覆盖的结肠周围或直肠周围组织内有癌结节,但无局部淋巴结转移。

■ N2:≥4 个局部淋巴结转移。

■ N2a:4~6 个局部淋巴结转移。

■ N2b:≥7 个局部淋巴结转移。

远处转移(M)

■ M0:无远处转移。

■ M1:有远处转移。

■ M1a:转移局限于一个器官或部位(如肝、肺、卵巢、非局部淋巴结)。

■ M1b:>1 个器官/部位转移或腹膜转移。

结构化报告要点

CT 结肠成像

C-RADS 是针对 CTC 中观察到的结肠和结肠外表现的报告方案。结肠(C)和结肠外(E)的表现可分类为:

■ C0:技术上不足以评估结肠或正在等待之前的检查。

■ C1:正常结肠或良性病变,无直径>5mm 的息肉;继续常规筛查。

■ C2:中间病变(直径 6~9mm)或不确定性病变；考虑 3 年内 CTC 或 OC 监测。

■ C3:息肉(直径≥10mm),可能为进展期腺瘤；建议 OC。

■ C4:结肠肿物,可能为恶性；考虑 OC 和(或)外科会诊。

■ E0:技术限制结肠外结构评估。

■ E1:检查正常或仅为解剖变异。

■ E2:临床无意义发现,无进一步检查指征。

■ E3:可能为特征不完全的无意义发现；可能提示需要进一步诊断性检查。

■ E4:有潜在临床意义的结肠外表现；考虑按指示行进一步诊断性或治疗性干预。

直肠 MRI

直肠 MRI 的结构化报告应包括所有会影响治疗策略的内容。

■ 原发肿瘤:形态、定位(图 9.6)和特征:到肛门边缘的距离,到括约肌复合体/肛管直肠交界区顶部的距离,与前腹膜反折的关系(图 9.7),头尾径,形态学,黏液成分。

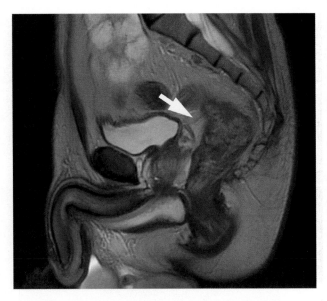

图 9.7   矢状位 T2WI 显示前腹膜反射(箭头所示)。

■ T 分期

  • T1/2:(肿瘤局限于直肠壁)。

  • T3a:(肿瘤穿透固有肌层外<1mm)。

  • T3b:(肿瘤穿透固有肌层外<5mm)。

  • T3c:(肿瘤穿透固有肌层外 5~15mm)。

  • T3d:(肿瘤穿透固有肌层外>15mm)。

  • T4a:(肿瘤浸润或穿透前腹膜反折)。

  • T4b:(肿瘤侵犯或粘连邻近器官或结构)。

■ 可能受侵结构

  • 泌尿生殖系统、盆腔侧壁、骨盆底、骶骨、血管、神经。

■ 肛门括约肌受累情况。

■ 肠壁外静脉是否受侵。

■ 环周切缘(CRM)——到直肠系膜筋膜的最短距离(图 9.8)。

■ 淋巴结

  • 直肠系膜淋巴结和癌结节(图 9.9)。

  • 直肠系膜外淋巴结。

■ 印象

  • T 分期,N 分期。

  • CRM——清晰,可疑,累及。

  • 括约肌受累情况。

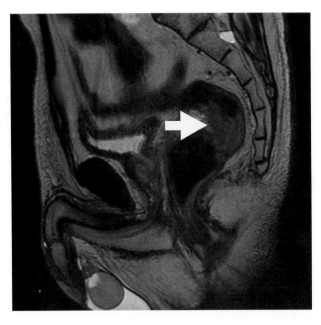

图 9.6   矢状位 T2WI 显示直肠中段肿瘤(箭头所示)。

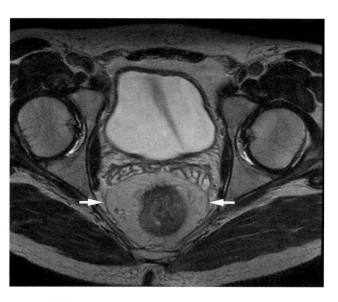

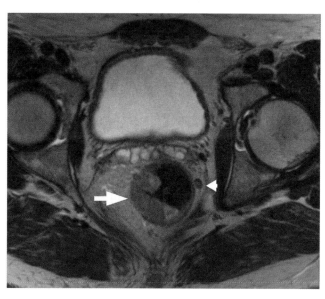

图 9.8 轴位 T2WI 精细地显示了直肠系膜筋膜或环周切缘的轮廓(箭头所示)。

图 9.9 轴位 T2WI 显示 T3 期直肠肿瘤(箭头所示)伴直肠系膜淋巴结(三角箭头所示),后者威胁到环周切缘。

(郭丽萍 陆崴 译)

推荐阅读

1. Pickhardt PJ, Hassan C, Laghi A, et al. CT colonography to screen for colorectal cancer and aortic aneurysm in the Mediare population: cost-effectiveness analysis. *AJR Am J Roentgenol*. 2009; 192:1332-1340.
2. Rex DK, Boland CR, Dominitz JA, et al. Colorectal cancer screening: recommendations for physicians and patients from the U.S. Multi-Society Task Force on Colorectal Cancer. *Gastroenterology*. 2017;153(1):307-323.
3. Winawer SJ, Zauber AG, Ho MN, et al. Prevention of colorectal cancer by colonoscopic polypectomy. The National Polyp Study Workgroup. *N Engl J Med*. 1993;329:1977-1981.
4. American College of Radiology. ACR–SAR–SCBT-MR Practice Parameter for the Performance of Computed Tomography (CT) Colonography in Adults. 2014. Available at: https://www.acr.org/-/media/ACR/Files/Practice-Parameters/ct-colonog.pdf

第 10 章

右上腹疼痛

Neha Agrawal

解剖学、胚胎学、病理生理学

有 3 个主要的系统病变可能导致右上腹疼痛。需要的鉴别诊断主要包括：

- 胃肠道系统：肝脏、胆道、胰腺、十二指肠。
- 肝脏
  - 肝脏脂肪变性。
  - 感染性肝炎。
  - 酒精性肝炎。
  - 自身免疫性肝炎。
  - 毒素相关肝炎。
  - 肝脓肿。
  - 门静脉血栓形成。
  - Budd-Chiari 综合征。
  - 肝周炎症(Fitz-Hugh-Curtis syndrome 综合征)。
- 胆道
  - 胆石症。
  - 急性或慢性胆囊炎。
  - 胆囊"泥沙"样结石。
  - 胆总管结石。
  - 胆管炎。
- 胰腺
  - 急性或慢性胰腺炎。
- 十二指肠
  - 溃疡。
  - 梗阻。
  - 穿孔。
  - 右肺底部肺炎。
  - 胸腔积液。
  - 肺栓塞。
- 肌肉骨骼系统：右下肋骨,右前外侧腹壁肌肉。
  - 肌肉拉伤、肋骨软骨炎。

- 肌肉血肿。
- 带状疱疹。
- 肋骨骨折。

检查技术

腹部 X 线摄影对于评估右上腹痛的价值有限,尽管它可以识别胆结石。

- 根据美国放射学学院的标准,超声仍然是右上腹痛患者的首选检查方法,因其方便易得,可以用更短的时间识别病变或排除病变,并且没有电离辐射。
- 如果超声检查结果为阴性,则腹部和盆腔的 CT 增强检查是首选的成像方法。
- 腹部 MRI 平扫和增强是右上腹痛的另一种检查方法。虽然较长的扫描时间等因素限制了其在紧急情况下的使用,但缺乏电离辐射使其成为年轻患者中优于 CT 的选择。
- 对于右上腹痛的妊娠女性,超声是首选影像学检查。MRI 是超声无法确定诊断时的首选检查。

检查方案

超声

- 超声是一种使用者依赖性的设备,允许操作者在扫描成像时有更多的自主性。
- 身体的状态和致密的组织可以为超声检查人员造成障碍。经验丰富的超声科医生可以通过调整超声机的设置和改变传感器来优化图像。
- 融合于灰度超声图像中的谐波成像技术可以通过减少光栅叶、侧叶和混响伪影来提高图像的显著性。

CT

- 数项研究观察了急腹症或钝性创伤急诊科患者

使用口服造影剂的情况，发现使用口服造影剂并不能显著提高诊断性能。

■ 一些患者使用口服造影剂有许多缺点，包括检查时间延迟，有些患者不能摄入大量液体，以及可能需要紧急手术等，因此，许多机构不使用口服造影剂，除非怀疑有术后肠漏。

■ 推荐使用低渗透性造影剂，因其不良反应发生率较低。

■ 通过对肾小球滤过率较低的高危患者进行适当的补水，可预防造影剂肾病。

■ 有过敏反应高风险的患者应预先用药。

MRI

■ 在对患者成像前，必须通过全面的临床评估和病史来筛查 MRI 危险因素或禁忌证。

■ 需要给患者进行适当的屏气指导以获得最高质量的影像。

疾病特征

肝脏原因导致的急性右上腹痛

急性肝炎

不同原因急性肝炎的影像学表现是非特异性的和重叠的。肝大和门静脉周围水肿是常见的表现。

超声

■ 肝实质回声减低，肝汇管区回声增高（"星空"征）（图 10.1）。

■ 肝实质回声不均匀，胆囊壁增厚，肝汇管区回声增强。

CT

■ 影像表现非特异性，包括肝大、胆囊壁增厚和门静脉周围水肿，其中门静脉周围水肿表现为沿着汇管区的低密度影（图 10.2）。

■ 在静脉注射造影剂后，肝实质可不均匀强化。

肝脓肿

导致脓肿形成的肝脏感染包括化脓性感染、阿米

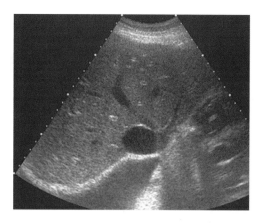

图 10.1 急性肝炎：肝脏横切面超声图像显示肝实质回声减低，肝汇管区三联结构回声增高，即"星空"征。

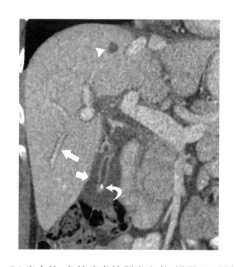

图 10.2 36 岁女性，急性病毒性肝炎患者，增强 CT 冠状位图像显示：肝脏轻度肿大、门静脉周围水肿（箭头所示）和胆囊壁弥漫性增厚（小箭头所示）。偶然发现一个单纯性肝囊肿（三角箭头所示）和胆囊结石（弯箭头所示）。(From Boland GW. Gastrointestinal Imaging：the Requisites，ed 4.Philadelphia：Saunders；2014.)

巴病、真菌病和寄生虫病。

超声

■ 复杂的囊性病变，不规则厚壁，可见分隔，内部有回声。

■ 回声明显增强伴混响伪影提示病变中存在气体。

CT

■ 单房或多房的低密度病变，伴强化的厚壁（双靶征）（图 10.3）。

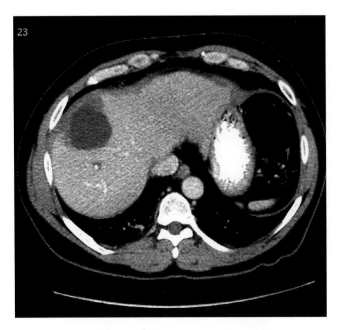

图 10.3　化脓性肝脓肿 CT 表现：轴位增强 CT 图像显示肝右叶一个圆形、边界清晰的低密度病变，周围有较厚的强化包膜。

门静脉血栓形成

超声

- 门静脉扩张，无血流。
- 急性凝血块是低回声，而慢性血块是高回声。

CT/MRI

- 急性血栓
  - 静脉扩张伴管腔周边强化(图 10.4)。
  - 病变肝实质灌注异常，动脉期多发高强化灶，门静脉期强化减退。
- 亚急性和慢性血栓
  - 表现为门静脉的"海绵"样变，是指肝门处替代门静脉的多发迂曲静脉侧支(图 10.5)。
  - 脾大。
  - 门体循环侧支形成。
  - 对于癌栓，多普勒超声可以显示癌栓中的动脉血流，增强 CT 和 MRI 可见癌栓强化。MRI 上显示的血块扩散受限也有助于癌栓的诊断。

Budd-Chiari 综合征

超声、CT 和 MRI 可诊断 Budd-Chiari 综合征，表现为缺乏肝静脉血流。

超声

- 多普勒超声成像对 Budd-Chiari 综合征的诊断具有较高的敏感性和特异性。几乎所有病例都存在肝静脉内血流异常，表现为血流缺失、血流波形扁平或反向波形(图 10.6)。

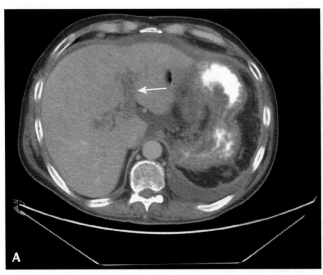
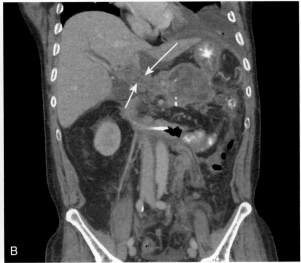

图 10.4　急性门静脉血栓。轴位(A)和冠状位(B)对比增强 CT 图像显示门静脉扩张、管腔内低密度影及管腔边缘强化(A 和 B 中的箭头所示)。

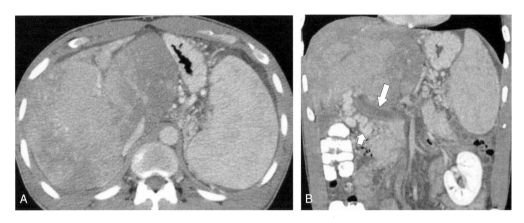

图 10.5　50 岁男性,静脉闭塞性疾病患者,轴位(A)和冠状位(B)增强 CT 图像显示:肝大、肝实质强化不均、门静脉血栓(箭头所示)导致门静脉"海绵"样变性(小箭头所示)和脾大。(Fron Boland GW. Gastrointestinal Imaging:the Requisites,ed 4. Philadelphia:Saunders;2014.)

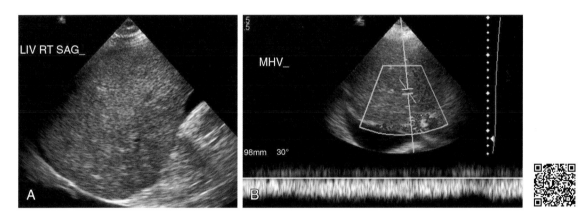

图 10.6　(A)61 岁男性,Budd-Chiari 综合征患者,超声图像显示肝脏回声不均。(B)多普勒超声图像示肝中静脉区波形平坦,没有正常的随呼吸或心跳的波动。(From Sahani DV, Samir AE. Abdominal Imaging, ed 2. Philadelphia: Elsevier; 2017.)

■ 急性病例可检测到肝静脉内血栓。

■ 超声可发现导致肝静脉阻塞的下腔静脉异常,如血栓或血管隔膜。

■ 肝实质的异质性、肝大、腹水、侧支血管和脾大也可以被检测到。

CT

■ CT 特征性表现为肝脏边缘相对低强化(图 10.7)。

■ 具有独立静脉引流的肝脏区域,如尾状叶,可在动脉期表现为高强化(图 10.8)。

肝周炎症:Fitz-Hugh-Curtis 综合征

超声

■ 超声检查没有特异性表现;腹水和肝包膜与腹壁之间的粘连曾见报道。

CT

■ CT 增强检查可见肝脏前表面有明显强化,特别是在动脉期, 由包膜炎症引起。强化可以持续到延迟

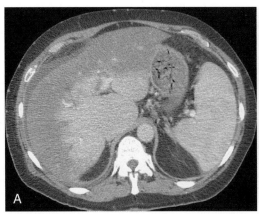
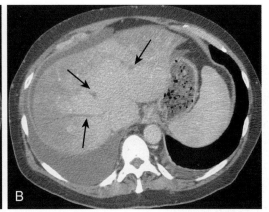

图 10.7　(A)图 10.6 患者的腹部 CT 影像显示在门静脉期肝脏中央部分高强化,周围部分低强化。(B)肝静脉水平的平衡期图像持续表现为这种增强模式,并显示肝静脉无强化,符合静脉闭塞表现(箭头所示)。同时发现有腹水。(From Sahanl DV, Samir AE. Abdominal Imaging, ed 2.Philadelphia:Elsevier;2017.)

期,代表包膜纤维化。

胆囊原因导致的右上腹疼痛

胆石症

超声

■ 超声检查是首选成像方式,据报道超声发现胆结石的准确率为 96%。

■ 在超声检查中,胆结石表现为一个可移动的强回声与后方明显声影(图 10.9)。活动性和声影的特征有助

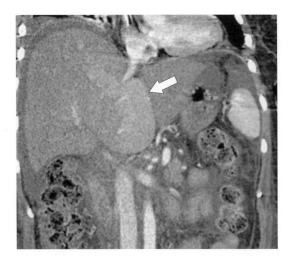

图 10.8　49 岁女性,Budd–Chiari 综合征患者,冠状位增强 CT 显示肝硬化,特征性尾状叶增大(箭头所示),还有腹水。(From Boland GW. Gastrointestinal Imaging:the Requisites, ed 4.Philadelphia:Saunders;2014.)

于与其他胆囊异常鉴别,包括胆泥团、息肉和肿块。

■ 当胆囊收缩、囊腔内充满结石时,就会出现胆囊壁–结石–声影三联征(WES)(图 10.10)。表现为胆囊壁增厚,线形或弧形的强回声,其后方伴有声影。

CT

■ CT 诊断胆结石取决于结石与胆汁的密度差异。钙化结石和胆固醇含量高的结石很容易被识别,因为这些结石比胆汁密度更高。当石头退化时,氮气可能会聚集在中央裂缝中,形成梅赛德斯–奔驰的标志(图 10.11)。

■ 许多结石是由钙、胆色素和胆固醇的混合物组成的,其密度可与胆汁相似,在 CT 上呈阴性。

MRI

■ 在 T2W 图像上,胆结石表现为在高信号胆汁中的低信号。

胆道泥沙样结石

■ 超声检查中,胆泥通常表现为沉积在胆囊腔内分层的相对低回声(图 10.12)。

■ 当管腔内完全充满胆泥,且其回声与肝实质相似时,这种表现有时被称为胆囊肝化。

急性胆囊炎

超声

■ 首选检查。

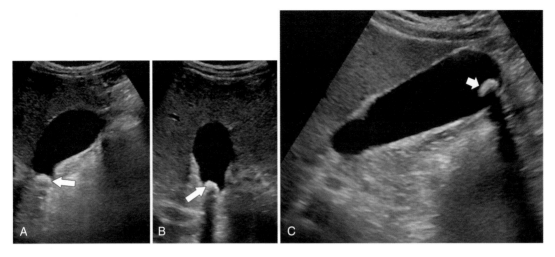

图 10.9 47 岁女性,矢状位、轴位和侧卧位胆囊超声图像显示胆囊颈部高回声结石,伴后方强声影(**A** 和 **B**,大箭头所示),卧位时结石移动至胆囊底部(**C**,小箭头所示)。(From Boland GW. Gastrointestinal Imaging:the Requisites,ed 4.Philadelphia:Saunders;2014.)

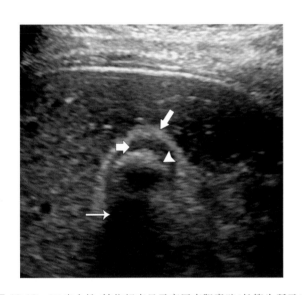

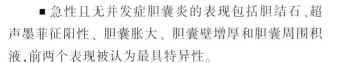

图 10.10 27 岁女性,轴位超声显示高回声胆囊壁(长箭头所示)、低回声胆汁(短箭头所示)、高回声结石(三角箭头所示)和后方声影(细箭头所示),构成胆囊–结石–声影三联征。(From Boland GW. Gastrointestinal Imaging:the Requisites,ed 4.Philadelphia:Saunders;2014.)

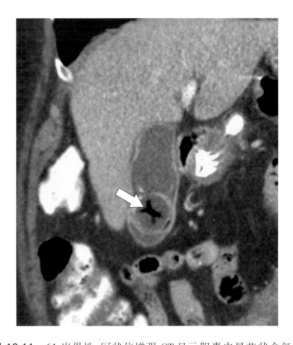

图 10.11 61 岁男性,冠状位增强 CT 显示胆囊内星芒状含氮气结石(箭头所示)。(From Boland GW. Gastrointestinal Imaging:the Requisites,ed 4.Philadelphia:Saunders;2014.)

■ 急性且无并发症胆囊炎的表现包括胆结石、超声墨菲征阳性、胆囊胀大、胆囊壁增厚和胆囊周围积液,前两个表现被认为最具特异性。

CT

■ 胆囊胀大,伴或不伴结石,胆囊壁增厚和(或)胆

囊周围积液(图 10.13)。

MRI

■ MRI 具有较高的软组织对比度,能很好地显示炎性病变,同时详细评估胆道,可作为增强 CT 检查禁忌证患者的替代检查。

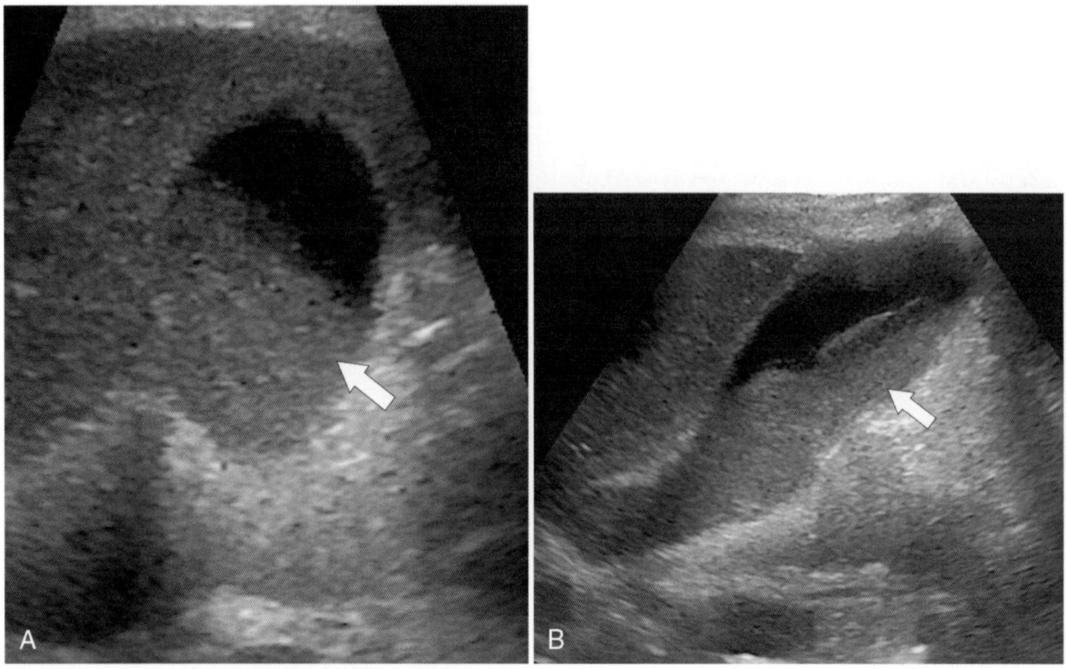

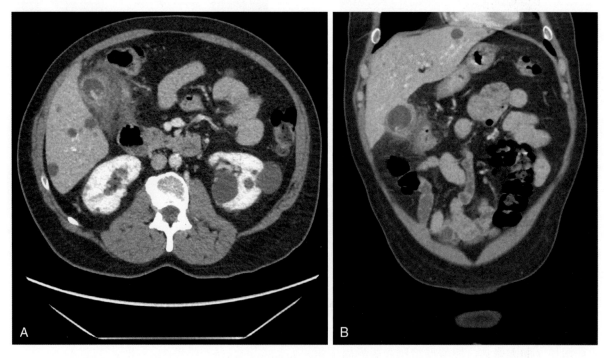

图 10.12 55 岁男性，矢状位和轴位超声检查显示胆囊内分层样的胆泥（**A** 和 **B**，箭头所示）。(From Boland GW. Gastrointestinal Imaging：the Requisites，ed 4.Philadelphia：Saunders；2014.)

图 10.13 急性胆囊炎。腹部轴位(**A**)和冠状位(**B**)增强 CT 显示胆囊增大，胆囊壁不对称增厚，多发性胆结石，胆囊周围渗出。

胆总管结石(图 10.14)

超声

■ 经腹部超声检查对胆总管结石的敏感性因操作者的技术和结石的位置而有所不同(22%~75%):胆总管(CBD)远端经常被十二指肠或结肠气体所掩盖。

■ 结石表现为高回声病灶,伴或不伴声影。

■ 超声内镜检查诊断胆总管结石更准确,但是相对有创。

CT

■ CT 对胆总管结石的敏感性为 70%~80%。胆总管结石的显示取决于结石与周围胆汁或软组织之间的密度差。结石通常更致密,尤其是当其发生钙化时。

■ CT 无法发现与胆汁等密度的结石。

■ CBD 结石的 4 项 CT 诊断标准:

• 靶征是指与结石相对应的中心高密度,周围环绕着低密度的胆汁或壶腹软组织。

• 边缘征是指低密度区域边缘密度轻度增高。

• 新月征是指高密度的结石周围环绕着低密度的胆汁,呈新月形。

• 间接征象包括胆总管远端突然截断,周围未见肿块或胆管扩张。未见软组织肿块的胆总管突然截断并伴有胰管扩张通常与胰腺癌有关。

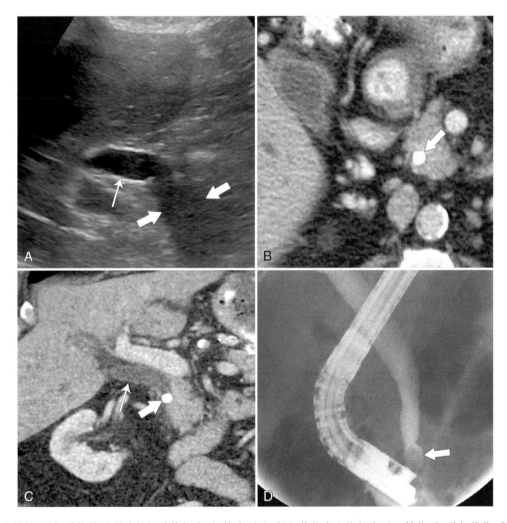

图 10.14　66 岁男性,因胆总管结石所致的胆总管扩张(细箭头所示)行矢状位右上腹超声(A)、轴位(B)及矢状位(C)增强 CT 和内镜逆行胆胰管造影(ERCP)(D)检查。超声检查没有发现结石,但是胆总管后方见明显的声影(A,大箭头所示),提示胆总管结石可能。CT 和 ERCP 确诊了声影所提示的胆总管结石(箭头所示)及继发性胆管扩张。(From Boland GW. Gastrointestinal Imaging:the Requisites,ed 4.Philadelphia:Saunders;2014.)

MRI

■ MR 胰胆管造影(MRCP)成像中结石表现为高信号胆汁内的信号缺失区域。MRI 检查对胆总管结石的敏感性和特异性>90%。

胆管造影术

■ 胆管造影被认为是诊断胆管结石的金标准。在胆管造影时,结石通常表现为光滑的充盈缺损。

胆管炎

急性胆管炎是由于胆道部分或完全梗阻引起的胆道树感染。它可以是一个急性或慢性的病程。

超声

■ 除了胆道扩张外,还可以发现胆总管壁的增厚(图 10.15)。

CT

■ 最常见的 CT 表现是胆道梗阻,常伴有弥漫性和向心性胆管壁增厚和强化。在动脉期,肝实质有结节状、斑片状、楔形或地图样不均匀的强化。

MRI

■ MRI 显示,急性胆管炎在 T2W 及 T1W 增强扫描表现为门静脉周围水肿,胆管扩张,胆道壁增厚及强化(图 10.16)。

胰腺原因导致的右上腹疼痛

急性胰腺炎

■ 急性胰腺炎是一种由多种原因引起的胰腺急性炎症性疾病。最常见的危险因素是长期饮酒和胆总管结石。

X 线摄影

■ 急性胰腺炎患者的腹部平片可以完全正常。
■ "哨兵"袢征:左上腹局限性扩张的空肠肠袢。
■ 结肠截断征:结肠扩张至横结肠,脾曲远端肠气减少。

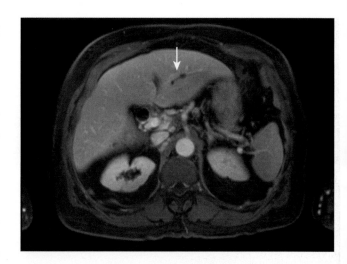

图 10.16　急性胆管炎,MR 脂肪抑制 T1W 增强成像显示胆管壁增厚和强化(箭头所示)。

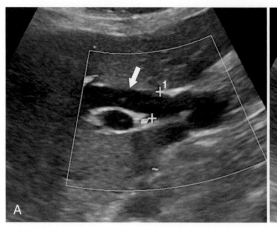
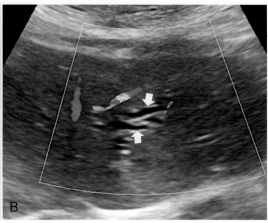

图 10.15　70 岁男性,因胰腺癌导致梗阻性黄疸,从而引起上行性胆管炎,超声显示胆总管扩张(16mm)(长箭头所示)及肝内胆管扩张(短箭头所示)。(From Boland GW. Gastrointestinal Imaging:the Requisites,ed 4.Philadelphia:Saunders;2014.)

超声

■ 对于疑似胆源性胰腺炎的患者，超声有助于评估胆道扩张、胆囊和胆总管结石。

■ 急性胰腺炎的超声表现可以是正常的胰腺，弥漫性肿大的低回声胰腺，胰腺内或胰周积液，尤其在小网膜囊和肾旁前间隙。

CT

■ 增强 CT 被认为是评估急性胰腺炎形态学改变的金标准。CT 可明确诊断、确定病因和发现并发症，如胰腺坏死、脓肿或假性囊肿(图 10.17)。在进行经皮介入治疗时，CT 也可以作为一种成像方式。

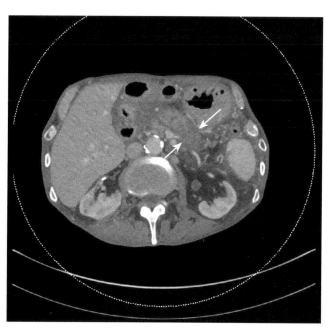

图 10.17　急性水肿性间质性胰腺炎。腹部轴位增强 CT 显示胰腺弥漫性肿大，伴胰腺周围炎性渗出(箭头所示)。

MRI/MRCP

■ 在显示与急性胰腺炎相关的形态学变化方面，MRI 可媲美 CT，包括胰腺坏死的范围和胰周液体积聚。

■ MRCP 对诊断胆总管结石具有较高的敏感性和特异性，因此，可以显示急性胰腺炎潜在的病因。MRCP 也能很好地显示胰管异常，如扩张、中断或渗漏，以及与胰腺假性囊肿的沟通。

■ MRCP 可以发现胰腺的结构异常，如胰腺分裂和胰胆管合流异常（胆总管与胰管共同通道过长可导致反复发作胰腺炎）。

结构化报告要点

■ 记录右上腹疼痛的病因(如果病因明确)。

　● 如果存在并发症应记录(如穿孔、坏死、出血、梗阻)。

■ 如果没有确定病因，则报告为阴性。

■ 如发现危急征象，需与临床医生沟通并记录。

（李婷婷　任莹　译）

推荐阅读

1. Expert Panel on Gastrointestinal Imaging, Peterson CM, McNamara MM, Kamel IR, et al. ACR appropriateness criteria right upper quadrant pain. *J Am Coll Radiol.* 2019;16(5S):S235-S243.
2. Yoo SM, Lee HY, Song IS, et al. Acute hepatitis A: correlation of CT findings with clinical phase. *Hepatogastroenterology.* 2010;57:1208-1214.
3. Jha RC, Khera SS, Kalaria AD. Portal vein thrombosis: imaging the spectrum of disease with an emphasis on MRI features. *AJR Am J Roentgenol.* 2018;211(1):14-24.
4. Bennett GL. Evaluating patients with right upper quadrant pain. *Radiol Clin N Am.* 2015;53(6):1093-1130.
5. Catalano OA, Sahani DV, Forcione DG, et al. Biliary infections: spectrum of imaging findings and management. *Radiographics.* 2009; 29 (7):2059-2080.

第 **11** 章　右下腹疼痛

Neha Agrawal

解剖学、胚胎学、病理生理学

■ 有 3 个主要解剖区域可能会导致右下腹痛。需要鉴别诊断的器官系统包括:

- 胃肠道系统:盲肠、升结肠、阑尾。
  - ➢ 急性阑尾炎。
  - ➢ 急性盲肠憩室炎。
  - ➢ 炎性肠病。
  - ➢ 肠梗阻。
  - ➢ 肠系膜淋巴结炎。
  - ➢ Meckel 憩室。
- 泌尿生殖系统、妇科系统:右卵巢、右输卵管。
  - ➢ 输卵管卵巢脓肿。
  - ➢ 卵巢囊肿或肿瘤。
  - ➢ 卵巢扭转。
  - ➢ 异位妊娠。
  - ➢ 纤维瘤。
- 肌肉骨骼系统:右下肋骨,右前外侧腹壁肌肉。
  - ➢ 神经根症状(椎间盘脱垂、突出症)。
  - ➢ 骶髂关节炎。
  - ➢ 带状疱疹。
  - ➢ 腹壁或髂腰肌脓肿、血肿。
  - ➢ 腹膜后出血。

检查技术

■ 腹部超声对于成人右下腹痛的诊断能力有限。但是,对于儿童和妊娠女性,超声是首选的检查手段,特别是对于怀疑阑尾炎导致的右下腹痛患者。

■ 如果怀疑盆腔病变是女性右下腹痛的原因,那么盆腔超声是首选影像学检查方法。

■ 根据美国放射学协会的标准,静脉注射造影剂的增强 CT 是诊断患者右下腹痛的主要影像检查方法,因其具有较高诊断能力,而且能够早期诊断如阑尾穿孔等并发症。

■ 如果超声难以诊断妊娠女性右下腹痛的病因,那么 MRI 平扫可以作为进一步检查方法。

检查方案

CT

■ 由于时间延迟因素、患者不能摄入大量液体及可能需要紧急手术等原因,通常在紧急情况下不使用口服造影剂。对于一些缺乏腹腔脂肪对比的患者,不使用口服造影剂可能存在一些缺点,例如,难以发现阑尾的位置和右下腹部细微炎症变化等。另外,肠壁的增厚和管腔狭窄也难以判定。

■ 如果怀疑阑尾炎,一些机构也使用直肠造影来进行诊断。

MRI

■ T2W 序列是显示阑尾积液、周围渗出和炎症的最重要的序列。

疾病特征

胃肠道系统

急性阑尾炎

■ 阑尾炎是最常见的需要手术治疗的急性腹痛病因,阑尾炎手术也是美国最常见的急腹症手术。

超声

■ 对于年轻患者,超声可作为首选检查以避免电离辐射。

■ 阑尾炎的典型超声表现为一个不可压缩的具有盲端的管状结构，其内见液体充盈扩张，在不同程度压缩时直径均>6mm。

■ 阑尾粪石表现为阑尾腔内高回声伴声影(图11.1)。

CT

■ 阑尾增大、扩张，伴周围炎性改变，筋膜增厚，盆腔可见少量游离液体(图11.2)。

■ 箭头征：阑尾根部水肿，邻近盲肠增厚。

■ 正常人阑尾直径差异很大，变化范围可达1cm，平均值为5~7mm，取决于阑尾是否充气扩张。因此，当阑尾直径略超过标准值6mm时，应进一步寻找炎症的其他继发性征象，以此判断是否存在阑尾炎。

■ 用口服或直肠引入阳性造影剂填充阑尾是排除阑尾梗阻和急性阑尾炎的有效方法。

■ CT可以发现急性阑尾炎最严重的并发症-局灶性阑尾穿孔。穿孔征象包括阑尾周围脓肿、腔外积气(包裹性或游离性)，游离腹水和阑尾壁局灶性强化减低(图11.3)。

MRI

■ MRI常用于怀疑阑尾炎的妊娠女性患者(图11.4)。

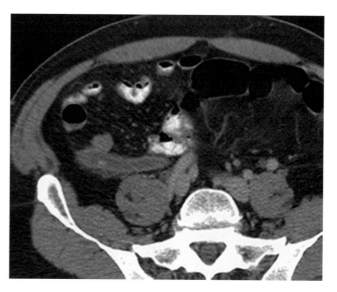

图11.2　轴位盆腔CT显示扩张、积液的炎性阑尾，伴其内结石。

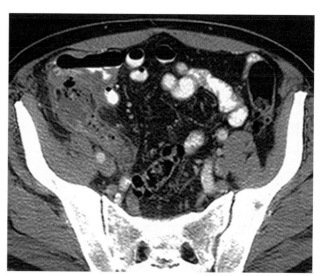

图11.3　口服和静脉注射造影剂后的CT显示急性阑尾炎伴穿孔。可见扩张的、发炎的阑尾侧壁中断，伴腔外游离气体和液体，提示阑尾周围脓肿。(From Sahani DV，Samir AE. Abdominal Imaging，ed 2. Philadelphia：Elsevier；2017.)

■ MRI具有较高的诊断准确性，是排除阑尾炎的一种可靠方法。当阑尾直径≤6mm，或者充满空气或口服造影剂时，常判断阑尾是正常的。

■ 与CT影像学表现相仿，阑尾炎的MRI表现包括阑尾增大及相关的继发性表现，如阑尾周围炎症改变(图11.5)。

■ 随着妊娠子宫的增大，盲肠和阑尾可位于不典型的位置，向上方移位。因此，识别末端回肠和盲肠的

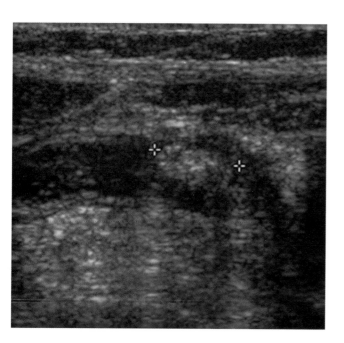

图11.1　阑尾粪石。肿胀的阑尾末端腔内见一高回声灶伴声影(用标尺测量)，符合阑尾粪石表现。

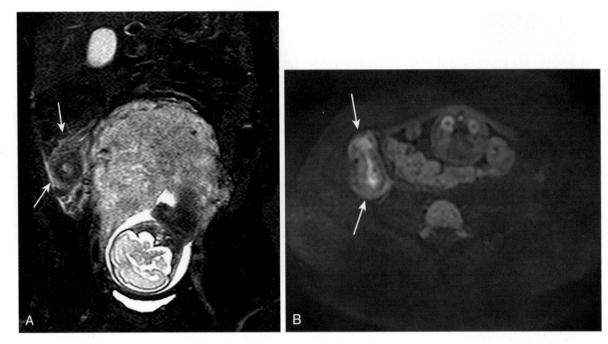

图 11.4　妊娠期急性阑尾炎。(A)冠状位脂肪抑制 T2W 图像显示该妊娠患者阑尾壁增厚和阑尾周围炎症(箭头所示)。(B)轴位扩散加权图像显示阑尾炎壁内水肿(箭头所示)。(From Roth C,Deshmukh S. Fundamentals of Body MRI,ed 2. Philadelphia:Elsevier;2016.)

位置有助于我们在 MRI 上定位阑尾。

肠系膜淋巴结炎

■ 39%的健康成年人正常的肠系膜淋巴结短径可达 4~5mm,常见于肠系膜根部或整个肠系膜上。

■ 目前,肠系膜淋巴结炎定义为 3 个或 3 个以上短径≥5mm 的淋巴结聚集成簇(图 11.6)。

■ 这一定义适用于成年人,但在儿童中价值有限,因为在没有肠系膜淋巴结炎的儿童 CT 检查中,短径为 5~10mm 的肠系膜淋巴结很常见。

■ 肠系膜淋巴结炎可分为两种类型:原发性和继发性。区分这两种类型很重要,因为不同诊断会影响治疗方法的选择。

■ 原发性肠系膜淋巴结炎的定义为右侧肠系膜淋巴结增大,未见明显急性炎症,或只有回肠末端肠壁轻度增厚(<5mm)。

■ 继发性肠系膜淋巴结炎的定义为与腹腔内炎症相关的淋巴结增大。继发性病因包括阑尾炎、克罗恩病、感染性结肠炎、溃疡性结肠炎、系统性红斑狼疮和憩室炎。

■ 在儿童中,原发性肠系膜淋巴结炎是继阑尾炎

之后引起右下腹疼痛的第二大常见原因。

Meckel 憩室

■ Meckel 憩室出现在大约 2%的人群中(图 11.7)。是由于卵黄管闭合不全所致。约 96%的 Meckel 憩室患者无症状。

■ Meckel 憩室患者很少见的情况下会发生如出血、肠套叠、溃疡、梗阻或扭转等并发症。异位胃黏膜存在于 10%~30%的 Meckel 憩室患者中, 约 60%的患者有症状,98%的患者有出血。

核医学扫描

■ ⁹⁹ᵐTc-高锝酸盐显像的原理是,高锝酸盐阴离子被胃黏膜表面的黏液分泌细胞选择性吸收, 无论它位于胃内还是异位。

■ ⁹⁹ᵐTc-高锝酸盐被胃黏膜吸收。Meckel 憩室表现为右下腹局灶性高摄取区(图 11.8)。示踪剂的摄取可以在药物注射 5~10 分钟后被检测到,并随着时间的推移逐渐增高,摄取速度与胃黏膜相似。

■ 大多数假阴性核素显像是由憩室缺乏胃黏膜引起的。

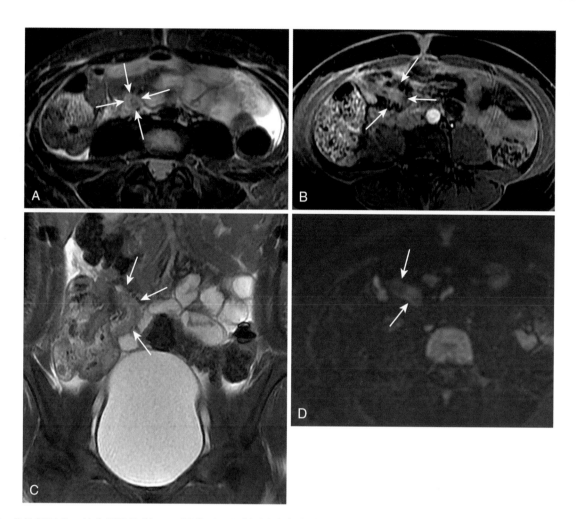

图 11.5 急性阑尾炎。轴位脂肪抑制 T2W 图像(**A**)显示阑尾壁水肿增厚(箭头所示)伴腔内积液,相应的脂肪抑制 T1W 增强图像(**B**)显示阑尾壁异常强化和阑尾周围炎症(箭头所示)。冠状位脂肪抑制 T2W 图像(**C**)显示大部分阑尾壁异常增厚(箭头所示)。扩散加权图像中呈明显弥散受限(**D** 中箭头所示)。(From Roth C,Deshmukh S. Fundamentals of Body MRI,ed 2. Philadelphia:Elsevier;2016.)

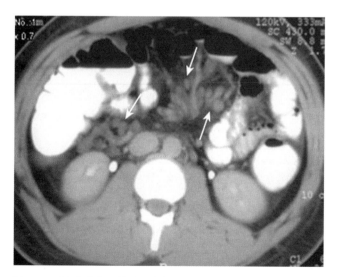

图 11.6 肠系膜淋巴结炎。腹部 CT 扫描显示,该腹痛患者肠系膜可见多发短径>5mm 的淋巴结聚集(箭头所示)。

中性粒细胞减少性小肠结肠炎(盲肠炎)

■ 中性粒细胞减少性小肠结肠炎,或盲肠炎,是发生于中性粒细胞减少者的一种坏死性小肠结肠炎,其特征是盲肠、升结肠和偶发于小肠的水肿和炎症。

■ 这种情况最常见于正在治疗中的急性白血病患者。

■ 结肠炎症通常是多因素引起的, 常见于真菌和细菌混合感染,缺血和出血也可引起。

■ 结肠镜检查通常是禁忌,因为这些患者往往病情严重;结肠比较脆弱,容易造成穿孔。另外,这些患者除了中性粒细胞减少,往往同时存在血小板减少的情况。

■ 常规治疗是抗菌药物和支持治疗。

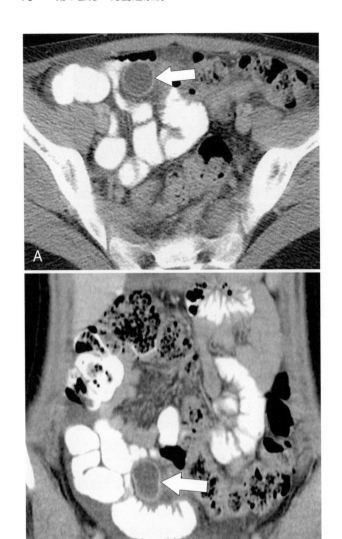

图 11.7 26 岁女性,轴位(A)和冠状位(B)增强 CT 扫描显示,回肠末端可见一个 2.5cm 的囊性肿块(箭头所示),符合 Meckel 憩室表现。(From Boland GW. Gastrointestinal Imaging:the Requisites,ed 4.Philadelphia:Saunders;2014.)

CT

■ CT 是诊断中性粒细胞减少性小肠结肠炎的首选影像学方法。CT 最常见的影像学表现是盲肠和升结肠的环周增厚,邻近肠系膜伴有水肿和炎症性改变(图 11.9)。

■ 高达 21% 的患者可发生肠壁积气,及时的诊断对于防止进一步发生肠透壁坏死和穿孔至关重要。

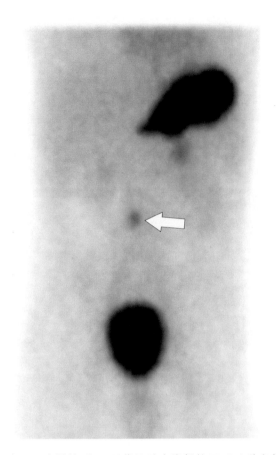

图 11.8 14 岁男性,⁹⁹ᵐTc 显像显示中腹部的 Meckel 憩室位置造影剂摄取 (箭头所示)。(From Boland GW. Gastrointestinal Imaging:the Requisites,ed 4. Philadelphia:Saunders;2014.)

右侧憩室炎

■ 右侧憩室炎是由盲肠或升结肠的结肠憩室炎引起的。它常被误诊为更为常见的急性阑尾炎。

CT

■ CT 上显示憩室炎症,可见憩室周围炎性改变,结肠壁局部增厚,可以是偏心型的或环周型的 (图 11.10)。

肠脂垂炎

■ 肠脂垂炎是一种良性的自限性疾病,由肠脂垂缺血、扭转或梗死引起。

CT

■ CT 最常见的表现是伴高密度边缘的脂肪密度

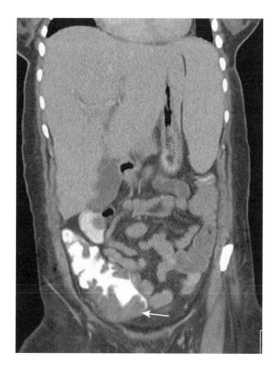

图 11.9　盲肠炎。口服造影剂之后的冠状位 CT 重建图像显示盲肠壁明显增厚(箭头所示)。患者患有中性粒细胞减少症。可见肝、脾大。

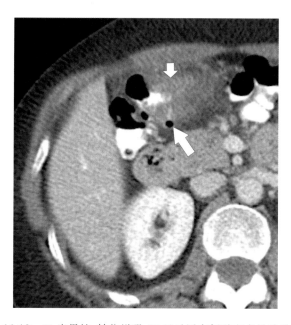

图 11.10　52 岁男性,轴位增强 CT 显示因右侧憩室炎导致升结肠壁增厚(短箭头所示)和结肠周围水肿(索条)。可见一单发憩室 (长箭头所示)。(From Boland GW. Gastrointestinal Imaging: the Requisites, ed 4. Philadelphia: Saunders; 2014.)

病变,毗邻结肠浆膜面(图 11.11)。

■ 也可见邻近结肠的局灶性壁增厚和邻近肠系膜脂肪的浸润。

大网膜梗死

■ 原发性大网膜扭转更易发生于右腹,因为右下腹的大网膜的长度和活动度更大。

超声

■ 在超声上显示为局部压缩不变形的无血管的脂肪回声区域,与腹部压痛的部位一致。

CT

■ CT 表现包括位于腹壁和结肠之间的三角形或椭圆形不均匀脂肪密度肿块(图 11.12)。

■ 旋涡状的中心血管和(或)条索影可能与网膜扭转有关(图 11.13)。

■ 少数情况下,大网膜的炎症可能会导致邻近肠壁增厚。然而,如果存在肠壁增厚,则应首先考虑其他病因,如憩室炎。

■ 诊断误区:在 PET-CT 上可显示为有包膜的脂肪密度占位,^{18}F-FDG 轻度摄取。

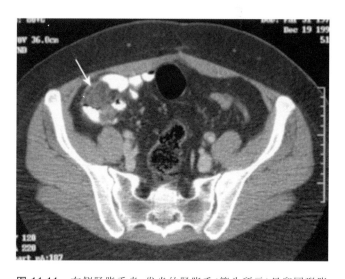

图 11.11　右侧肠脂垂炎。发炎的肠脂垂(箭头所示)呈卵圆形脂肪密度,被增厚的脏腹膜包绕,表现为高密度边缘,并且与升结肠相连。

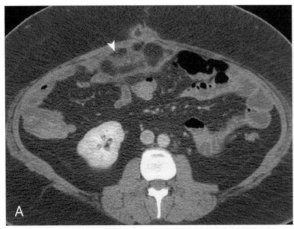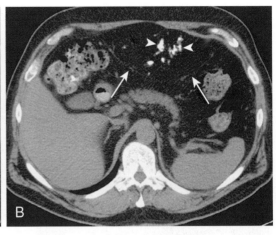

图 11.12　节段性大网膜梗死。(A)26 岁女性, I 型多发性内分泌肿瘤患者的轴位 CT 图像, 患者曾接受 Whipple 手术。大网膜的部分区域(三角箭头所示)显示增厚的边缘, 中心密度增高, 伴肠管向后方移位。这些都是节段性大网膜梗死的典型特征。(B)65 岁男性, 肾癌转移患者, 行常规肿瘤分期。CT 显示部分网膜体积增大, 伴有较薄的边缘(箭头所示)。其内可见 4 年未见明显变化的钙化(三角箭头所示), 提示慢性大网膜梗死。(From Sahani DV, Samir AE. Abdominal Imaging, ed 2. Philadelphia: Elsevier; 2017.)

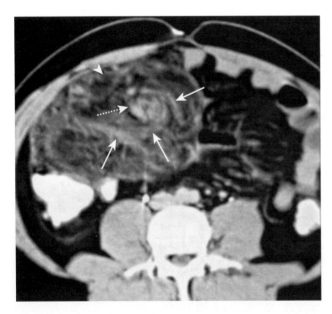

图 11.13　大网膜扭转。39 岁女性, 急性右下腹痛, 患者的轴位 CT 显示, 大网膜肿胀(三角箭头所示), 伴中央高密度结构(虚线箭头所示)和旋涡状排列的弧形条索影(实心箭头所示)。这是典型的大网膜扭转影像表现。该患者接受了保守治疗。(From Sahani DV, Samir AE. Abdominal Imaging, ed 2. Philadelphia: Elsevier; 2017.)

炎性肠病

■ 克罗恩病和溃疡性结肠炎是炎性肠病的两种主要类型。克罗恩病好发于回盲部, 更容易出现右下腹疼痛(图 11.14 和图 11.15)。

■ 对于已知或疑似克罗恩病的患者, 最佳的评估是 CT 或 MR 肠道成像, MR 检查更优, 特别是在儿童和青少年人群中, 可以避免电离辐射, 且具有较高的对比分辨率。

CT/MRI

■ 在炎性肠病病例中应关注以下表现:

● 活动性炎症:肠壁不对称节段性增厚、双层或三层肠壁高强化、肠壁水肿、溃疡(图 11.16)。

● 狭窄:局灶性管腔狭窄及以远端肠管扩张>3cm。

● 穿透性病变:窦道、瘘管、脓肿(图 11.17 和图 11.18)。

● 肛周疾病:如果存在肛周病变, 应讨论并推荐专门的肛瘘 MRI 检查方案。

● 非胃肠道表现(如脂肪肝、胆结石、肾结石、骶髂关节炎等)。

妇科疾病

输卵管卵巢脓肿

超声

■ 超声是首选的影像学检查方法。可见单房或多房囊性或复杂性的子宫后方或附件区肿块。囊壁呈不

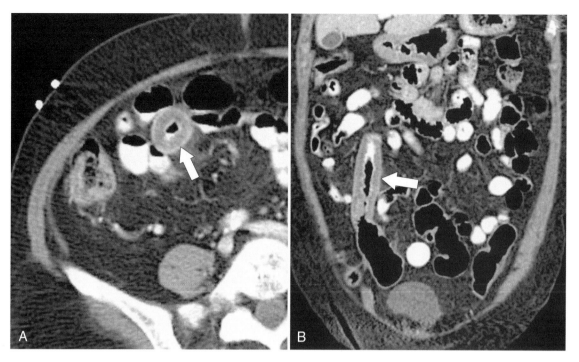

图 11.14 44 岁女性,轴位(A)和冠状位(B)增强 CT 显示回肠末端肠壁增厚和分层(箭头所示)。(From Boland GW. Gastrointestinal Imaging:the Requisites,ed 4. Philadelphia:Saunders;2014.)

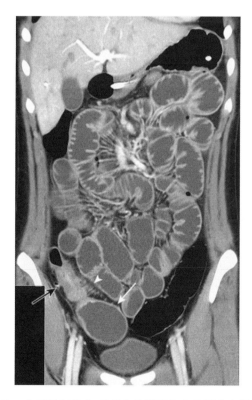

图 11.15 克罗恩病患者,给予静脉增强和中性肠道造影剂后的 CT 肠道成像。可见回肠节段性肠壁增厚和明显增强(黑色箭头所示),系膜血管扩张(白色三角箭头所示)。近端回肠扩张(白色箭头所示)提示管腔狭窄。同时,还要关注继发于原发性硬化性胆管炎的肝内胆管扩张,这是克罗恩病的一种肠外并发症。

规则增厚伴多发分隔,内含高回声坏死物。

CT

■ CT 不是首选的影像学方式,但可以用来确定病灶的范围(图 11.19)。CT 显示伴有厚壁及分隔的附件区病变,其内可见气液平(图 11.20)。

MRI

■ 当超声检查不确定诊断或难以将病变内气体与肠气区分开时,可以考虑 MRI 检查。

■ 在 MRI 上,输卵管卵巢脓肿可表现为厚壁含液的盆腔肿块,T1W 图像信号强度不一 (取决于其内成分),T2W 序列呈高信号,增强后可见边缘强化 (图 11.21)。

卵巢扭转

■ 卵巢扭转可以是卵巢和部分输卵管围绕其血管蒂的部分或完全扭转。它通常同时累及卵巢和输卵管。如果持续存在,可能导致附件梗死。

超声

■ 超声是首选影像学检查。最常见的超声表现是

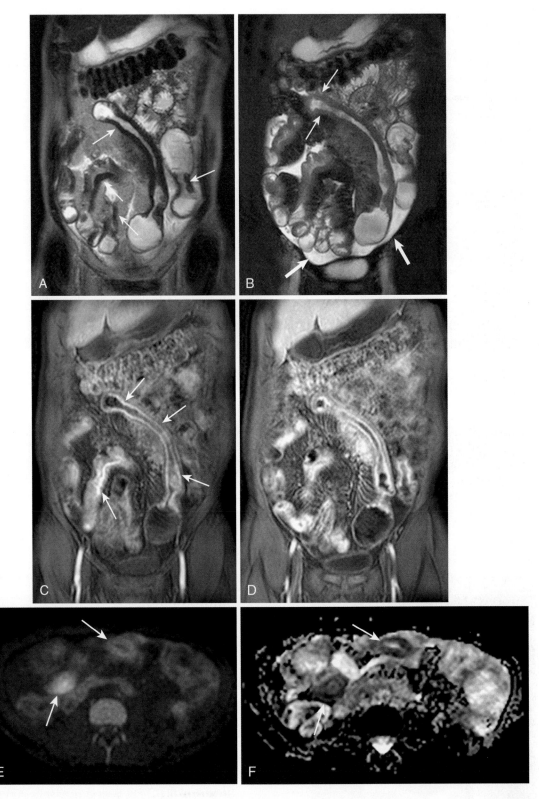

图 11.16 克罗恩病活动性炎症的 MR 肠道造影成像。冠状位 T2W 图像(A)显示多个厚壁小肠袢(箭头所示)。脂肪抑制 T2W 图像(B)可以更好地显示轻度肠壁高信号(箭头所示)和腹水(粗箭头所示)。冠状位动脉期脂肪抑制的 T1W 图像(C)显示黏膜充血(箭头所示)和梳状征。延迟期脂肪抑制增强图像(D)可以更好地显示"梳状"征。扩散加权(E)和表观弥散系数图(F)图像显示炎性小肠扩散受限(箭头所示)。(From Roth C,Deshmukh S. Fundamentals of Body MRI,ed 2. Philadelphia:Elsevier;2016.)

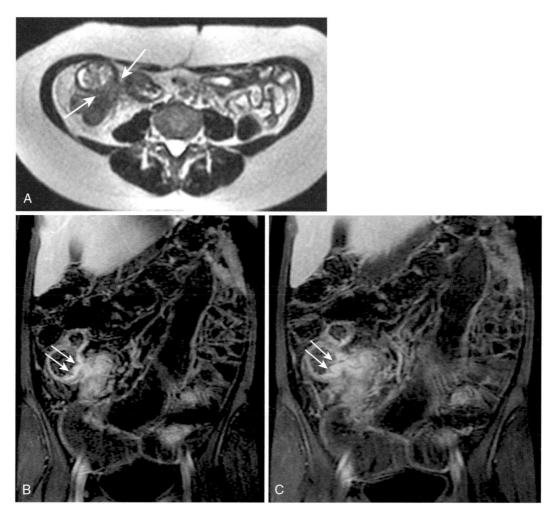

图 11.17　早期肠道瘘管的 MRI 表现。轴位 T2W 图像(**A**)显示右下腹(箭头所示)远端回肠管壁局灶性增厚,呈高信号,正常的肠壁低信号中断。相邻的冠状位脂肪抑制增强 T1W 图像(**B,C**)可见较浅的结构缺损穿透炎性的、增厚的肠壁向内侧延伸,周围明显强化(箭头所示)。(From Roth C,Deshmukh S. Fundamentals of Body MRI,ed 2. Philadelphia:Elsevier;2016.)

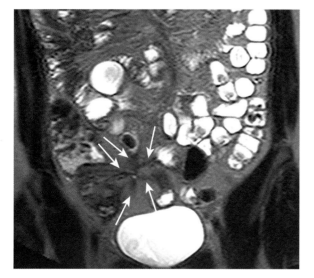

图 11.18　星芒征。冠状位 T2W 图像可见"星芒"征,提示与多个不连续的肠段相连通的复杂瘘管 (箭头所示)。(From Roth C,Deshmukh S. Fundamentals of Body MRI,ed 2. Philadelphia:Elsevier;2016.)

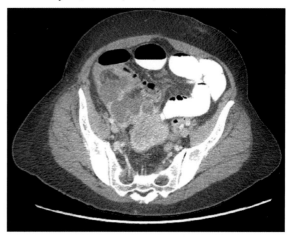

图 11.19　CT 显示破裂的输卵管卵巢脓肿。轴位 CT 显示右下腹疼痛、发热和白细胞增多的患者右侧附件区复杂的液体聚集,伴有炎症改变。在 CT 图像上难以确定积液来源,术中诊断为输卵管卵巢脓肿破裂。(From Zagoria RJ,Brady CM,Dyer RB. Genitourinary Imaging:the Requisites,ed 3. Philadelphia:Elsevier;2016.)

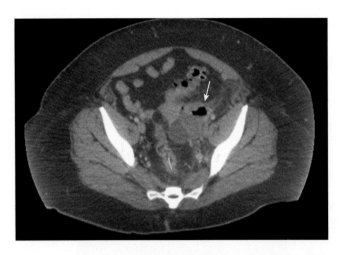

图 11.20　CT 显示含气的输卵管卵巢脓肿。一位临床上诊断为盆腔炎且对药物治疗无效的患者,CT 上可见其左侧附件区复杂积液伴气液平（箭头所示）,符合输卵管卵巢脓肿表现。(From Zagoria RJ,Brady CM,Dyer RB. Genitourinary Imaging:the Requisites,ed 3. Philadelphia:Elsevier;2016.)

卵巢增大和水肿,并伴有多个向周边移位的卵泡（图 11.22）。

- 盆腔游离积液。
- 多普勒检查显示血管蒂内无动脉或静脉血流。
- 漩涡征是指在扭转的蒂结构中探测到低回声的血管。

CT

- 主要表现包括输卵管壁增厚(>3mm)、输卵管扩张、卵巢增大、盆腔积液、子宫向患侧偏移。
- CT 扫描可见卵巢蒂扭转,此征象通常可以诊断为扭转。

MRI

- MRI 不是首选影像学检查,但常应用于妊娠女性(图 11.23)。MRI 大部分影像表现与 CT 相同。急性扭

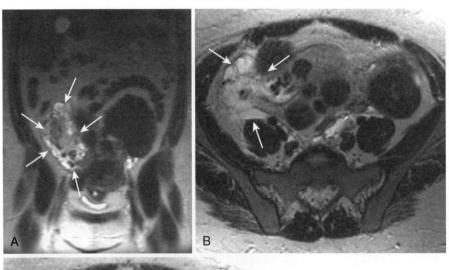

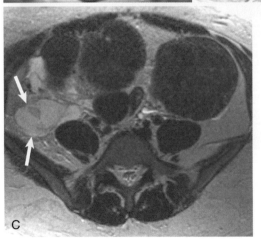

图 11.21　输卵管卵巢脓肿或附件急性病变相关水肿。(A)伴有急性临床症状的年轻女性患者,冠状位 T2W 图像显示右下腹单侧水肿(箭头所示),诊断多考虑为急性炎性病变,包括阑尾炎和其他胃肠道及急性附件疾病。(B,C)轴位 T2W 图像显示不对称性水肿(B,细箭头所示),起源于右侧附件区混杂囊性积液(C,粗箭头所示),未见肠管病变(以及相关的临床表现),提示盆腔炎性病变。(From Roth C, Deshmukh S. Fundamentals of Body MRI, ed 2. Philadelphia: Elsevier; 2016.)

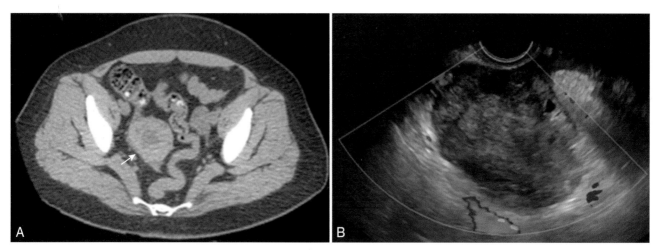

图 11.22　CT 和超声检查显示卵巢扭转。(A)一位右下腹痛患者,CT 显示其右侧附件区一实性包块(箭头所示),边缘高密度,提示出血。(B)彩色多普勒超声显示右侧卵巢增大,其内未见血流。频谱多普勒证实其内无血流(未显示)。于术证实右卵巢扭转。(From Roth C,Deshmukh S. Fundamentals of Body MRI,ed 2. Philadelphia:Elsevier;2016.)

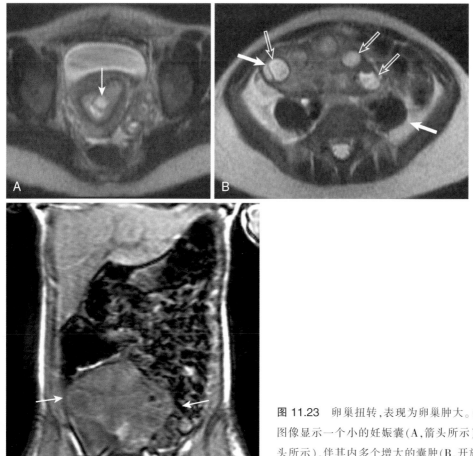

图 11.23　卵巢扭转,表现为卵巢肿大。(A,B)早期宫内妊娠患者的轴位 T2W 图像显示一个小的妊娠囊(A,箭头所示)和一个明显增大的卵巢(B 中的粗箭头所示),伴其内多个增大的囊肿(B,开放箭头所示)。(C)冠状位 T1W 梯度回波定位图像显示卵巢(细箭头所示)相对于膀胱(粗箭头所示)明显增大,并且超过腹部宽度的一半。(From Roth C, Deshmukh S. Fundamentals of Body MRI, ed 2. Philadelphia: Elsevier; 2016.)

转引起的间质水肿显示为 T2 高信号。

■ MRI 能更好地显示附件肿块内的出血,在 T1W 和 T2W 序列上表现为肿块周围较薄的高信号边缘,与亚急性出血一致,提示出血性梗死。

结构化报告要点

- 如果病因已确定,应记录右下腹痛的病因。
  - 包括相关并发症(如穿孔、出血、梗阻等)。
- 如未发现病因,则报告为阴性。
- 如果发现危急征象,应与相关医生沟通并记录。

（计玲晓 任莹 译）

推荐阅读

1. Expert Panel on Gastrointestinal Imaging, Garcia EM, Camacho MA, Karolyi DR, et al. ACR Appropriateness Criteria® right lower quadrant pain-suspected appendicitis. *J Am Coll Radiol*. 2018;15(11S):S373-S387.
2. Pinto Leite N, Pereira JM, Cunha R, et al. CT evaluation of appendicitis and its complications: imaging techniques and key diagnostic findings. *AJR Am J Roentgenol*. 2005;185(2):406-417.
3. Horton KM, Corl FM, Fishman EK. CT evaluation of the colon: inflammatory disease. *Radiographics*. 2000;20(2):399-418.
4. Telischak NA, Yeh BM, Joe BN, et al. MRI of adnexal masses in pregnancy. *AJR Am J Roentgenol*. 2008;191(2):364-370.
5. Rha SE, Byun JY, Jung SE, et al. CT and MR imaging features of adnexal torsion. *Radiographics*. 2012;22(2):283-294.

John Pham，Simon Ho

第 **12** 章　胰腺炎

解剖学、胚胎学、病理生理学

- 胰腺是一个分叶状、无包膜的腺体,位于腹膜后肾旁前间隙。

- 胰腺发育:十二指肠内胚层发育出两个胰腺芽。腹芽最终形成后胰头和钩突,而背芽最终形成前胰头、体和尾部。胰腺芽有它们自己的导管系统,并通过一个复杂的过程融合。在最后的结构中,背胰管通过魏氏管与腹胰管连接,汇入大乳头;残余的背胰管称为副胰管,汇入小乳头。

- 胰腺分为 4 个区域:头部、颈部、体部和尾部。头部位于十二指肠"C"环内,在肠系膜上静脉的右侧。钩突是胰头向尾侧的延伸。体部位于肠系膜上静脉左缘和主动脉左缘之间。胰尾从主动脉左缘到脾门。

检查技术

- CT：考虑到其实用性,CT 是急性和慢性胰腺炎的整体形态学评估的首选影像方式。

- 超声：对于评估胆囊结石和胆总管结石继发表现非常重要。

- MRI：与 CT 和超声相比,MRI 具有优越的软组织分辨率。MRCP 对于发现胆道结石的敏感性和特异性均较高, 尤其是超声易于漏诊的胆总管近端结石。MRI 还可以显示整个胰管,注射促胰液素后对胰管病变的敏感度更高。

检查方案

动态 CT

- 早期动脉期：静脉注射造影剂后约 20 秒采集。造影剂主要集中在动脉内,几乎没有胰腺实质增强。这

一时相对评估血管并发症是有价值的。

- 延迟动脉期或胰腺期：在注射静脉造影剂后约 45 秒采集。胰腺在这一时相强化最显著。

- 门静脉期：静脉造影剂注射后约 75 秒后采集。胰腺实质强化较均匀,密度升高 100~150HU。在没有坏死的情况下, 胰腺和脾脏在这一时相的密度应该是相似的。

- 如果高度怀疑出血,可以将平扫 CT 加入成像序列中。

MRI

T1WI

- 胰腺在 T1W 图像上呈高信号,因为腺体内有大量的水蛋白,腺泡细胞中存在大量的内质网以及顺磁性离子,如锰离子。

- T1W 梯度回波序列(GRE)应用于静脉注射钆剂后的胰腺动态增强成像。动态图像可在 25 秒(早期动脉期)、45 秒(胰腺期)、80 秒(门静脉期)和 5 分钟(平衡期)左右采集。

T2WI

- MRCP 是一个重 T2 加权的脉冲序列,选择性显示由缓慢流动液体填充的结构,表现为高信号。它是通过快速回波序列或屏气的稳态自由进动序列而获得的,并通过用最大强度投影重建来显示胰管和胆管树。它对胆管扩张和胆总管结石的诊断具有较高的敏感性和特异性。

- MRCP 还可显示导管中断、渗漏、导管与胰腺假性囊肿之间的沟通, 以及如分裂胰腺和胰胆合流异常等结构异常,后两者可导致胰腺炎反复发作。

- 促胰液素可以用来更好地显示主胰管和侧支胰管。促胰液素给药后的快速成像可以提供主胰管内流

体动力学信息。

特定的 MRI 方法

- 轴位 T1W 3D 两点 Dixon GRE 序列，包括纯水和纯脂肪图像，以及同反相位图像。
- 动态 T1W 图像，3D GRE 脂肪抑制（增强前、动脉期、门静脉期和 5 分钟延迟静脉期）。
- T2W 脂肪抑制图像（轴位）。
- 无脂肪抑制的 T2W、快速自旋回波（FSE）图像（轴位和冠状面）。
- 2D MRCP：40mm 层厚的 8 个旁冠状位投影图像，从不同角度观察胰管。
- 3D MRCP：呼吸门控或屏气状态的 3D FSE 序列采集 2~3mm 厚度图像，源图像再经过后处理获得最大密度投影图像。

疾病特征

急性胰腺炎

- 急性胰腺炎的炎症过程是由于胰腺酶的过早激活所触发的，导致胰腺实质的自身消化。炎症过程可能局限于胰腺本身或周围区域组织，或触发全身组织炎性反应和多系统器官功能衰竭。
- 急性胰腺炎最常见的病因是胆囊结石（45%）和饮酒（35%）。约 20% 的病例是特发性的。

- 急性胰腺炎的病理生理学可分为急性间质性水肿性胰腺炎和坏死性胰腺炎。
- 间质性水肿性胰腺炎：整个胰腺在增强 CT 或 MRI 图像上都可见强化。在轻度、自限性胰腺炎病例中，胰腺在影像上可表现正常。在更严重的病例中，胰腺可能是局灶性或弥漫性水肿伴胰腺周围炎症或积液（图 12.1）。
- 坏死性胰腺炎：这个术语适用于胰腺实质或胰腺周围组织有局灶性或弥漫性不强化灶，或最常见的是两者都有（图 12.2 至图 12.4）。由于胰腺实质坏死灶在症状出现后 2~3 天更加清晰，因此在胰腺炎急性发作后 48~72 小时进行增强 CT 可能会提供更可靠的信息。
- 2012 年修订的亚特兰大分类法对急性胰腺炎中不同类型的积液和并发症的术语进行了标准化。积液分类的最重要的因素是：①时间过程（从症状开始 ≤4 周或 >4 周）；②是否有坏死。
  - 急性胰周积液：见于急性间质性水肿性胰腺炎腹痛出现后 4 周内。影像显示为胰周均匀的、低密度液体的积聚，或小网膜囊、肾旁前间隙、横肠系膜或肠系膜根部积液。
  - 假性囊肿：4 周后，如果急性胰周积液没有吸收，则归类为假性囊肿（图 12.5）。
  - 急性坏死物积聚：发生于坏死性胰腺炎症状出现 4 周内，影像上显示为边界模糊的、不均匀密度的积液，代表液化坏死物；以液体为主的积聚物，即使包

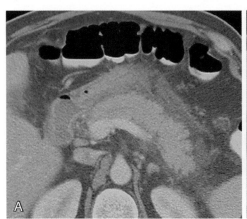
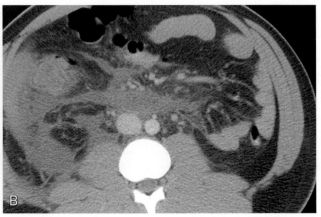

图 12.1　急性间质性水肿性胰腺炎。(A)轴位增强 CT 图像显示胰腺弥漫性增大和胰腺周围脂肪间隙炎性浸润。(B)另一位轻度胰腺炎患者的轴位 CT 图像显示胰腺下方急性液体积聚。值得注意的是，与假性囊肿不同，急性积液没有清晰的壁。(From Sahani DV, Samir AE. Abdominal Imaging, ed 2. Philadelphia：Elsevier；2017.)

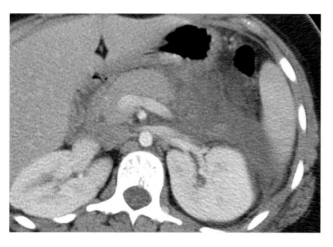

图 12.2　急性坏死性胰腺炎。轴位增强 CT 显示胰腺体部远端及尾部无强化，提示坏死。注意胰头和近端胰体正常强化。(From Sahani DV,Samir AE. Abdominal Imaging,ed 2.Philadelphia:Elsevier;2017.)

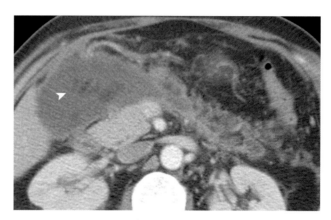

图 12.3　急性胰腺炎伴胰周脂肪坏死。胰腺周围的积液内可见脂肪岛(三角箭头所示)，提示脂肪坏死。(From Sahani DV,Samir AE. Abdominal Imaging,ed 2. Philadelphia:Elsevier;2017.)

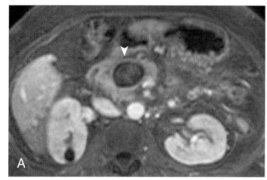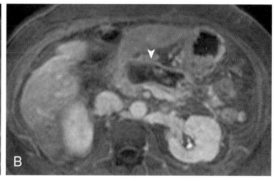

图 12.4　(A,B)钆增强 T1W 梯度回声图像显示胰腺头部和体部无增强区(三角箭头所示)，提示存在坏死。增强 MRI 在显示胰腺坏死方面与 CT 相当。(From Sahani DV,Samir AE. Abdominal Imaging,ed 2. Philadelphia:Elsevier;2017.)

含一小块脂肪或软组织,也应被归类为急性坏死物积聚。

● 包裹性坏死:症状出现 4 周后,急性坏死积聚称为包裹性坏死。胰腺脓肿这个术语已经不再使用了。

■ 急性胰腺炎的并发症

● 胰酶的蛋白水解作用可导致血管并发症。假性动脉瘤或出血最常发生于脾动脉,其次是胰-十二指肠动脉和胃-十二指肠动脉(图 12.6)。如果囊性胰腺肿块显示短暂的血管强化,应怀疑为假性动脉瘤。除了动脉并发症,门静脉-肠系膜循环内还可以发生静脉血栓。最常见的是脾静脉,然后是门静脉和肠系膜上静脉(图 12.7)。

● 胰腺炎的炎症可蔓延至脾脏,导致脾内假性囊肿或脓肿。如果脾静脉受压,可发生脾梗死。脾内小

血管的侵袭可引起实质出血或包膜下血肿。

● 炎症可延伸至肾周间隙,导致肾周积液和假性囊肿。肾血管周围广泛的炎症可引起肾静脉受压、血栓或压迫肾动脉,引起肾实质不对称强化。

● 炎症过程也可引起大肠的炎症或受侵,导致瘘管或狭窄(图 12.8)。

● 胰管离断综合征:见于胰管不连续。最常见的情况是,胰尾部胰管与其余胰管不连续。断开的部分继续排出胰酶,导致胰腺坏死和液体聚集。

CT

■ 可用于评估急性胰腺炎及其并发症的严重程度。

■ CT 是唯一用于胰腺炎严重程度和临床预后持

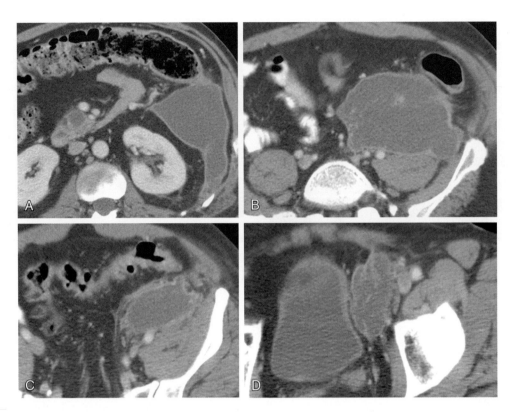

图 12.5　胰腺假性囊肿。（A、B、C、D）轴位 CT 增强图像显示一个巨大的假性囊肿，从左肾旁间隙向下延伸至盆腔和左腹股沟。（From Sahani DV，Samir AE. Abdominal Imaging，ed 2. Philadelphia：Elsevier；2017.）

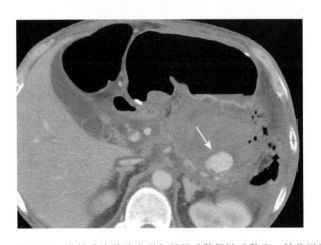

图 12.6　急性重症胰腺炎引起的脾动脉假性动脉瘤。轴位增强 CT 图像显示胰腺走行区一强化结构（箭头所示），与主动脉强化一致，提示假性动脉瘤。（From Sahani DV, Samir AE. Abdominal Imaging, ed 2. Philadelphia: Elsevier; 2017）

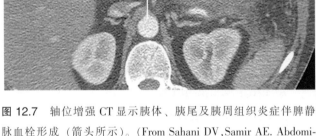

图 12.7　轴位增强 CT 显示胰体、胰尾及胰周组织炎症伴脾静脉血栓形成（箭头所示）。（From Sahani DV，Samir AE. Abdominal Imaging，ed 2. Philadelphia；Elsevier；2017.）

续预测的成像方式。CT 严重程度指数基于胰腺的影像学表现，胰腺周围积液的数量，以及胰腺坏死的存在和体积。

- CT 在发现胆道结石方面只是中等敏感。如果

CT 显示胆管扩张但无阳性结石，则可能存在阴性结石，应行超声检查。

- 如果临床和生化（淀粉酶和脂肪酶升高）表现都提示急性胰腺炎，在出现症状最初的 48~72 小时可以

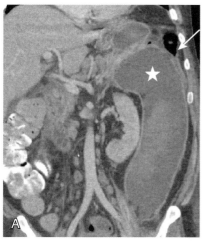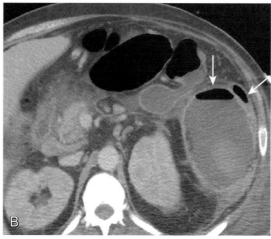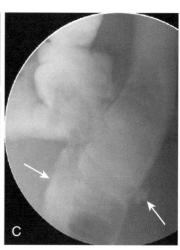

图 12.8　(A)重症胰腺炎患者的冠状位 CT 图像显示左肾旁间隙有一个大的假性囊肿(星号所示),与结肠(箭头所示)关系密切。(B) 10 天后同一患者的轴位 CT 图像显示假性囊肿内新增气体(箭头所示),提示感染或肠瘘。(C)次日进行的水溶性造影剂灌肠显示造影剂从降结肠渗漏入假性囊肿(箭头所示),提示假性囊肿已侵袭大肠。(From Sahani DV,Samir AE. Abdominal Imaging,ed 2. Philadelphia:Elsevier;2017.)

不行 CT 检查;然而,当患者出现全身炎性反应综合征、持续白细胞增多、发热或多系统器官衰竭,则应在症状出现后 7~10 天进行影像学检查,以评估胰周积液并准备抽吸。

MRI

■ 在评估胰腺坏死和并发症方面可与 CT 相媲美。在静脉造影剂禁忌证的情况下,T2W 图像高信号提示坏死。

■ T2W 图像可准确描述胰腺周围水肿、积液、假性囊肿和出血。此外,MRI 更容易在胰周积液中区分坏死碎片并指导抽吸。

■ MRI 不适用于危重患者,图像采集时间也较长。在紧急情况下,MRI 设备的可使用性有限。

■ MRCP 可显示并评估整个胰管的形态。胆道树水成像应仔细评估是否有充盈缺损,这些缺损可能代表结石(图 12.9)。

慢性胰腺炎

■ 定义为以进行性和不可逆的结构变化导致内分泌和外分泌功能永久受损为特征的长期炎性疾病。

■ 慢性酗酒是慢性胰腺炎的最常见原因(70%)。其他不常见原因包括高脂血症、甲状旁腺功能亢进、囊性纤维化、外伤、胆石症、胰腺破裂和遗传性胰腺炎。

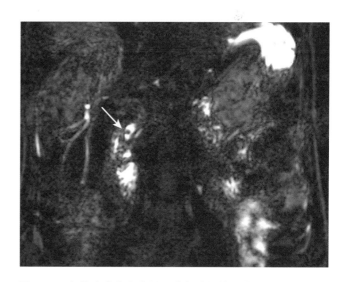

图 12.9　急性胰腺炎患者的磁共振胰胆管成像(MRCP)示胆总管内一结石导致的充盈缺损(箭头所示)。(From Sahani DV, Samir AE. Abdominal Imaging,ed 2. Philadelphia: Elsevier;2017.)

■ 慢性胰腺炎的影像学特征包括实质粗大钙化、导管内钙化、主胰管扩张、分支胰管扩张和实质萎缩。

■ 慢性胰腺炎是胰腺癌的独立危险因素。

CT

■ 粗大钙化是慢性胰腺炎的一个特征,在 CT 上比较容易发现。实质钙化的程度可能与症状的严重程度相关。

■ 粗钙化(>3mm)应与点状钙化灶(1~3mm)相鉴别,因为后者并不总是意味着慢性胰腺炎,而是胰腺的"磨损"。

■ 然而,大量的(>50 个)点状钙化高度提示慢性胰腺炎。

MRI

■ MRI 或 MRCP 对检测慢性胰腺炎的早期变化更敏感,包括轻微的腺体萎缩或导管扩张和形态不规则。外分泌和(或)内分泌功能不全的患者胰腺体积减小。

■ 慢性纤维化和炎症导致脂肪抑制 T1W 的胰腺实质信号减低。胰腺 T1 信号强度应与脾脏、肝脏和椎旁肌肉进行比较。

■ 慢性纤维化时,胰腺在动脉早期呈不均匀强化,在延迟图像上呈进行性强化。正常胰腺在动脉期应表现为均匀强化,在延迟图像上表现为缓慢的进行性强化减退。

■ MRCP 可以很好地显示整个胰管。胰头部胰管直径>3mm,在体部或尾部胰管直径>2mm 被认为是扩张。

■ 侧支扩张的数量也应该被记录下来。侧支胰管扩张是慢性胰腺炎内镜逆行胰胆管成像术的标志性发现。然而,MRCP 通常不能识别扩张的侧支胰管。

■ 胰管狭窄可由病理性的梗阻或导管内结石引起。

■ 胰管不规则提示存在胰管周围纤维化,这是慢性胰腺炎的组织病理学特征。

自身免疫性胰腺炎

■ 免疫球蛋白 IgG4 相关硬化性疾病谱中可有胰腺受累。

■ 与自身免疫性胰腺炎相关的自身免疫性疾病:原发性硬化性胆管炎、原发性胆汁性肝硬化、糖尿病、特发性血小板减少性紫癜、炎性肠病、干燥综合征和系统性红斑狼疮。

■ 可表现为胰腺局灶性、多灶性或弥漫性(最常见)团块样肿大。当表现为胰腺肿块时,可与胰腺腺癌或淋巴瘤(假瘤)混淆。胰腺外疾病的评估有助于自身免疫性胰腺炎与胰腺腺癌的鉴别。胰腺外疾病包括肾脏病变、腹膜后纤维化、硬化性胆管炎、眼眶炎性假瘤、肠道炎症和淋巴结增大(图 12.10)。

■ 自身免疫性胰腺炎的早期诊断可以从根本上改变患者的治疗,因为自身免疫性胰腺炎通常对类固醇激素治疗有效。

CT

■ 典型表现为弥漫性肿胀的无特征的"腊肠样"胰腺。对于局灶性病变,受累实质在 CT 上呈低密度。

■ 胰腺周围光滑的、边界清楚的低密度晕环代表液体、蜂窝织炎和(或)纤维组织(见图 12.10)。晕环可表现为延迟期强化。延迟性实质增强也是由纤维化引起的。

■ 慢性胰腺炎症可导致长段或多灶性胰管狭窄,而不伴有上游扩张。

MRI

■ 受累胰腺由于纤维化和炎症,T1WI 呈低信号,T2WI 呈高信号(图 12.11)。

■ 动态增强可以实质延迟强化。

■ 典型的胰周晕环在 T1WI 和 T2WI 呈低信号。增强序列可显示晕环呈延迟的包膜样强化。

■ 胆总管的胰腺部分可见强化。

■ 长段或多灶性胰管狭窄,无上游胰管扩张。

■ 在严重的慢性胰腺炎病例中,使用促胰液素后主胰管的显示常无明显改善。

沟槽性胰腺炎

■ 一种罕见的累及胰十二指肠沟槽的慢性胰腺炎。病因尚不清楚,但推测可能是与小乳头或副胰管功能性梗阻有关。

■ 最常见于中年男性,与慢性酗酒密切相关。

■ CT 和 MRI 显示在胰头和十二指肠之间的区域炎性渗出和脂肪浸润。动态增强可显示胰腺沟槽区域因纤维化而呈进行性延迟强化。

■ 鉴别诊断:胰腺癌、十二指肠腺癌、壶腹部癌、十二指肠的胃肠间质瘤或类癌、十二指肠炎、常规急性胰腺炎伴胰十二指肠沟槽炎症。

结构化报告要点

急性胰腺炎

■ 参考 2012 年修订的亚特兰大分类法。

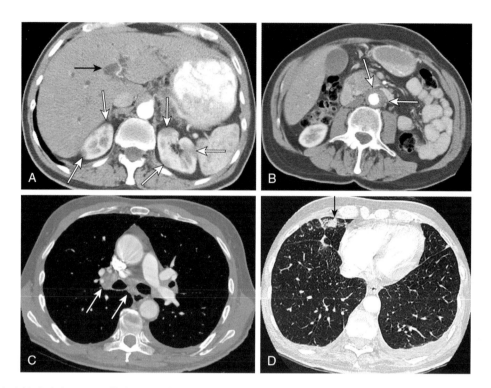

图 12.10 自身免疫性胰腺炎(AIP)。轴位 CT 图像显示同一患者 AIP 的胰腺外表现,(A)肾皮质多发、无强化的楔形和结节性病变(白色箭头所示)。可见由于胰头肿胀累及胆总管远端引起的肝内胆管树扩张(黑色箭头所示)。(B)可见环绕主动脉的腹膜后套环(箭头所示)。(C)纵隔及肺门多发淋巴结(箭头所示)。(D)可见肺实质病变(黑色箭头所示)。(From Sahani DV,Samir AE.Abdominal Imaging,ed 2.hiladelphia:Elsevier;2017.)

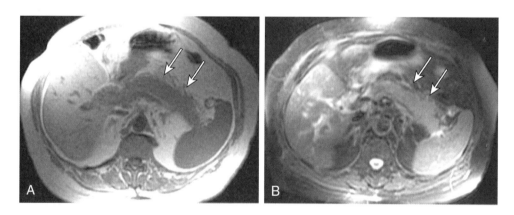

图 12.11 自身免疫性胰腺炎。(A)轴位 T1W 序列显示胰体尾肿胀,呈低信号。胰周脂肪中也可见少量条索影(箭头所示)。(B)轴位 T2 加权脂肪抑制 MR 序列显示胰腺轻度高信号伴少量胰周条索影(箭头所示)。(From Sahani DV,Samir AE. Abdominal Imaging,ed 2. Philadelphia:Elsevier;2017.)

■ 关注胰腺实质强化和有无胰腺坏死。如有坏死,记录坏死的位置 (实质坏死、胰腺周围坏死或两者都有)并估算坏死的体积(小于或大于胰腺体积的 30%)。

■ 如果有胰腺内或胰腺周围的积聚物,请描述解剖位置(小网膜囊、肾旁前间隙、横结肠系膜等)和积聚物的成分(单纯液体还是有坏死成分)。依据症状的出现时间(从症状开始的 4 周内或大于 4 周),以及是否有坏死,对积液进行正确的分类。

■ 关注是否存在血管并发症,包括假性动脉瘤、出血或静脉血栓形成。

慢性胰腺炎

■ 参考慢性胰腺炎、糖尿病和胰腺癌研究联盟于 2019 年发布标准化报告。

　　■ 胰腺钙化:记录导管内及实质钙化的数量及位置。

　　■ 胰腺厚度:在椎体左缘水平测量的胰腺体部厚度。

　　■ 胰管:测量胰管最大径;记录胰管是否有狭窄,以及狭窄的位置;胰管轮廓的主观评价(平滑,轻度不规则,或中度至明显不规则);记录扩张侧支胰管的数量;如果行促胰液素增强 MRCP 检查,判断主胰管是否在给药后扩张。

（丁辉　任莹　译）

推荐阅读

1. Tirkes T, Shah ZK, Takahashi N, et al. Reporting standards for chronic pancreatitis by using CT, MRI, and MR cholangiopancreatography: the Consortium for the Study of Chronic Pancreatitis, Diabetes, and Pancreatic Cancer. *Radiology*. 2018;290(1):207-215.
2. Foster BR, Jensen KK, Bakis G, et al. Revised Atlanta classification for acute pancreatitis: a pictorial essay. *RadioGraphics*. 2016;36:675-687.
3. Mortele KJ, Rocha TC, Streeter JL, et al. Multimodality imaging of pancreatic and biliary congenital anomalies. *RadioGraphics*. 2006;26:715-731.
4. Vlachou PA, Khalili K, Fang HJ, et al. IgG4-related sclerosing disease: autoimmune pancreatitis and extrapancreatic manifestations. *RadioGraphics*. 2011;31:1379-1402.
5. Zhao K, Adam SZ, Keswani RN et al. Acute pancreatitis: revised Atlanta classification and the role of cross-sectional imaging. *AJR*. 2015;205:32-41.
6. Kawamoto S, Siegelman SS, Hruban RH, et al. Lymphoplasmacytic sclerosing pancreatitis (autoimmune pancreatitis): evaluation with multidetector CT. *RadioGraphics*. 2008;(28):157-170.

第 **13** 章 胰腺实性肿块

Jehan I. Shah, Miguel Gosalbez

解剖学、胚胎学、病理生理学

- 腺癌：多个抗癌基因的失活，以及脱氧核糖核酸错配修复（BRCA2）的问题。吸烟、高肉类饮食和溶剂暴露是危险因素。
- 神经内分泌肿瘤：多条染色体丢失。与 Von-Hippel Lindau 综合征和多发性内分泌肿瘤相关。
- 胰腺淋巴瘤：通常是非霍奇金淋巴瘤。
- 腺泡细胞癌：结肠腺瘤性息肉病 β-链蛋白基因突变和 11 号染色体丢失。

检查技术

CT

- 动态增强 CT 图像可以发现病变并显示病变的强化特点。
- 胰腺腺癌在胰腺期呈低密度，而神经内分泌肿瘤呈高密度。
- 静脉期图像可以评估血管侵犯和转移，包括区域淋巴结、肝和大网膜转移。
- 在大多数机构中被用作胰腺癌分期的主要成像工具。

MRI

- 解决问题的工具。
- 有利于发现小肿瘤和转移瘤。
- 在一些机构中被用作局部分期的主要成像工具。
- MR 血管造影可用于评估血管受累情况。
- MRCP 可用于观察肿瘤对胆道树的影响。
- 促胰液素增强的 MRCP 可以改善对导管狭窄的评估，并有助于区分良恶性狭窄。

超声

- 依赖于操作者，受患者的肠道气体和体型影响。
- 超声内镜检查通常由胃肠病专科医生进行操作。可提供高分辨率胰腺图像，并可对病变活检（细针穿刺）。

核医学

- PET/CT
  - 正常的胰腺不应该有明显的氟脱氧葡萄糖（FDG）摄取。
  - 局灶性摄取是异常表现，可能提示原发性恶性肿瘤。

疾病特征

胰腺腺癌

- 占恶性胰腺肿瘤的 90%。
  - 为西方国家患者的第五大死因。
  - 5 年生存率为 4%。
  - 男性多于女性，好发于 70~80 岁。
  - 表现：无痛性黄疸（75%），新发糖尿病（10%），腹部隐痛，体重减轻。
  - 胰头部更为常见（2/3）（图 13.1 至图 13.3），预后要好于其他位置。出现症状时体积较小，平均直径约为 3cm。
  - 体部肿瘤（5%~15%）或尾部肿瘤（10%~15%）可能表现为背部疼痛，预后较差。出现症状时体积较大，平均直径约为 5cm（图 13.4）。
  - 可能是局灶性肿块，也可能是浸润性病变。
  - 由于坏死或导管梗阻，可能会发生囊变。
  - 引起广泛的纤维增生反应可导致主胰腺导管（MPD）阻塞（图 13.5），胰腺炎和（或）实质萎缩。

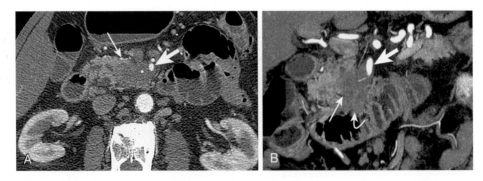

图 13.1　在轴位(A)和冠状位(B)多排 CT 图像上,起源于胰腺钩突的局部侵袭性胰腺癌表现为低密度肿块(细箭头所示),包绕肠系膜上动脉(粗箭头所示)超过 180°,侵入十二指肠(B,弯箭头所示),使肿瘤无法手术切除。(From Sahani DV,Samir AE. Abdominal Imaging,ed 2. Philadelphia:Elsevier;2017.)

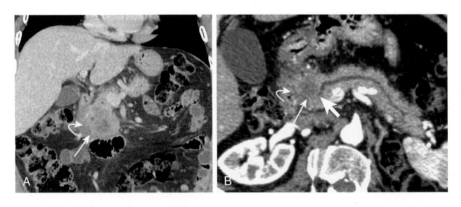

图 13.2　冠状位(A)和曲面重建(B)多排 CT 图像显示胰腺腺癌。可见一个弱强化肿块(细箭头所示)阻塞主胰管(粗箭头所示),并浸润十二指肠(弯箭头所示)。(From Sahani DV,Samir AE. Abdominal Imaging,ed 2. Philadelphia:Elsevier;2017.)

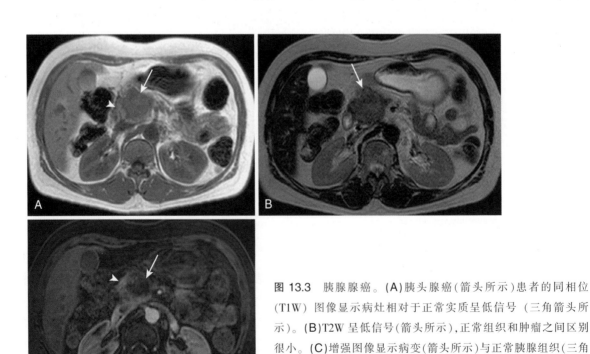

图 13.3　胰腺腺癌。(A)胰头腺癌(箭头所示)患者的同相位(T1W)图像显示病灶相对于正常实质呈低信号(三角箭头所示)。(B)T2W 呈低信号(箭头所示),正常组织和肿瘤之间区别很小。(C)增强图像显示病变(箭头所示)与正常胰腺组织(三角箭头所示)之间的组织对比度最显著。(From Roth C,Deshmukh S. Fundamentals of Body MRI,ed 2. Philadelphia:Elsevier;2016.)

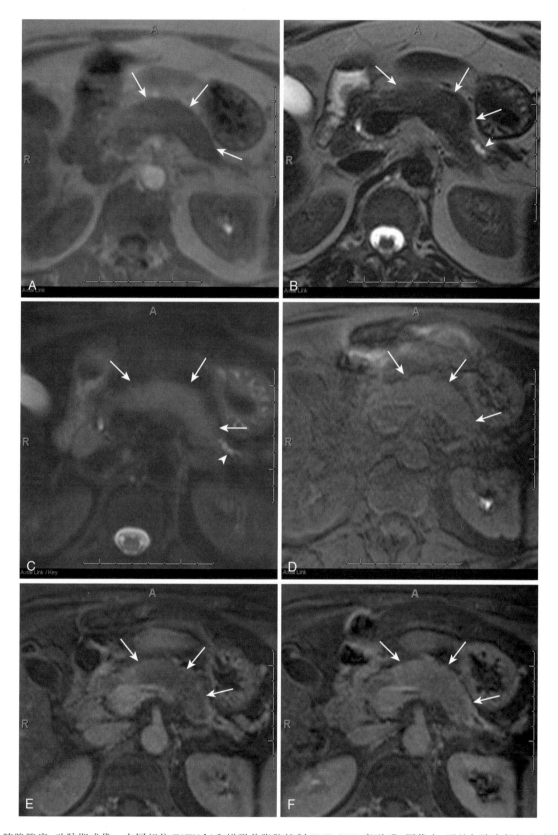

图 13.4　胰腺腺癌–动脉期成像。在同相位 T1W(A)和增强前脂肪抑制 T1W GRE 序列(D)图像中,可见与胰头部相比,浸润性肿块使胰腺体部增大(箭头所示)。该肿块在 T2W(B)图像中信号强度轻度增高,在脂肪抑制 T2W(C)图像中更明显。此外,在 T2W(B)和脂肪抑制 T2W(C)图像中可以看到远端腺实质萎缩和导管扩张(三角箭头所示)。该肿块与正常胰腺相比呈弱强化,在早期动脉期脂肪抑制 T1W GRE 序列(E)成像中最为明显,而在延迟期脂肪抑制 T1W GRE 序列(F)成像中因其内促结缔组织成分而表现为逐渐增强。(From Roth C,Deshmukh S. Fundamentals of Body MRI,ed 2. Philadelphia:Elsevier;2016.)

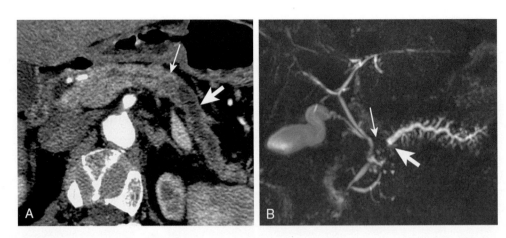

图 13.5　2 例不同胰腺癌患者的多排 CT 胰腺成像(A)和三维 MRCP(B),显示一个很小的、几乎不可见的病变(细箭头所示)导致主胰管突然狭窄和上游扩张(粗箭头所示)。MRCP 图像能更好地评估主胰管扩张的情况。(From Sahani DV,Samir AE. Abdominal Imaging,ed 2. Philadelphia:Elsevier;2017.)

- 播散方式:局部转移(图 13.6),腹膜后转移,腹膜淋巴结转移(图 13.7)和肝脏转移。
- 肿块在胰腺期显示更明显。与周围实质相比表现为低密度,但 10%的病例可能表现为等密度。
- 间接征象:导管扩张(图 13.8),实质萎缩,双管征(胆总管和主胰管扩张)(图 13.9)。
- 门静脉期对评估转移以及肿瘤与血管的关系很重要。
- CT 血管包绕评估是手术切除的重要预后因素。
  - ➢ 小于 90°,侵犯<3%;90°~180°,侵犯 29%~57%;180°以上,侵犯>80%。
- T1 低信号,T2 信号多变 (通常为低信号),增强程度低于实质,但表现为渐进性增强。
- MRCP 可显示导管异常,包括狭窄、双管征

等。促胰液素增强 MRCP 比 MRCP 显示效果更好。
- 超声检查显示胰腺肿块呈低回声。
- 超声内镜对诊断十二指肠浸润和淋巴结分期最准确(图 13.10)。

正电子发射计算机断层扫描(PET)

- 正常胰腺无明显摄取。FDG 摄取的增加需要引起关注(图 13.11)。
- 与胰腺癌表现相似的影像学变异:十二指肠塌陷,小肠憩室。

鉴别诊断

- 酒精性肿块型胰腺炎(MFP):病变与周围的实质融合。MPD 梗阻并不常见。侧支通常扩张。如果 MPD

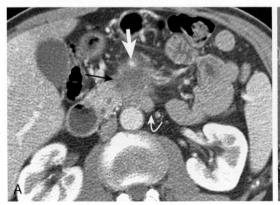
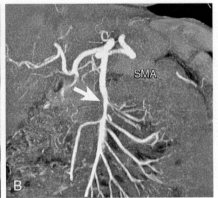

图 13.6　轴位(A)和冠状位最大密度投影(B)多排 CT 显示进展期腺癌(细箭头所示)浸润肠系膜上动脉(SMA,粗箭头所示),表现为"泪滴"征。并见淋巴结转移(弯箭头所示)。(From Sahani DV,Samir AE. Abdominal Imaging,ed 2. Philadelphia:Elsevier;2017.)

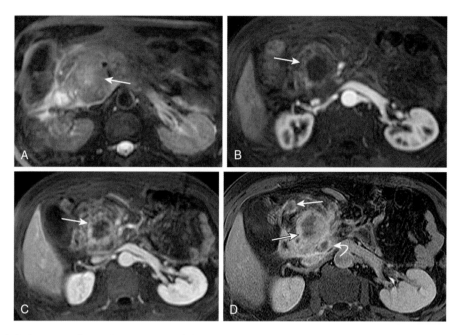

图 13.7　进展期胰腺癌在 T2W 图像(A)表现为不均匀高信号浸润性病变(细箭头所示),在 T1W 增强扫描胰腺实质期(B)、门静脉期(C)和延迟期(D)图像中随着时间的推移表现为不均匀、渐进性弱强化灶。同时可见腹膜转移(长细箭头所示,D)及坏死的转移淋巴结(弯箭头所示,D)。(From Sahani DV,Samir AE. Abdominal Imaging,ed 2. Philadelphia:Elsevier;2017.)

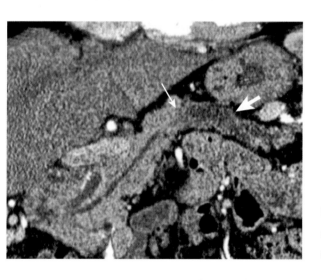

图 13.8　多排 CT 胰腺成像显示小肿瘤(细箭头所示)导致主胰管阻塞,上游胰管扩张(粗箭头所示)。(From Sahani DV,Samir AE. Abdominal Imaging,ed 2. Philadelphia:Elsevier;2017.)

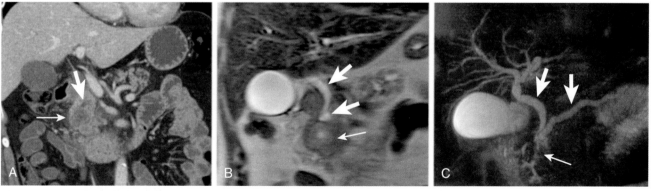

图 13.9　浸润性胰腺腺癌(细箭头所示)导致主胰管和胆总管梗阻及上游扩张(粗箭头所示),冠状位多排 CT(A)、冠状位稳态快速自旋回波 T2W MRI 图像(B)及三维 MRCP(C)显示"双管"征。(From Sahani DV,Samir AE. Abdominal Imaging,ed 2. Philadelphia:Elsevier;2017.)

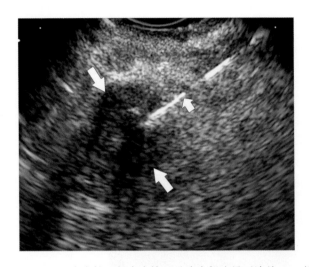

图 13.10　65 岁女性，超声内镜显示胰头部边界不清约 2cm 的低回声肿块（箭头所示），经活检证实为导管腺癌（小箭头所示）。(From Boland GW. Gastrointestinal Imaging：The Requisites，ed 4. Philadelphia：Saunders；2014.)

穿过肿块而没有狭窄，那么肿块很有可能是 MFP。

■ 自身免疫性肿块型 MFP：肿块的边界更清晰。MPD 阻塞不常见，侧支可能扩张。如果 MPD 穿过肿块而没有狭窄，那么肿块很有可能是 MFP（图 13.12）。

■ 其他恶性肿瘤：淋巴瘤、内分泌肿瘤等。

治疗

■ 化疗。
■ 化疗和放疗。
■ 手术切除的 5 年生存率为 20%。
■ 只有 20% 的病例适合进行外科手术。

神经内分泌肿瘤（表 13.1）

■ 占胰腺肿瘤的 1%~2%。
■ 无性别差异，平均年龄 58 岁。

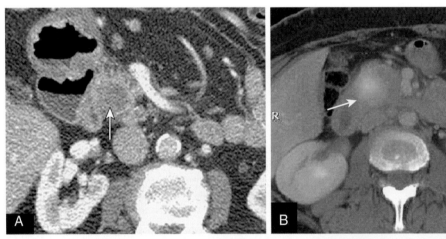
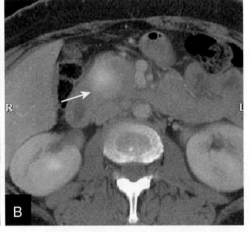

图 13.11　多排 CT（MDCT）轴位图像（A）、PET 和 MDCT 融合图像（B）显示胰腺腺癌（箭头所示）摄取氟脱氧葡萄糖（FDG）活跃，与正常胰腺实质对比明显。(From Sahani DV，Samir AE. Abdominal Imaging，ed 2. Philadelphia：Elsevier；2017.)

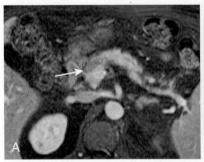
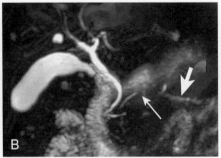
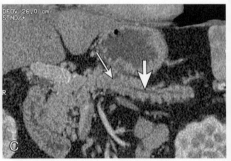

图 13.12　T1W 增强扫描胰腺期轴位图像（A）、三维 MRCP（B）和多排 CT 胰腺成像（C）显示，自身免疫性肿块型慢性胰腺炎表现为长段的主胰管较光滑的狭窄，不伴有肿块内胰管的梗阻（细箭头所示）及上游主胰管扩张（粗箭头所示）。(From Sahani DV，Samir AE. Abdominal Imaging，ed 2. Philadelphia：Elsevier；2017.)

表 13.1　功能性胰腺内分泌肿瘤

	胰岛素瘤	胰高血糖素瘤	生长抑素瘤	胃泌素瘤[a]	血管内皮瘤
综合征	胰岛素瘤综合征(低血糖)	胰高血糖素瘤综合征(糖尿病、皮疹、口炎、体重减轻)	生长抑素瘤综合征(胃酸过少、糖尿病、胆石症)	佐林格-埃利森综合征(腹泻、消化性溃疡)	血管活性肠肽瘤综合征(胃酸缺乏、水样腹泻、低钾血症)
位置	尾部(40%)、头部(30%)、体部(30%)	尾部(52%)、头部(26%)、体部(22%)	头部(63%)、尾部(27%)、体部(10%)	头部(55%)、尾部(27%)、体部(18%)	尾部(47%)、头部(23%)、体部(19%)
直径	<2cm	7~8cm	5~6cm	2~4cm	4~5cm
恶性风险	低	高	高	高	高
结构[b]	均匀,实性	不均匀,较大病变伴囊变	不均匀,较大病变伴囊变	均匀,实性	不均匀,较大病变伴囊变
钙化	少见	常见	常见	/	常见
增强	均匀>不均匀	不均匀	不均匀	环状>均匀	不均匀
其他特点	低血糖,血清胰岛素及胰岛素原升高	空腹血清胰高血糖素升高	生长抑素	血清胃泌素>1000pg/mL 促胰液素刺激试验	血清 VIP>60pg/mL 组氨酸/蛋氨酸血清肽增高

VIP,血管活性肠肽。

[a] 胃泌素瘤常发生在胰腺外的"胃泌素瘤三角",以肝门为上界,十二指肠Ⅱ和Ⅲ部分连接处为下界,胰腺颈体交界部为内缘。胃壁增厚常多发。

[b] 病变越大,结构越不均匀,可伴囊变。

■ 多个亚型。可根据是否分泌激素分为功能类和非功能类。

■ 大多数是功能性的,>50%。功能性肿瘤比非功能性肿瘤要小。

■ 功能性神经内分泌肿瘤(NET)多发生在头部和尾部,无功能性好发于尾部(图 13.13)。

■ 在极少数病例中可能有血管侵犯。

CT

■ 与胰腺实质呈等密度,肿块直径<5cm 时,显著均匀强化(图 13.14);肿块直径>5cm 时,由于中央坏死强化不均匀,无 MPD 狭窄/梗阻。

■ 恶性特征:中央坏死、钙化、腹膜后浸润、淋巴结和肝转移。

MRI

■ 由于出血和坏死,T1 呈低信号,T2 呈高信号。T1增强可见均匀或不均匀强化,取决于肿块大小(图13.15)。

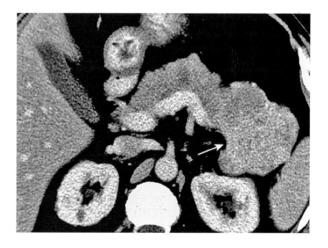

图 13.13　轴位多层 CT 图像显示非功能性胰腺神经内分泌肿瘤,表现为胰尾部一较大的明显不均匀强化肿块(箭头所示)。(From Sahani DV,Samir AE. Abdominal Imaging,ed 2. Philadelphia:Elsevier;2017.)

核医学

■ PET/CT:常应用于低分化 NET、恶性 NET 和转移灶的评估。

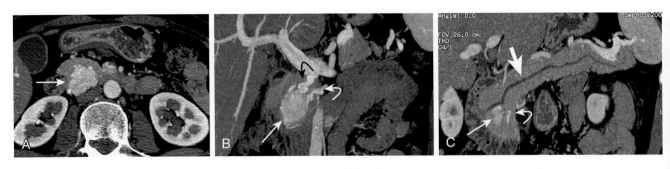

图 13.14　多层 CT 轴位(A)及重建图像(B,C)显示胰头部功能性神经内分泌肿瘤(VIPoma),表现为分叶状、边界清楚、明显强化肿块(细箭头所示),主胰管正常(粗箭头所示)。注意供血血管增生(弯曲箭头所示)。(From Sahani DV, Samir AE. Abdominal Imaging, ed 2. Philadelphia: Elsevier; 2017.)

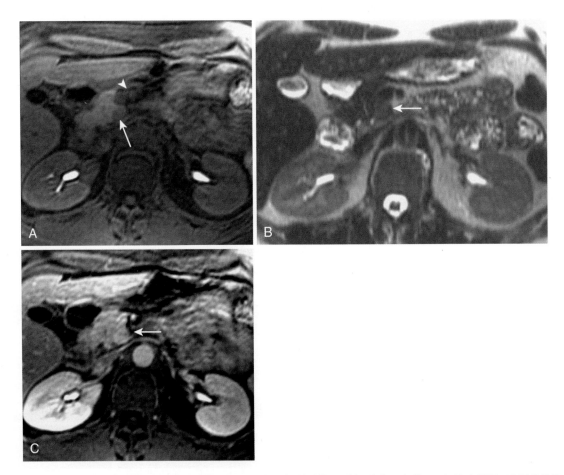

图 13.15　胰岛素瘤。(A)高胰岛素血症患者的增强前 T1W 脂肪抑制图像显示肠系膜上血管(三角箭头所示)后面的胰腺钩突部可见一个小的低信号病变(箭头所示)。T2W 图像(B)显示病变呈稍高信号(箭头所示)。增强后图像(C)显示典型的胰岛素富血供表现(箭头所示)。(From Roth C, Deshmukh S. Fundamentals of Body MRI, ed 2. Philadelphia: Elsevier; 2016.)

- [111]In-奥曲肽:更适合生长缓慢、分化更好的 NET。
- ^{68}Ga-DOTATATE 正在成为 NET 诊断和表征的检查方法。

治疗

- 化疗。
- 如果 NET 在奥曲肽扫描显示摄取活跃,则使用奥曲肽进行姑息治疗。

- 单发 NET 可进行手术切除。

胰腺内转移

- 约占胰腺肿瘤的 2%。
- 平均年龄为 60 岁。
- 常见的原发灶:肺>乳腺>黑色素瘤(图 13.16)>胃>结直肠、肾脏、卵巢。
- 常见于其他广泛转移已经发生的情况下。
- 可以是单个的或多个的。
- 增强模式可与原发性肿瘤相似。
- 肾肿瘤转移:明显强化,可近似于 NET(图 13.17)。
- 结直肠肿瘤转移:低强化,可与腺癌相似。
- 通常 MPD 正常。
- 化疗是主要治疗手段。

原发性胰腺淋巴瘤

- 占胰腺肿瘤的 0.5%。
- 非霍奇金病比霍奇金病更多见。
- 男性>女性(7:1)。
- 常见于胰头。
- 肿块密度较均匀,呈低强化(图 13.18)。

CT

- 可表现为肿块型:均匀弥漫性增大,相对于实质呈低密度、低强化。MPD 不受影响。
- 可表现为浸润型,MPD 也不受影响。

MRI

- T1 低信号,T2 低信号到等信号,强化不明显。

PET

- 摄取活跃。

治疗

- 化疗和(或)放疗。

腺泡细胞癌

- 占成人胰腺肿瘤的 1%,占儿童胰腺肿瘤的 15%。
- 女性发病高峰年龄为 70~80 岁。
- 症状包括肿块占位效应、局部浸润及由于脂肪

酶升高导致皮下脂肪坏死和多发性关节炎。

- 常发生于钩突及胰头部。大多数是外生型的。
- 可侵犯血管。

CT

- 多为单发、实性肿块,体积较大(平均 7cm),坏死及中央和(或)周围钙化多见,MPD 正常(图 13.19)。

MRI

- 通常没有瘤内出血。
  - 即使是较大病灶, 如果没有转移也可选择手术治疗。
  - 5 年生存率约为 6%。

肿瘤分期/分类

肿瘤

- Tx:未见原发性肿瘤。
- Tis:原位癌。
- T1:肿瘤直径≤2cm,局限于胰腺。
- T2:肿瘤直径>2cm,局限于胰腺。
- T3:肿瘤超出胰腺外,不侵及腹腔干或肠系膜上动脉(SMA)。
- T4:肿瘤侵及腹腔干或 SMA。

淋巴结

- Nx:区域淋巴结未评估。
- N0:无区域淋巴结。
- N1:区域淋巴结受累。

转移

- Mx:远处转移未评估。
- M0:无远处转移。
- M1:远处转移。

结构化报告要点

- 肿块的位置。
- 肿块描述。
  - 大小。

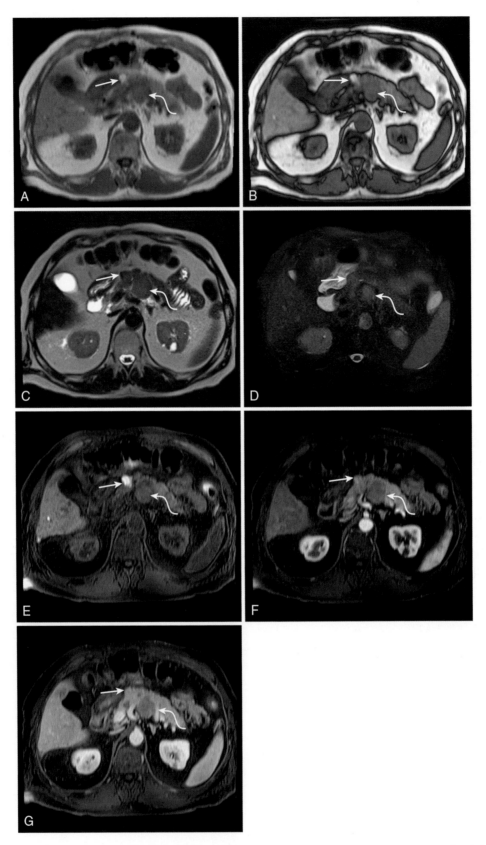

图 13.16 胰腺黑色素瘤转移。同相位(A)及反相位(B)T1W GRE 序列、T2W(C)、脂肪抑制 T2W(D)、增强前预扫描(E)、动脉期(F)和延迟期(G)脂肪抑制 T1W GRE 序列图像可见两个胰腺黑色素瘤转移灶。其中 1 枚转移瘤含有更多的黑色素(直箭头所示),与另一病变(弯箭头所示)相比 T1W 信号强度更高。在 T2W 图像中,2 枚转移瘤相对胰腺呈稍高信号(脂肪抑制更明显)。增强后转移灶强化表现不一。(From Roth C,Deshmukh S. Fundamentals of Body MRI,ed 2. Philadelphia:Elsevier;2016.)

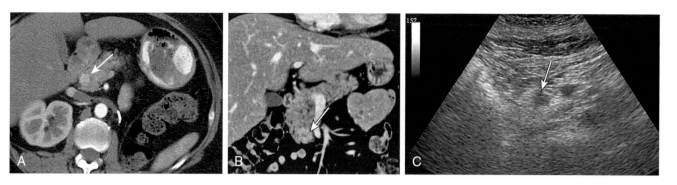

图 13.17　轴位(A)和冠状位(B)多层 CT 图像可见胰内转移,在 CT 上表现为胰头钩突部边界清楚的强化肿块(箭头所示),在超声(C)中为低回声病变。可见患者左肾窝空虚,局部见手术血管夹,曾因肾透明细胞癌行肾切除。(From Sahani DV,Samir AE. Abdominal Imaging,ed 2. Philadelphia:Elsevier;2017.)

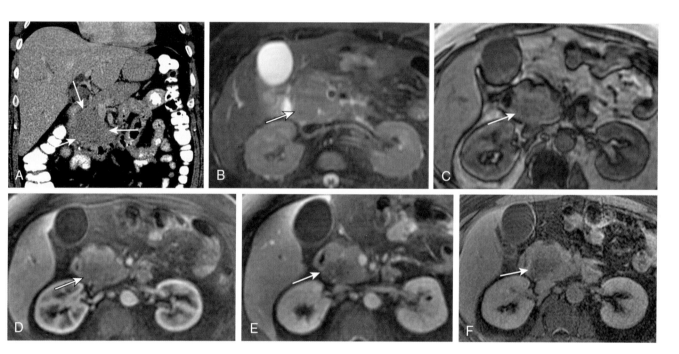

图 13.18　胰腺非霍奇金淋巴瘤的多层 CT 和 MRI 图像(箭头所示)。冠状位 MDCT(A)图像显示胰头部肿块,局部主胰管消失,肝内胆管扩张。在 T2W(B)和 T1W(C)图像上,肿块信号与胰腺实质相似,在钆增强的胰腺期(D)、门静脉期(E)和延迟期(F)图像上,肿块呈轻微强化。(From Sahani DV,Samir AE. Abdominal Imaging,ed 2. Philadelphia:Elsevier;2017.)

- 实性、囊性、混合性。
- 增强模式。
- 钙化。
  - 主胰管扩张。
  - 血管包绕:腹腔干、SMA、肠系膜上静脉、门静脉。
    - 潜在的血管侵犯。
    - 局部淋巴结增大。
    - 远处转移。
    - 其他已知的原发恶性肿瘤。

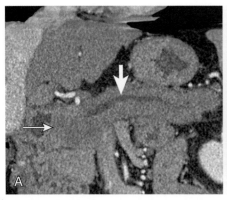
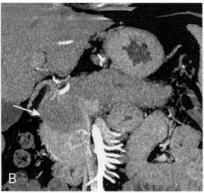
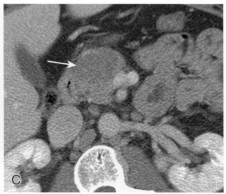

图 13.19　腺泡细胞癌。冠状位(A,B)和轴位(C)多层 CT 图像显示,在胰头部可见一边界清楚的低密度肿块(细箭头所示),伴轻度胰管扩张(粗箭头所示)。尽管肿块的位置及大小很关键,但轻度导管扩张和无实质萎缩可协助与胰腺腺癌相鉴别。(From Sahani DV, Samir AE. Abdominal Imaging, ed 2. Philadelphia: Elsevier; 2017.)

（于春瑶　任莹　译）

推荐阅读

1. Sahani DV, Shah ZK, Catalano OA, et al. Radiology of pancreatic adenocarcinoma: current status of imaging. *J Gastroenterol Hepatol*. 2008;23:23-33.
2. Fletcher JG, Wiersema MJ, Farrell MA, et al. Pancreatic malignancy: value of arterial, pancreatic, and hepatic phase imaging with multidetector row CT. *Radiology*. 2003;229:81-90.
3. Soriano A, Castells A, Ayuso C, et al. Preoperative staging and tumor resectability assessment of pancreatic cancer: prospective study comparing endoscopic ultrasonography, helical computed tomography, magnetic resonance imaging, and angiography. *Am J Gastroenterol*. 2004;99:492-501.
4. Mehmet Erturk S, Ichikawa T, Sou H, et al. Pancreatic adenocarcinoma: MDCT versus MRI in the detection and assessment of locoregional extension. *J Comput Assist Tomogr*. 2006;30:583-590.
5. Wakabayashi T, Kawaura Y, Satomura Y, et al. Clinical and imaging features of autoimmune pancreatitis with focal pancreatic swelling or mass formation: comparison with so-called tumor-forming pancreatitis and pancreatic carcinoma. *Am J Gastroenterol*. 2003;98:2679-2687.
6. Maxwell JE, Howe JR. Imaging in neuroendocrine tumors: an update for the clinician. *Int J Endocr Oncol*. 2015;2:159-168.

第 14 章

胰腺囊性病变

Jehan L. Shah

解剖学、胚胎学、病理生理学 (图 14.1)

- 浆液性囊腺瘤：von Hippel-Lindau(VHL)基因的失活。

- 黏液性囊性肿瘤(MCN)：发育过程中左侧原始性腺靠近背侧胰芽，卵巢间质可能融入发育中的胰芽，这被认为是 MCN 发生的原因之一。这一现象可以解释 MCN 好发于女性且多见在胰脏尾部及体部的原因。

- 导管内乳头状黏液性肿瘤 (IPMN)：IPMN 有不同的基因突变报道，包括抑癌基因的失活，如 TP53，和致癌基因的激活，如 KRAS。从增生到浸润性癌的发展过程可能涉及多个步骤。

- 实性假乳头状上皮肿瘤(SPEN)：β-链蛋白基因外显子 3 的突变几乎见于所有的 SPEN。

- 囊性胰腺神经内分泌肿瘤(NET)：有研究显示 NET 有许多染色体的丢失；其中一些与更具侵袭性的生物学行为有关。通常较大的病灶比较小的病灶具有更多的基因改变。

- 假性囊肿：胰腺炎引起胰管破裂后形成的胰腺分泌物的包裹。

检查技术

CT

- 高分辨率有助于囊性病变的发现和形态学特征显示，包括大小、钙化灶、分隔、中心瘢痕、壁的厚度和实性成分强化的评估(例如，壁结节)。

- 评估胰管扩张(图 14.2)、狭窄或是否与囊肿相通。

- 将患者分为手术组和非手术组。

- 对初诊不适合手术的患者进行随访。

- 用于术后评价和随访。

MRI/MRCP

- 由于优越的软组织分辨率，可以比 CT 更好地显示囊肿(图 14.3)。

- 用于胰管的评估，可以发现壁结节或分隔。

- 用于对辐射风险较高的患者的随访(例如，年龄<50 岁)。

- 用于碘造影剂禁忌证的患者(例如，肾衰竭患者)。

胰腺-囊性病变

囊肿　　假性囊肿　　浆液性囊腺瘤　　黏液性囊性肿瘤

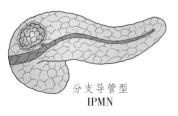 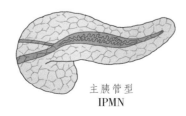

分支导管型　　　　　主胰管型
IPMN　　　　　　　　IPMN

图 14.1　胰腺囊性病变。IPMN，导管内乳头状黏液性肿瘤。(From Roth C,Deshmukh S. Fundamentals of Body MRI,ed 2. Philadelphia：Elsevier；2016.)

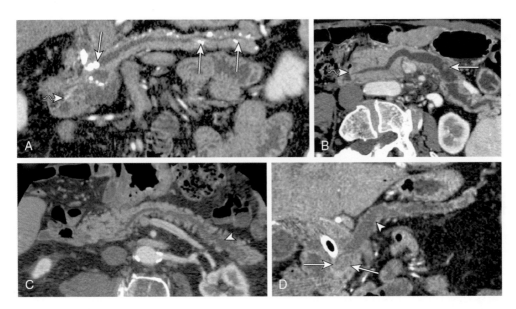

图 14.2 多平面重建 CT 图像显示胰管(PD)扩张的不同诊断。(A)在慢性胰腺炎的胰管扩张中,胰管扩张与胰腺实质萎缩相关,但是不成比例,可见胰管结石(箭头所示),不伴有十二指肠乳头的突起(波浪箭头所示)。在导管内乳头状黏液性肿瘤(IPMN)中,无论是弥漫性 IPMN(B)或节段性 IPMN(C)PD 扩张均表现为与胰腺实质萎缩成比例,无 PD 突然狭窄。而且在弥漫性 IPMN 中,可见膨大的乳头(波浪箭头,B)。(D)在胰腺癌中,PD 表现为导管直径的突然改变,伴局灶性狭窄(三角箭头所示)和引起阻塞的肿块影(箭头所示)。(From Sahani DV,Samir AE. Abdominal Imaging,ed 2. Philadelphia:Elsevier;2017.)

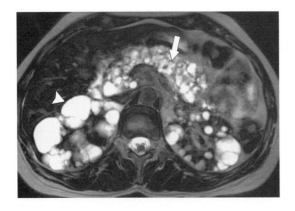

图 14.3 32 岁女性,von Hippel-Lindau 患者,轴位 T2W 图像。可见大量单纯胰腺囊肿(箭头所示)和肾囊肿(三角箭头所示)。(From Boland GW. Gastrointestinal Imaging:The Requisites,ed 4. Philadelphia:Saunders;2014.)

- 用于确定囊肿内不同阶段的出血情况。
- MRCP 图像可以明确病变与胰管是否相通,从而对大多数胰腺导管内乳头状黏液性肿瘤病例做出诊断(图 14.4)。

超声

- 对肥胖患者效果不佳,依赖于操作员技术,全面成像困难。

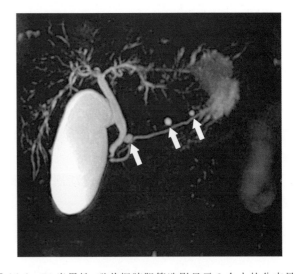

图 14.4 74 岁男性,磁共振胰胆管造影显示 3 个小的分支导管内乳头状黏液性肿瘤 (箭头所示)。(From Boland GW. Gastrointestinal Imaging:The Requisites,ed 4. Philadelphia:Saunders;2014.)

- 浆液性囊腺瘤由富含糖原的浆液组成,这使得该肿瘤在超声上可见。
- 微囊性病变有可能呈实性表现。
- 超声造影通过分隔强化和识别病变的微囊特征提高浆液性囊腺瘤的诊断。

检查方案

CT

- 以 4~5mL/s 的速率注射 125~150mL 碘造影剂。
- 动脉早期
  - 造影剂团注后 20 秒。
- 动脉晚期(也被称为胰腺期)
  - 造影剂团注后延迟 40~50 秒。
  - 有助于发现肿瘤。
- 门静脉期
  - 造影剂团注后延迟 70~80 秒。
  - 寻找低密度肝转移瘤和静脉受侵。

MRI

- 脂肪抑制 T1W GRE 序列。
  - 轴位非增强图像
    - 对胰腺病变最敏感。
  - 轴位动脉毛细血管期:延迟 25~30 秒。
  - 轴位胰腺实质期:延迟 40~50 秒。

- 轴位门静脉期:延迟 70~80 秒。
  - 用于评估门静脉和淋巴结肿大情况。
- 冠状位图像:延迟 5~10 分钟。
- 适用于胆管癌、胆管炎、脓肿、转移瘤。
- T1W GRE:同相位、反相位。
- T2W 图像。

疾病特征(图 14.5)

浆液性囊腺瘤

- 流行语:"奶奶瘤"。
- 好发于女性(75%),平均年龄 62 岁。
- 占胰腺囊性肿瘤的 30%~39%,生长缓慢,较低恶性潜能的良性病变。
- 偶然发现,除非肿块对器官有占位效应。
- 大多数在胰头(42%)或胰体/胰尾(48%),较少在近端胰体部(7%)或弥漫性(3%)。
- 通常为微囊型,大囊型或少囊型不常见(10%)。
- 典型的微囊型浆液性囊腺瘤具有 "海绵状"或"蜂窝状"的形态,其特征是大量几毫米大小的小囊肿。

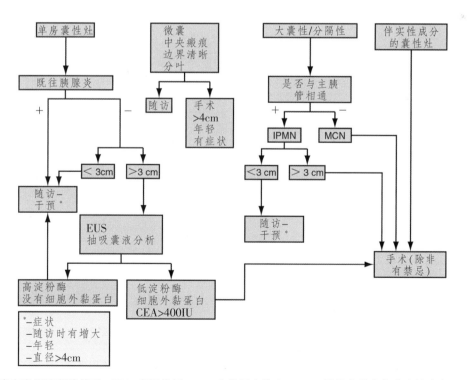

图 14.5　胰腺囊性病变实用诊断路线图。CEA,癌胚抗原;EUS,内镜超声检查;IPMN,导管内乳头状黏液性肿瘤;MCN,黏液性囊性肿瘤。(From Sahani DV,Samir AE. Abdominal Imaging,ed 2. Philadelphia:Elsevier;2017.)

影像表现为伴有中央纤维瘢痕和(或)星状钙化的、边界清晰的分叶状肿物;间隔延迟强化是其特征(图 14.6)。

■ 小/微囊型浆液性囊腺瘤在 MDCT 上可能呈实性,但 MRI 有助于显示液体信号。

■ 中心星状纤维瘢痕伴或不伴中心钙化是浆液性囊腺瘤的特征性表现(图 14.7),在 T2 上可表现为低信号,常见于微囊型。

■ 大囊型浆液性囊腺瘤由数个较大囊肿组成,大小为 2~7cm,甚至由单个大囊组成,通常发生在年轻人群中。

■ 大多数情况下,病灶与主胰管无交通;周壁无钙化。

■ 可随时间增长:每年增长 4~12mm。

■ 如病变直径>4cm,通常需手术治疗;对较小的病变可定期随访。

■ 囊壁被覆上皮由富含糖原的立方形或扁平细胞组成,高碘酸希夫染色阳性。

黏液性囊性肿瘤

■ 流行语:"妈妈瘤"。

■ 好发于中年女性,平均年龄为 47 岁。

■ 占胰腺囊性肿瘤的 10%~45%。

■ 大多偶然发现,除非肿块对器官有占位效应。

■ 恶性 MCN 可能有黄疸、体重减轻和腹痛。

■ 大部分发生在胰尾(72%)或胰体(13%),6%发生于胰头。

■ 较大的(平均直径 6~10cm)圆形或椭圆形囊性肿块,周围有纤维假包膜,可有边缘钙化。典型的表现为<6 个的多房大囊性灶(图 14.8 至图 14.10)。

■ 周围蛋壳样钙化或间隔钙化很少见,但这些钙化高度提示恶性肿瘤。

■ 与胰管不相通。

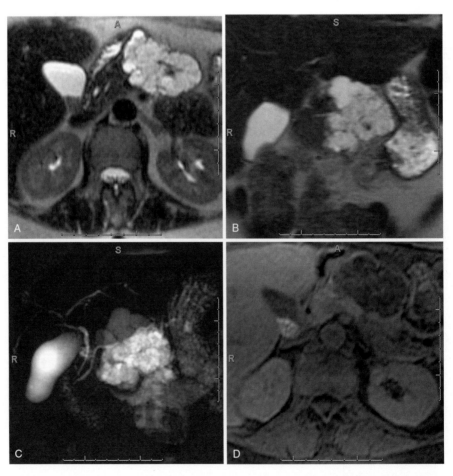

图 14.6 胰腺浆液性囊腺瘤。轴位(A)和冠状位(B)T2W 图像,冠状位厚层 MRCP(C),动态增强前(D),动脉早期(E),动脉晚期(F)和延迟期(G)三维脂肪抑制 T1W GRE 图像显示胰体远端一个较大的多腔囊性病变,间隔轻度强化,符合胰腺浆液性囊腺瘤表现。(From Roth C,Deshmukh S. Fundamentals of Body MRI,ed 2. Philadelphia:Elsevier;2016.)(待续)

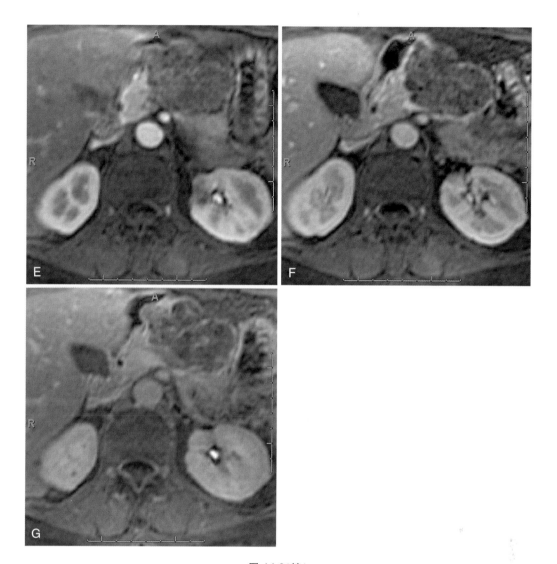

图 14.6（续）

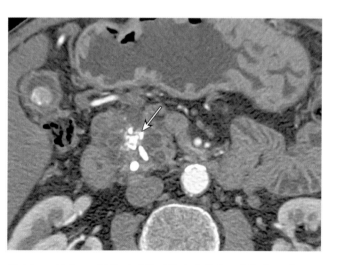

图 14.7　轴位 CT 图像显示典型的中央伴有星状钙化的浆液性囊性肿瘤（箭头所示）。(From Sahani DV,Samir AE. Abdominal Imaging,ed 2. Philadelphia：Elsevier；2017.)

- 囊液浓稠且富含黏蛋白,可能存在出血。
- 良性 MCN 具有光滑的内壁。
- 恶性 MCN 特征:壁结节,实体成分,乳头状突起,外周钙化和氟脱氧葡萄糖摄取。
- 所有 MCN 都具有潜在恶性病变,因此,所有适合手术的患者均应接受手术切除。
- 在组织学上,MCN 壁包含卵巢样基质,被认为对诊断具有特异性。上皮层具有分泌黏蛋白的特性,可表现出不同程度的不典型增生,根据这些病变分为腺瘤、交界性肿瘤或癌。

导管内乳头状黏液性肿瘤

- 与浆液性囊腺瘤,MCN 和 SPEN 相比,更好发于男性。

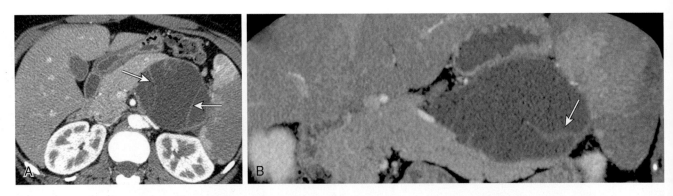

图 14.8　轴位(A)和曲面重建(B)CT 图像显示典型黏液性囊性肿瘤,表现为非分叶的椭圆形囊性病变(>2cm),内部间隔可见强化(箭头所示)。中央未见瘢痕。(From Sahani DV,Samir AE. Abdominal Imaging,ed 2. Philadelphia:Elsevier;2017.)

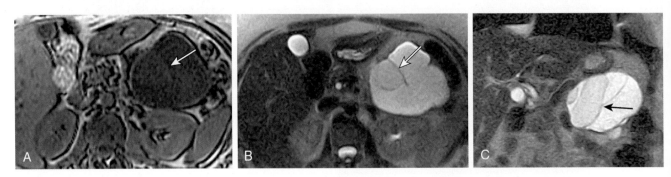

图 14.9　轴位 T1W(A)、轴位(B)和冠状位 T2W(C)MRI 图像显示典型的黏液性囊性肿瘤,可见内部分隔(箭头所示),在 T2W 图像上更容易识别。(From Sahani DV,Samir AE. Abdominal Imaging,ed 2. Philadelphia:Elsevier;2017.)

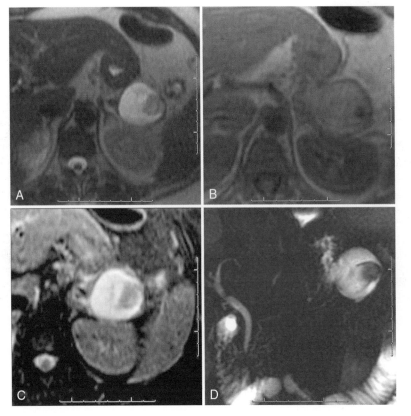

图 14.10　47 岁女性,胰腺尾部黏液囊性肿瘤。T2W(A)、T1W GRE(B)、脂肪抑制 T2W(C)、冠状位厚层最大强度投影磁共振胰胆管造影(D)、增强前(E)、动脉早期(F)、动脉晚期三维脂肪抑制 T1W GRE(G)、冠状位 T2W(H)图像显示胰腺尾部有一个大的囊性肿块,与主胰管分离,T1W 信号强度增高(与黏蛋白含量相关),内部强化不明显。(From Roth C,Deshmukh S. Fundamentals of Body MRI,ed 2. Philadelphia:Elsevier;2016.)(待续)

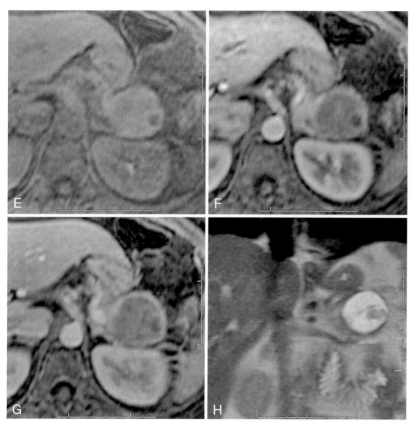

图 14.10(续)

- 好发于男性(60%)，平均年龄为 65 岁。
- 占所有胰腺囊性肿瘤的 21%~33%。
- 3 种类型：主胰管型(MD-IPMN)、分支胰管型或混合型 IPMN。
- MD-IPMN 通常是有症状的，由黏蛋白引起的导管阻塞会导致轻度胰腺炎。
  - 通常发生在胰头(58%)或胰体(23%)，12%有弥漫性导管受累。
  - 节段性或弥漫性胰腺导管扩张不伴狭窄、梗阻点(图 14.11)。
  - 导管内壁结节。
  - 在内镜检查中，可以看到十二指肠乳头膨大(* 经典表现)。
  - 恶性风险高，因此应选择手术治疗。
  - 恶性预测因素：主胰管>9mm、结节和侵袭性(图 14.12)。
- 分支 IPMN 通常无症状，常在 MRCP 上偶然发现。
  - 胰头和钩突是常见的部位(60%)。
  - 葡萄状囊性结构。
  - 与主胰管相通(图 14.13)。

- 恶性风险低，因此，在没有症状或恶性征象的情况下可以随访。
- 混合型 IPMN。
  - 影像特征是分支导管型和主胰管型 IPMN 的组合(图 14.14)。
  - 与主导管型 IPMN 的治疗方式一致。
- 内镜超声细针抽吸的液体分析可能显示淀粉酶水平升高，尽管这是可变的。
- IPMN 可以按腺瘤–癌的顺序进展，并且可以表现出广泛的生物学行为谱，从增生到腺瘤，到原位癌，再到浸润性癌，这些病变是可以在同一个患者身上共存的。
- 从理论上讲，遗传性"缺陷"会增加 IPMN 患者发展为胰腺导管腺癌的风险；这是 IPMN 患者需要持续影像学监测的主要原因。

实性假乳头状上皮肿瘤

- 流行语："女儿瘤"。
- 非白人年轻女性好发，平均年龄为 27 岁。
- 占胰腺囊性肿瘤的 9%。

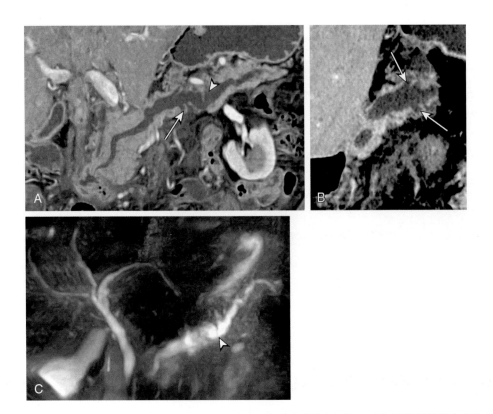

图 14.11　CT 胰管成像(A)、最小强度投影图像(B)和相应的二维 MR 胆胰管成像图(C)显示主胰管型导管内乳头状黏液性肿瘤,表现为胰体和胰尾的主胰管节段性受累(A 和 C,三角箭头所示)伴相应侧支胰管扩张(A 和 B,箭头所示),胰腺实质萎缩与胰管扩张成比例。(From Sahani DV,Samir AE. Abdominal Imaging,ed 2. Philadelphia:Elsevier;2017.)

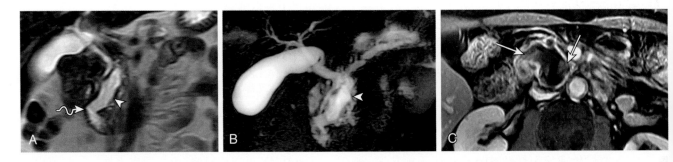

图 14.12　冠状位 T2W(A),二维 MRCP(B),轴位 T1W 增强(C)图像显示主胰管直径>10mm(三角箭头所示),可见实性强化部分(箭头所示),伴乳头向十二指肠腔内隆起(A,波浪箭头所示)。这些特征提示恶性主导管型导管内乳头状黏液瘤。(From Sahani DV,Samir AE. Abdominal Imaging,ed 2. Philadelphia:Elsevier;2017.)

■ 低恶性潜能,但可以出现局部侵袭,有关于肝脏和区域淋巴结转移病例的报道。

■ 因占位效应而出现腹痛或不适。

■ 大多出现在胰腺体部或尾部。

■ 边界清晰的大肿块(图 14.15)。

■ 在影像学上可见不同比例的囊性、实性成分(图 14.16)。1/3 的病灶可有外周钙化。

■ 强化的实性成分和出血在 MRI 图像上显示效果更好(图 14.17)。出血在 T1 和 T2 可呈高信号。

■ 出血时可出现液/液平面。

■ 手术是治疗局部进展性或转移性病变的最佳选择,具有良好的 5 年生存率。

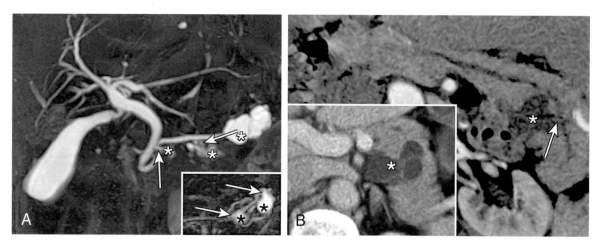

图 14.13　三维 MRCP(A) 和重建 CT(B) 图像显示典型的分支导管型导管内乳头状黏液性肿瘤 (星号所示)，表现为与主胰管相通的囊性病变 (箭头所示)。在嵌入的重建图像中可以更好地显示病变与主胰管间的交通。(From Sahani DV, Samir AE. Abdominal Imaging, ed 2. Philadelphia: Elsevier; 2017.)

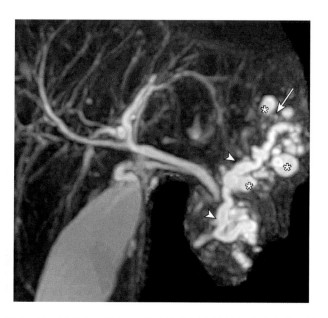

图 14.14　三维 MRCP 展示了典型的混合型导管内乳头状黏液性肿瘤 (IPMN) 病变，表现为主胰管弥漫性扩张 (三角箭头所示) 和分支导管 (BD)–IPMN 引起的多发囊性病变 (星号所示)。可见 BD–IPMN 与主胰管之间的交通 (箭头所示)。(From Sahani DV, Samir AE. Abdominal Imaging, ed 2. Philadelphia: Elsevier; 2017.)

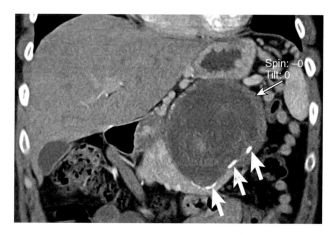

图 14.15　重建后的 CT 图像显示典型的实性假乳头状上皮肿瘤 (细箭头所示)，表现为在胰腺体尾部一较大的囊性为主的卵圆形病变。由于存在实性、囊性和出血性成分，病变表现为密度不均。在多达 1/3 的病例中可见囊壁钙化 (粗箭头所示)。(From Sahani DV, Samir AE. Abdominal Imaging, ed 2. Philadelphia: Elsevier; 2017.)

囊性神经内分泌肿瘤

- 男性和女性得病概率相当，平均年龄为 55 岁。
- 占胰腺囊性肿瘤的 2%。
- 可能为功能性，与激素过多分泌有关。
- 大多发生在胰腺体部或尾部。

- 单发或多发；可以与实性神经内分泌肿瘤共存。它们可能是多发性内分泌瘤 (MEN) 综合征的一部分。
- 可以是囊实混合性肿块：表现为边界清晰的单房厚壁囊性肿块，伴或不伴粗大分隔。
- 实性成分明显强化和（或）边缘环形强化 (图 14.18)。
- 手术是首选治疗。

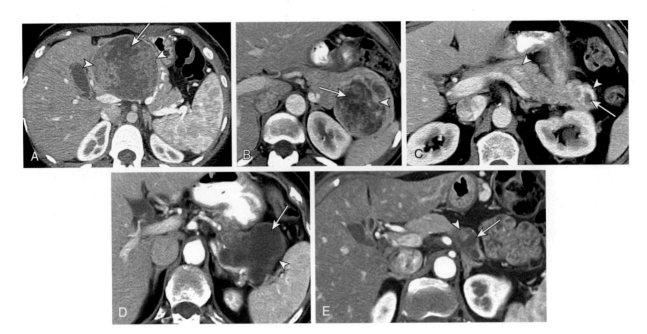

图 14.16　鉴别诊断,轴位增强 CT 图像显示实性假乳头状上皮肿瘤(A)、囊性胰腺内分泌肿瘤(B)、囊性转移瘤(C)、嗜酸腺癌(D)和囊性腺癌(E)。这些肿瘤在影像上表现非常相似,表现为囊性成分(箭头所示)和实性成分(三角箭头所示)混合。年龄、性别、临床特征、形态学和胰管改变有助于缩小鉴别诊断范围。活检通常是必要的。(From Sahani DV,Samir AE. Abdominal Imaging,ed 2. Philadelphia:Elsevier;2017.)

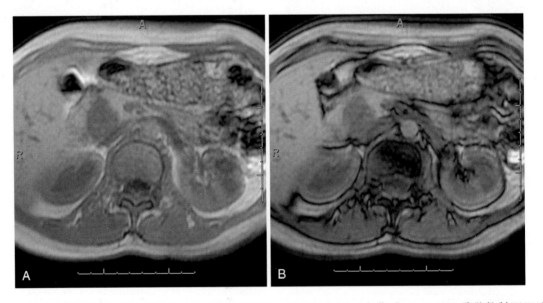

图 14.17　年轻非裔美国女性患者,囊实性乳头状上皮肿瘤(SPEN)。同相位(A)及反相位(B)T1W GRE、脂肪抑制 T2W(C)、脂肪抑制 T1W GRE(D)图像显示,胰头部可见一 T1W 低信号、T2W 高信号肿块,未见上游胰管扩张。CT 平扫(E)、动脉早期(F)、动脉晚期(G)和延迟期(H)图像可见肿块内钙化和轻度延迟强化。这些表现是胰腺 SPEN 的特征,手术证实 SPEN 诊断。(From Roth C, Deshmukh S. Fundamentals of Body MRI,ed 2. Philadelphia:Elsevier;2016.)(待续)

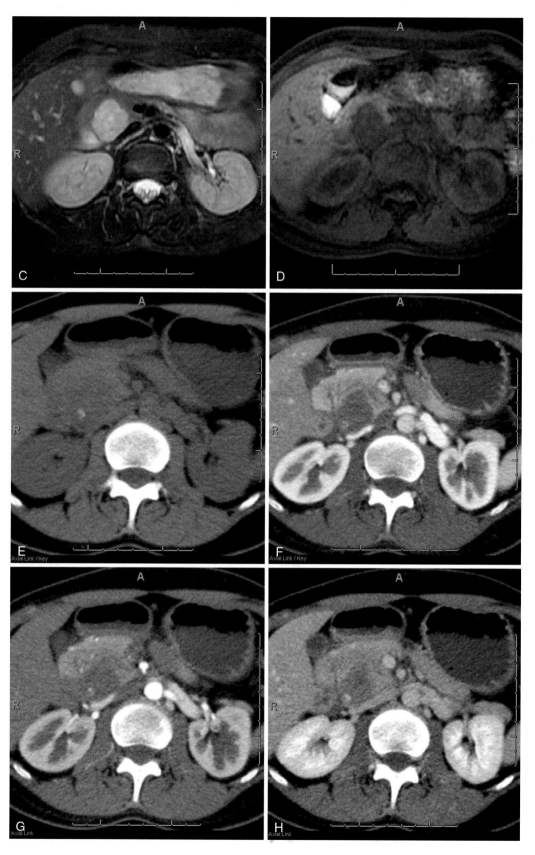

图 14.17(续)

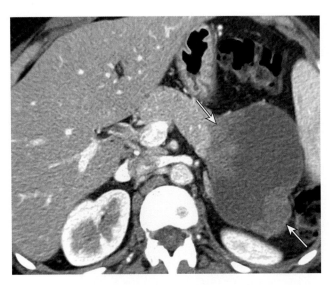

图 14.18　囊性胰腺内分泌肿瘤（CPEN），典型特征。典型的 CPEN（箭头所示）表现为厚壁的囊性病变，伴或不伴实性成分，在多排 CT 上可见实性成分动脉期明显强化。（From Sahani DV, Samir AE. Abdominal Imaging, ed 2. Philadelphia：Elsevier；2017.）

结构化报告要点

- 囊肿形态：分隔，钙化，结节，中央瘢痕。

- 位置：钩突，头部，颈部，体部，尾部。
- 大小。
- 与胰管相通：主胰管，侧支胰管。
- 令人担忧的征象：囊肿直径≥3cm，囊壁增厚或强化，不强化的壁结节，高风险的特征，阻塞性黄疸，囊内可见实性强化成分，无梗阻时主胰管直径≥10mm。
- 随访检查病灶是否增大。
- 多样性。

（程庆元　任莹　译）

推荐阅读

1. Megiblow AJ, Baker ME, Morgan DE, et al. Managing of incidental pancreatic cysts: a white paper of the ACR Incidental Findings Committee. *J Am Coll Radiol.* 2017;14:911-923.
2. Brugge WR, Lauwers GY, Sahani D, et al. Cystic neoplasms of the pancreas. *N Engl J Med.* 2004;351:1218-1226.
3. Sahani DV, Kadvirere R, Soakar A, et al. Cystic pancreatic lesions: a simple imaging-based classification system for guiding management. *Radiographics.* 2005;25:1471-1484.
4. Lim JH, Lee G, Oh YL. Radiologic spectrum of intraductal papillary mucinous tumor of the pancreas. *Radiographics.* 2001;21:3223-3337, discussion 337-340.

第 2 部分　肝胆系统

第 15 章

慢性肝脏疾病

Arinc Ozturk

解剖学、胚胎学、病理生理学

- 肝脏位于膈下腹部的右上腹。它大部分被肋骨覆盖，在右肋缘下方可触及肝脏下部。肝脏分为 4 个叶：右叶、左叶、方叶和尾状叶。

- 镰状韧带将肝脏与前腹壁结合。肝脏的前表面，镰状韧带将肝脏分为左右叶。在内脏表面，圆韧带将肝脏分为左右叶分开。

- 方叶和尾状叶与右叶毗邻。方叶以胆囊、肝门和圆韧带为界。尾状叶以下腔静脉、肝门和静脉韧带为界。

- 依据 Couinaud 分类将肝脏分为 8 段。在正面视图中，6、7 段位于肝脏后方。肝脏右边界由 5、8 段形成。

- 在胚胎第 22 天，肝组织开始从位于十二指肠腹侧的肝板内胚层增厚开始发育。肝板中的细胞增殖并发育成肝憩室。肝憩室产生成肝细胞，并从成肝细胞产生肝细胞和胆小管。在胚胎阶段，肝脏作为造血器官。

- 丙型肝炎、乙型肝炎、酗酒、非酒精性脂肪性肝病和自身免疫性肝炎的患者可能发展为慢性肝病。根据原发病因，这些患者可能会出现肝纤维化、脂肪和（或）铁沉积。

检查技术

MRI

- 纤维化。对于慢性肝脏疾病患者纤维化的评估，可以使用以下几种 MRI 技术，包括常规增强 MRI、双对比增强 MRI、DWI、MR 弹性成像和灌注成像（图 15.1）。在双对比增强成像中，使用超顺磁性氧化铁（SPIO）和钆作为造影剂。在 MR 弹性成像中，振动器以 40~120Hz 的频率对肝脏进行机械刺激，监测并计算产生的剪切波。DWI 用来监测质子的扩散和信号损失。DWI 可计算表观扩散系数（ADC）值。ADC 值是通过测量两个 b 值之间的信号损失来计算的（b 值=扩散加权强度）。在 MRI 灌注成像中，可以在快速注射造影剂后使用动态图像数据的动力学模型来评估纤维化肝脏的血流动力学变化。

- 铁。梯度回波图像比自旋回波图像对信号损失更敏感。轻度铁沉积可能只出现在梯度回波图像上。这两种技术都可以检测严重的铁沉积。使用多次回波时间计算 T2 或 T2* 弛豫时间常数，并计算肝脏与内部参照物（如脊柱旁肌肉）之间的信号强度比，可以量化肝铁沉积（图 15.2）。

- 脂肪变性。频率选择性成像对脂肪或水的频率范围应用射频脉冲来选择性地抑制脂肪或水的信号。相位干涉成像主要于脂肪和水梯度信号之间回波时间相关的相位干涉效应。质子密度脂肪分数是测量脂肪质子信号与脂肪和水质子信号之和的比值（图 15.3）。

CT

- 纤维化。尽管 CT 对肝硬化的检测比较准确，但关于纤维化量化和肝硬化前评估的信息有限。目前已提出通过尾状叶与右叶比值和肝静脉内径减小来检测肝纤维化。尾状叶与右叶的比值和肝静脉内径的减小被认为是检测肝纤维化的指标。

超声

- 纤维化。基于超声的剪切波弹性成像对肝硬化检测具有高度敏感性和特异性。基于脉冲激励在局部肝组织中产生剪切波。这些波的速度与肝脏的硬度呈正相关。剪切波弹性成像技术有两种类型：①二维剪切波弹性成像；②点剪切波弹性成像。在较高纤维化分期可观察到高硬度值。

- 铁。超声无法检测到肝脏中的铁沉积。然而可用

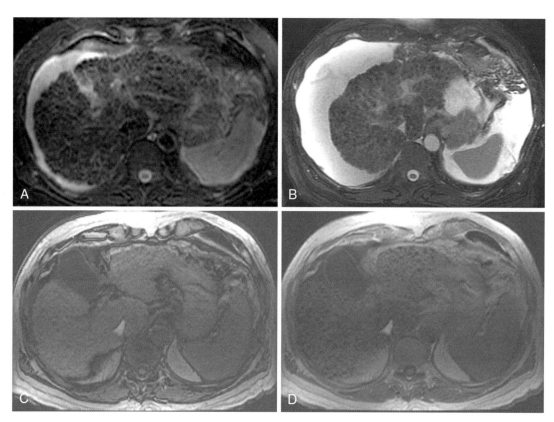

图 15.1　实质结节伴纤维化桥带。(A,B)晚期肝硬化 T2WI 脂肪抑制图像表现：弥漫性结节和网状高信号，大量腹水。(C,D)同反相位图像对比：由于肝脏铁含量增加而引起的磁敏感伪影。(From Roth C,Deshmukh S. Fundamentals of Body MRI,ed 2。Philadelphia：Elsevier；2016.)

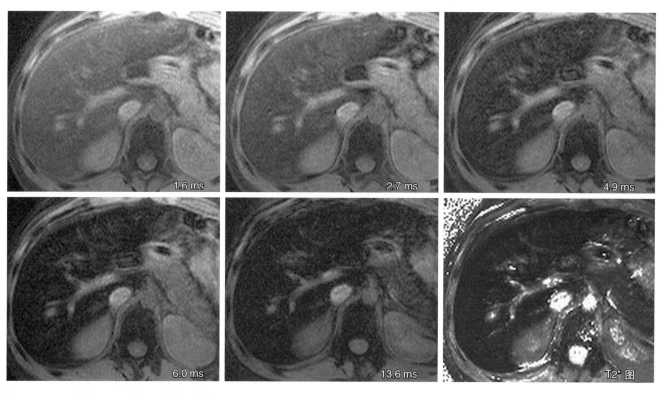

图 15.2　T2* 图是通过采集 12 个相同定位的脂肪饱和 GRE 图像生成的。回波时间范围为 1.6~13.6ms。所展示的为 12 个回波中的 5 个不同回波时间代表性图像。通过 12 个回波的单指数信号衰减来计算 T2* 值。估计的 T2* 弛豫值为 9ms，表明中度铁沉积。(From Sahani DV,Samir AE. Abdominal Imaging,ed 2. Philadelphia：Elsevier；2017.)

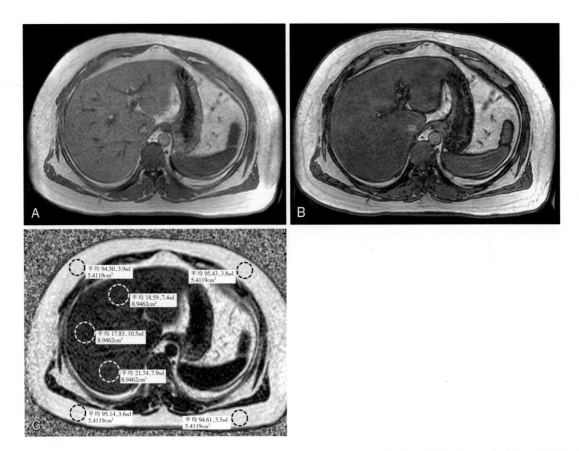

图 15.3　在同反位图像中,图像(A)和(B)中存在明显的相位抵消,信号损失。质子密度脂肪分数图像(C)脂肪含量与信号强度成比例;皮下脂肪平均值约为 95%,而肝脏的平均值约为 20%。(From Roth C,Deshmukh S. Fundamentals of Body MRI,ed 2. Philadelphia: Elsevier;2016)

于监测与铁相关的继发性并发症如肝硬化。

■ 脂肪变性。传统 B 超可检测脂肪变性。有半定量的方法,如计算肝肾指数(同一图像深度下肝脏亮度/肾皮质亮度)。定量方法在临床上未被很好地理解,但是 Fibroscan 技术可基于受控衰减参数(CAP)来精确进行脂肪定量。衰减系数、后向散射系数、声速测量和横波频散等方法将来也有应用价值。

疾病特征

MRI

■ 纤维化。MRI 平扫不易发现早期纤维化和早期肝硬化。然而,在钆增强 MRI 上,纤维化的肝脏可能会在 T1WI 图像上显示 T1 弛豫时间缩短和信号增加。信号增强在静脉晚期和平衡期达到峰值。钆增强 T1WI、脂肪抑制三维梯度回波 MRI 可能对肝纤维化诊断有

用。对于双对比增强 MRI 成像,正常的肝脏摄取 SPIO 会导致 T2* 时间缩短和信号减低。肝硬化时由于 Kupffer 细胞的损失,SPIO 摄取会减少, 将导致纤维化肝脏信号增加。SPIO 造影剂输注超过 30 分钟后背景肝实质信号降低。钆造影剂的快速注射可增加纤维化组织中水的信号。因此,SPIO 和钆的联合使用极大提高了肝脏纤维化的检测效能。MR 弹性成像在检测中重度肝纤维化和肝硬化方面具有很高的准确性, 但对早期肝纤维化(F2)不够敏感(图 15.4)。

■ 铁。在 MRI 平扫图像上,铁沉积表现为 T2WI 和 T2*WI 梯度回波图像上肝脏信号强度弥漫性降低 (图 15.5 和图 15.6)。增强扫描在评估实质铁过载中的价值有限,但可能有助于检测伴有铁沉积的肝脏局灶性病变。

■ 脂肪变性。同反相位梯度回波成像可以有效评估脂肪沉积。MRI 平扫 T1WI 和 T2WI 高信号可能是脂肪变性的征象。在钆增强图像上,局灶性脂肪沉积或缺乏表现为边界模糊的无强化区。MR 波谱和质子密度脂

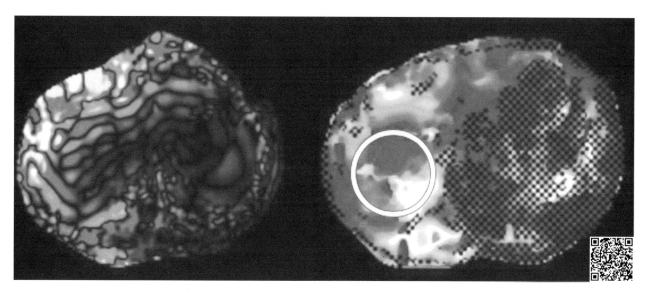

图 15.4　MR 弹性成像(GE 1.5T)幅度图和弹性图像。(单个大范围 ROI 应放置于肝右叶。)

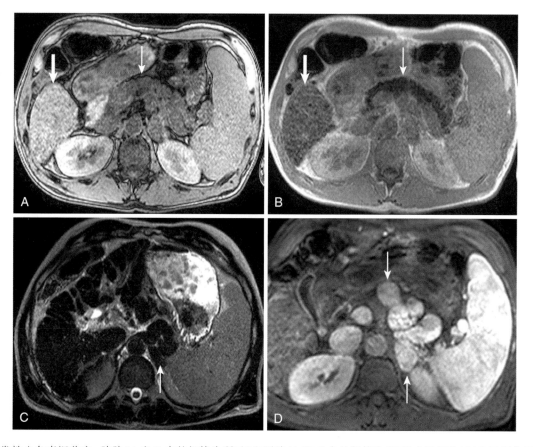

图 15.5　原发性血色素沉着症。胰腺(A 和 B 中的细箭头所示)和肝脏(A 和 B 中的粗箭头所示)在反相位(A)和同相位(B)图像之间的信号下降,反映了磁敏感伪影。(C)重 T2 加权图像显示肝硬化的特征性结节性萎缩-肥大模式(箭头所示)。(D)注意管状信号留空(箭头所示),在延迟期强化为由门脉高压引起的扩张的脾肾侧支。(From Roth C,Deshmukh S. Fundamentals of Body MRI,ed 2. Philadelphia:Elsevier;2016.)

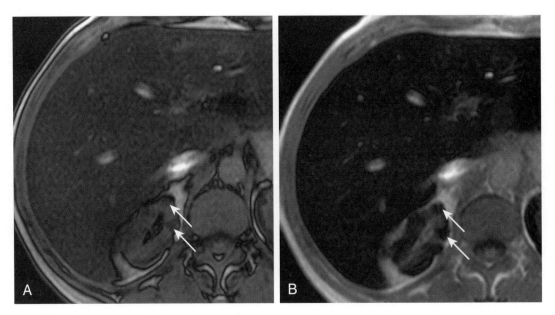

图 15.6　同反相位检测肝脏铁沉积。肝脏梯度回波反相位(2.3ms)图像(A)和正相位(4.6ms)图像(B)显示肝脏明显信号减低,提示铁沉积。原发性血色素沉着症与继发性含铁血黄素沉积的肝脏影像学表现一致,但肾皮质在不同回波间信号减低表明肾实质铁沉积。肾脏累及支持继发性含铁血黄素沉着症的诊断。(From Sahani DV, Samir AE. Abdominal Imaging, ed 2. Philadelphia: Elsevier; 2017.)

肪分数可定量脂肪含量值,尤其对少量脂肪沉积非常敏感(图 15.7)。MR 波谱测量特定体积中的质子分数,在脂肪肝中可以观察到脂肪和水峰,在正常肝脏中只观察到水峰。

CT

　　■ 纤维化。尽管肝硬化的 CT 表现已经较为明确,但 CT 在量化纤维化严重程度上价值有限。目前提出 CT 纤维化评分来定义纤维化严重程度,是指肝静脉直径除以尾状叶/右叶比值。CT 纤维化评分<24 分为纤维化,<20 分为肝硬化。

　　■ 铁。在平扫 CT 上,有铁沉积的肝脏表现为"白肝",CT 值>70HU (图 15.8)。正常肝脏 CT 值为 45~60HU。CT 平扫可以准确地检测出严重的铁沉积,但不够灵敏,无法检测早期阶段。需要注意的是,其他肝脏疾病(肝贮积病、结节病、铜积累、药物性肝损伤等)也可出现 CT 值增大。

　　■ 脂肪变性(图 15.9 至图 15.11)。CT 表现见表 15.1。

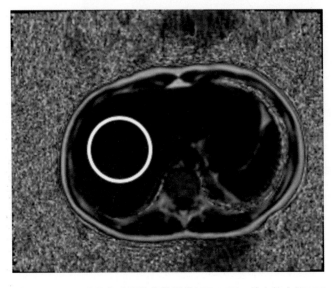

图 15.7　MRI 质子密度脂肪分数图像(GE 1.5T)。单个较大的ROI应放置于肝右叶。

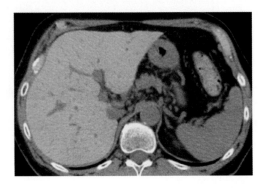

图 15.8　49 岁男性,血色素沉着症状患者,肝脏平扫 CT 值增高(96HU)。(From Boland, G. W. Gastrointestinal Imaging: the Requisites, ed 4. Philadelphia, Saunders, 2014.)

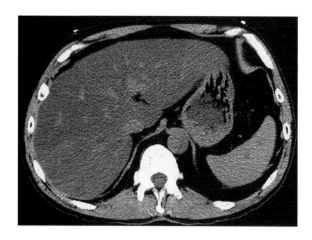

图 15.9　弥漫性肝脂肪变性。CT 平扫显示,与脾脏和肝内血管相比,肝脏密度弥漫性减低,类似于增强扫描的表现。(From Sahani DV,Samir AE. Abdominal Imaging,ed 2. Philadelphia:Elsevier;2017.)

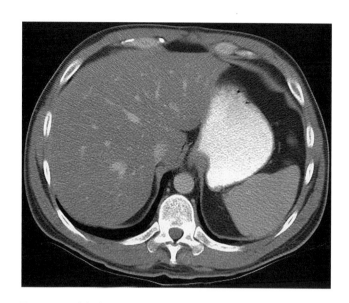

图 15.11　弥漫性肝脂肪变性(图 15.10 中患者)。在轴位 CT 增强扫描门静脉期影像上,肝脏(57HU)与脾脏(101HU)的密度差为 44HU,超过了一些研究者提出的诊断脂肪肝的 20HU 的阈值。(From Sahani DV,Samir AE. Abdominal Imaging,ed 2. Philadelphia:Elsevier;2017.)

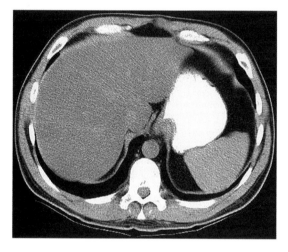

图 15.10　弥漫性肝脂肪变性。CT 平扫显示肝脏实质弥漫性减低,CT 值为 26HU,可诊断为脂肪肝。与脾脏 CT 值(55HU)比较,肝脾 CT 值绝对值差异为-29HU,肝脾 CT 比约为 0.5。两个参数都表明组织学上脂肪变性程度>30%。(From Sahani DV, Samir AE. Abdominal Imaging, ed 2. Philadelphia: Elsevier; 2017.)

超声

■纤维化。肝纤维化分期越高,超声弹性图上的剪切波速度值越高。杨氏模量(单位为 kPa)可以从剪切波速结果中计算出来。不同厂商机型提供了不同的诊断阈值来鉴别 F0/F1 与 F2 期纤维化(图 15.12)。

■脂肪变性。由于声束的散射模式导致回声增强(图 15.13 和图 15.14)。

表 15.1　脂肪变性评价方法

CT 平扫	表现	严重程度
相对标准		
	肝实质 CT 值低于肝血管 CT 值	
	肝实质 CT 值比脾脏 CT 值至少低 10HU	
△LS	>5HU	脂肪变性 0%~5%
	10~5HU	脂肪变性 6%~30%
	<-10HU	脂肪变性>30%
HAI	<0.8	脂肪变性>30%
绝对标准		
	<40HU	脂肪变性>30%

△LS,肝脏和脾脏 CT 差值;HAI,肝脏和脾脏 CT 值的比值。

- 对横膈、肝脏后方的辨认能力差。
- 肝血管边界模糊与门脉三联征。
- CAP 是另一种量化脂肪变性的方法,它嵌入了瞬态弹性成像系统 FibroScan 中。该系统有助于分析肝脏的脂肪分布和纤维化分布。CAP 平均值为 270dB/m 与第 1 期(改良 Brunt 组织病理学)脂肪变性相关。脂肪变性程度越高,预计 CAP 值越高。

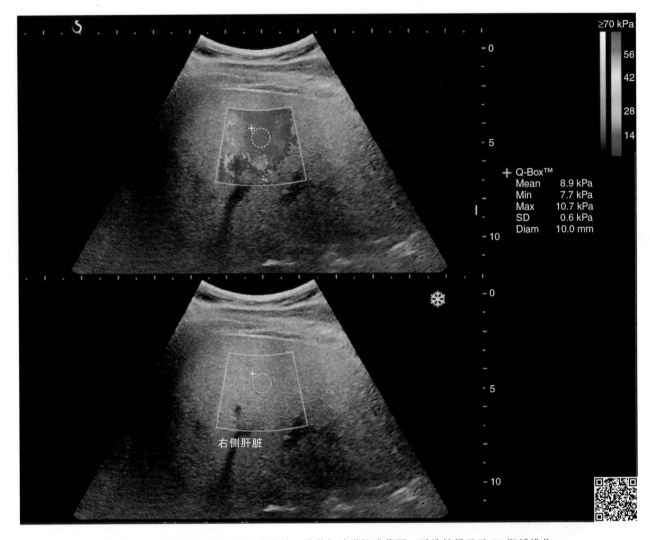

图 15.12　非酒精性脂肪性肝炎患者的二维剪切波弹性成像图。活检结果显示 F2 期纤维化。

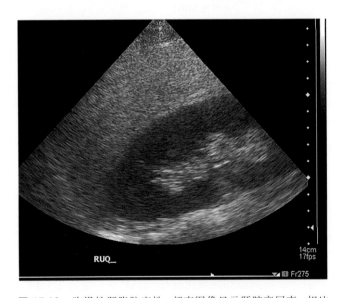

图 15.13　弥漫性肝脂肪变性。超声图像显示肝脏高回声。相比之下，邻近的肾皮质呈低回声。肝内血管显示不清，膈肌轮廓显示模糊。（From Sahani DV，Samir AE. Abdominal Imaging，ed 2. Philadelphia：Elsevier；2017.）。

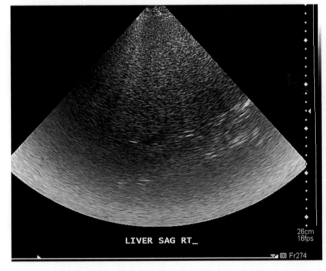

图 15.14　弥漫性肝脂肪变性。矢状位超声图像显示肝脏高回声，肝内血管和血管壁的可见度降低，膈肌未显示。（From Sahani DV，Samir AE. Abdominal Imaging，ed 2. Philadelphia：Elsevier；2017.）

美国放射学院慢性肝病适宜标准总结

肝病患者肝纤维化的诊断

■ "通常适宜"：①MR 弹性成像；②超声剪切波弹性成像。

■ "可能适宜"：①腹部 MRI 平扫或平扫+增强扫描；②腹部 MRI 平扫或平扫+增强扫描(肝胆特异性造影剂)；③腹部超声；④腹部 CT 多期增强扫描。

■ "通常不适宜"：腹部 CT 平扫或增强扫描。

慢性肝病患者肝细胞癌筛查(无肝细胞癌病史)

■ "通常适宜"：①腹部 MRI 平扫或平扫+增强扫描；②腹部 MRI 平扫或平扫+增强扫描(肝胆特异性造影剂)；③腹部超声。

■ "可能适宜"：①腹部 MRI 平扫；②腹部 CT 多期增强扫描；③腹部超声多普勒。

■ "通常不适宜"：①腹部 CT 平扫；②MR 弹性成像；③超声剪切波弹性成像。

慢性肝病患者肝细胞癌筛查(有肝细胞癌病史，治疗后评估)

■ "通常适宜"：①腹部 MRI 平扫或增强扫描；②腹部 MRI 平扫或增强扫描(肝胆特异性造影剂)；③腹部 CT 多期增强扫描；④腹部 CT 平扫或增强扫描。

■ "可能适宜"：①腹部 MRI 平扫；②腹部超声。

■ "通常不适宜"：①MR 弹性成像；②腹部 CT 平扫；③超声弹性成像。

如果不及早处理，慢性肝病可能发展为肝硬化。肝硬化具体影像表现见第 16 章。

一些常见的肝硬化影像表现见表 15.2。

表 15.2　肝硬化常见的影像学表现

肝硬化变化	影像学表现
形态学变化	(1)肝包膜下出现再生结节；早期肝硬化可能不会出现结节
	(2)肝脏萎缩，肝体积缩小；肝脏与前腹壁和肝门、胆囊窝和圆韧带之间的间隙可能增宽
	(3)S1、S2、S3 段肥大；S5、S6、S4A、S4B 段萎缩；尾状叶/右叶比增大；前外侧表面变平
	(4)区域/局灶性实质收缩；纤维化可能使肝表面皱缩，右后叶凹凸不平
实质变化	(1)不同大小和信号强度的实质结节
	(2)实质结节周围的纤维化瘢痕
	(3)脂肪和铁沉积
	(4)融合性纤维化；桥接样纤维瘢痕，具有肿块样外观，较大者从肝门向周围辐射。肝脏表面收缩形成金字塔形结构
	(5)非特异性实质信号不均；表面不规则，无结节或瘢痕
血管变化	(1)肝动脉增宽
	(2)门静脉和(或)分支的慢性硬化、血栓形成和扩张(>15mm)
	(3)肝内腔静脉和肝静脉变窄
	(4)出现肝内和肝外门静脉分流
	(5)出现微循环动脉门静脉分流
	(6)门静脉闭塞或几近闭塞导致的海绵样变
功能变化	肝细胞转运体(如肝细胞胆红素转运体)的表达减少，可能表现为肝胆期实质强化减低
胆道变化	胆道周围囊肿(胆管周围腺体阻塞继发囊性扩张)。注射肝胆特异性造影剂后与胆道树无交通
肌肉骨骼变化	骨骼肌减少症，腹壁、腰大肌和椎旁肌萎缩
与门脉高压症相关的改变	(1)食管、食管旁、胃左、胃后、胃肾、脐旁、脾周围、脾肾、"海蛇头"征、椎旁、痔静脉曲张
	(2)脾大、Gamma-Gandy 小体(铁和钙沉积在胶原纤维和弹性纤维内)
	(3)腹水；肠系膜、网膜和腹膜后水肿；肝周围和腹膜后淋巴管扩张
	(4)胆囊、胃、空肠、右半结肠黏膜下水肿和壁增厚

Modified from LI-RADS 2018 CT/MRI Manual.

(王艺锟　李若坤　译)

推荐阅读

1. Huber A, Ebner, L, Heverhagen JT, Christe A. State-of-the-art imaging of liver fibrosis and cirrhosis: a comprehensive review of current applications and future perspectives. *Eur J Radiol Open.* 2015;2:90-100.
2. Faria SC, Ganesan K, Mwangi I, et al. MRI imaging of liver fibrosis: current state of the art. *RadioGraphics.* 2009;29(6):1615-1635
3. Bashir MR, Horowitz JM, Kamel IR, et al. *American College of Radiology ACR Appropriateness Criteria® Chronic Liver Disease.* Revised 2019.

第 16 章　肝硬化

Arinc Ozturk

解剖学、胚胎学、病理生理学

肝脏解剖和胚胎学见第 15 章。

■ 肝硬化是慢性肝病的终末阶段，其特征是弥漫性肝实质坏死、再生和瘢痕形成伴有异常组织重构(图16.1)。

■ 病理生理学：短期或重复性肝损伤导致肝细胞死亡。生成胶原的星状细胞被细胞因子激活，产生纤维化瘢痕，同时伴随结节样再生。

检查技术

超声

■ 超声检查成本低、快速、无辐射、患者舒适度佳，是首选的成像工具。超声可以用于评估大体的外观、血流改变、解剖异常和肝硬化相关并发症。高频探头有助于检测肝脏表面的微小结节。在肝硬化患者中，超声对于检测门脉高压的并发症至关重要，如腹水和脾大。

■ 多普勒超声显像可用于检测血流的通畅性及血流方向。门静脉搏动性增加和正常的三相肝静脉走行异常可能是门脉高压的征象。病变血管的分布可以通过多普勒显像来评估。

■ 超声剪切波弹性成像能够测量局部组织中横向声传播。较高的信号传播速度(剪切波速度，m/s)可能代表更严重的纤维化程度。剪切波速度可以转换为杨氏模量(单位为 kPa)来反映组织的硬度。

■ 超声造影(CEUS)使用微泡造影剂。CEUS 可在 3 个期相评估病变血管分布：①动脉期(对比增强后 15~30秒)；②门脉期(30~60 秒)；③延迟期(60~240 秒)。

MRI

■ 肝硬化在 T1WI 上信号强度减低。双相位梯度成像中正反相位图像有助于显示 T1 的弛豫特性，以及肝实质或病变内的脂肪含量。

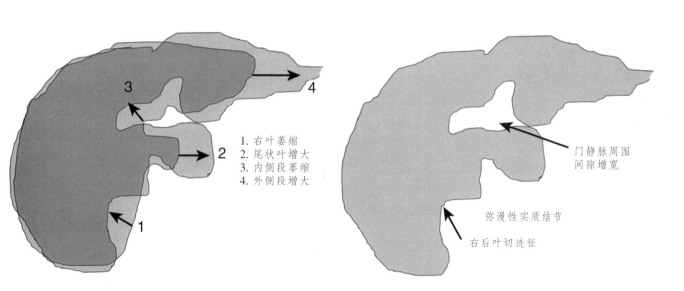

1. 右叶萎缩
2. 尾状叶增大
3. 内侧段萎缩
4. 外侧段增大

门静脉周围间隙增宽

弥漫性实质结节

右后叶切迹征

图 16.1　肝硬化的影像学征象。(From Roth C, Deshmukh S. Fundamentals of Body MRI, ed 2. Philadelphia: Elsevier; 2016.)

■ 肝硬化在 T2WI 上信号强度增高。T2WI 快速自旋回波成像可用于胆管、囊肿和积液的评估。T2WI 也有助于区分再生结节(RN)和不典型增生结节(DN),但对肝细胞癌(HCC)不够敏感。

■ 在 MR 弹性成像中,剪切波由 40~120Hz 的机械激发器产生(图 16.2)。速度越高,波长越长,硬度值越高。

CT

■ 对于肝硬化的评估,图像采集的重要时相是:动脉晚期(35~40 秒)、门静脉期(60~80 秒)和平衡期(3~5 分钟)(表 16.1)。

■ 动脉早期图像(20~25 秒)可用于检测恶性病变的早期强化和鉴别病变类型。

表 16.1　CT 图像质量评价

期相	CT 图像质量评价
动脉晚期	• 主动脉强化峰值为 250~300HU • 肝脏轻度强化(20~30HU)
门静脉期	• 肝脏强化程度≥50HU
延迟期	• 肝脏强化程度维持在 50HU 左右

检查方案

■ 多期 CT 和 MRI(1.5T 及以上)图像可以诊断 HCC。大多数病例不需要活检。

■ 动脉期显著强化、造影剂廓清、包膜强化和静脉侵犯是肝硬化病例中发现 HCC 的关键征象。

■ 动脉晚期(35~40 秒)、门静脉期(70~80 秒)和延迟期(3~5 分钟)成像应成为标准化多期 CT 或 MRI 检查方案的一部分。

■ 平扫和钆对比动态增强 T1WI 梯度回波序列、T2WI(有或无脂肪抑制),正、反相位 T1WI 和 DWI 应该添加到 MRI 检查方案中。

■ 肝胆特异性造影剂和细胞外间隙造影剂对于肝硬化及其他病变鉴别很必要。肝胆特异性造影剂可被肝细胞摄取,并通过胆汁排泄。细胞外造影剂在网状内皮系统中蓄积,包括 Kupffer 细胞。

■ 使用细胞外间隙造影剂,HCC 表现为动脉期明显强化、门静脉/延迟期廓清,较易诊断。肝胆特异性造影剂对检测小肝癌和癌前病变具有高度敏感性。

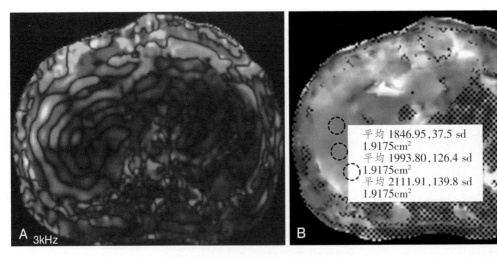

图 16.2　MR 弹性成像图。静态波图像(A)是描述剪切波向肝脏传播的系列影像。弹性图(B)表示组织硬度,像素信号强度与组织硬度成比例。ROI 测量直接显示相应的硬度值(以 kPa 为单位);该病例的平均硬度值约 2kPa,在正常范围内。(From Roth C,Deshmukh S. Fundamentals of Body MRI,ed 2. Philadelphia:Elsevier;2016.)

疾病特征

肝硬化

需要注意，肝脏横断面图像正常并不能排除肝硬化。一些影像学特征被认为是肝硬化的特征性表现（图 16.3）。

超声

■ B 超对纤维化的敏感性较低。在超声检查中肝硬化可表现为回声增强和肝血管显影不良。这些表现在脂肪变性中也很常见，因此，鉴别诊断对 B 超来说是个挑战。肝表面结节状改变和尾状叶增大是常见的超声表现。其他表现包括肝大和等回声再生结节。

■ 在血管方面，超声常可发现肝静脉的搏动减弱（类似于门静脉血流）、肝动脉分支的扩张和肝动脉阻力的增加。在多普勒图像上，肝门部门静脉血逆流可能是进展为终末期肝病的标志，这种情况需要行门体分流术或肝移植。门静脉直径>13mm、脾静脉直径>11mm、肠系膜上静脉直径>12mm 可能是门脉高压的征象。

■ 超声可发现脾大、腹水和门静脉扩张等肝硬化常见的肝外表现。

■ 剪切波弹性成像上，硬度值>12.5kPa 提示肝硬化。瞬态弹性成像是另一种弹性成像技术，被广泛应用于胃肠病学的诊断。剪切波弹性成像能够让超声医师对肝实质和病变实时成像（图 16.4）。瞬态弹性成像不能实时成像（图 16.5）。

MRI

■ 在平扫 MRI 上，广泛的肝实质信号不均可能是肝脏纤维化、再生结节、灌注异常、脂肪和（或）铁沉积共同作用的结果（图 16.6）。再生结节周围的网状结构表现为 T1WI 中-高信号、T2WI 中-低信号。

■ 在钆造影剂增强 MRI 上，肝硬化在动脉期强化，并在门静脉和延迟期持续强化，导致延迟期高信号。强化峰值出现在静脉晚期和平衡期。斑片状强化可能是活动性炎症的表现。

■ 在注射 SPIO 后，肝硬化在 T2WI 和重 T2WI 图

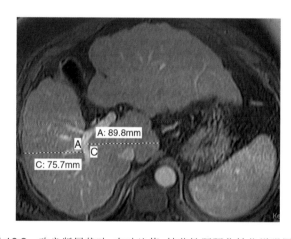

图 16.3　改良版尾状叶-右叶比值。结节性肝硬化轴位增强图像显示特征性的萎缩-肥大模式，即尾状叶-右叶比值升高。(From Roth C, Deshmukh S. Fundamentals of Body MRI, ed 2. Philadelphia; Elsevier; 2016.)

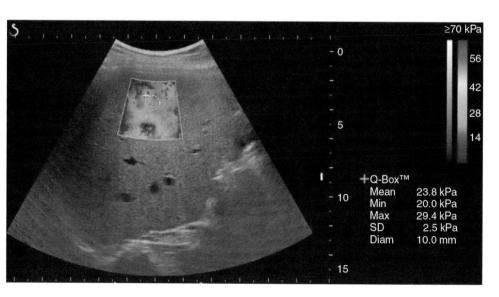

图 16.4　29 岁男性，非酒精性脂肪性肝炎相关性肝硬化。二维剪切波弹性成像技术提供了肝脏的实时成像。硬度值显示在图的右侧。

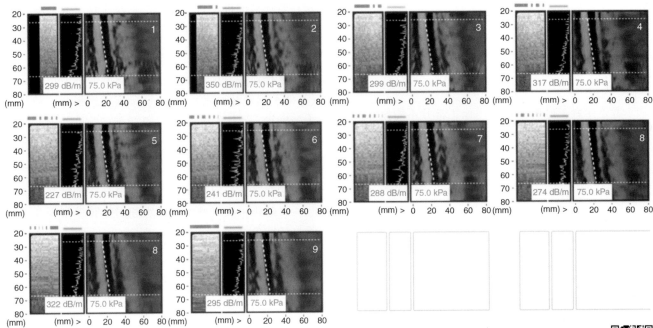

图 16.5　33 岁男性,血色素沉着症导致肝损伤及肝硬化。瞬时弹性成像操作员采集了 9 个硬度图。硬度值用橙色表示。受控衰减参数(用于量化脂肪)值用蓝色表示。

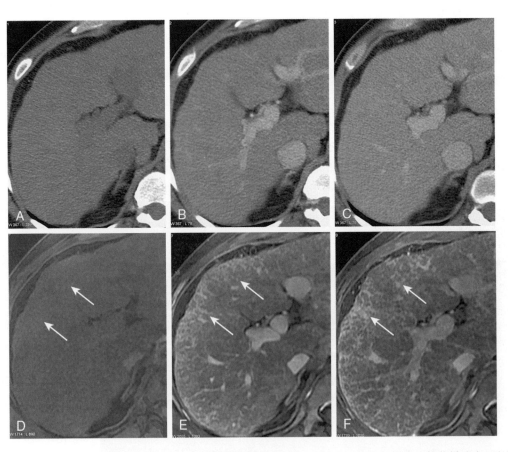

图 16.6　肝硬化中纤维化组织的动态增强。平扫(A)、门静脉期(B)和延迟期(C)CT 图像显示肝表面结节样改变,可诊断为肝硬化。肝实质均匀,没有明确的纤维化网状病变和再生结节。钆动态增强轴位梯度回波序列:平扫(D)、门静脉期(E)和延迟期(F)MRI 图像(与 CT 图像同一层面)显示由于低分子量钆的积聚,纤维化网状结构进行性强化。动态增强 MRI 图像对纤维化间隔强化的显示优于 CT。(From Sahani DV,Samir AE. Abdominal Imaging,ed 2. Philadelphia:Elsevier;2017.)

像上呈高信号。

■ 双造影剂应用有助于显示网状结构和纤维化束，由于使用钆剂而出现高信号，而背景肝脏由于使用 SPIO 而表现为低信号。Glisson 鞘增厚和不均匀的纤维化也很容易在双对比 MRI 上显示。

CT

■ 在平扫图像上，正常的肝脏 CT 值通常比脾脏高 10HU。在肝硬化中，根据病因不同，肝脏 CT 值可能降低或增加（图 16.7）。严重的纤维化和肝硬化可表现为伴有斑点状低密度区的弥漫性低密度带。厚的纤维间隔 CT 值较低。肝门和叶间裂增宽。融合性纤维化表现为楔形或地图样低密度区，可使表面的 Glisson 包膜收缩。融合性纤维化更常见于酒精性肝病和原发性硬化性胆管炎。融合性纤维化与纵向图像中肝脏体积缩小相关。

■ 肝硬化患者可能需要更多的造影剂剂量和更高的注射速率，因为液体会流向其他间隙，不利于足够的造影剂在肝内分布。在增强 CT 上，融合性纤维化可能在延迟期表现为高密度。包膜收缩、体积减小和渐进性强化是融合性纤维化的特征（图 16.8）。

肝硬化相关病变和肝细胞癌

基于美国放射学院的建议。

■ 如果可以通过查阅电子病历或与转诊者沟通来

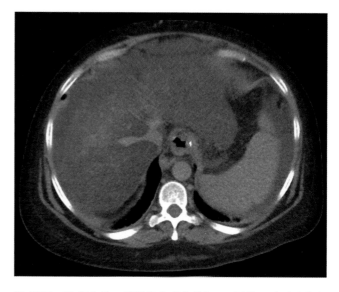

图 16.7　38 岁女性，肝硬化患者静脉期 CT 图像显示肝脏密度弥漫性不均匀减低，伴有肝脏轮廓结节状改变，影像表现符合肝硬化病史。

确诊存在肝硬化，则可以通过肝脏影像报告和数据系统（LI-RADS）进行评估。

■ 如果不能确诊有肝硬化，但影像学显示有肝硬化，可以有条件地进行 LI-RADS 评估。

肝硬化容易形成局灶性病变，这些病变可以借助影像学区分。最常见的结节是再生结节，它是肝硬化异常再生过程中的一部分。其他可在肝硬化中显示的结节类型包括：①低级别异型增生结节；②高级别异型增

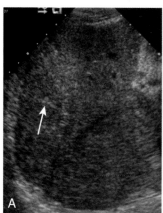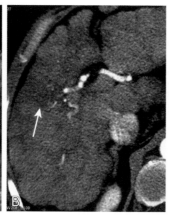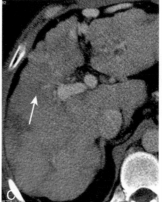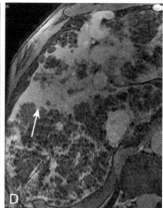

图 16.8　融合性纤维化。超声冠状位（A）、肝动脉期增强 CT（B）、门静脉期增强 CT（C）、双造影剂增强轴位二维毁损梯度回波（D）图像（3.0T MRI，回波时间 5.8ms）。（A）超声，再生结节和网状纤维化组织难以显示，但斑片状回声增高区域（箭头所示）提示肝脏纤维化组织增加。（B,C）动脉期和门静脉期增强 CT 图像显示融合性纤维化呈自第一肝门放射状地图样低密度改变，并引起肝包膜的轻微收缩（箭头所示）。（D）在 MRI 图像上，纤维化组织吸收钆剂而呈现地图样高信号（与 CT 图像相似），而周围的再生组织由于摄取超顺磁氧化铁而呈现低信号。（From Sahani DV，Samir AE. Abdominal Imaging，ed 2. Philadelphia：Elsevier；2017.）

生结节;③类局灶性结节增生(FNH)病变;④HCC。肝细胞癌和肝内胆管细胞癌在肝硬化和病毒性肝炎患者中常见。与 HCC 不同的是,肝内胆管细胞癌早期即可发生转移。因此,肝内胆管细胞癌患者不适合进行肝移植。肝细胞癌和肝内胆管细胞癌的鉴别诊断至关重要。

肝细胞癌诊断的 3 个标准:①动脉期高强化;②廓清;③包膜强化。

■ 动脉期高强化:是 HCC 的特征表现,但须排除小的血管瘤, 小的局灶性结节增生样病变和小的肝内胆管细胞癌。

■ 廓清:是 HCC 的特征,但须排查肝硬化结节和不典型增生结节。

■ 包膜强化:是 HCC 特征性和特异性的征象。

CT

■ 融合性纤维化可表现为肿块,通过前述特征可与 HCC 鉴别。

■ 在平扫图像上,HCC 表现为低密度或不均匀低密度病变。相对于 CT,病灶内的脂肪和出血在 MRI 上更容易显示。

■ 在增强 CT 上,HCC 表现为动脉期高强化,静脉期和延迟期表现为低密度(图 16.9)。肿瘤包膜在延迟期可能有强化。增强 CT 更容易显示血管侵犯 (图 16.10)。

MRI

■ T2WI 有助于显示再生结节(图 16.11 和图 16.12)。

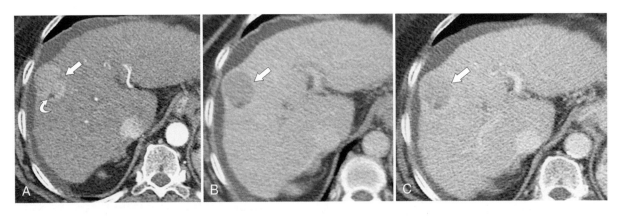

图 16.9　79 岁女性,患有肝硬化和 V 段 HCC。轴位动脉期(A)、门静脉期(B)和延迟期(C)增强 CT 图像,显示 V 段 HCC(白色短箭头所示)动脉期强化、门静脉期包膜显示、延迟期廓清。注意肿瘤内脂肪(弯箭头所示)积聚和腹腔积液。(From Boland GW. Gastrointestinal Imaging: the Requisites, ed 4. Philadelphia: Saunders; 2014.)

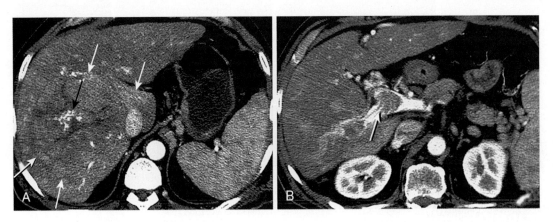

图 16.10　伴有门静脉右支侵犯的肝细胞癌。(A)增强 CT 动脉期显示肝右叶有一个有包膜的巨大肿块(白色箭头所示)。注意有不规则动脉穿过病变中心(黑色箭头所示),提示肝细胞癌。(B)在下方层面图像上,门静脉右支扩张,伴有线状动脉血管增多(白色箭头所示)。这些血管代表癌栓内的肿瘤血管。(From Sahani DV, Samir AE. Abdominal Imaging, ed 2. Philadelphia: Elsevier; 2017.)

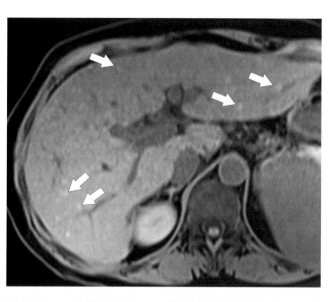

图 16.11 63 岁男性,轴位 T1W 脂肪抑制图像,肝左、右叶有多个 T1WI 高信号的再生结节(箭头所示)。(From Boland GW. Gastrointestinal Imaging:the Requisites,ed 4. Philadelphia:Saunders;2014.)

和异型增生结节(图 16.13 和图 16.14)的特征,但检测 HCC 的敏感性不足。

钆剂注射后,富血供的 HCC 病变动脉期为高信号,门静脉期和延迟期为低信号(图 16.15 至图 16.17)。钆塞酸二钠注射后,HCC 在肝胆期表现为低信号(10% 分化良好的病例除外)。

HCC 的 Kupffer 细胞较少,摄取能力较低。因此,当应用 SPIO 时,HCC 细胞不摄取造影剂,导致病变为高信号、周围肝实质为低信号改变。

超声

在 B 超图像上,HCC 可表现为局灶性低回声病变(图 16.18)。

CEUS 在 HCC 的诊断中具有很高的应用前景。在动脉期,HCC 出现高回声,在门静脉期和血窦期,HCC 出现廓清呈低回声。

肿瘤分期

放射学 T 分期系统由美国肝脏肿瘤研究小组制订。该系统被 LI-RADS 分级和器官共享–器官获取及移植网络的联合网络所使用。该肿瘤分期系统包括如下基于影像的组成部分:①肿瘤大小;②肿瘤数量;③大血管浸润或静脉癌栓。巴塞罗那临床肝癌(BCLC)分期系统结合了影像学和临床标准。

BCLC 被美国肝病研究协会使用。该肿瘤分期系统包括基于影像的组成部分:①肿瘤大小;②肿瘤数量;③大血管浸润;④淋巴结和肝外转移;⑤临床标准(Child-Pugh 评分和行为状态)。

肝移植患者的选择

米兰标准在选择患有肝癌的肝移植患者方面被广泛使用。米兰标准包括 4 个主要标准:①单个病变直

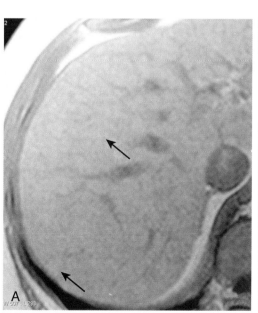

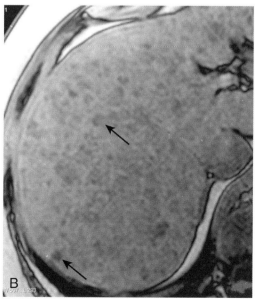

图 16.12 含脂肪的再生结节。平扫 MRI 同相位 (A) 和反相位 (B) 图像显示再生结节(箭头所示)。反相位图像上信号减低表明病灶内存在脂肪。图示大量结节。(From Sahani DV,Samir AE. Abdominal Imaging,ed 2. Philadelphia:Elsevier;2017.)

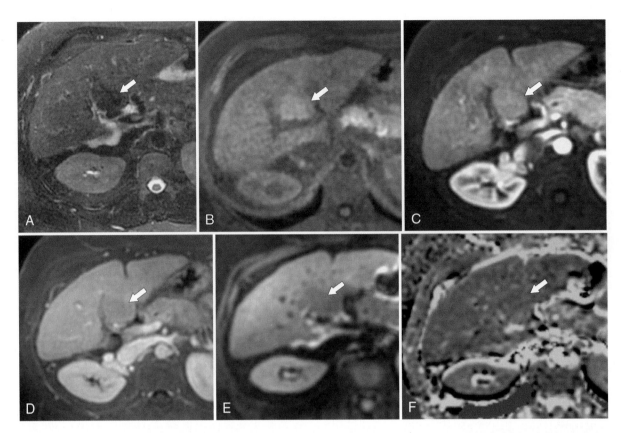

图 16.13　63 岁女性,轴位 T2WI 脂肪抑制 (A)、T1WI 脂肪抑制 (B)、动脉期 (C)、门静脉期 (D)、肝胆特异性造影剂增强 MRI 和 b 值为 500s/mm² 的 DWI 图像 (E) 和 ADC 图 (F),DN 结节 (箭头所示)T2WI 为低信号,与肝细胞癌的 T2WI 中–高信号不同。延迟期肝胆造影剂成像未显示肝细胞高摄取。(From Boland GW. Gastrointestinal Imaging:the Requisites,ed 4. Philadelphia:Saunders;2014.)

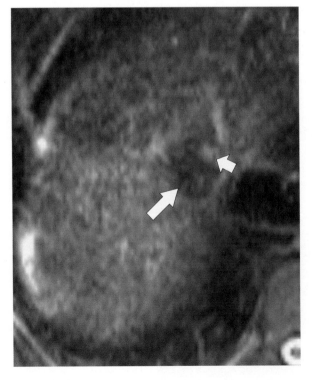

图 16.14　66 岁男性,轴位 T2W 图像可见以低信号为主的不典型增生结节 (长箭头所示),T2W 信号增高区域 (短箭头所示)提示恶变为肝细胞癌。(From Boland GW. Gastrointestinal Imaging:the Requisites,ed 4. Philadelphia:Saunders;2014.)

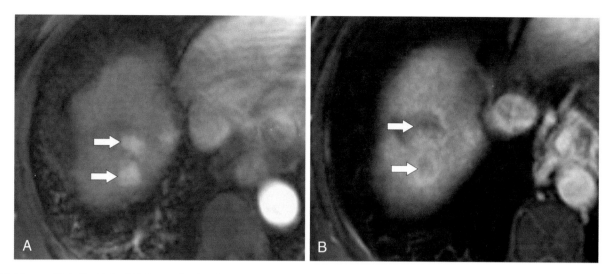

图 16.15　54 岁患者,轴位动脉期(A)和延迟期(B)MRI 图像,两处 HCC 病灶动脉期明显强化,延迟期廓清(箭头所示)。(From Boland GW. Gastrointestinal Imaging:the Requisites,ed 4. Philadelphia:Saunders;2014.)

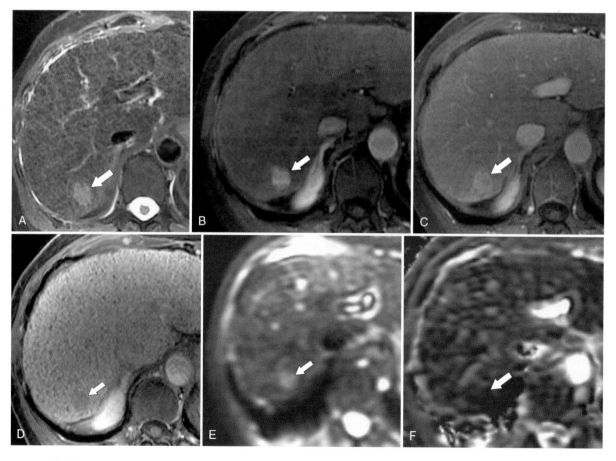

图 16.16　57 岁男性,HCC 患者,轴位 T2WI(A)、T1WI 动脉期(B)、门静脉期(C)、延迟期肝胆造影剂增强 MRI(D)、DWI(E)和 ADC 图(F)。病变(箭头所示)T2WI 呈中等信号,动脉期明显强化,静脉期减弱,20 分钟后延迟成像未见肝细胞摄取,为低信号;b 值 100s/mm² 的 DWI 呈高信号,ADC 图呈低信号。(From Boland GW. Gastrointestinal Imaging:the Requisites,ed 4. Philadelphia:Saunders;2014.)

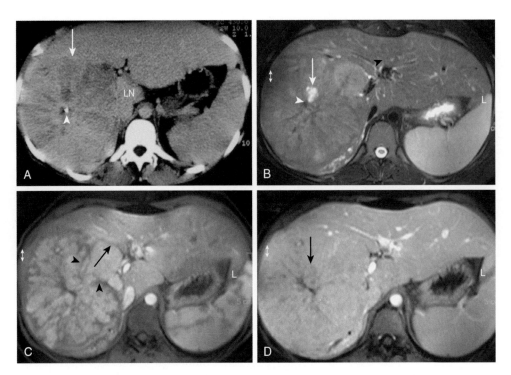

图 16.17　纤维板层肝细胞癌的典型 CT 和 MRI 表现。(A)增强 CT 图像显示右叶肿块(白色箭头所示),伴有中心钙化(白色三角箭头所示)。肝门可见肿大淋巴结。(B)脂肪抑制 T2WI 快速自旋回波 MRI 图像,可见与邻近的肝脏相比,肿块呈现稍高信号。中央瘢痕(白色箭头所示)呈低信号。高信号区(白色三角箭头所示)对应肿瘤坏死。(C)脂肪抑制 T1WI 梯度回波肝动脉期 MRI 图像,除外中央纤维瘢痕、放射性间隔(黑色三角箭头所示)和包膜(黑色箭头所示),病变相对于肝脏呈明显不均匀强化。(D)相应的门静脉期图像,肿瘤与周围肝脏呈相对等信号。T2WI 图像上的高信号区在该序列上为低信号(黑色箭头所示),中央纤维瘢痕仍为低信号。(From Sahani DV, Samir AE. Abdominal Imaging, ed 2. Philadelphia: Elsevier; 2017.)

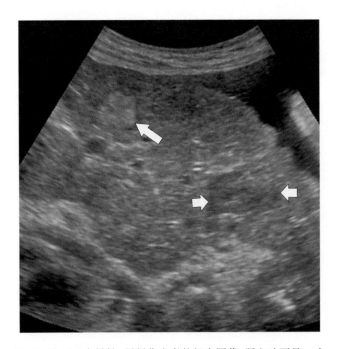

图 16.18　56 岁男性,肝硬化患者的超声图像,肝左叶可见一个高回声结节(长箭头所示)和一个低回声的肝细胞癌(短箭头所示)。(From Boland GW. Gastrointestinal Imaging: the Requisites, ed 4. Philadelphia: Saunders; 2014.)

径≤5cm;②最多有 3 个独立病变,直径均≤3cm;③无血管侵犯的证据;④无局部或远处淋巴结转移。

另外,有几个其他标准,如加州大学旧金山分校标准、京都大学标准和扩大性多伦多标准。然而,有关这些标准报道的患者生存率较低。

结构化报告要点

超声

■ 肝脏的一般外观(回声、回声特征)、局灶性病变、导管扩张、结节状轮廓。

■ 对于局灶性病变:病变的回声模式和大小、有无声影(对于钙化病变)。

■ 肝血管系统:肝动脉、门静脉和肝静脉中的血流、有无肝门部血液回流。

■ 腹膜:有无腹水。

■ 脾脏:大小。

MRI

- 肝脏的一般外观、结节状轮廓、导管扩张、脂肪和纤维化定量(如果可以)。
- 对于局灶性病变:各期强化特征。
- 脾脏:大小。
- 腹膜:有无腹水。
- 淋巴结:淋巴结病变,淋巴结肿大。

CT

- 肝脏的一般表现(密度)、病变证据、导管扩张、脂肪沉积证据、实质萎缩、结节状轮廓。
- 腹膜:腹水的证据。

- 脾脏:大小。
- 淋巴结:淋巴结病变,淋巴结肿大。

(陈琢　李若坤　译)

推荐阅读

1. Huber A, Ebner, L, Heverhagen JT, Christe A. State-of-the-art imaging of liver fibrosis and cirrhosis: a comprehensive review of current applications and future perspectives. *Eur J Radiol Open.* 2015;2:90-100.
2. Faria SC, Ganesan K, Mwangi I, et al. MRI imaging of liver fibrosis: current state of the art. *RadioGraphics.* 2009;29(6):1615-1635.
3. Frydrychowicz A, Lubner MG, Brown JJ, et al. Hepatobiliary MR imaging with gadolinium-based contrast agents. *J Magn Reson Imaging.* 2012; 35(3):492–511.
4. Santopaolo F, Lenci I, Milana M, Manzia TM, Baiocchi L. Liver transplantation for hepatocellular carcinoma: where do we stand? *World J Gastroenterol.* 2019;25(21):2591-2602.

解剖学、胚胎学、病理生理学

■ 肝脏病变的影像学特征基于其病理学类型。常见的肝脏良性病变包括单纯性囊肿、肝脏血管瘤、肝细胞腺瘤(HCA)、局灶性结节增生(FNH)、良性再生结节、肝脓肿。

■ 绝大多数肝脏良性病变患者无症状,偶然被发现(图 17.1)。出现诸如疼痛、不适、恶心、呕吐或早饱等症状,与占位效应有关。

■ 肝脓肿可出现感染症状,如发热、白细胞增多。

■ 肝腺瘤可出现破裂与出血。

检查技术

CT

■ 多期 CT 包括动脉期、门脉期、延迟期(平衡期,3分钟),是评估肝脏病变的基本扫描方法。

■ 平扫有助于评估囊肿和自发高密度区域。

MRI

■ 同反相位扫描和脂肪抑制技术可以分别显示镜下脂肪和肉眼脂肪。

■ 肝细胞特异造影剂可被分化好、功能性的肝细胞摄取,此摄取特性可以用来评估去分化或非肝细胞起源的病变。常用的造影剂有普美显(Gd-EOB-DTPA;50%由肝细胞摄取)、莫迪司(Gd-BOPTA;2%~4%由肝细胞摄取)(图 17.2)。

■ 扩散加权序列可以评价水分子微观运动受限,代表细胞密度增加或细胞结构破坏。

超声

■ 超声检查价格低廉、无辐射、效率高,是一种非常好的筛查方法。

■ 由于患者体质不同,或受肠道气体影响,超声敏感性减低,依赖于检查医生技术水平,显示野小,这些都限制了超声的应用。

■ 虽然一些病变,如囊肿(无回声)、血管瘤(高回声)超声检查通常易于辨认,但其他病变不易与背景肝组织区分。

■ 弹性成像和微气泡造影剂可以提供额外的诊断信息。

疾病特征

单纯性囊肿

■ 通常无症状,偶然被发现,最常见于中年女性(5:1),亦可见于任何年龄,巨大病灶出现占位效应。

■ 出血、破裂或继发感染成为复杂性囊肿。

■ 与胆道相同的立方上皮排列,提示胆道来源。

■ 胆道受压可造成碱性磷酸酶和胆红素增高。

CT

■ 囊肿为薄壁、边界清晰、水样密度的病灶,通常单房,亦可见分隔或多房。囊内或囊壁无强化(图 17.3)。

MRI

■ 液性成分使得 T1、T2 弛豫时间延长,呈 T1W 低信号,T2W 高信号。内部出血因出血时间和数量不同而呈不同的信号。增强无强化。与胆道分支不相通。

超声

■ 无回声,后方声影增加,多普勒内部无血流。

鉴别诊断

■ 当特征复杂或出现与上述影像学征象不同时,

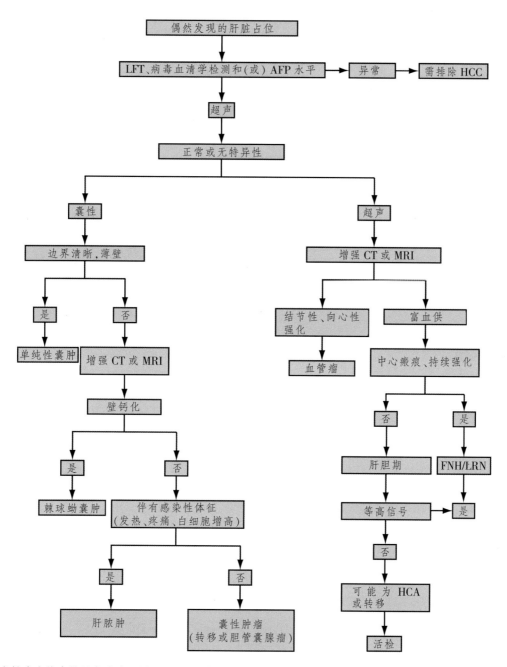

图 17.1 肝脏良性病变临床处置方法流程图。AFP,甲胎蛋白;FNH,局灶性结节增生;HCA,肝脏腺瘤;HCC,肝细胞肝癌;LFT,肝功能测试;LRN,大再生结节。(From Sahani DV,Samir AE. Abdominal Imaging,ed 2.Philadelphia:Elsevier,2017.)

需考虑其他诊断(图 17.4),包括脓肿、棘球蚴病、胆管周围囊肿(图 17.5)、胆管错构瘤/囊腺瘤/囊腺癌(图 17.6 和图 17.7)、胆囊管囊肿(图 17.8)、坏死性转移。

相关疾病

■ 多囊肾;VHL 综合征。

治疗

■ 保守治疗。如出现症状可行穿刺引流、硬化剂治疗或腹腔镜开窗术。

肝脏血管瘤

■ 最常见的肝脏良性病变,中年女性好发。

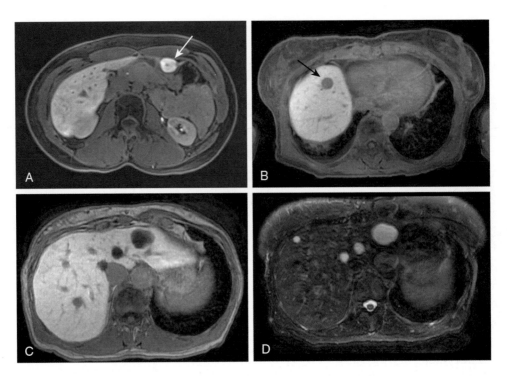

图 17.2　肝脏病变钆塞酸二钠注射后肝胆特异期成像。(A)女性 28 岁,肝胆特异期(20 分钟)显示 3 段局灶性结节增生,可摄取造影剂(白色箭头所示),提示含有正常功能的肝细胞。(B~D)67 岁女性,罹患乳腺癌,肝内同时有良恶性病变。20 分钟肝胆特异期显示转移瘤未摄取造影剂(B,黑色箭头所示),提示没有正常的肝细胞。良性病变(如肝左叶囊肿,C)亦未摄取普美显。相应 T2W 高信号可以与血管瘤或转移鉴别。(From Sahani DV,Samir AE. Abdominal Imaging,ed 2. Philadelphia:Elsevier,2017.)

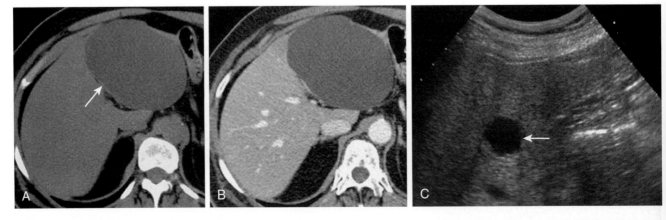

图 17.3　典型的单纯性囊肿。(A)平扫 CT 显示左叶 1 枚巨大的、边界清晰的病灶(白色箭头所示),与肝实质与主动脉比较呈低密度。密度低于主动脉是 CT 平扫诊断囊肿的最重要依据。(B)相应的 CT 增强门脉期病灶无强化。(C)另一患者超声成像,显示 1 枚类圆形、边界清晰的肿块(白色箭头所示),无囊壁,声影增强。(From Sahani DV,Samir AE. Abdominal Imaging,ed 2.Philadelphia:Elsevier,2017.)

■ 治疗巨大血管瘤时可出现 Kasabach-Merritt 综合征,表现为凝血因子和血小板减少。

■ 肝硬化时发病率减低,体积减小。

CT

■ 平扫多呈低密度,脂肪肝可呈等或高密度。巨大血管瘤中可出现钙化。典型表现为动脉期边缘不连续

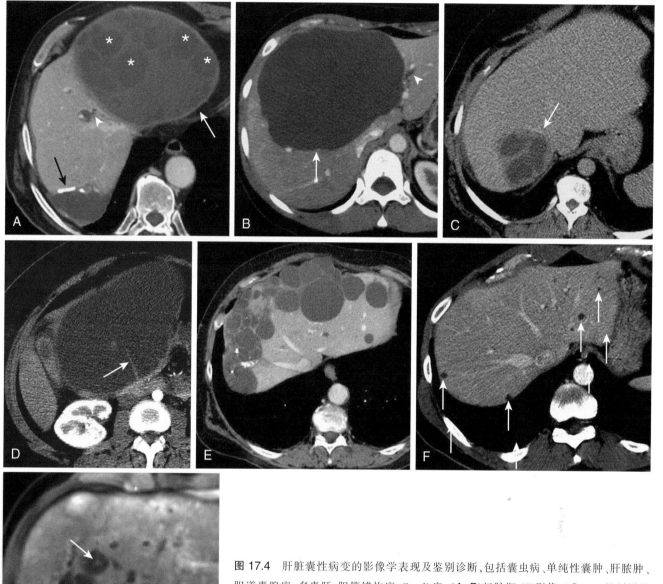

图 17.4　肝脏囊性病变的影像学表现及鉴别诊断,包括囊虫病、单纯性囊肿、肝脓肿、胆道囊腺瘤、多囊肝、胆管错构瘤、Caroli 病。(A~F)门脉期 CT 影像。(G)MR 钆剂增强 T1W 扰相梯度回波成像。典型的棘球蚴病:囊壁钙化(A,黑色箭头所示),囊壁增厚强化(白色箭头所示),可见子囊(星号所示)。单纯性囊肿未见囊壁(B,箭头所示)。注意两例病例由于占位效应引起的肝内胆管扩张(三角箭头所示)。其他的影像学表现,如发现肝脓肿、胆道囊腺瘤(C 和 D)中囊壁增厚强化(C,箭头所示)、内部间隔(D,箭头所示)、多囊肝(E)囊壁钙化等可以缩小鉴别诊断范围。胆管错构瘤病灶多房,<15mm(F,箭头所示);Caroli 病显示"逗点征"(箭头所示),中央为门静脉分支(G)。(From Sahani DV,Samir AE.Abdominal Imaging,ed 2. Philadelphia:Elsevier,2017.)

的结节样强化,门脉期及延迟期造影剂继续向中心充填(图 17.9)。快速充填(毛细血管)型血管瘤动脉期可迅速全部强化。

MRI

- 长 T1、T2 值,常呈 T1W 低信号,T2W 高信号。

增强表现同 CT。与周围肝组织相比,通常不摄取肝细胞特异性造影剂(如 Gd-EOB-DTPA)。T2W 内部可见低信号纤维带。

超声

- 典型表现为均匀高回声肿块。不到 10%的病变

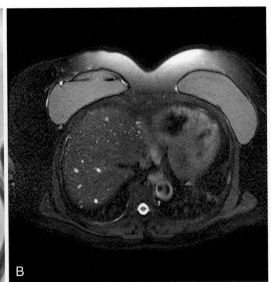

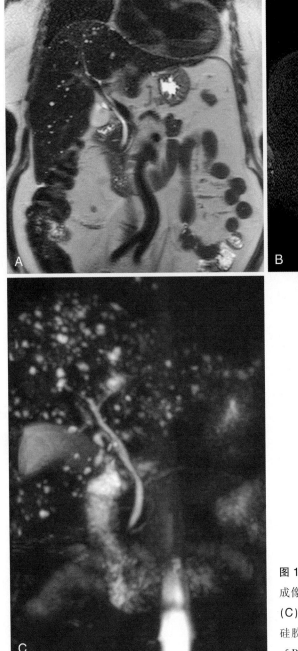

图 17.5 胆管错构瘤。冠状位重 T2W 图像(A)和中度 T2W 压脂成像显示肝脏弥漫性分布的小液性灶。3D-MPCP 最大密度投影(C)证实液性成分与胆管信号相同。注意乳腺假体为中等信号的硅胶,低于生理盐水。(From Roth C,Deshmukh S. Fundamentals of Body MRI,ed 2.Philadelphia;Elsevier;2016.)

表现为低回声,边缘高回声。

核素成像

■ 红细胞 ^{99m}Tc 成像检测大病灶敏感。

鉴别诊断

■ 肝转移(神经内分泌肿瘤、结肠癌、乳腺癌)(图 17.10)、肝囊肿、肝细胞肝癌、肝脓肿、胆道囊腺瘤/囊腺癌、血管内皮细胞瘤。

相关疾病

■ Kasabach-Merritt 综合征。

治疗

■ 保守治疗。婴幼儿血管瘤可用 β 受体阻滞剂。对出现症状的大血管瘤可以手术切除。

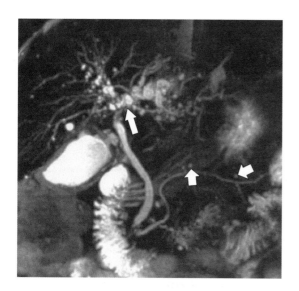

图 17.6　70 岁女性,胆管旁囊肿。MRCP 显示多发 T2W 高亮小囊灶(白色箭头所示)。同时合并分支型胰腺导管内乳头状肿瘤(白色小箭头所示)。(From Boland GW.Gastrointestinal Imaging：the Requisites,ed 4.Philadelphia：Saunders；2014.)

肝细胞腺瘤

■ 肝细胞良性肿瘤,恶变风险低,少数可发生出血或破裂,导致休克或外科处理。

■ 糖原贮积病、服用雄激素(促蛋白合成类固醇)和雌激素(节育)导致发病率增加。

■ 女性为主(10:1),常见于肝右叶。

■ β-连环蛋白突变易导致恶变；甲胎蛋白(AFP)升高提示恶变。

■ 炎症型腺瘤是最常见的类型,出血概率最大。HNF1α 突变型为第二常见类型,可多发。β-连环蛋白变异型与服用激素和糖原贮积病相关。

CT

■ 较小病灶与肝脏密度相似,较大病灶常因内部出血、脂肪、坏死和钙化导致密度不均匀。常显示为动脉期强化,门脉及延迟期不同程度廓清。

MRI

■ T1W 信号各异,T2W 常呈高信号。内部含脂肪,反相位扫描信号减低。钙化在梯度回波序列上磁化率明显降低。动态增强扫描同 CT,动脉期强化,门脉期廓

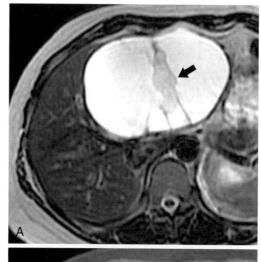

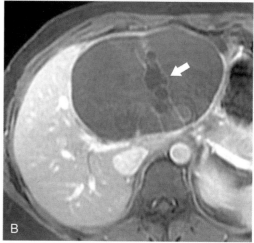

图 17.7　36 岁女性,胆管囊腺瘤。轴位 T2W(A)和增强(B)MRI 显示 1 枚 9cm 大小的复杂性囊性灶。注意内部分隔(箭头所示)。(From Boland GW. Gastrointestinal Imaging：the Requisites,ed 4. Philadelphia：Saunders；2014.)

清。肝脏特异性造影剂摄取减低(肝胆特异期呈等或低信号),与 FNH 相反,后者呈高信号。目前已知炎症型腺瘤可有特异性造影剂摄取。因细胞密度增加常有弥散受限。

超声

■ 回声强度与血流方式各异。彩色多普勒超声显示灶周血窦,增强检查向心性强化,与 FNH 相反,后者呈离心性强化。

同位素成像

■ ^{99m}Tc-硫胶体成像(时间>70%)。肝胆特异期局

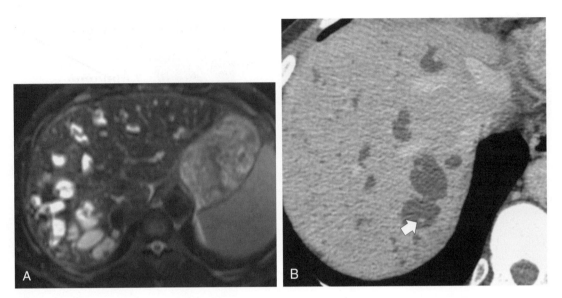

图 17.8 39 岁女性，Ⅴ 型胆管囊肿 (Caroli 病)。轴位 T2W 压脂成像显示多发 T2W 高亮信号的扩张的胆管。增强 CT 显示中央 "逗点" 征 (小箭头所示)。(From Boland GW. Gastrointestinal Imaging:the Requisites,ed 4. Philadelphia:Saunders;2014.)

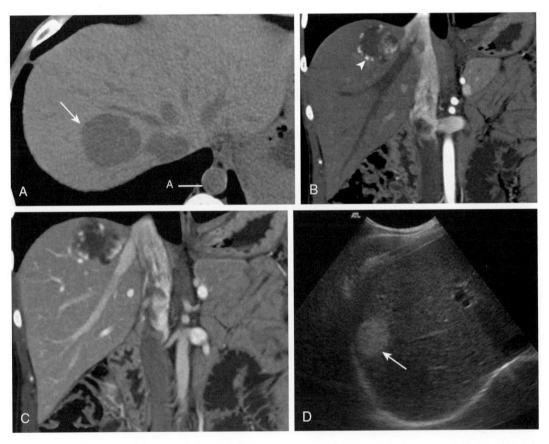

图 17.9 典型的海绵状血管瘤。(A)轴位 CT 平扫显示肝右叶 1 枚 4cm 的低密度病灶(箭头所示)。注意病灶与主动脉与肝内血管密度相同。(B,C)同一患者冠状位重建图显示动脉期病灶边缘结节样、不连续强化(B,三角箭头所示)。动脉期及门脉期病灶密度与血管相仿。(D)另外一位血管瘤患者。超声成像显示肝右叶 1 枚均匀、边界清晰高回声病灶(箭头所示)。(From Sahani DV,Samir AE. Abdominal Imaging,ed 2.Philadelphia:Elsevier,2017.)

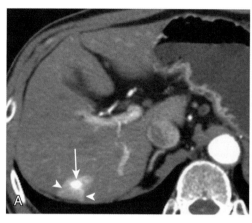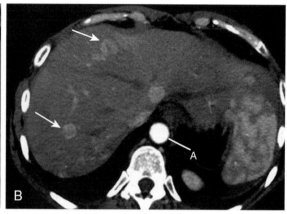

图 17.10　轴位 CT 动脉期成像显示海绵状血管瘤与乳腺癌富血供肝转移的影像学表现及鉴别诊断。(A)海绵状血管瘤密度与主动脉相同(箭头所示)，周围楔形均匀中度强化的区域为动静脉瘘所致(三角箭头所示)。(B)富血供肝转移显示多个强化不均匀的病灶(箭头所示)，强化幅度低于主动脉。强化特征加上既往肿瘤病史可以得出正确诊断。(From Sahani DV，Samir AE. Abdominal Imaging，ed 2.Philadelphia：Elsevier，2017.)

限性吸收亚氨二醋酸增加，不摄取镓。

鉴别诊断

■ 穿刺活检可以明确有无恶变以及与肝细胞肝癌鉴别。肝腺瘤与 AFP 水平有一定相关。鉴别诊断包括肝细胞肝癌、富血供转移、不典型血管瘤。

相关疾病

■ 类固醇激素、节育、糖原贮积病和代谢综合征。

治疗

■ 如病情允许，停用激素。当病灶较大(直径>5cm)或出现症状时，考虑外科治疗。如发生出血、破裂，需急诊手术。

局灶性结节增生(FNH)

■ 女性多见(8∶1)，尤其发生于年轻女性，是仅次于血管瘤的肝脏第二常见肝脏良性病变。

■ FNH 患者通常无症状，偶然被发现，大病灶由于占位效应可出现症状。

■ 中央星芒状瘢痕最典型，少数瘢痕呈偏心性。

■ 出血、破裂较腺瘤少见。

CT

■ FNH 平扫与肝脏密度相等难以发现。动脉期病灶整体强化，中央瘢痕早期不强化，延迟期强化。不典型表现包括缺乏中央瘢痕、门脉期廓清、边缘强化等会干扰正确诊断，需进一步影像检查或穿刺。

MRI

■ 通常在 T1W 和 T2W 上与肝脏信号相仿。中央瘢痕由于黏液间质 T1W 呈低信号，T2W 呈高信号。早期强化方式同 CT。与腺瘤、转移、肝癌(通常为低分化型)不同，FNH 可摄取肝细胞特异性造影剂，肝胆特异期呈高信号。由于细胞密度增加弥散可受限。

超声

■ 回声强度不等，常与周围肝脏呈等回声。微气泡造影剂增强呈离心性充填、轮辐状外观。

同位素成像

■ FNH 对 ^{99m}Tc−硫胶体摄取增加，有助于同腺瘤、肝癌、转移鉴别，后者不摄取。

鉴别诊断

■ 肝细胞腺瘤、肝细胞肝癌、富血供转移、血管瘤(图 17.13)、肝内胆管细胞瘤。

相关疾病

■ 常合并其他良性病变，如血管瘤、动静脉畸形、

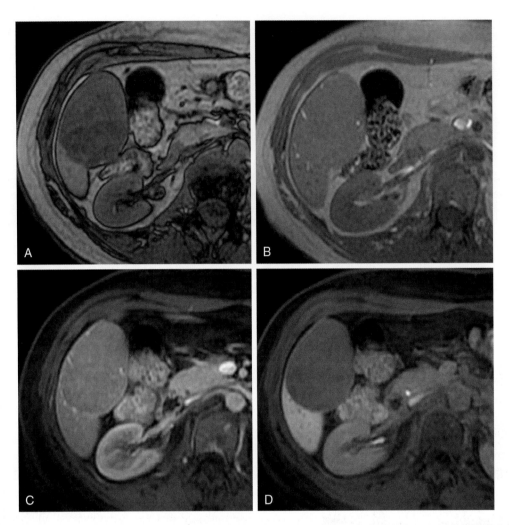

图 17.11　含脂性肝腺瘤典型 MRI 表现。(A,B) 轴位 T1W 梯度回波成像显示与同相位扫描相比，反相位扫描腺瘤整体信号下降。(C,D) 显示 Gd-EOB-DTPA 增强 T1W 梯度回波成像显示动脉期腺瘤中度强化，肝胆特异期呈低信号。(From Sahani DV，Samir AE. Abdominal Imaging，ed 2.Philadelphia：Elsevier，2017.)

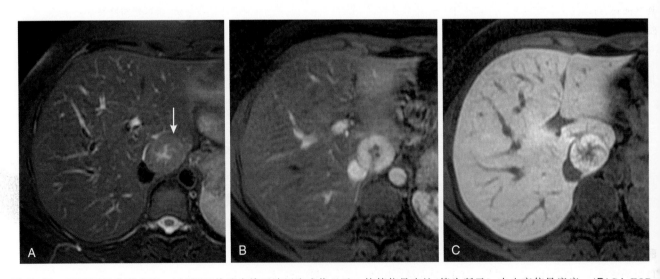

图 17.12　FNH MRI 典型表现。(A)T2W 快速自旋回波压脂成像显示 1 枚等信号病灶(箭头所示)，中央高信号瘢痕。(B)Gd-EOB-DTPA 增强 T1W 梯度回波成像显示动脉期病灶除瘢痕外明显均匀强化。(C)肝胆特异期呈高信号，中央瘢痕呈低信号。(From Sahani DV，Samir AE.Abdominal Imaging，ed 2.Philadelphia：Elsevier，2017.)

异常静脉引流。

治疗

- 保守治疗。停用口服避孕药可减缓病灶生长。

良性再生结节

- 肝脏多种病变可导致肝细胞增生,常见于灌注异常,如 Budd-Chiari 综合征。
- 中年女性好发,常与弥漫性结节再生性增生相关。
- 通常无症状。部分患者可出现门脉高压或肝衰竭。

CT

- 平扫与背景肝脏密度相等,动脉期明显均匀强

化。门脉及延迟期持续性强化。

MRI

- 良性再生结节 T2W 呈低信号,T1W 呈高信号。动态增强扫描同 CT(图 17.14)。同 FNH 类似,良性增生结节对于肝脏特异性造影剂摄取增加。

超声

- 回声强度不等,与周围肝脏比常呈高回声。

同位素成像

- 增生结节和 Budd-Chiari 综合征可摄取 ^{99m}Tc-硫胶体。

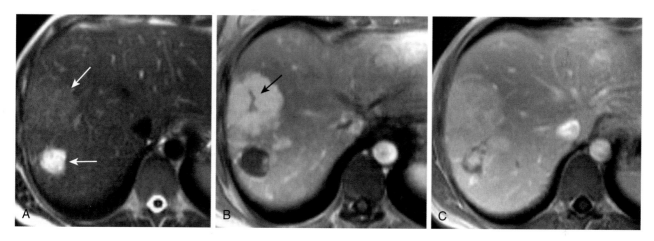

图 17.13　同一患者 FNH 与海绵状血管瘤 MRI 表现及鉴别诊断。(A)与 FNH 信号强化略高于肝脏不同(白色箭头所示),血管瘤 T2W 明显高信号(水平白色箭头所示),与脑脊液信号接近("灯泡"征)。(B,C)钆剂 T1W 梯度回波增强,海绵状血管瘤边缘结节样不连续强化,持续性向心性填充。FNH 除中央低信号瘢痕外(黑色箭头所示),动脉期明显迅速强化,延迟期与肝脏信号接近。(From Sahani DV,Samir AE. Abdominal Imaging,ed 2.Philadelphia:Elsevier,2017.)

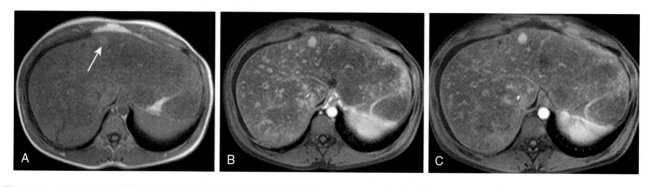

图 17.14　Budd-Chiari 综合征,良性再生大结节典型影像学表现。(A)T1W 平扫病灶信号高于邻近肝脏(白色箭头所示)。(B)钆剂 T1W 梯度回波成像动脉期明显强化。(C)门脉期继续强化。注意增大的肝脏周围少量腹水。(From Sahani DV,Samir AE.Abdominal Imaging,ed 2. Philadelphia:Elsevier,2017.)

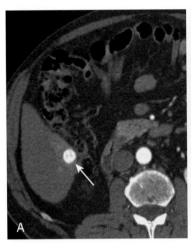
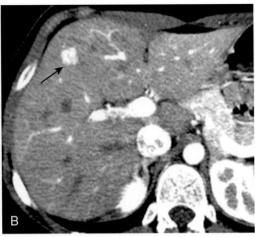
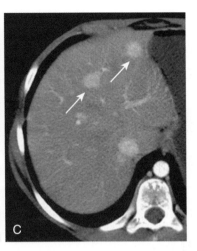

图 17.15　2cm 以下肝脏富血供病变的影像学表现与鉴别诊断,包括毛细血管瘤、FNH 和良性再生大结节。虽然所有病灶动脉期均表现明显均匀强化,一些线索有助于鉴别诊断。(A)毛细血管瘤特征表现为边界清晰、强化程度与主动脉相仿(白色箭头所示)。注意病灶周围小楔形区域,代表动静脉瘘(白色箭头所示)。(B)与血管瘤不同,边缘分叶、较薄的中央纤维分隔,是诊断 FNH 的特异征象(黑色箭头所示)。(C)良性再生大结节通常多发(白色箭头所示),正如本病例,多发生于各种肝脏灌注异常状态下(最常见于布–加综合征)。(From Sahani DV,Samir AE.Abdominal Imaging,ed2.Philadelphia:Elsevier,2017.)

鉴别诊断

■ FNH(图 17.15)、腺瘤、肝硬化再生/增生结节、肝癌、富血供转移。

相关疾病

■ Budd-Chiari 综合征、骨髓异常增生症、系统性红斑狼疮、硬皮病、类固醇激素、抗肿瘤治疗。

治疗

■ 由于可能存在恶性潜能,因此,需要进行影像学随访。治疗潜在的疾病。

化脓性肝脓肿

■ 常与肠道革兰阴性杆菌相关,肠杆菌属、克雷伯菌属、大肠埃希菌属。常见多种微生物聚集。

■ 胆道结石、逆行性胆管炎、胆道或结肠恶性肿瘤、术后吻合口狭窄等是导致肝脓肿最常见的原因。

■ 患者症状常为发热、白细胞增高、右上腹痛。

CT

■ 平扫脓肿中央低密度。动脉期常见包膜和分隔(图 17.16)。增强后可见"双靶"征,中央低密度,边缘环绕强化的环,再环绕低密度的肝实质。有时可见内部残留物和气液平面。

MRI

■ T1W 常呈低信号,T2W 呈中等高信号。脓肿壁

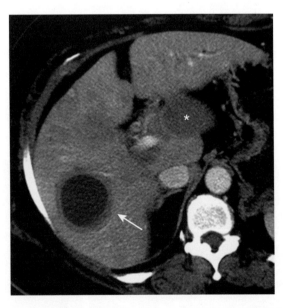

图 17.16　肝脓肿 CT 表现。轴位 CT 显示肝脏右叶 1 枚圆形、边界清晰、低密度病灶(白色箭头所示),边缘见厚壁强化的包膜。注意肝门淋巴结肿大(星号所示)。本病例仅凭影像学表现无法区分化脓性肝脓肿与阿米巴肝脓肿。(From Sahani DV Samir AE. Abdominal Imaging,ed 2,Philadelphia:Elsevier,2017.)

表现各异。弥散受限程度不一，成熟脓肿中央区域弥散明显受限。包膜与分隔可见强化，同 CT。

超声

■ 超声检查显示不同回声强度的液体聚集，可见残留物。

鉴别诊断

■ 阿米巴肝脓肿，坏死性转移，肝囊肿，肝脏或胆道坏死。

相关疾病

■ 化脓性肝脓肿常继发于胆道或门脉播散。危险因素包括糖尿病、免疫功能低下、恶性肿瘤、静脉注射毒品、炎性肠病、肝胆外科手术、胆道疾病、外伤等。

治疗

■ 标准治疗为静脉注射抗生素和经皮引流。对引流失败或无法引流者，可行手术切开引流或摘除。

（刘伟 李若坤 译）

推荐阅读

1. Horton KM, Bluemke DA, Hruban RH, et al. CT and MR imaging of benign hepatic and biliary tumors. *Radiographics*. 1999;19: 431-451.
2. Seale MK, Catalano OA, Saini S, et al. Hepatobiliary specific MR contrast agents: role in imaging the liver and biliary tree. *Radiographics*. 2009;29:1725-1748.
3. Mortelé KJ, Ros PR. Cystic focal liver lesions in the adult: differential CT and MR imaging features. *Radiographics*. 2001;21:895-910.
4. Anderson, SA, Kruskal JB, Kane RA. Benign hepatic tumors and iatrogenic pseudotumors. *Radiographics*. 2009;29:211-229.
5. Matos AP, Velloni F, Ramalho M, AlObaidy M, Rajapaksha A, Semelka RC. Focal liver lesions: practical magnetic resonance imaging approach. *World J Hepatol*. 2015;7(16):1987-2008.

第18章 胆囊炎

Babak Maghdoori，Hamed Kordbacheh

解剖学、胚胎学、病理生理学

- 胆囊是一梨形的肌膜性结构,位于肝表面下,具有浓缩和储存胆汁的功能(30~50mL)。

- 在胚胎学上,胆囊由肝管尾侧的憩室突出发展而来,在妊娠3个月时成为连续管腔的一部分。

- 成年人的胆囊长7~10cm,横径为3~4cm。位于肝脏后下方的胆囊窝内,与叶间裂对齐。

- 从大体上看,胆囊包括底、体、漏斗和颈部。

- 颈部与胆囊管相连,胆囊管通常位于肝门的右侧。底部经常突出在肝右缘下方。

- 显微镜下可见胆囊壁包括浆膜层(内脏腹膜,覆盖胆囊的游离面)、外侧固有肌层、固有层和黏膜层(单细胞层)。

  - 无黏膜下层或黏膜肌层。

  - 外黏膜层由致密的纤维组织和随机排列的平滑肌纤维组成。

  - 内黏膜层由单层上皮细胞组成,血流供应丰富,但无淋巴管道。

  - 只有胆囊颈部的内黏膜单细胞层分泌黏液,可能含有神经内分泌细胞。

  - 黏膜层可能包含深层憩室外囊（Rokitansky-Aschoff窦）,是引起腺肌症的原因,是形成黑色素胆结石的危险因素。

- 胆囊血供主要通过胆囊动、静脉及门静脉右支的部分分支供应。

- 胆囊主要的淋巴引流是通过胆囊-胰腺后淋巴结,部分也可通过胆囊-腹腔干和胆囊-肠系膜淋巴结引流。

- 胆囊解剖变异包括胆囊折叠(如弗里吉亚帽)、胆囊分隔(先天性/后天性)、Hartmann袋/漏斗、重复胆囊和胆囊发育不全。

- 胆囊炎是胆囊炎症,其类型多样,包括急性非结石性/结石性胆囊炎、慢性胆囊炎、气肿性胆囊炎、化脓性胆囊炎、黄色肉芽肿性胆囊炎等。

- 急性结石性胆囊炎(90%~95%):由于胆结石阻塞胆囊颈或胆囊管,导致胆汁酸盐诱导黏膜化学刺激引发胆囊炎,发生炎症的胆囊扩张、腔内压力增加、壁增厚(因血液灌注受限),会伴有进行性的胆囊水肿和炎性反应。

  - 3%~10%会出现胆囊穿孔。

  - 气肿性胆囊炎是罕见的并发症。

  - 约2/3伴有细菌感染。

- 急性非结石性胆囊炎(2%~12%):常见于危重患者,无胆结石或存在结石但没有引起梗阻。继发于胆道淤积和(或)胆囊缺血。一种很罕见的原因是胆囊转移癌所致。

- 气肿性胆囊炎:急性胆囊炎的罕见亚型,会出现因胆囊壁坏死而导致的胆囊壁或胆囊腔内积气。

  - 多见于糖尿病患者和男性患者（一般年龄为50~70岁）。

  - 胆囊动脉损伤在其病理生理中起着至关重要的作用。

  - 化验得到的微生物包括魏氏梭菌/产气荚膜梭菌、大肠杆菌和脆弱拟杆菌。

  - 由于发生坏疽、穿孔和死亡的风险很高,需要紧急外科手术。

- 化脓性胆囊炎:浓汁充满了发生炎症的囊腔,多见于糖尿病和血管疾病患者,胆囊颈部因胆结石(或者少部分人有潜在的下游肿块,如胆管癌)阻塞,导致感染和脓肿形成。临床表现与急性结石性胆囊炎相似。

- 慢性胆囊炎:发生慢性炎症的胆囊,几乎都存在间歇性胆囊管或漏斗部的结石性梗阻(95%)或胆囊动力障碍。

  - 最常见的胆囊疾病,称为低级别胆囊炎症。

- 长期存在的慢性胆囊炎可导致胆囊壁钙化或瓷性胆囊。
- 慢性胆囊炎与幽门螺杆菌之间可能存在组织学关系。
- 慢性胆囊炎与胆囊癌密切相关，发病率为12%~61%。
  - 可以行预防性胆囊切除术。
- 黄色肉芽肿性胆囊炎：胆囊慢性炎症，以壁内软组织结节及胆囊壁炎性增厚为特征。
  - 胆囊软组织增厚（90%为弥漫性，10%为局灶性），可浸润肝脏（45%）、胆囊周围脂肪（45%~54%）及邻近肠道。1/3出现胆道梗阻和淋巴结肿大。
  - 组织学成分为蜡样黄色肉芽肿，由泡沫组织细胞、淋巴细胞、成纤维细胞和多核巨细胞组成。
  - 可能是由闭塞的 R-A 窦破裂所致。
  - 与胆囊癌关系不确定。
- 胆结石：发生率为10%，但更常见于白种人、女性、中年人、肥胖和有家族史者。
  - 胆结石类型包括胆固醇结石、混合性结石（最常见）和胆色素结石。

检查技术

超声

- 超声是诊断急性胆道或胆囊疾病的首选检查技术。
- 超声诊断急性胆囊炎的敏感性为48%~100%，特异性为64%~100%。
- 正常胆囊是一个椭圆形、无回声的结构。
  - 超声上胆囊的标志是从门静脉右支分叉到门脉的一条回声线。
- 超声对胆结石的检测具有很高的敏感性和特异性。
  - 胆结石的诊断标准：纵向和横向两种视野可见胆囊腔内高回声灶伴后方声影。
- 急性胆囊炎
  - 超声征象包括胆囊结石、胆囊壁增厚（>3mm）、胆囊壁水肿、胆囊肿胀（短轴>40mm，长轴>80mm）、Murphy征阳性、胆囊窝积液（图 18.1）。
  - 胆囊结石是急性结石性胆囊炎最常见、最敏感

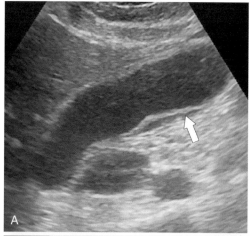

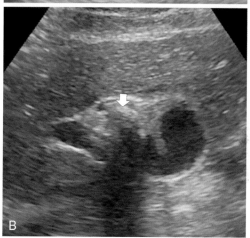

图 18.1 (A,B)29 岁女性，矢状位超声图像，图示急性胆囊炎引起胆囊扩张，胆囊壁轻度增厚，胆囊壁内透亮影（长箭头所示）。胆囊颈部有一结石嵌顿（短箭头所示）。该患者超声 Murphy 征阳性。(From Boland GW. Gastrointestinal Imaging；the Requisites，ed 4. Philadelphia；Saunders；2014)

的征象，特别是在伴有胆囊管梗阻或胆囊颈部结石时。
- 超声 Murphy 征是指吸气时探头压力超过胆囊腔内最大压力所引起的压痛（诊断急性胆囊炎灵敏度高达92%）。
  - 继发征象包括胆囊窝积液和炎症。
- 急性非结石性胆囊炎
  - 影像学特征与急性结石性胆囊炎相似，没有胆结石或是引起梗阻的结石存在，但会出现胆汁淤积（图 18.2）。
- 坏疽性胆囊炎
  - 超声征象为不对称的胆囊壁增厚伴或不伴有胆囊腔内内膜脱落。
  - 由于失去神经支配，66%的患者超声 Murphy

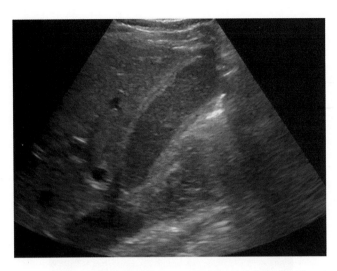

图 18.2 急性非结石性胆囊炎。45 岁女性,矢状位超声图像,可见胆囊肿胀,腔内充满低回声,提示胆汁淤积,胆囊壁弥漫性增厚。在扫查中没有发现结石。(From Sahani DV,Samir AE. Abdominal Imaging,ed 2. Philadelphia:Elsevier;2017.)

征为阴性。

- 气肿性胆囊炎
- 超声征象包括"脏声影"征,是由胆囊腔内或壁内大量气体回声引起的,特别是在附属部分。
- 黄色肉芽肿性胆囊炎
- 由于病变累及邻近器官,评估周围炎症程度不理想,以及与胆囊恶性肿瘤的鉴别困难,超声对于黄色肉芽肿性胆囊炎的诊断实用性有限。

核医学

- 急性胆囊炎
- 采用 ^{99m}Tc-二异丙基亚氨基二乙酸(HIDA)扫描的"胆道闪烁显像"技术是诊断急性胆囊炎的金标准,特别是伴有胆管梗阻时。
- HIDA 扫描的敏感性为 86%~100%,特异性为 94%~100%,诊断准确率约为 92%。
- HIDA 扫描诊断标准为注射示踪剂后 3~4 小时(或硫酸吗啡强化后 30 分钟)的胆囊无显影。
    - 假阴性患者表现为注射示踪剂 60 分钟后胆囊部分显影,注射吗啡强化后可减少假阴性率。
    - 假阳性常出现在伴有严重肝病或全肠外营养的空腹患者中,表现为胆囊不显影且无梗阻。
- 对非梗阻性胆石症所能提供的信息有限。
- 在急性气肿性胆囊炎中,胆囊不可见,胆囊窝

周围可见肝脏放射性增强的边缘("边缘"征)。

- 慢性胆囊炎
- 28%~90%患者肝胆检查是正常的,特别是无症状的患者。
- 胆汁浓稠,尤其是淤积在胆囊管时,可能妨碍有症状的患者胆囊显像,导致扫描呈阳性。
- 在胆囊显影前 1 小时内见到肠道活性提示慢性胆囊炎。
- 总体准确率约为 73%,但在严重肝病、全肠外营养或禁食状态下的患者中会有所下降。
- 黄色肉芽肿性胆囊炎:HIDA 不能做出特异性诊断。

CT

- 急性结石性胆囊炎
- CT 诊断的准确性高达 94%,但存在电离辐射。
- CT 最常见的表现为胆囊壁增厚和胆囊结石(图 18.3)。
    - 75%的病例可见胆囊结石。
    - 20%~25%的胆囊结石在 CT 上与胆汁呈相似的等密度,因此容易漏诊。
- 胆囊壁与肝实质间的界面模糊不清。
- 邻近肝实质充血、密度增高。
- 急性非结石性胆囊炎
- 根据两个主要标准或一个主要标准和两个次要标准做出诊断。
- 主要标准
    - 胆囊壁增厚(≥4mm)。
    - 胆囊周围渗出。
    - 浆膜下水肿(无腹水)。
    - 黏膜脱落。
    - 腔内出现气体。
- 次要标准
    - 胆囊扩张。
    - 高密度胆汁。
- 坏疽性胆囊炎(图 18.4)
- 黏膜无强化。
- CT 平扫示胆囊壁密度增高(由于出血或坏死)。
- 胆囊扩张和不规则的胆囊壁增厚。
- 间断的或不规则的黏膜强化。

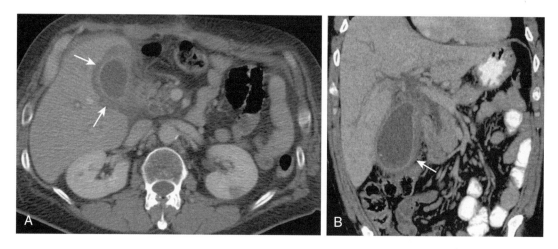

图 18.3　急性结石性胆囊炎。45 岁女性,发热,右上腹疼痛,轴位(A)和冠状位(B)增强 CT 图像显示胆囊弥漫性壁增厚和强化,伴有明显的胆囊扩张(A,箭头所示);冠状位图像上相邻的横结肠肠壁轻度增厚(箭头所示),也可见相关的胆囊周围条索影。(From Sahani DV,Samir AE. Abdominal Imaging,ed 2. Philadelphia:Elsevier;2017.)

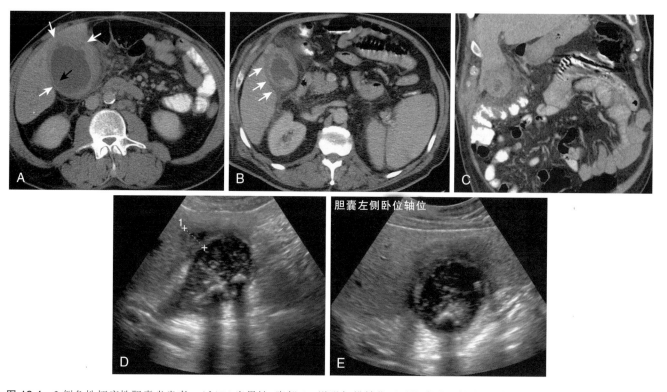

图 18.4　3 例急性坏疽性胆囊炎患者。(A)74 岁男性,腹部 CT 增强扫描轴位显示胆囊明显扩张,胆囊壁不对称增厚,部分区域胆囊壁无强化(白色细箭头所示)。增厚的壁内可见小的不规则无强化灶,提示坏死(白色短箭头所示)。可见细长的腔内黏膜(黑色箭头所示)。(B)56 岁女性,增强 CT 扫描轴位显示胆囊壁明显不规则,强化不均匀,黏膜断裂(箭头所示)。(C)同一患者的冠状位重建图像显示胆囊周围明显的脂肪间隙条索影和结肠肝区壁增厚。还可以看到邻近的腹壁肌肉增厚和模糊。(D,E)63 岁女性,轴位和矢状位超声显示胆囊壁不规则增厚, 腔内可见胆泥淤积、脱落的黏膜和胆囊结石。(From Sahani DV, Samir AE. Abdominal Imaging, ed 2. Philadelphia: Elsevier; 2017.)

- ●胆囊周围脓肿,是附壁坏死的一种特殊征象。
- ■气肿性胆囊炎(图 18.5):

- ●腔内或胆囊壁内气体有较高的敏感性。
- ●胆囊周围气体和气腹提示胆囊穿孔。

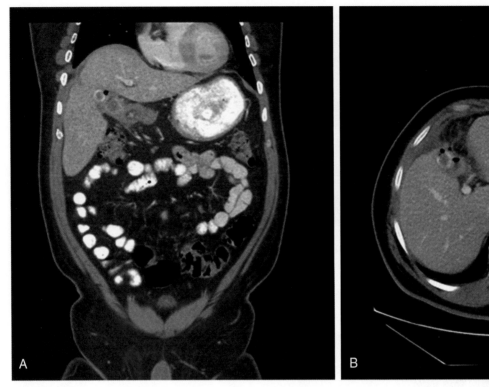
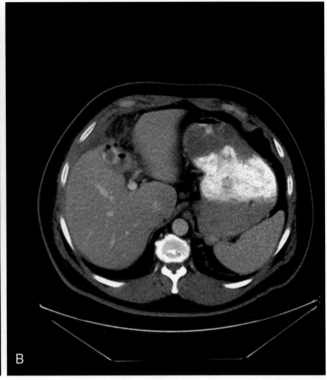

图 18.5　气肿性胆囊炎。腹部冠状位(A)和轴位(B)增强 CT 显示胆石症,胆囊周围炎症改变,胆囊壁内有气体。属于外科急症。

■ 慢性结石性胆囊炎(图 18.6)

● 胆囊萎缩、胆囊壁增厚(软组织密度)和胆囊结石。

● 可有胆囊壁钙化(瓷化胆囊)。

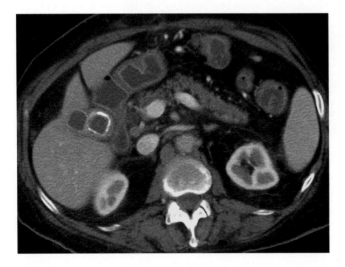

图 18.6　慢性结石性胆囊炎。86 岁男性,反复出现右上腹疼痛和消化不良症状,轴位增强 CT 显示胆囊萎缩,壁增厚,胆囊内有两个大结石。(From Sahani DV,Samir AE. Abdominal Imaging,ed 2. Philadelphia:Elsevier;2017.)

● 动态增强 CT 有助于区分胆囊癌和慢性胆囊炎。

➢ 慢性胆囊炎的内壁薄,在动脉期和门静脉期与邻近肝实质相比呈等密度。

➢ 胆囊癌的内壁较厚,在动脉期呈明显强化,在门静脉期呈等密度。

■ 黄色肉芽肿性胆囊炎(图 18.7)

● CT 鉴别黄色肉芽肿性胆囊炎与胆囊癌的敏感性为 78%~83%,特异性为 82%~100%,准确性为 69%~91%。

● 可表现为胆囊壁钙化,类似瓷化胆囊(图 18.8)。

● 可见弥漫性或局灶性胆囊壁内低密度影。

● 增强后的图像显示黏膜线连续但强化不均匀(对应于黏膜层和肌层)。

➢ 胆囊癌通常表现为明显的动脉期强化,在延迟期图像上呈等密度。

● CT 有助于更好地评估邻近器官、胆道系统和盆腔淋巴结病变的浸润情况。

MRI

■ 急性胆囊炎(图 18.9 和图 18.10)

● 与其他胆囊病变鉴别的敏感性和准确性为

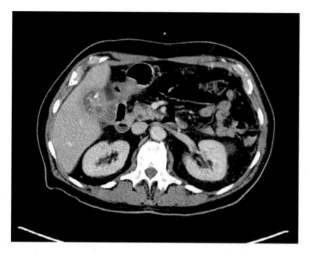

图 18.7　黄色肉芽肿性胆囊炎。图示胆囊周围弥漫性软组织增厚，腔内可见结石，胆囊壁增厚。注意胆囊癌的影像学特征和黄色肉芽肿性胆囊炎有重叠，因此，需要进一步的鉴别诊断和病理活检。

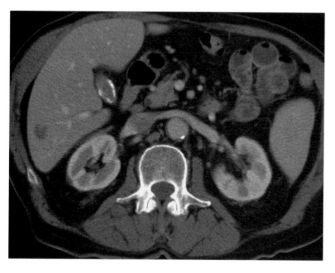

图 18.8　瓷化胆囊。78 岁女性，轴位增强 CT 显示胆囊壁有较厚的线状钙化灶，腔内胆汁密度增高。(From Sahani DV, Samir AE. Abdominal Imaging, ed 2. Philadelphia: Elsevier; 2017.)

95%。

- 很少用于诊断胆囊结石。
- MRI 特征
  - ➢ 胆囊壁增厚(≥4mm)。
  - ➢ 胆囊肿大(长轴>8cm，短轴>4cm)。
  - ➢ 胆囊壁增厚，壁两层结构模糊。
  - ➢ 钆增强可以显示弥漫性胆囊壁强化，伴短暂性的胆囊周围肝实质强化(肝动脉期最明显)。
  - ➢ 肝实质强化程度的增加有助于区分急性胆

囊炎和慢性胆囊炎。

- 对胆囊壁内或胆囊腔内气体的敏感度较差。
- ■ 慢性胆囊炎(图 18.11)
  - 胆囊缩小，壁不规则增厚。
  - 胆囊结石在 MRI 上可能显示不佳。
  - 胆囊壁增厚，呈双层，内层薄且均匀，呈低信号，外层厚，呈高信号。
  - 增强后囊壁平滑，渐进性延迟增强，较急性胆囊炎强化程度低。
  - 可见慢性胆囊周围脂肪条索影，伴或不伴有胆囊窝积液。
- ■ 黄色肉芽肿性胆囊炎
  - 弥漫性胆囊壁增厚，信号不均匀，增强后强化不均匀。
  - 壁内病灶，T1W 低信号/T2W 高信号，增强后无强化。
    - ➢ 这些病灶可能代表小的壁内脓肿或局部坏死。
  - 胆囊壁小的 T1W 低信号结节，在同、反相位上信号丢失，提示微小脂肪。
  - 散在的 T2W 高信号病灶，呈弥漫性晚期强化，可能代表增生性泡沫细胞。
  - 肝实质与胆囊病灶之间的脂肪间隙消失。
  - 胆囊周围肝实质强化程度增高，提示胆囊静脉引流增多以及炎症。
  - 早期报道显示，DWI 在鉴别黄色肉芽肿性胆囊炎和胆囊癌方面有一定价值。

检查方案

- ■ 胆囊解剖评价
  - 轴位和冠状位屏气状态下快 FSE T2W。
  - 轴位呼吸触发的脂肪抑制 T2W。
  - 轴位屏气状态下 T1W 梯度回波同、反相位成像。
- ■ 磁共振胆囊造影技术
  - 斜位静态 FSE T2W。
  - 右、左前斜位静态 FSE 成像。
  - 三维脂肪抑制 MRCP。
- ■ 增强 MR 胆囊造影
  - 0.05~0.1mL/kg 钆剂注射，以 2mL/s 的速率在

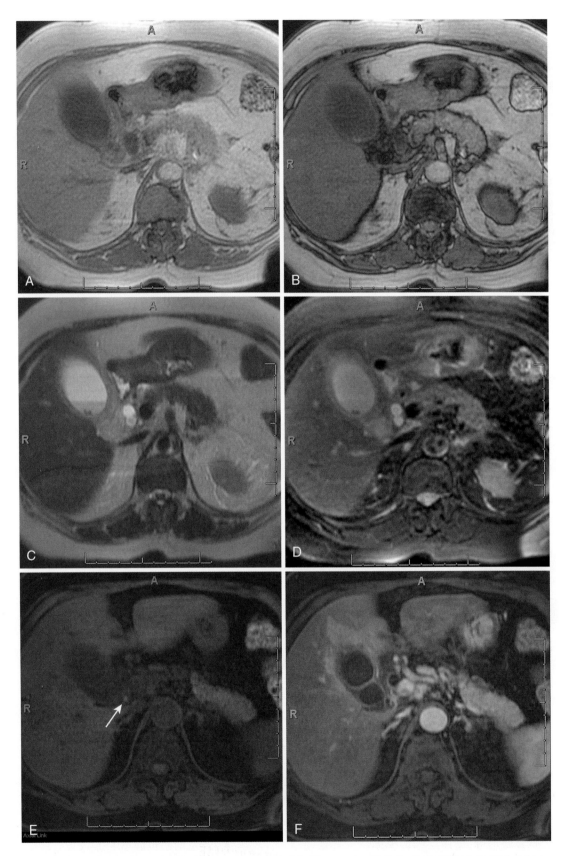

图 18.9   急性胆囊炎。T1W 同相位(A)和反相位(B)、T2W(C)、脂肪抑制 T2W(D)、增强前(E)和增强后(F)脂肪抑制 T1W 梯度回波图像显示胆结石、黏膜增厚、黏膜充血以及相邻的肝实质充血。该例胆囊炎是由胆囊结石阻塞胆囊管所致,在 T1 上呈高信号(E,箭头所示)。(From Roth C,Deshmukh S. Fundamentals of Body MRI,ed 2. Philadelphia:Elsevier;2016.)

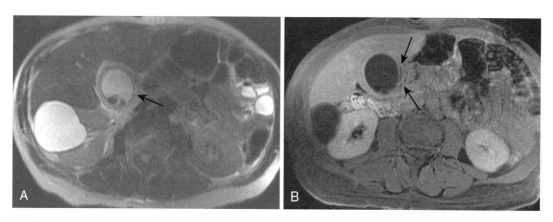

图 18.10　急性胆囊炎伴壁间脓肿。严重急性胆囊炎患者的轴位 T2W(A)和增强图像(B)显示胆结石、黏膜增厚伴脓肿(箭头所示)。(From Roth C,Deshmukh S. Fundamentals of Body MRI,ed 2. Philadelphia:Elsevier;2016.)

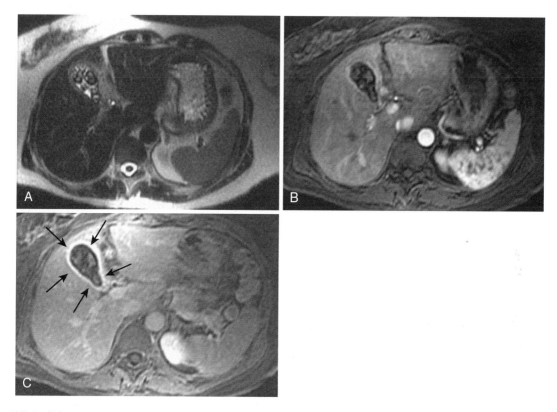

图 18.11　慢性胆囊炎。(A)慢性胆囊炎患者 T2W 显示多发胆囊结石。动脉期(B)和延迟期(C)增强图像显示胆囊壁呈渐进性强化(箭头所示)。(From Roth C,Deshmukh S. Fundamentals of Body MRI,ed 2. Philadelphia:Elsevier;2016.)

1~2 分钟内完成注射。

- ■ 动态对比增强
  - • 以 2mL/s 的速率注射 0.1mmol/kg 钆造影剂,扫描包含肝脏(在给药前、给药后 25 秒、60 秒、70 秒和 120 秒分别成像)。

疾病特征

胆囊腺肌症

- ■ 增生性胆囊炎,导致胆囊壁增生,形成壁内憩室

（Rokitansky-Aschoff 窦）。

- 可以是局限型(在胆囊底部常见)、节段型(呈环状或沙漏状)和弥漫型(全胆囊的)。
- 与恶性肿瘤鉴别困难,尤其是节段型。
- 超声可显示彗星尾征 (壁内病灶引起的 V 形彗星尾样混响伪影);CT 可显示串珠征(壁内憩室被强化黏膜包绕)(图 18.12);MRI 可显示珍珠项链征(T2W 上液体充满憩室)(图 18.13)。

胆囊恶性肿瘤(原发性和继发性)

- CT 或 MRI 可显示不规则非均匀强化的软组织增厚,可以侵犯邻近肝实质、肝门和肠道(图 18.14)。
- 可评估胸部及腹盆腔转移,进行分期。
- 在西方国家转移瘤最常见于黑色素瘤,在亚洲最常见于胃癌(图 18.15)。

Mirizzi 综合征

- 肝总管因胆囊管或漏斗部嵌顿的结石压迫而阻塞。
- 由此引起的肝内、外胆道近端扩张可进一步导致黄疸、急性胆囊炎和胆管炎。
- 可类似于肝胆恶性肿瘤(如胆管癌)。
- 可能与胆囊管汇入位置较低有关。

胆石性肠梗阻

- 慢性胆囊炎与邻近的小肠或十二指肠形成瘘口,导致胆石性小肠梗阻(典型的位置位于回盲瓣)。
- 胆囊结石也可在小肠内形成或排出。

肿瘤分期

原发胆囊肿瘤分期(T)

- T1:侵犯固有层和(或)肌层。
  - T1a:侵犯固有层。
  - T1b:侵犯肌层。
- T2:侵犯肌周结缔组织,但未突破浆膜层到肝脏。
- T3:侵犯浆膜层(脏腹膜)及其他邻近器官(如小肠等)。
- T4:肿瘤侵犯门静脉主干、肝动脉或毗邻的 2 个以上的肝外器官。

淋巴结状态(N)

- N0:未扩散至淋巴结。
- N1:转移至胆囊管、胆总管、肝动脉和(或)门静脉周围淋巴结。

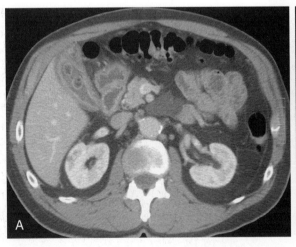
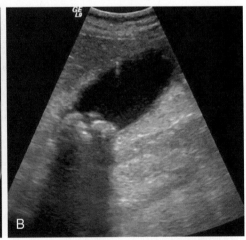

图 18.12 胆囊腺肌症。(A)73 岁男性,消化不良,腹部轴位 CT 显示胆囊壁弥漫性增厚,壁内可见界限不清的低密度区,腔内可见胆囊结石。(B)67 岁男性,矢状位的超声图像,可见胆管壁增厚和胆结石。胆囊壁内少量高回声病灶,类似于壁内气体。组织病理学检查提示腺肌症,高回声灶对应于 Rokitansky-Aschoff 窦内的结石。(From Sahani DV,Samir AE. Abdominal Imaging,ed 2. Philadelphia:Elsevier;2017.)

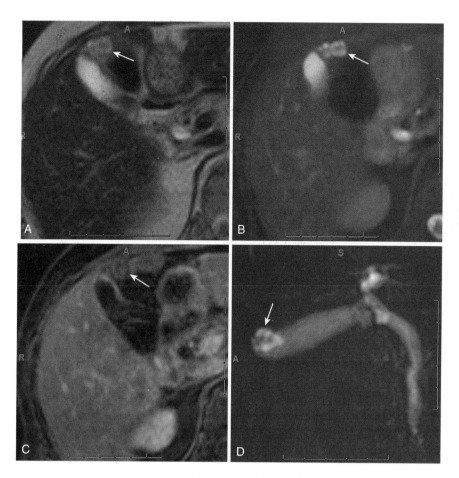

图 18.13　胆囊腺肌症。T2W(A)、脂肪抑制 T2W(B)、脂肪抑制 T1W 梯度回波序列(C)和冠状位厚层最大信号强度投影 MRCP(D)图像显示胆囊底部有一簇囊状结构(箭头所示)，对应于腺肌症的多发性壁内憩室(Rokitansky–Aschoff 窦)。(From Roth C, Deshmukh S. Fundamentals of Body MRI, ed 2. Philadelphia：Elsevier；2016.)

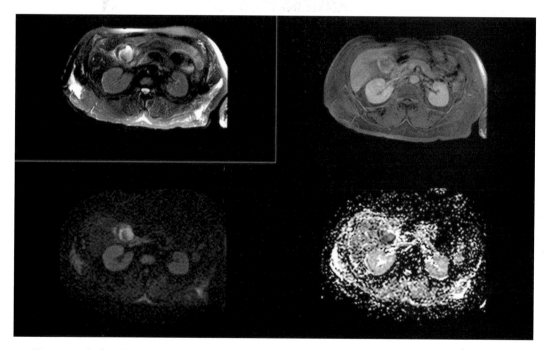

图 18.14　胆囊恶性肿瘤。胆囊出现异常的不对称的软组织增厚和强化，弥散受限，提示恶性肿瘤。

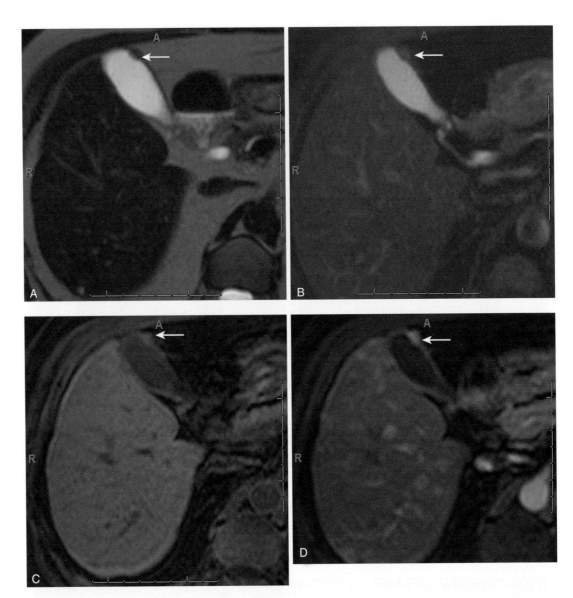

图 18.15　胆囊转移癌。T2W(A)、脂肪抑制 T2W(B)、增强前脂肪抑制 T1W(C)和增强后脂肪抑制 T1W 梯度回波(D)图像显示增强的壁结节(箭头所示),符合胆囊壁转移癌。(From Roth C,Deshmukh S. Fundamentals of Body MRI,ed 2. Philadelphia:Elsevier;2016.)

■ N2:转移至腹主动脉周围、腹腔内、肠系膜上动脉和(或)其他腹腔动脉淋巴结。

远处转移(M)

■ M0:无远处转移。

■ M1:有远处转移。

(周家豪　李若坤　译)

推荐阅读

1. Levy AD, Murakata LA, Abbott RM, Rohrmann CA. From the archives of the AFIP: Benign tumors and tumorlike lesions of the gallbladder and extrahepatic bile ducts: radiologic-pathologic correlation. *Radio-Graphics*. 2002;22(2):387-413.
2. Gore RM, Yaghmai V, Newmark GM, Berlin JW, Miller FH. Imaging benign and malignant disease of the gallbladder. *Radiol Clin North Am*. 2002;40(6):1307-1323, vi.

第 19 章　黄疸

Babak Maghdoori, Hamed Kordbacheh

解剖学、胚胎学、病理生理学

- 黄疸是指由于血清中胆红素升高(>42.75μmol/L)致使皮肤、巩膜和口腔黏膜黄染的症状和体征。
- 可分为:非梗阻性(肝前性和肝源性)和梗阻性(肝后性)。
  - 肝前性
    - 溶血性贫血。
    - 脾功能亢进。
    - 人工心脏瓣膜。
    - 脓毒症和低灌注状态。
  - 肝源性
    - 肝细胞损伤(如病毒性肝炎、药物性肝炎、肝硬化)。
    - 浸润性疾病(恶性肿瘤、脂肪性肝炎)。
    - 遗传性疾病(如 Gilbert 综合征、Crigler Najjar综合征等)。
  - 肝后性或梗阻性黄疸
    - 良性原因
      - ➢胆管结石。
      - ➢胆道狭窄(感染性、炎症性、医源性原因,如原发性硬化性胆管炎、创伤后、术后)。
      - ➢胆道外压迫(如 Mirrizzi 综合征、积液、胰腺假性囊肿)。
    - 恶性原因
      - ➢胰腺、胆囊、肝细胞和胆道恶性肿瘤。
      - ➢门静脉淋巴结肿大(转移性、感染性或原发性淋巴组织增生性疾病)。

检查技术

超声

- 超声是评估肝胆系统的首选初始诊断方式,特别是在急性右上腹部痛的情况下。
  - 超声诊断急性胆囊炎的敏感性为 48%~100%,特异性为 64%~100%。
  - 超声检测胆结石的敏感性极高(>95%)。
  - 超声检测胆道扩张的敏感性为 55%~91%,随着血清胆红素升高和黄疸持续时间延长,超声检测敏感性也提高。
    - 肝总管:测量内壁,60 岁以下患者应<7mm,60 岁以上患者应<10mm。
    - 胆总管(CBD):在>40 岁的患者中,正常值约为 4 mm,正常平均值直径每十年增加 1mm。正常上限值为 8.5mm(胆囊切除术后可为 10mm)。
  - 超声与 CT 检测胆管结石的敏感性相似(在胆道扩张患者中为 75%,在非扩张患者中为 50%)。
  - 超声可用于肝细胞疾病筛查(如 HCC 筛查,每 3~6 个月进行一次)。

CT/CT 胆管造影

- 常规腹盆部 CT 三期增强成像可以大视野高准确性地评估肝胆系统。
- 最佳采集时相,结合更薄准直,可提高病变检出、鉴别及各类恶性肿瘤的病变特点和分期(如胰腺恶性肿瘤、肝转移等)。
- 常规增强 CT 检测胆管结石敏感性中等(敏感性为 65%~88%)。
- 常规增强 CT 提供快速、准确的分期。
- CT 胆管造影
  - 胆道树成像用于评估术后胆汁渗漏、胆管狭窄、胆总管结石、梗阻性病变和胆道解剖结构的显示。
  - 使用口服或静脉注射(IV)胆管成像造影剂(如静脉注射碘沙葡胺、碘曲西葡胺)。
  - 禁忌证包括重度的肝脏、甲状腺或肾脏功能损害,胆红素<30mmol/L 或碘造影剂过敏;存在辐射暴露。

MRCP(图 19.1)

■ 无创性显示肝内、肝外胆道系统和胰管。

■ 在 1.5T 或更高 MRI 扫描仪上使用相控阵体线圈进行。

■ 检查前需要禁食 4 小时以减少胃肠道分泌物，减少胆囊运动、运动伪影并优化胆囊填充。

■ 其他改良技术

• 胰泌素刺激-MRCP:通过暂时扩张胰管、改善胰腺外分泌功能储备评估，来提高 MRCP 在胰腺疾病中的诊断能力。

• 功能性 MRCP:改善解剖结构显示、提高胰胆道系统变异的显示和评估胰腺外分泌功能。

检查方案

■ 胆囊解剖学评估

• 轴位和冠状位屏气稳态 FSE T2W 序列。

• 轴位呼吸触发脂肪抑制 T2W 序列。

• 轴位 T1W 梯度回波屏气同、反相位。

■ MR 胆囊造影

• 斜径向稳态 FSE T2W 序列。

• 左右前斜位稳态 FSE 序列。

• 三维脂肪抑制 MRCP。

■ 对比增强 MR 胆囊造影

• 0.05~0.1mL/kg 含钆造影剂,注射速率为 2mL/s,注射 1~2 分钟后扫描。

■ 动态对比增强研究

• 0.1mmol/kg 含钆造影剂,以 2mL/s 注射速率,覆盖全肝扫描(在注射前、注射后 25 秒、60~70 秒和 120 秒扫描)。

疾病特征

胆管结石

■ 胆管结石可能起源于胆囊或胆管本身(图 19.2)。

■ 通常无症状,但可能导致胆管炎、黄疸、胰腺炎和胆绞痛。

超声

■ 超声通常是评估的首选方式。

• 寻找圆形灶点状高回声,伴或不伴闪烁伪像(20% 的结石中不存在)(图 19.3)。

• 扩张的胆总管

➤ >6mm(60 岁以上,每 10 年增加 1mm)。

➤ >10mm(胆囊切除术、储液效应后)。

➤ 上游肝内胆道扩张。

• 存在胆囊结石时,应高度怀疑。

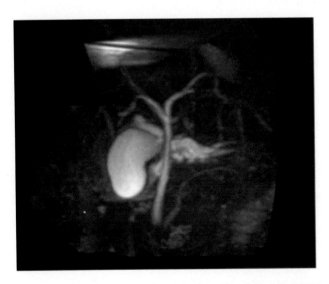

图 19.1   常规 MRCP 胰胆管解剖学。胆总管和胰管通常共同汇入十二指肠大乳头。

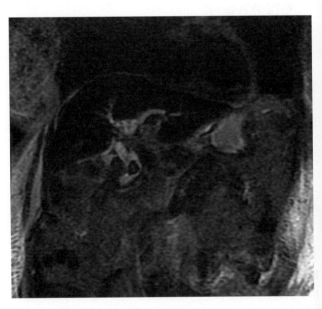

图 19.2   梗阻性胆总管结石。MRCP 图像显示结石位于胆总管中段,导致其上游肝内、肝外胆道扩张。

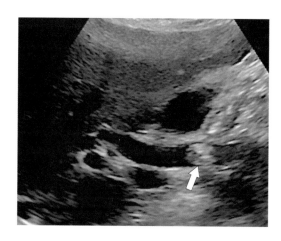

图 19.3 49 岁女性，矢状位超声检查显示低位胆管结石引起胆管扩张（箭头所示）。(From Boland GW. Gastrointestinal Imaging: the Requisites, ed 4. Philadelphia: Saunders; 2014.)

CT

- CT（常规对比增强 CT）（图 19.4）
  - 靶征：中心圆形密度、周围低密度胆道壁。
  - 环征：由高密度外壳边缘勾勒出结石。
  - 新月征：胆汁勾勒出石头的轮廓，形成一个通常是偏心性的新月形。

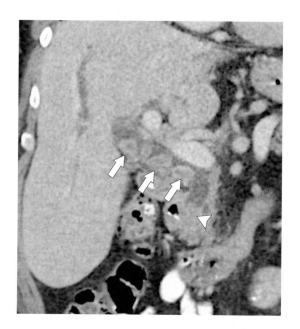

图 19.4 70 岁男性，冠状位增强 CT 显示多发胆总管结石（箭头所示），其中一枚低位结石阻塞胆总管（三角箭头所示），导致肝内胆管扩张。(From Boland GW. Gastrointestinal Imaging: the Requisites, ed 4. Philadelphia: Saunders; 2014.)

- 肝内和肝外胆道同时扩张。
  - CT 胆管造影
    - 因为胆道梗阻导致胆汁排泄功能损害。

MRCP

- 诊断胆总管结石的金标准。
- T2W 薄层图像显示胆道树内充盈缺损（图 19.5）。

Mirizzi 综合征

- 胆囊颈部或胆囊管结石引起肝总管梗阻（图 19.6 至图 19.8）。
- 由此产生的肝内和近端肝外胆道扩张，可能导致黄疸、急性胆囊炎和胆管炎。
- 易与肝胆恶性肿瘤（如胆管癌）混淆。
- 可能与胆囊管低位汇合有关。

胆石性肠梗阻

- 小肠梗阻（通常在回盲瓣），由于慢性胆囊炎与邻近的小肠、十二指肠瘘管形成。
- 形成了胆囊结石进入小肠中的通道。

壶腹周围肿瘤

- 可导致梗阻性肝外黄疸，并且可分为 4 个亚型。
  - 胰腺头、钩突肿瘤，最常见的是导管腺癌（图 19.9）。
  - 低位胆总管肿瘤，主要为胆管癌。
  - 源自肝胰壶腹的壶腹肿瘤（图 19.10）。
  - 壶腹周围（十二指肠的第一部分）癌。

胆管癌

- 胆道系统原发性恶性肿瘤，肝外最常见，约占 80%，肝内约占 20%。其可能导致不同程度的黄疸，具体取决于各亚型。
- 各种危险因素：原发性硬化性胆管炎、复发性化脓性胆管炎、慢性胆总管结石、亚洲肝吸虫病（继发于泰国肝吸虫病，华支睾吸虫病）、胆管囊肿、毒素（例如，钍造影剂）、病毒感染（人类免疫缺陷病毒、乙型肝炎病毒等）。
- 胆管癌可以分为 3 个亚型（图 19.11）。
  - 肿块型（图 19.12）
    - 肝内结节、外周肿瘤（"菜花"样病变）。

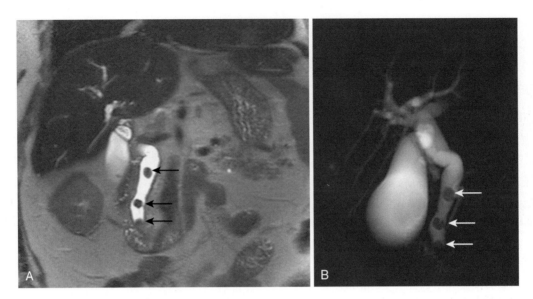

图 19.5　胆总管结石。(A)冠状位 T2W 图像显示扩张的胆总管中有 3 个充盈缺损(黑色箭头所示)。(B)厚层 MRCP 图像对胆道树进行更全面的评估,显示胆总管结石(白色箭头所示)及肝内和肝外胆道扩张全貌。(From Roth C,Deshmukh S. Fundamentals of Body MRI,ed 2. Philadelphia:Elsevier;2016.)

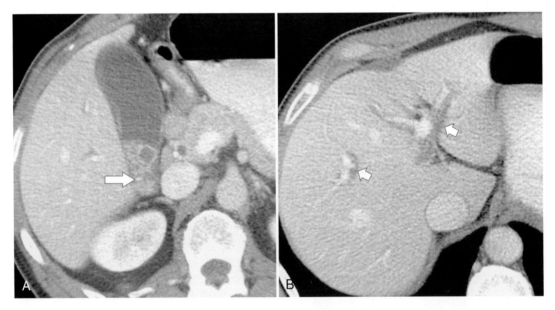

图 19.6　(A,B)57 岁男性,Mirizzi 综合征。轴位增强 CT 显示胆囊颈部多处胆结石(大箭头所示),引起胆囊扩张和肝内胆管扩张(小箭头所示)。(From Boland GW. Gastrointestinal Imaging:the Requisites,ed 4. Philadelphia:Saunders;2014.)

➢纤维化程度不一,但通常很广泛。

➢可有外周包膜皱缩和节段性胆道扩张。

➢在延迟期图像上显示轻度外周增强和渐进向心强化。

➢在无门静脉侵犯、血栓形成时出现门静脉变窄。

◆ 如果存在门静脉血栓形成,则提示 HCC 或混合性胆管癌-HCC。

● 导管周围浸润型(图 19.13)

➢最常见肝门部、肝门周围胆管癌(占 70%)

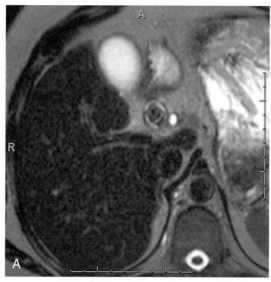

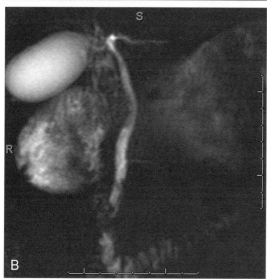

图 19.7 Mirizzi 综合征。T2 加权(A)和冠状位厚层块最大强度投影 MRCP(B)显示胆囊管多发结石,压迫邻近的肝总管,导致 Mirizzi 综合征。(From Roth C,Deshmukh S. Fundamentals of Body MRI,ed 2. Philadelphia:Elsevier;2016.)

(图 19.14 和图 19.15)。

> 它们可以与肿块型胆管癌同时发生。

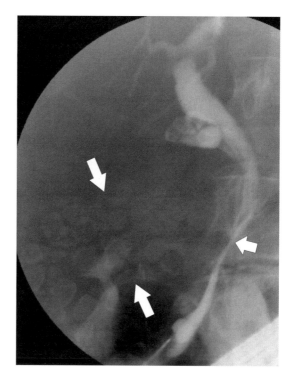

图 19.8 49 岁男性,内镜逆行胰胆管造影显示多发性胆结石(大箭头所示)和由 Mirizzi 综合征引起的胆管狭窄(小箭头所示)。(From Boland GW. Gastrointestinal Imaging:the Requisites,ed 4. Philadelphia:Saunders;2014.)

> 影像学可显示受累胆管的节段性狭窄。
  ◆ 狭窄段长度通常长于良性狭窄(>20mm)。
  ◆ 上游导管的外周扩张。
• 胆管内型(图 19.16)
  > 占比<20%。
  > 受病灶位置影响,经常无法手术。
  > 经常表现为胆管管径变化、胆管扩张,没有明显肿块。
  > 如果存在肿块,可呈息肉或壁画状。
  > 可因分泌过多黏液而导致导管扩张,无下游梗阻肿块。

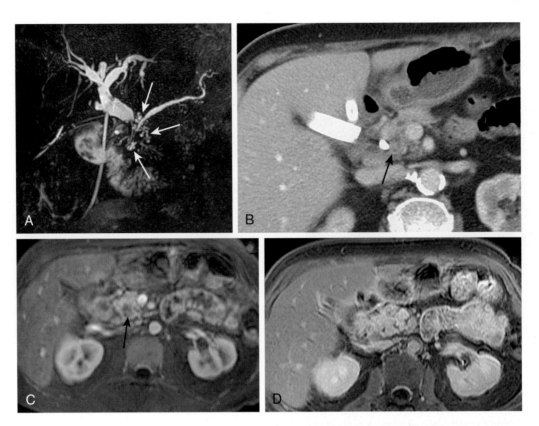

图 19.9 胰头腺癌。(A)MRCP 显示胰腺双管征和分支胰管扩张(箭头所示),提示胰头腺癌。(B)经静脉注射造影剂增强 CT 显示癌为低密度病变(箭头所示)。(C)然而,肿块在增强后动脉期 T1W 图像中最为清晰,表现为低信号肿块(箭头所示)。(D)在延迟期很难显示。(From Sahani DV,Samir AE. Abdominal Imaging,ed 2. Philadelphia:Elsevier;2017.)

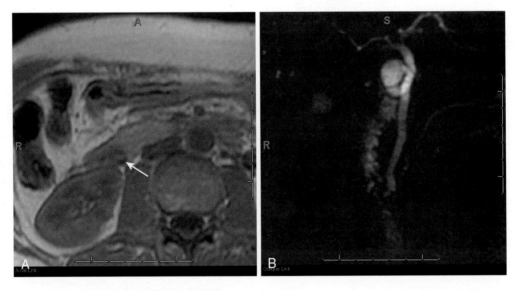

图 19.10 壶腹癌。T2W(A),冠状位厚层最大密度投影 MRCP(B)和增强前(C)、增强后动脉早期(D)和延迟期(E)脂肪抑制 T1W 梯度回波图像显示壶腹部 T1W 低信号肿块(箭头所示),有强化,导致轻度胆管扩张。活检证实浸润性壶腹腺癌。(From Roth C,Deshmukh S. Fundamentals of Body MRI,ed 2. Philadelphia:Elsevier;2016.)(待续)

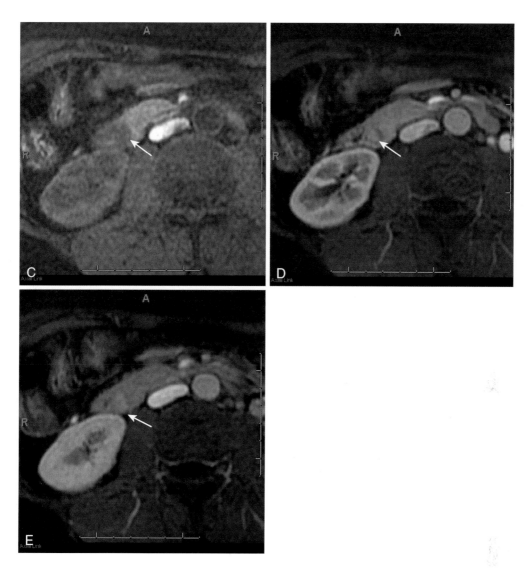

图 19.10(续)

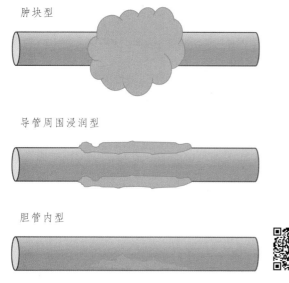

图 19.11　胆管癌生长模式。(From Roth C,Deshmukh S. Fundamentals of Body MRI,ed 2. Philadelphia:Elsevier;2016.)

肿块型

导管周围浸润型

胆管内型

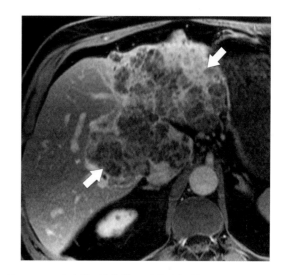

图 19.12　73 岁女性,轴位增强后脂肪抑制 MRI 显示大范围、浸润性生长的不均质胆管癌(箭头所示)。(From Boland GW. Gastrointestinal Imaging:the Requisites,ed 4. Philadelphia:Saunders;2014.)

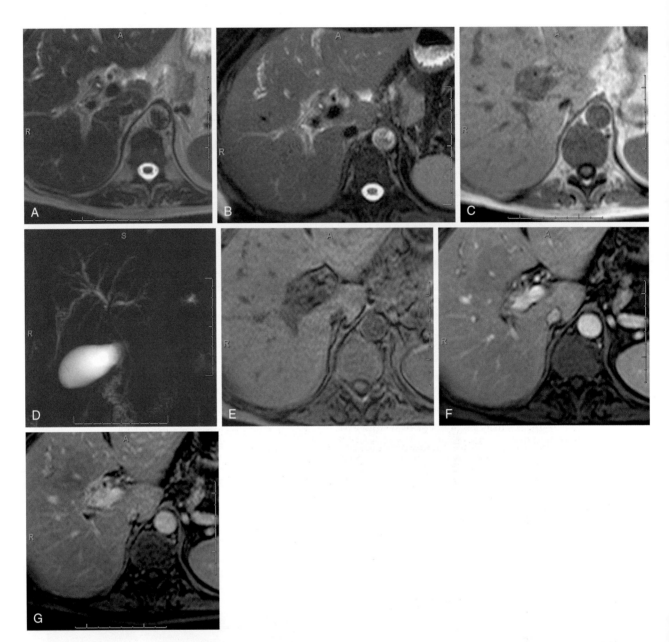

图 19.13　导管周围浸润生长模式的胆管癌。T2W(A)、脂肪抑制 T2W(B)、同相位 T1W(C)、冠状位厚层最大值强度投射 MRCP(D) 和增强前(E)、增强后动脉早期(F)和延迟期(G)脂肪抑制 T1W 梯度回波影像显示持续强化的肝外胆管软组织影,引起肝内胆管扩张,符合胆管癌。(From Roth C,Deshmukh S. Fundamentals of Body MRI,ed 2. Philadelphia:Elsevier;2016.)

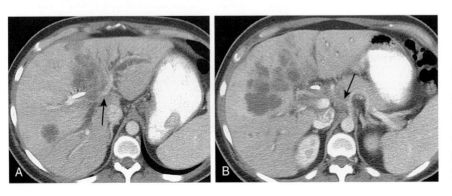

图 19.14　增强后轴位 CT 图像上的晚期肝门部胆管癌(Klatskin 肿瘤)伴肝转移。肿瘤侵犯肝实质、门静脉(A,箭头所示)和腹腔干(B,箭头所示)。(From Sahani DV, Samir AE. Abdominal Imaging,ed 2. Philadelphia:Elsevier;2017.)

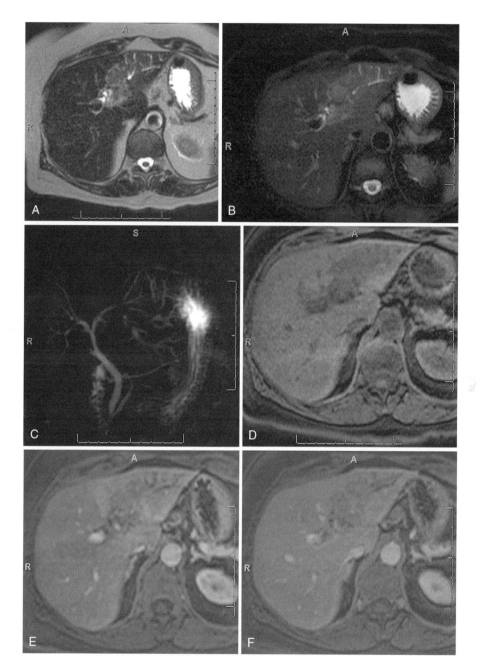

图 19.15 肝门部胆管癌。T2W(A)、脂肪抑制 T2W(B)、冠状位厚层最大密度投影 MRCP(C)和增强前(D)、动脉早期(E)和延迟期(F)脂肪抑制 T1W 梯度回波影像显示 T2W 稍高信号、渐进性强化的肝内浸润性肿块,周围胆管明显扩展。(From Roth C,Deshmukh S. Fundamentals of Body MRI,ed 2. Philadelphia:Elsevier;2016.)

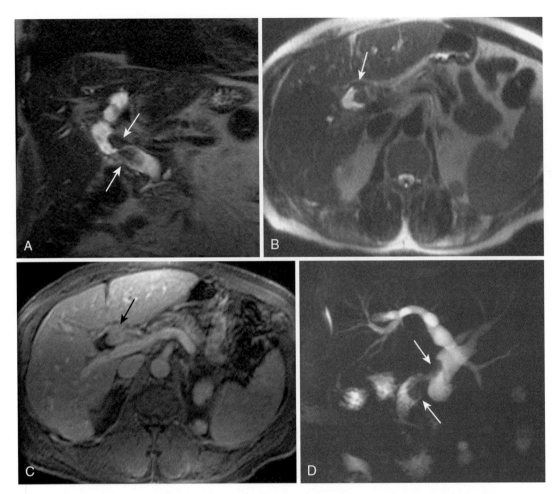

图 19.16　胆管内生长模式的胆管癌。冠状位(A)和轴位(B)重 T2W 图像显示胆总管内低信号不规则充盈缺损(C~D,箭头所示),并在增强后图像(C)上显示强化,提示为实性软组织肿块,为少见的肝外、胆管内的肿块形成性胆管癌(箭头所示)。(D)MRCP 显示胆总管狭窄伴上游胆管扩张(箭头所示)。(From Roth C,Deshmukh S. Fundamentals of Body MRI,ed 2. Philadelphia:Elsevier;2016.)

(袁正　李若坤　译)

推荐阅读

1. Catalano OA, Sahani DV, Kalva SP, et al. MR imaging of the gallbladder: a pictorial essay. *Radiogr Rev Publ Radiol Soc N Am Inc.* 2008;28(1): 135-155; quiz 324.
2. van Breda Vriesman AC, Engelbrecht MR, Smithuis RHM, Puylaert JBCM. Diffuse gallbladder wall thickening: differential diagnosis. *AJR Am J Roentgenol.* 2007;188(2):495-501.
3. Gore RM, Yaghmai V, Newmark GM, Berlin JW, Miller FH. Imaging benign and malignant disease of the gallbladder. *Radiol Clin North Am.* 2002;40(6):1307-1323, vi.
4. Oikarinen H. Diagnostic imaging of carcinomas of the gallbladder and the bile ducts. *Acta Radiol.* 2006;47(4):345-358.

第 3 部分　淋巴系统

第 **20** 章 脾大/脾脏病变

Eric W. Pepin

解剖学、胚胎学、病理生理学

胚胎学

脾始发于胚胎生命的第 5 周。背侧中腹膜将胃固定在后面;脾脏是由间充质细胞形成的。胃不对称生长导致脾脏从中线最终旋转到左上腹的位置。中胃连接成为胃脾韧带。胃脾韧带的内侧是小网膜囊,韧带的内折侧面与左肾融合,形成脾肾韧带。胎儿脾脏的分叶是中胚层芽融合的结果。不完全融合可导致脾深裂,或者由背侧中腹膜完全分隔形成副脾。

- 副脾可见于脾门、脾脉管系统、胃脾或脾肾韧带内、胰尾、胃壁,很少见于阴囊。副脾的所有成像方式都和脾脏的成像方式相同。

- 游走脾是由胃脾或脾肾韧带的畸形、松弛或破坏引起的;其可以是先天性或后天性的。
  - 易发生扭转和外伤。异位是其主要影像学表现。
  - 扭转可见脾血管和胰尾"旋"征。在 CT 上,由此产生的梗死密度较肝脏低。在保留侧支的情况下,其包膜仍为高密度,形成"环"征。
  - 对有症状患者行脾固定术或梗死脾切除术。
- 多脾、无脾发生在内脏异位综合征。
  - 多脾见于左侧异构体,以女性为主,多个脾脏、副脾可见于包含胃的上腹部象限(右侧或左侧)。
  - 无脾见于以男性为主的右侧异构体。
  - 这两种综合征都与复杂的先天性心脏病、中线肝胆囊、截短的胰腺、肠旋转不良和腔静脉异常有关。左侧异构体具有双叶肺和下支气管,而右侧异构体具有三叶肺和肺外支气管。

检查技术

- 超声(US)可用于创伤后评估腹腔积液,可提示脾损伤。

- ^{99m}Tc-硫胶体闪烁显像可显示网状内皮摄取和正常脾实质不存在的光减少。一旦常规应用,该方法将主要用于定位/确认异位脾组织。

- CT:轴位动脉期和门静脉期 CT 用于观察肿块、血管异常和外伤特征。脾脏在动脉期呈条纹样强化,在门静脉期均匀强化表现。

- MRI:使用钆造影剂的 T1W 和 T2W 成像可用于观察脾损伤。脾脏通常表现为弥散受限。

- FDG-PET:通常不用于脾脏的局部评估。最常用于评估脾内和脾外淋巴瘤。

- X 线片:可以显示脾脏大小的明显异常(例如,脾大或自身梗死)和钙化的存在,但通常不用于脾脏评估,因此,不进行讨论。

检查方案

- 门静脉期 CT 用于常规评估。评估血管异常、创伤和肿块应在动脉期和门静脉期进行。应查看冠状重建以最好地评估器官大小。

- MRI:轴位和冠状位 T1W 和 T2W 序列以及增强后 T1W 动脉期和静脉期序列能够特征性描述大多数脾脏改变的过程。当怀疑含铁血黄素沉积时,可以添加 T2* 序列。

- ^{99m}Tc-闪烁显像是通过标记硫胶体或红细胞来完成的。

疾病特征

局灶性脾损伤

- 脾囊肿
  - 原发性囊肿起源于内衬上皮且在发育时便已起始。继发性囊肿缺乏上皮衬里,更可能是外伤的结果,在梗死、感染和胰腺炎中不常见(图 20.1)。

　　● 通常无症状和偶然发现,包括在副脾中。可能因体积大、出血、破裂或感染而出现症状。病史将推动诊断,症状将推动治疗,包括手术。

　　● 所有的影像学检查均可观察到囊肿的典型表现,在 T1W MRI 和 US 上具有可变的内部特征,取决于囊肿内容物(如蛋白质、血液等)的情况。闪烁显像可见非特异性光减少。继发性囊肿更常见钙化(图 20.2)。

良性脾肿瘤

　　■ 血管瘤

　　● 最常见的良性肿瘤,通常无症状。体积大、出血可引发症状并决定治疗方案。

　　● 血管瘤在平扫 CT 上呈等低信号,在平扫 T1W MRI 上呈等低信号,在 T2W MRI 上呈高信号。点状和(或)曲线状钙化不定存在。

　　● CT 和 MRI 上的强化模式多变,但相对于正常静脉期脾实质强化程度通常较轻(图 20.3)。在动脉期图像上可以看到明显强化表现。

　　■ 错构瘤

　　● 无症状的富血管病变通常发生在中部器官沿凸面(外)表面,可见于错构瘤综合征。常表现为边界清楚的实性病变,对邻近的正常脾脏有占位效应。

　　● 在增强前后 CT 均可呈等密度,外表面轮廓异常是 CT 唯一的证据(图 20.4)。

　　● 错构瘤通常在 T2W MRI 上呈高信号,在 T1W MRI 上呈低至等信号。任何纤维成分都会呈现低信号。

　　● 在 US 中,表现为不均匀的高回声病变,且彩色多普勒流量增加。

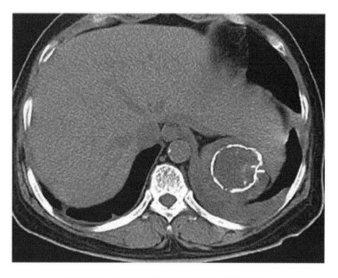

图 20.2　CT 扫描显示的钙化脾假性囊肿。

　　■ 淋巴管瘤

　　● 主要是病因不明的儿科病变。淋巴管瘤病是脾脏和(或)其他腹部器官的弥漫性病变;可以完全代替脾脏。最常见的孤立性包膜下肿块。分为毛细血管、海绵状和囊性。

　　● 非强化的包膜下病变,壁薄,周围有不同程度的钙化。通常 CT 呈低信号,T1W MRI 呈低信号(图 20.5)。如果有蛋白质或出血性内容物,可以在 T1W MRI 上看到高信号。纤维间隔在 T1W 和 T2W MRI 上呈低信号,增强后可强化。

　　■ 窦岸细胞血管瘤

　　● 起源于脾窦的血管性肿瘤,可表现为脾肿大和贫血或血小板减少症。治疗方法为脾切除术。

　　● 肿大脾脏内的多处病灶,在延迟期成像上具有特征性强化表现,与邻近实质呈等密度。病变在非增强 CT 和 T1W MRI 上分别为低密度和低信号,在 T2W

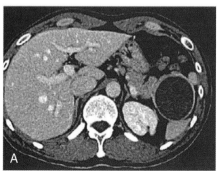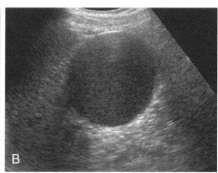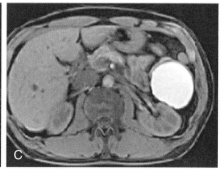

图 20.1　(A)CT、(B)超声和(C)脂肪抑制 T1W MRI 显示的脾表皮样囊肿。

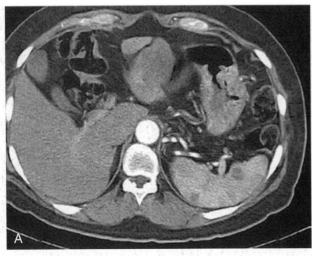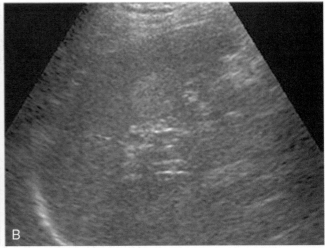

图 20.3　(A)动脉期增强 CT 扫描和(B)超声显示的脾血管瘤。

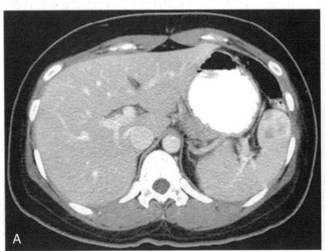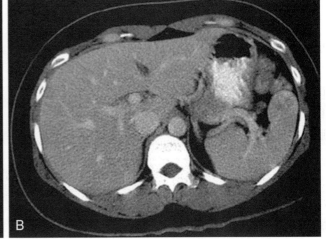

图 20.4　(A)动脉期和(B)延迟期 CT 扫描显示的脾脏错构瘤。

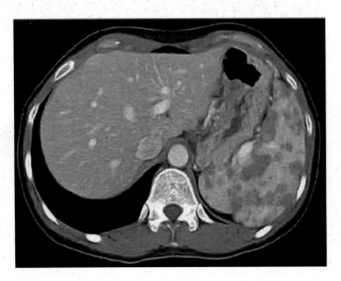

图 20.5　门静脉期 CT 扫描显示的脾淋巴管瘤。

MRI 上呈高信号。

恶性脾肿瘤

- 血管肉瘤
  - 预后不良的罕见肿瘤,更常见于老年患者,并且往往在就诊时已发生转移。
  - 破裂后可出现腹腔积血。
  - 不均匀结节状肿块,常伴有坏死。CT 和 MRI 上的增强模式是不均匀的(图 20.6)。CT 平扫时,出血和营养不良性钙化多呈高密度。
  - MRI 和 US 表现可反映血液成分和有无坏死。
- 淋巴瘤
  - 脾脏最常见的恶性肿瘤,继发性多于原发性。

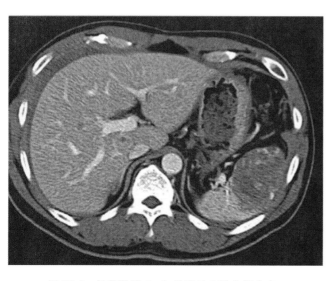

图 20.6　门静脉期 CT 扫描显示的脾血管肉瘤。

* 疾病的 4 种病理模式:均质性、粟粒性结节、多发性肿块、单个大肿块。CT 表现通常反映病理模式(图 20.7)。可能存在囊性坏死,看起来与脓肿相似。

* MRI 的实用性有限,因为在没有造影剂的情况下,正常脾脏和淋巴瘤的 MRI 表现类似,但如果存在坏死和出血,则可以显示。在 PET 上,相对于正常脾脏,病变 FDG 摄取增加。

■ 转移

* 乳腺、肺、卵巢、胃、胰腺、肝、结肠和黑色素瘤原发性肿瘤可通过血行播散和(或)直接侵袭转移至脾脏。通常在弥漫性转移性疾病的情况下发现较晚。在癌扩散的情况下可以看到浆膜种植转移。

* 含有血液成分或黑色素的转移灶在未增强的 T1W MRI 上可能出现高信号。

弥漫性脾损伤感染/炎症

■ 细菌感染

* 最常见的是革兰阳性球菌或革兰阴性杆菌血行播散引起,较少见于外伤。由于免疫抑制的发病率增高,该病发生率增加。

* CT 是首选检查方式,显示病灶中央低密度和边缘不规则厚壁。分隔和(或)气体不一定存在。如果栓子在源头,可以看到相关的楔形梗死。MRI 可存在类似表现,由于患者的临床状况,通常不使用。

* US 可用于检查不稳定的患者,但可能会受到限制。脓肿通常表现为边界不规则的低回声或无回声病变。内部气体被视为"脏声影"(图 20.8)。

■ 真菌感染

* 念珠菌属、曲霉属和隐球菌属最常见,真菌病约占脾脓肿 1/4,免疫功能正常时很少发生。

* 通常表现为播散性微脓肿,通常累及其他器官,CT 观察最佳。在 US 检查中,微脓肿有三层"靶心"外观(图 20.9)。

* 潜在的疾病可有类似表现,例如,白血病的脾受累,临床背景可助于指向正确诊断。

■ 分枝杆菌感染

* 结核分枝杆菌可从肺经血行或淋巴播散。几乎所有此类病例都涉及脾脏。临床背景通常都存在免疫抑制。未经治疗者有 50% 的病例死亡率。

* 病变最初为粟粒状,CT 上表现为低密度结节,可进展为肉芽肿,治疗后伴有钙化。

■ 棘球蚴病

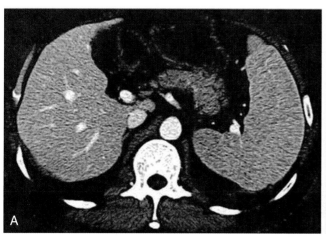

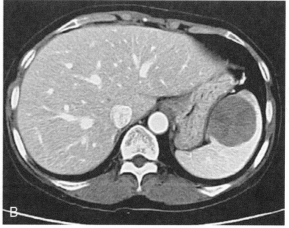

图 20.7　不同患者的门静脉期 CT 扫描显示脾淋巴瘤为(A)粟粒性疾病和(B)脾肿块。

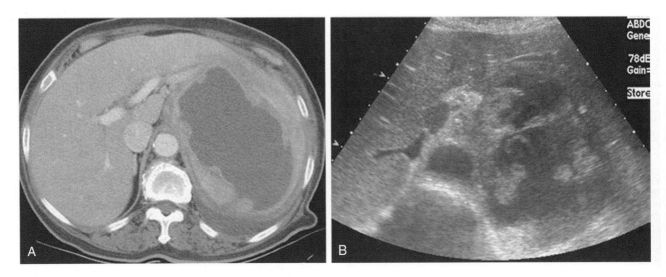

图 20.8　(A)门静脉期 CT 扫描和(B)超声显示的化脓性脾脓肿。

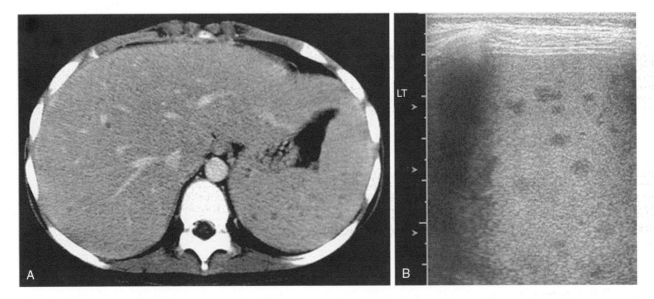

图 20.9　(A)门静脉期 CT 扫描和(B)超声显示脾念珠菌病合并微脓肿。结核病可能具有相似的外观。

脾脏受累可见于全身播散或肝包虫囊肿破裂后的直接播散。治疗方式是手术。

• 影像学表现与其他地方的棘球蚴病相似：边界清晰且有内膜、子囊的囊灶。

■ 结节病

• 结节病的脾受累反映血管紧张素转换酶水平所致的全身疾病负担，但与肺部疾病负担无关。脾脏受累不需要特殊治疗。

• CT 通常正常，但也可能显示为低密度病灶。病灶在 T1W 和 T2W MRI 上均为低信号。US 上脾脏回声呈弥漫性增强，伴或不伴灶性低回声病变。

血管和创伤相关的病变

■ 血管

• 动脉闭塞引起的梗死可见于心脏病栓子、全身高凝状态引起的血栓形成、胰腺疾病血管受累、血管炎、动脉瘤、门静脉高压和体位异常，如脾脏扭转和游走。梗死可以表现为楔形的非增强区域或多个异质结节(图 20.10)。可以保留包膜强化。MRI 表现反映了内部血液成分所处的状态和坏死的存在。US 将显示楔形低回声区域，彩色多普勒上未见血流。

• 静脉血栓形成最常见于胰腺炎，但也见于高

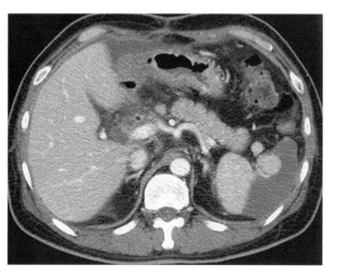

图 20.10　增强 CT 扫描显示为地图样低密度的脾梗死。

凝状态、肝硬化、腹膜后纤维化、外伤和淋巴瘤。影像学表现是典型的静脉血栓栓塞。血栓在 US 上会出现回声，而在彩色多普勒上没有血流。

● 脾动脉瘤和假性动脉瘤可见于门静脉高压症、妊娠、胰腺炎、血管炎、纤维肌发育不良、外伤、局部感染和 Ehlers-Danlos 综合征。大多数相同的条件可导致动静脉瘘形成。破裂带来高死亡率风险，在妊娠期间会进一步增加。在所有有或没有钙化壁的情况下，影像学表现都是典型的动脉瘤或假性动脉瘤。假性动脉瘤通常需要治疗，育龄女性、门静脉高压症患者罹患动脉瘤和动脉瘤>2.5cm（图 20.11）时需要治疗。

■ 创伤

● 脾脏是腹部最常受伤的实体器官，因机动车事故造成的损伤较常见。脾大易发生外伤。由于脾脏的血管广泛分布，因此，应主要关注的临床问题为失血性休克。

● 动脉期 CT 可显示活动性外渗（图 20.12）。在静脉期 CT 上评估实质损伤。

● 未增强时包膜下和实质内血肿较脾实质密度高，但增强时较其密度低（图 20.13）。

● 脾裂伤最好在增强 CT 上评估，常呈线性或分支样低密度。情况严重时，脾脏可能会"破碎"。首先，需要鉴别的是脾裂，比撕裂伤更圆，通常是内侧/腹侧裂，并且会在延迟成像时持续存在，这与撕裂伤不同。脾脏植入物破裂后可导致脾亢。当有外伤或脾切除史时，应考虑该诊断，并且可以通过 ^{99m}Tc-硫胶体闪烁显像

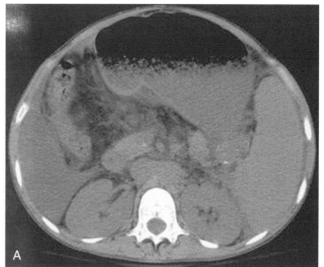

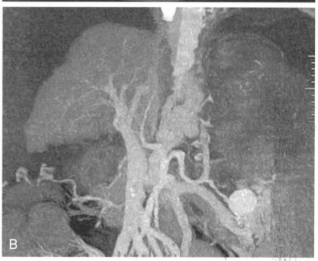

图 20.11　脾动脉瘤。（A）平扫 CT 显示局灶性附壁钙化和脾大；（B）斜冠状位最大强度投影显示瘤囊充盈。

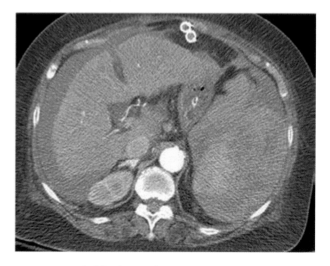

图 20.12　动脉期增强 CT 扫描显示脾"破碎"和腹腔积血。

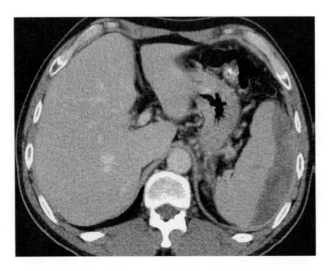

图 20.13　增强 CT 扫描显示的包膜下脾血肿。

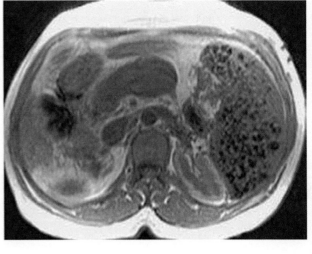

图 20.14　梯度回波 T1W MRI 显示 Gamma-Gandy 小体含铁血黄素的顺磁性导致的失相伪影。

确认。

- 可能发生创伤后血管损伤和梗死,其表现如前所述。
  - ■ 其他
    - 如果脾头尾>13cm,通常定义为增大。有许多肿瘤性和非肿瘤性原因。门静脉高压是最常见的非肿瘤性原因。
    - Gamma-Gandy 小体是门静脉高压症或较少见的输血情况下的脾微出血,在梯度回波 MR 序列上观察最佳(图 20.14)。
    - 镰状细胞病患者在婴儿期有脾大,然后发展为自身梗死。重复输血造成的铁沉积在所有 MRI 序列上均呈低信号。

结构化报告要点

- ■ 应注意是否存在副脾,以便在未来发生恶性肿瘤时建立基线。
- ■ 如有肿块或血管病变,应予以描述。
- ■ 出现脾大时应注意。
- ■ 当其正常时,称之为正常。

影像要点

　　SPIO 可用于脾脏的 MRI 评估。其被正常的脾组织吸收,导致信号明显下降,转移性疾病不会吸收,从而可明显区分转移性疾病。

　　对同相和反相 MRI 序列进行后处理,可以生成纯脂肪和纯水的图像。有时,计算错误会导致整个器官人为地产生相反的信号(例如,脾脏显示为全脂肪),称为"脂肪-水交换"。

(赵阳　阳君　金观桥　译)

推荐阅读

1. Robertson F, Leander P, Ekberg O. Radiology of the spleen. *Eur Radiol*. 2001;11(1):80-95.
2. Lee HJ, Kim JW, Hong JH, Kim GS, Shin SS, Heo SH, et al. Cross-sectional imaging of splenic lesions. *Radiographics*. 2018;38:435-436.
3. Yaghma V, Seral AR. Splenic trauma and surgery. In: Gore RM, Levin MS, eds. *Textbook of Gastrointestinal Radiology*. 4 ed. Philadelphia: Saunders, 2016; p. 1965-1976.
4. Boscak A, Shanmuganathan K. Splenic trauma: what is new? *Radiol Clin N Am*. 2012; 50:105-122.

第 **21** 章 淋巴结病

Justin Ruoss

解剖学、胚胎学、病理生理学

■ 毛细淋巴管的复杂引流系统由连接到中央淋巴结"站"的导管连接,其路径与动脉系统相似(图21.1和图21.2)。

■ 淋巴结通过物理和免疫两种方式消除细菌、肿瘤细胞和其他外来物质,在免疫系统中发挥着不可或缺的作用。

■ 腹部有230~250个淋巴结(全身500~700个);一般分为腹腔和腹膜后腔;内脏(器官)和壁层(皮肤、肌肉、筋膜等)。

检查技术

■ 通过CT、MRI、PET/CT对腹部淋巴结进行初步评估。淋巴管造影的作用主要限于介入手术。

■ 静脉期CT增强首选用于评估增强模式、区分较小的来自肠道和血管的淋巴结,以及同时评估内脏器官。盆腔淋巴结异常通常在平扫CT上无法检测到。

CT

■ 正常淋巴结呈卵圆形(肾形),衰减类似于软组织(40~60HU),具有轻度至中度强化(图21.3)。

■ 根据淋巴结站,在短轴或长轴维度上测量的正常大小为5~15mm;肿大的大小标准取决于解剖位置(图21.4)。

■ 常见类似于淋巴结病的情况包括:扩大的盆腔静脉、静脉曲张、附属脾或卵巢组织、不透明的肠襻、胃憩室。

■ 大小只是常用的诊断标准,因为正常大小的淋巴结中的异常不能被可靠地检测到。这些包括异常形状、不规则边缘、可变衰减和异常增强。

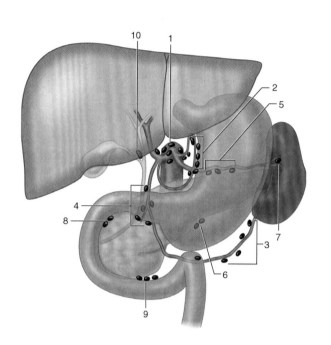

图21.1 描绘胃、肝、胆囊、胰腺和脾脏淋巴结的上消化道图示:1.腹腔干;2.胃(左右);3.胃网膜(左右);4.幽门;5.上胰腺;6.下胰腺;7.脾周;8.上胰十二指肠;9.下胰十二指肠;10.胆囊。(From Sahani DV, Samir AE. Abdominal Imaging, ed 2. Philadelphia: Elsevier; 2017.)

■ CT不能可靠地区分反应性增生和转移。

超声

■ 经腹超声的作用有限,取决于腹部淋巴结的解剖位置。超声内镜越来越多地用于评估胃肠道和胰胆管恶性肿瘤的转移。

■ 聚焦超声可以对形态进行更详细的评估,这有助于正常大小淋巴结的病理诊断。

■ 等回声至高回声,在良性淋巴结中可见明显的脂肪门。

■ 肿大、圆形/分叶状、低回声、锐利/清晰的边界提示疾病。

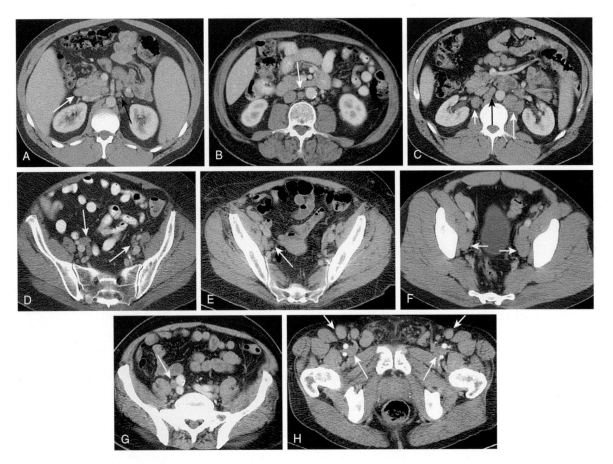

图21.2 腹部和骨盆不同水平的代表性轴位增强CT扫描图像显示腹部淋巴结的正常位置。(A)门腔间隙(白色箭头所示);肠系膜上动脉(黑色箭头所示)。(B)主动脉(箭头所示)。(C)腔静脉旁(白色短箭头所示),主动脉下腔静脉间隙(黑色箭头所示),主动脉旁(白色长箭头所示)。(D)左右髂分叉(箭头所示)。(E)右髂外(箭头所示)。(F)左右闭孔(箭头所示)。(G)右髂总(箭头所示)。(H)浅腹股沟(短箭头所示),深腹股沟(长箭头所示)。(From Sahani DV, Samir AE. Abdominal Imaging, ed 2. Philadelphia: Elsevier; 2017.)

MRI

■ 越来越多地被用于诊断腹盆腔恶性肿瘤;考虑到高软组织对比度(直肠、膀胱、子宫颈等),特别有助于治疗盆腔内疾病。

■ 有助于区分正常大小的正常淋巴结与转移性淋巴结。

■ 基础序列是具有脂肪抑制和DWI的T1、T2、T1增强序列。

● 正常MR特征:圆形或卵圆形(图21.5)。

➢ T1:信号比脂肪低,比肌肉高。

➢ T2:更接近脂肪的信号,高于肌肉。

➢ 与T1相比,T2信号增强更有助于定性。

➢ 增强呈均匀强化。

■ 与CT一样,异常主要基于大小标准。

■ 淋巴结正常信号强度变化也可供参考(图21.6):

● 恶性淋巴结可以有T2信号异质性改变。

● 转移性疾病中的坏死:T1降低,T2信号升高。

● 治疗后残留疾病:纤维化(低T2)与残留疾病(高T2)。

➢ 然而,即使是无病治疗的淋巴结也可以在长达1年的时间内保持阳性表现;感染、炎症均可以类似于残留疾病。

● 扩散受限(+DWI)见于恶性肿瘤,但也见于正常淋巴结,因为它们的细胞成分过多。

● 快速强化或周边强化提示恶性肿瘤。

PET

■ 肿瘤细胞代谢活动增加导致FDG摄取增加,在评估转移性疾病、原发性淋巴瘤和监测治疗反应、疾病复发时,可以将其与正常背景活性进行比较(图21.7)。

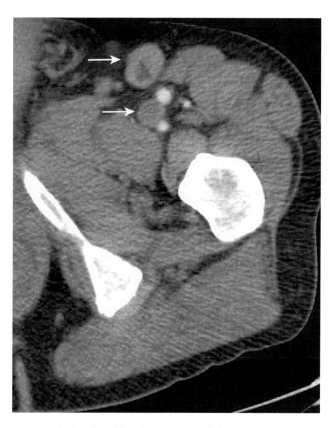

图 21.3 骨盆水平的轴位增强 CT 图像突出了正常淋巴结的 CT 扫描外观 (箭头所示)。图中可见腹股沟淋巴结边界清楚,呈椭圆形,软组织密度均匀。明显的脂肪门是良性淋巴结的一个显著特征,在腹股沟浅淋巴结中得到了很好的体现。(From Sahani DV, Samir AE. Abdominal Imaging, ed 2. Philadelphia: Elsevier; 2017.)

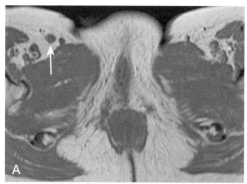

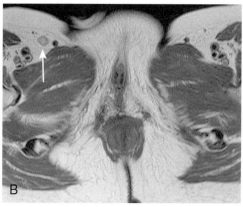

图 21.5 T1W(A) 和 T2W(B) MRI 图像显示右侧腹股沟浅淋巴结 (箭头所示)。在 T1WI 图像上,该淋巴结相对脂肪呈低信号,相对肌肉呈等信号,而在 T2WI 图像上,它相对脂肪呈等信号,相对肌肉呈高信号。(From Sahani DV, Samir AE. Abdominal Imaging, ed 2. Philadelphia: Elsevier; 2017.)

- 对检测转移性疾病尤其是在正常大小的淋巴结中非常敏感和特异。可以在淋巴结结构发生宏观变化之前检测到疾病。

- FDG 不是癌症特异性药物;结节病、结核病 (TB)、感染、脓肿亦可造成摄取增加。

疾病特征

腹部和盆腔良性淋巴结疾病

感染

- 常见的
  - 人类免疫缺陷病毒 (HIV)、获得性免疫缺陷病毒 (AIDS):淋巴结肿大是最常见的腹部表现。
    - 可以是传染性的 [结核病、鸟分枝杆菌复合体 (MAC)、组织胞浆菌病] 或肿瘤性的 [非霍奇金淋巴瘤

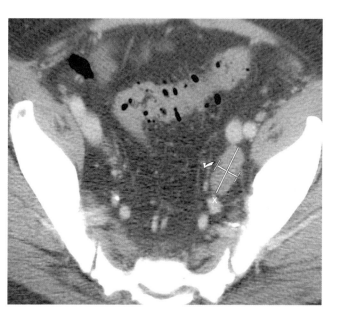

图 21.4 轴位增强 CT 图像显示了评估淋巴结大小的正确方法。淋巴结大小是通过测量最大短轴直径获得的 (此处用复选标记显示)。(From Sahani DV, Samir AE. Abdominal Imaging, ed 2. Philadelphia: Elsevier; 2017.)

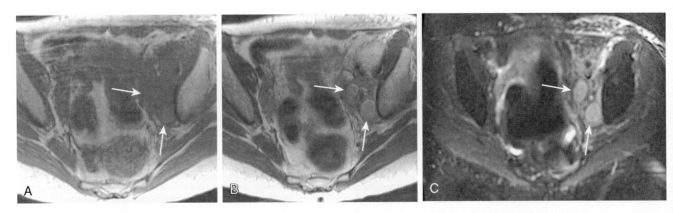

图 21.6 54 岁女性,宫颈癌转移。T1W(A)、T2W(B)和 DWI(C)图像显示两个肿大的左盆腔侧壁转移性淋巴结(箭头所示)。转移性淋巴结较亮,在 DWI 图像上更明显。(From Sahani DV, Samir AE. Abdominal Imaging, ed 2. Philadelphia: Elsevier; 2017.)

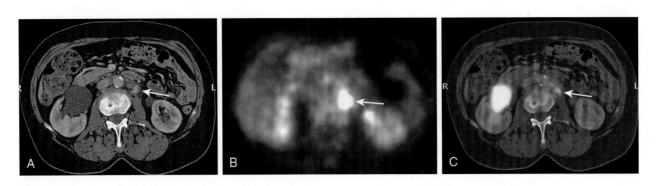

图 21.7 21 岁男性,主动脉旁淋巴结受累于富含 T 细胞的 B 细胞淋巴瘤(非霍奇金淋巴瘤)。(A)轴位增强 CT 扫描图像显示主动脉左旁淋巴结(箭头所示)轻度增强,伴有结节周围脂肪模糊。然而,CT 特征不能可靠地区分反应性非活动性淋巴结和活动性淋巴瘤受累。(B)轴位 FDG-PET 图像显示腹膜后的 FDG 高摄取区(箭头所示)。由于该图像上没有适当的解剖标志,FDG 高摄取区域不能完全归因于淋巴瘤扩散。(C)轴位 PET/CT 图像显示异常 FDG 摄取(箭头所示)对应于 A 中的主动脉左旁淋巴结,证实存在淋巴结转移。(From Sahani DV, Samir AE. Abdominal Imaging, ed 2. Philadelphia: Elsevier; 2017.)

(NHL)、卡波西肉瘤]疾病。

CT

■ 结节内中央低密度或坏死;结核病(93%)、MAC(14%)。

■ 结核病:腹膜后、肠系膜、脾门疾病;并发腹膜炎和植入物。

■ 卡波西肉瘤:腹膜后、肠系膜、腹股沟的高密度淋巴结。HIV 中 85% 的高密度淋巴结。

■ AIDS 相关淋巴瘤:伴有软组织衰减的大块疾病(0.3cm)。

■ 结核病:约 15% 的肺外结核病例,约一半的腹部结核病患者仅有淋巴结病变。很少>4cm。

• 传播途径决定位置;下行主动脉旁(血行),上行腹部(血液或直接蔓延)。

• 与病变邻近淋巴结形成多结节融合表现。

■ 中央低密度(干酪化、坏死)伴周边强化(肉芽)(图 21.8)。

MRI

■ T2 信号增高,坏死时周边增强。

■ 多结节融合性病变不均匀强化。

■ 结核病与淋巴瘤:

• 淋巴瘤:一般直径>4cm,均匀强化。

• 非血源性结核病仅向上累及至主动脉旁淋巴结。

• 血源性结核病向上、向下累及主动脉旁多发结外部位。

■ 罕见的

• 化脓性淋巴结炎:髂窝或腹膜后;可继发于下

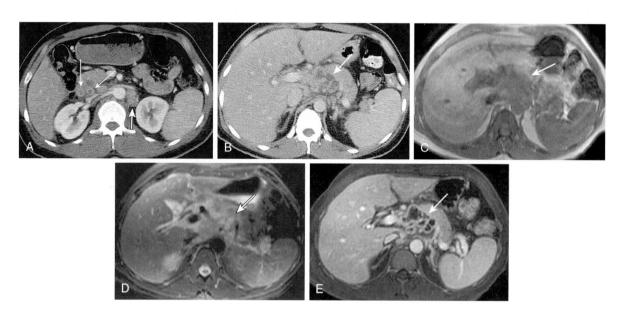

图 21.8 42 岁男性,感染人类免疫缺陷病毒的结核性淋巴结炎。(A)腹部轴位增强 CT 扫描显示胰周和主动脉旁有多个淋巴结。这些淋巴结具有不同的增强模式,一些显示均匀增强(粗箭头所示),一些显示存在坏死区域(细箭头所示)。(B)轴位增强 CT 扫描显示胰周区有一组淋巴结聚集(箭头所示),周围强化,中央呈低密度。在 T1W MRI(C)上,淋巴结团呈低信号,在 T2W MRI(D)上呈高信号(箭头所示)。(E)在脂肪抑制对比增强 T1W 成像中,聚集的淋巴结显示周边强化(箭头所示)。(From Sahani DV, Samir AE. Abdominal Imaging, ed 2. Philadelphia: Elsevier; 2017.)

肢感染(金黄色葡萄球菌);可能导致脓肿、并发症。

• CT:中央呈低密度,不规则薄壁强化,周围炎性改变,脓肿。

• 惠普尔病:由对抗生素有反应的 Tropheryma Whipplei 引起的吸收不良综合征。

CT

■ 肠系膜和腹膜后低密度淋巴结(富含脂肪,10~20HU)伴肝脾大和腹水。

■ 非传染性

■ 常见的

• 炎性肠病:溃疡性结肠炎(UC)和克罗恩病会导致整个腹部和盆腔出现淋巴结肿大。

• CT:以肠系膜或右下腹为中心的区域淋巴结肿大,衰减正常,大小不一。

• 在没有炎症发生的情况下,在已知的炎症性肠病患者中出现局部或弥漫性淋巴结肿大时,必须排除淋巴瘤(图 21.9)。

• 慢性肝病:肝硬化、肝炎、原发性胆汁性胆管炎。

• 肝十二指肠韧带淋巴结受累 (约 40%)(图 21.10)。

• 淋巴结疾病与肝脏受累的严重程度相关。

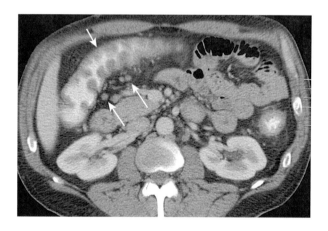

图 21.9 26 岁男性,患有溃疡性结肠炎,腹部轴位增强 CT 扫描图像。沿横结肠系膜边缘可见结肠多个周围小淋巴结 (长箭头所示),显示弥漫性肠壁增厚(短箭头所示)。(From Sahani DV, Samir AE. Abdominal Imaging, ed 2. Philadelphia: Elsevier; 2017.)

• 丙肝较乙肝多见;淋巴结疾病常与疾病活动阶段相关。

• CT:"雏菊链" 结节——肝十二指肠韧带聚集在肝动脉周围。

• 结节病:巨大腹部淋巴结病。

• 弥漫性转移性疾病、淋巴瘤、结核病。

■ 肠系膜淋巴结炎

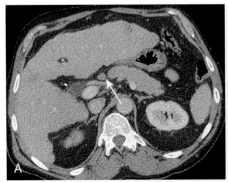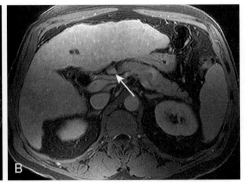

图 21.10   56 岁男性,肝硬化伴肝门淋巴结肿大。(A)腹部轴位增强 CT 扫描显示肝硬化患者肝门处的淋巴结(箭头所示)。(B)轴位增强 T1W 图像显示肝内肝硬化改变和肝门处均匀强化的淋巴结(箭头所示)。(From Sahani DV, Samir AE. Abdominal Imaging, ed 2. Philadelphia: Elsevier; 2017.)

- CT:儿童右下腹痛的第二大常见原因。
  ➢ 成人中直径>5mm 的 3 个或更多簇状结节,儿童的尺寸标准不太可靠。
    ◆ 原发性:无急性炎症过程(图 21.11)。
    ◆ 继发性:与克罗恩/UC、阑尾炎、系统性红斑狼疮、结肠炎、憩室炎有关。
  ■ 罕见的
    • 淋巴管平滑肌瘤病:育龄女性,胸部、腹部淋巴管中平滑肌细胞增殖。
    • 腹部:肾性急性髓性白血病、腹膜后和盆腔淋巴结肿大、淋巴管瘤、乳糜腹水;与肺部疾病的严重程度相关。

CT

- 由于结节中的乳糜、脂肪呈低密度(约 10HU)。
- 可以是巨大的,大小可达 4cm。

- 脂泻病:局限于肠系膜淋巴结的空洞改变。
- 囊性肠系膜肿块。
- 低密度结节(约 10HU);脂肪和液体物质。可用于区分淋巴瘤(乳糜泻风险增加)。

MRI

- T1 和 T2:脂肪-液体分层。
- 梯度:脂肪-液体界面处的信号损失(化学位移伪影)。

淋巴瘤

- 霍奇金和非霍奇金淋巴瘤:5%~6%的恶性肿瘤。
  • CT 和 FDG-PET 是评估疾病程度和治疗反应的主要方式。肿瘤大小和结外侵犯是重要的预后因素。
  • 多个肿大的淋巴结(>10mm)融合成肿块,相邻结构移位,由于占位效应常导致肾积水和血管血栓

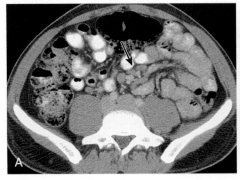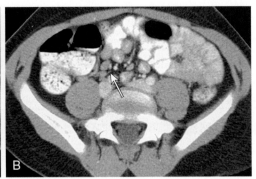

图 21.11   2 例患儿的原发性肠系膜淋巴结炎。(A)12 岁患儿的腹部轴位增强 CT 扫描,表现为腹痛。肠系膜内可见多个离散的均匀强化小淋巴结(箭头所示)。(B)6 岁患儿的腹部轴位增强 CT 扫描,显示右侧髂区肠系膜内少量淋巴结(箭头所示)。相邻肠祥未见并发病理改变。(From Sahani DV, Samir AE. Abdominal Imaging, ed 2. Philadelphia: Elsevier; 2017.)

形成。

• 腹部结外疾病:弥漫性器官肿大、异质性低密度结节、孤立肿块、胃肠道结节样增厚。

> 霍奇金淋巴瘤:占淋巴瘤的 40%,以有序、连续的方式扩散。

◆ 腹膜后,腹腔干,门腔静脉结节。

◆ 疾病的浸润范围决定了治疗方式。

◆ 多结节型最常见(60%)。

> NHL:非连续扩散和胃肠道受累。

◆ 更大的淋巴结病。

◆ 肠系膜、肝门和脾门淋巴结。

◆ 肿瘤亚型和症状决定了管理方案。

◆ 孤立肿块型最常见(60%)。

CT

■ 中度均匀强化的肿大淋巴结。

• 不同的疾病表现:

> 孤立性肿块型:单个肿大淋巴结,边界清楚,均匀强化。

> 多发结节型:不同区域多发肿大的结节,密度均匀,轻度均匀强化,包绕相邻血管。

> 弥漫型:肠系膜和腹膜后区密度均匀肿物包绕血管。

• "三明治"征:包裹脂肪和管状血管结构的巨大肠系膜淋巴结。几乎都是由 NHL 引起(图 21.12)。

> 移植后淋巴组织增生性疾病可以在移植后患者中出现类似表现。

MRI 和超声

■ 淋巴瘤评估有限,自 FDG-PET 出现以来通常不使用。

FDG-PET

■ 活动性淋巴瘤代谢活跃,对残留、复发疾病的阳性预测值高(约 95%)。

■ 优点是确定对治疗的反应(无、部分反应者与完全反应者),疾病复发的早期识别(图 21.13)。

■ 治疗后:淋巴结变小,强化方式不同,可能出现钙化。

转移性淋巴结病

■ 恶性肿瘤的淋巴结受累影响治疗的选择(手术、化疗、放疗等)。

■ 基于各种实体瘤分期使用大小标准不同,影像对疾病特异性淋巴结检出结果多变。

■ 淋巴结转移性疾病常具有原发性恶性肿瘤的特征,通常遵循典型的特异性传播模式。

• 一般来说:腹部>10mm,盆腔>8mm。

• 异常淋巴结特征

> 形状:圆形、球形。

> 边缘:分叶状、毛刺状、边缘不规则、结周脂肪浸润。

> 密度:钙化、密度不均匀、中央低密度(坏死)。

> 增强:不均匀强化。

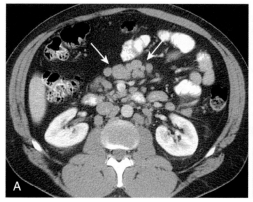
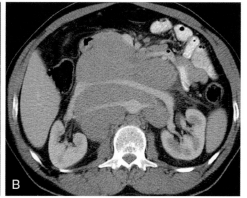

图 21.12 2 例不同患者的非霍奇金淋巴瘤。(A) 32 岁男性,轴位增强 CT 扫描显示肠系膜有多个离散的均匀强化淋巴结(箭头所示)。(B)45 岁男性,患肠系膜疾病,轴位增强 CT 扫描显示一个大的均匀强化肿块,包裹着肠系膜脂肪和强化的血管,并描绘了经典的"三明治"征。(From Sahani DV, Samir AE. Abdominal Imaging, ed 2. Philadelphia: Elsevier; 2017.)

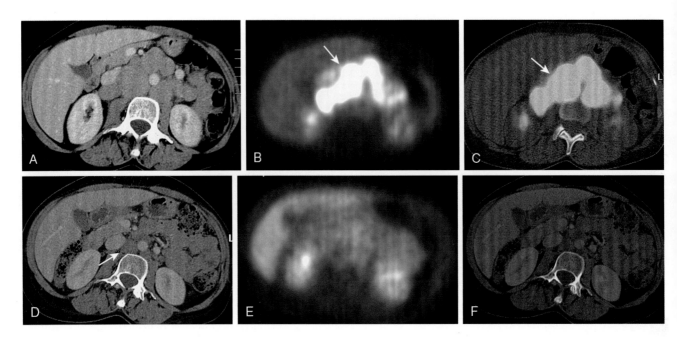

图 21.13　42 岁男性,非霍奇金淋巴瘤化疗影像。治疗前影像学:(A)轴位增强 CT 扫描显示广泛的腹膜后淋巴结肿大(B 和 C,箭头所示),在相应的 PET(B)和 PET/CT 融合上显示为摄取增加(C)图像。治疗后影像学:(D)轴位增强 CT 扫描显示腹膜后残留肿大淋巴结(箭头所示)。然而,在相应的 PET(E)和 PET/CT 融合图像上未见摄取(F)。PET 图像上没有摄取表明残留肿块内没有活动性病变,并突出了 PET 在淋巴瘤患者随访中优于 CT。(From Sahani DV, Samir AE. Abdominal Imaging, ed 2. Philadelphia: Elsevier; 2017.)

典型的淋巴结站模式

- 上腹部(胃、十二指肠、肝脏、胆囊、胆管、胰腺)。
  - 肝十二指肠、胰周、主动脉。
- 结直肠癌;通过邻近从局部向远处传播。
  - 结肠上、结肠旁、中间、主淋巴结(图 21.14)。

- 右结肠:肠系膜上链。
- 左结肠:肠系膜下链。
- 直肠:直肠系膜→直肠上链。
  - 也可以沿着髂淋巴细胞和闭孔淋巴结扩散→主动脉旁。
- 肛门:腹股沟浅部、腹股沟深部、髂外、髂

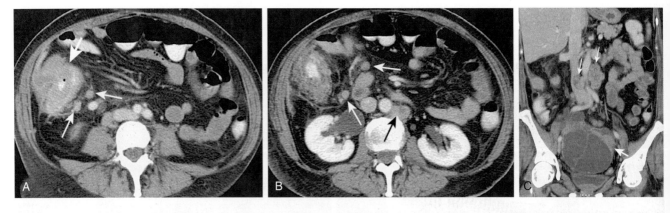

图 21.14　56 岁女性,患有结肠癌和卵巢癌,出现淋巴结转移。(A)腹部轴位增强 CT 扫描显示升结肠壁不规则结节样增厚(粗箭头所示),浸润到结肠周围脂肪,结肠周围淋巴结转移(细箭头所示)。(B)较高水平的轴位增强 CT 图像显示主动脉左旁淋巴结(黑色箭头所示)和右下腹肠系膜淋巴结肿大(白色箭头所示)并不均匀强化。(C)同一患者的冠状位增强 CT 图像显示骨盆内有囊性卵巢黏液性腺癌(粗箭头所示),伴有实性成分。在同一张图片中还可以看到主动脉左旁和主动脉下腔静脉淋巴结肿大(细箭头所示)。这一系列图像强调了淋巴结中肿瘤扩散的模式。主动脉前淋巴结组(肠系膜上、肠系膜下)受累通常发生在胃肠道恶性肿瘤,而主动脉旁淋巴结受累通常发生在泌尿生殖系统恶性肿瘤中。(From Sahani DV, Samir AE. Abdominal Imaging, ed 2. Philadelphia: Elsevier; 2017.)

总→主动脉旁。

- ■ 尿路上皮癌
  - • 肾细胞癌:肾门→主动脉旁。
  - • 肾门/近端输尿管:肾门→主动脉旁。
  - • 下输尿管:髂总血管旁。
  - • 膀胱:血管旁→闭孔,髂外→主动脉旁(图 21.15)。
- ■ 前列腺癌
  - • 髂总动脉分叉下的盆腔淋巴结(图 21.16)。
  - • 闭孔、骶前、下腹、髂外→髂总、主动脉旁。
- ■ 睾丸癌
  - • 沿着精索/睾丸静脉进入腹膜后淋巴结,可见

对侧淋巴结转移继发于强大的侧支循环(图 21.17)。

- • 右侧→腔旁、腔前、主动脉腔。
- • 左侧→主动脉前、主动脉旁。
- • 很少会扩散到膈脚后、纵隔和锁骨上区域。
- ■ 妇科恶性肿瘤
  - • 宫颈:多种途径;最常见的淋巴结——闭孔、髂内、髂总、子宫旁(图 21.18)。
    - ➢ 闭孔、下腹、髂外、髂总。
    - ➢ 髂外淋巴结前。
    - ➢ 后部:髂总、骶骨、主动脉旁。
  - • 子宫内膜
    - ➢ 子宫上部(宫底和宫体上部):髂总、主动脉旁。

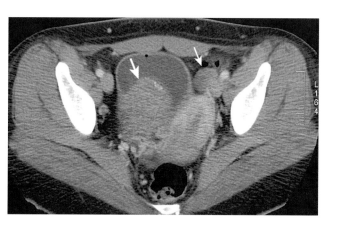

图 21.15　43 岁男性,患有膀胱尿路上皮癌(粗箭头所示),盆腔轴位增强 CT 显示孤立的左侧髂外淋巴结转移 (细箭头所示)。(From Sahani DV, Samir AE. Abdominal Imaging, ed 2. Philadelphia: Elsevier; 2017.)

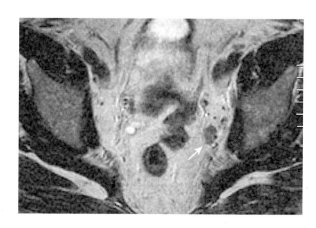

图 21.16　56 岁男性,前列腺癌患者的 T2W MRI 图像。左侧髂内淋巴结显示异质性信号强度 (箭头所示),表明为恶性肿瘤。(From Sahani DV, Samir AE. Abdominal Imaging, ed 2. Philadelphia: Elsevier; 2017.)

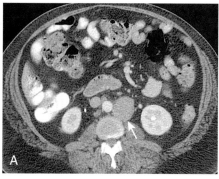
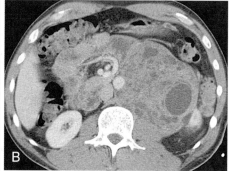
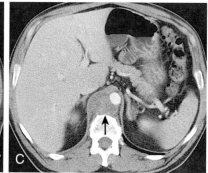

图 21.17　不同患者睾丸癌的淋巴结转移。(A)52 岁男性,轴位增强 CT 显示孤立的主动脉左旁转移淋巴结(箭头所示)。(B)47 岁男性,睾丸混合性生殖细胞瘤左睾丸切除术后 1 年的轴位增强 CT 显示主动脉旁和腔静脉旁区域有大的坏死淋巴结,伴有实性和囊性区域。对侧肿大的腹主动脉旁淋巴结突出了淋巴互通的存在。(C)51 岁男性,患有左侧睾丸精原细胞瘤,轴位增强 CT 显示一个坏死肿大的膈脚后淋巴结(箭头所示)部分包绕并抬高了主动脉。(From Sahani DV, Samir AE. Abdominal Imaging, ed 2. Philadelphia: Elsevier; 2017.)

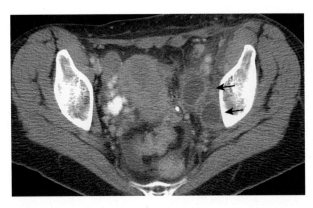

图 21.18 56 岁女性，患有宫颈癌，盆腔轴位增强 CT 图像。左盆腔侧壁转移淋巴结可见中央坏死和广泛的结节周围浸润（箭头所示），这代表肿瘤在包膜外扩散。(From Sahani DV, Samir AE. Abdominal Imaging, ed 2. Philadelphia: Elsevier; 2017.)

> 子宫中下部：宫旁、宫颈旁、闭孔。

• 卵巢：沿卵巢血管。

> 髂总上部、主动脉旁。

> 沿着阔韧带——髂内、闭孔、髂外。

（赵阳　阳君　金观桥　译）

推荐阅读

1. Einstein DM, Singer AA, Chilcote WA, et al. Abdominal lymphadenopathy: spectrum of CT findings. *Radiographics.* 1991;11:457-472.
2. Park JM, Charnsangavej C, Yoshimitsu K, et al. Pathways of nodal metastasis from pelvic tumors: CT demonstration. *Radiographics.* 1994;14:309-1321.
3. Delorme S, van Kaick G. Imaging of abdominal nodal spread in malignant disease. *Eur Radiol.* 1996;6:262-274.

第 **4** 部分　泌尿系统

第 **22** 章　尿路结石

Mark A. Anderson

解剖学、胚胎学、病理生理学

■ 肾结石是由过饱和的无机和有机化合物与蛋白质在肾小管液、肾间质液或尿路集合系统中沿着乳头状表面结晶形成的。结石成分的过饱和结晶可由结石成分排泄增多、尿液量减少、尿液 pH 值异常、解剖异常或梗阻引起的尿液潴留和慢性感染所致。

■ 大部分(70%~80%)上尿路结石为钙类化合物，包括草酸钙和磷酸钙。其次为鸟粪石或磷酸铵镁和尿酸。尿酸结石的特点在于可以通过尿液碱化进行溶解，通常无须泌尿外科治疗。不太常见的结石成分包括胱氨酸和某些药物沉积，如茚地那韦、氨苯蝶啶、愈创甘油醚和磺胺类药物。

■ 易合并尿路结石的泌尿生殖系统畸形包括马蹄肾、盆腔异位肾、交叉-融合异位肾中的异位部分。

■ 尿路结石如有症状，大多表现为肾绞痛或腰痛。合并急性集合系统梗阻时，结石排出通常伴随急性症状缓解。除梗阻和疼痛外，结石还可刺激尿路上皮导致血尿，并诱发感染。常见的尿路结石梗阻部位包括输尿管固有狭窄处，特别是输尿管膀胱交界处、肾盂输尿管移行处，以及输尿管跨越髂动脉入小骨盆处。

检查技术

■ CT 平扫是尿路结石诊断、治疗和治疗后随访的首选方法。当不能判断钙化是否为输尿管结石时，经静脉碘造影剂注射后增强扫描排泄期或尿路成像有助于判断输尿管解剖结构和结石位置(图 22.1)。

■ 超声(US)检查易于识别肾积水，对于检测尿路梗阻非常有价值。如存在输尿管膀胱入口处尿流喷射，则可排除明显的尿路梗阻。

■ X 线平片在诊断敏感性和显示解剖信息方面虽

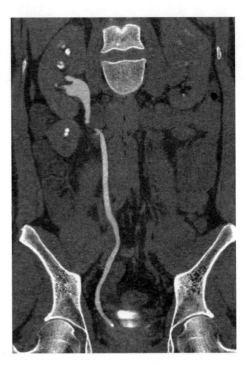

图 22.1　对比增强 CT(冠状位重建图像)延迟期显示右输尿管扩张和远端梗阻性结石。(From Sahani DV, Samir AE. Abdominal Imaging, ed 2. Philadelphia: Elsevier; 2017.)

不及 CT，但可用于 X 线阳性结石患者的随访。

■ MRI 在评估尿路结石方面作用甚微，但可显示与尿路结石相关的尿路异常，例如，梗阻、输尿管狭窄和泌尿生殖系统畸形。

■ 静脉肾盂造影(IVP)多已被 CT 取代。

CT

■ CT 平扫应用广泛、高效，诊断准确性高，是诊断尿路结石的首选方式。据报道，其诊断敏感性为 95%~98%，特异性为 96%~100%。

■ CT 除了在检测尿路结石方面比 X 线片、IVP 和 US 更敏感之外，还能更好地识别引起腰痛的非泌尿系统原因，例如，阑尾炎、憩室炎、胰腺炎和卵巢扭转；据报道,上述疾病占比可高达 15%。另外,CT 检测输尿管结石、肾脏小结石和 X 线阴性结石(如尿酸结石)的敏感性明显高于腹部 X 线平片(图 22.2 至图 22.4)。

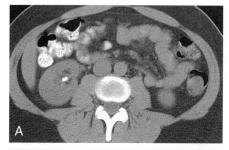

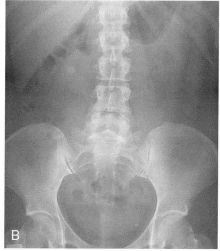

图 22.2 34 岁女性,右侧腰痛。(A)轴位 CT 平扫显示右肾非梗阻性结石。(B)X 线片也可显示右肾结石,可用于后续随访。(From Sahani DV,Samir AE. Abdominal Imaging,ed 2. Philadelphia:Elsevier;2017.)

■ 在梗阻性尿路结石中,肾周脓肿或肾盏破裂引起的尿性囊肿可表现为肾周积液。

■ CT 还可鉴别输尿管结石和盆腔静脉石。输尿管结石可表现为“软组织环”征,即在结石周围可见水肿的输尿管壁,据此可与盆腔静脉石区分。静脉石可见“彗尾”征,代表靠近静脉石逐渐变细的非钙化的盆腔静脉,其不在输尿管走行路径中。此外,结石通常密度更均匀,而静脉石通常中心密度更低。

■ 鹿角形结石较大,占据大部分肾盂和部分肾盏。

■ CT 可显示肾钙质沉着症的肾实质或髓质钙化。

■ CT 尿路成像(CTU)是评价血尿的最佳影像学方法。与 IVP 不同,CTU 可以在一次检查中同时评估肾实质和尿路上皮。如果不能确定钙化是否为输尿管结石,CTU 有助于确定集合系统的准确路径,并显示梗阻结石上游的造影剂积聚。CTU 还可以区分梗阻性肾积水和肾盂旁囊肿或肾盂周围囊肿,后者无造影剂填充,且位于正常肾窦脂肪内。

■ CT 检查还可提供一些信息帮助指导临床治疗和判断预后,包括结石负荷、成分和易碎性。据报道,对根据临床表现和实验室检查结果判断为疑似肾绞痛的患者行 CT 检查并检测出尿路结石,约 55% 的患者会更改治疗方案。常规 CT 可识别大多数常见的肾结石成分,但蛋白酶抑制剂结晶除外,如用于人类免疫缺陷病毒治疗的茚地那韦,由于其与相邻组织密度(15~30HU)相似,因此,平扫 CT 图像可能无法显示(图 22.5)。

■ CT 扫描管电压为 120kV 时,各类结石密度如

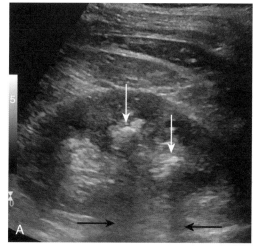

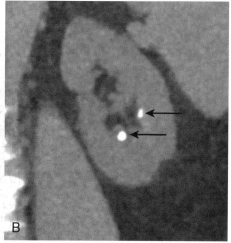

图 22.3 51 岁女性,腹痛。超声矢状位图像显示左肾中部和下部见两枚非梗阻性结石灶(A,白色箭头所示)和后方声影(A,黑色箭头所示)。(B)冠状位 CT 图像显示两枚结石(黑色箭头所示)。

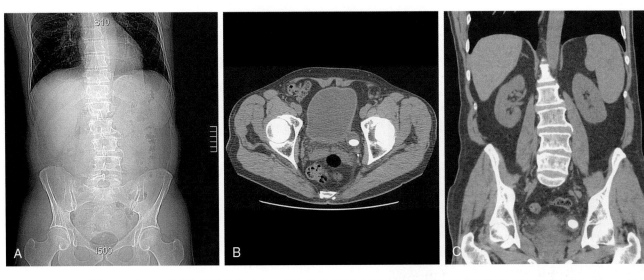

图22.4 (A)定位像显示膀胱区稍高密度尿酸结石。CT平扫轴位(B)和冠状位重建图像(C)显示膀胱左后侧壁憩室中17mm×12mm大小的结石,密度约400HU。(From Sahani DV,Samir AE.Abdominal Imaging,ed 2. Philadelphia;Elsevier;2017.)

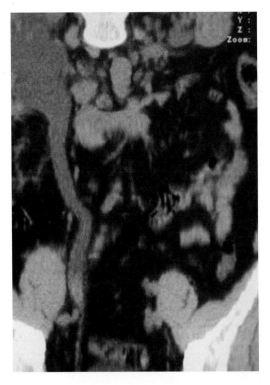

图22.5 CT冠状位重建图像显示右肾及右侧输尿管积水,远端输尿管见结石。相对于充满尿液的输尿管,结石呈稍高密度。该患者正在接受茚地那韦治疗人类免疫缺陷病毒感染。(From Sahani DV,Samir AE. Abdominal Imaging,ed 2. Philadelphia;Elsevier;2017.)

下:尿酸结石,200~450HU;鸟粪石,600~900HU;胱氨酸结石,600~1100HU;磷酸钙结石,1200~1600HU;草酸钙结石,1700~2800HU。由于许多结石成分混杂及部分容积效应的影响,单能量CT对小结石的密度测量准确性较低。但是,密度测量用于区分纯尿酸和含钙结石还是可行、可靠的。

■基于不同物质对X线具有不同的能量依赖性光电吸收,双能量CT(DECT)使用两种不同的管电压判断结石成分。与单能量CT相比,DECT可以更准确地区分结石的化学成分,可以区分尿酸和非尿酸性肾结石。由于尿酸结石叮通过尿液碱化进行治疗而无须泌尿外科干预,因此能够指导泌尿科医师和其他转诊医师更改结石治疗策略(图22.6)。DECT的另一个优势是能够根据CTU扫描方案重建虚拟平扫图像,提高结石的可视化程度,并减少辐射剂量。

检查方案

超声

■肾脏超声检查通常使用频率为3~5MHz的曲面

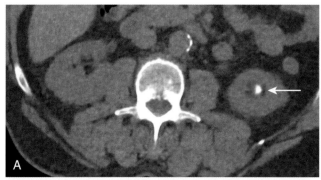

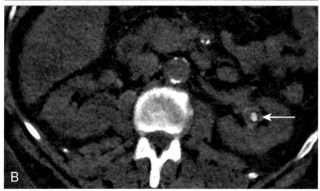

图 22.6　双能 CT 显示左肾中部非梗阻性结石,在标准图像(A,白色箭头所示)和结石成分分析尿酸图像(B,白色箭头所示)上均呈高密度。

探头。对于体型较大的患者,可能需要用较低频率的探头(2.25MHz)才能深入穿透更多软组织;而对于体型较小的患者,应运用较高频率的探头(7.0MHz)以优化空间分辨率。完整的泌尿系超声还应评估肾周、腹膜后和膀胱情况。彩色多普勒成像分析可以根据膀胱输尿管入口的尿流喷射评估梗阻情况,有助于尿路结石的诊断。

CT

■ 通常在没有口服或静脉注射造影剂的情况下进行肾结石 CT 扫描,管电压为 100~120kVp,自动管电流调制范围为 80~500mAs。膀胱俯卧位 CT 扫描有助于确定输尿管膀胱交界处的结石是位于输尿管中还是位于膀胱腔内。静脉注射造影剂通常在 CT 平扫之后,可以在造影剂注射后的多个时间点(CTU 方案)进行动态成像,以最优化显示皮髓质期(造影剂注射后 30~40s)、肾实质期(造影剂注射后 80~120s)和排泄期(造影剂注射后 5~10min)。分次注射技术可以减少辐射剂量,即在对患者进行第一次静脉注射造影剂后,间隔 5~10min 进行第二次注射;然后在第二次注射后 80~120s

进行成像。此时,第一次注射的造影剂处于排泄期,第二次注射的造影剂处于肾实质期。

■ 可以先采用单能量技术进行标准的低剂量全腹 CT 平扫,然后在小目标范围内定位结石,对包含结石的较小解剖区域进行 DECT 扫描。与全腹 DECT 扫描相比,这种方式可以减少辐射剂量。

疾病特征

■ 肾结石和输尿管结石通常表现为胁腹区的严重绞痛,可放射至腹股沟区。梗阻性尿路结石通常会出现恶心和呕吐、肋椎角压痛以及血尿。

■ 大多数有症状的肾结石或输尿管结石患者表现为急性输尿管梗阻引起的腰痛。结石最常见于输尿管 3 个狭窄部:肾盂输尿管移行处、输尿管跨越髂动脉入小骨盆处和输尿管膀胱移行处。

■ 肾结石和输尿管结石是导致尿路梗阻和腹痛的重要原因。感染(如肾盂肾炎、肾积脓或肾脓肿)可能会使尿路结石复杂化,导致临床鉴别诊断困难。

■ 大多数(68%)直径<5mm 的结石可自行排出。而直径 6~10mm 的结石中,只有不到一半(47%)的结石可在无人为干预的情况下排出。

■ 对于大多数位于肾盂输尿管移行处上方集合系统内的肾结石,采用冲击波碎石术(SWL)、输尿管镜碎石术或经皮肾镜取石术(PCNL)进行治疗。PCNL 通常适用于较大的结石(>2cm),包括鹿角形结石以及 SWL 或输尿管镜检查和碎石术治疗效果不佳的结石。

■ 急性尿路梗阻的两种主要引流方式是经皮肾造瘘术和逆行输尿管支架置入。研究表明,这两种方式在梗阻性尿路结石患者的肾脏引流方面同样有效,但首选哪种方式目前尚存在争议。肾造瘘管放置为侵入性操作,会导致尿液外流,但可能比输尿管支架具有较小的刺激性。

结构化报告要点

■ 诊断
- 结石数量。
- 解剖位置。
- 大小(在放大的骨窗图像上测量长轴径)。

- 密度(HU)/成分(双能 CT)。

- 结石脆性/骨窗下结石内部密度是否均匀,密度不均通常表明结石具有更大的脆性,易被粉碎;SWL并发症,例如,尿路梗阻是否存在及梗阻严重程度、肾排泄延迟、输尿管炎、肾盂肾炎、肾脓肿和肾穹隆破裂。

- 解剖异常,例如,异位肾、肾血管异常,或潜在干预措施路径中的邻近器官,如肠道和胸膜反折。

■ 治疗后评估

- 确认无结石状态。

- 识别残留结石/碎片,尤其是结石下游的输尿管区域。

- 有无尿路梗阻。

- 监测并发症,如血肿和尿性囊肿。

影像要点

> 降低 CT 辐射剂量的策略包括:将扫描野限制在肾脏顶部到膀胱,采集 5mm 层厚并基于各向同性数据重建为 2.5~3mm 的图像,将管电流降低至 50~100mAs,使用自动管电流调制以根据患者体型和密度优化剂量,基于高噪声指数/低剂量的采集图像,利用迭代重建技术获得高质量的诊断图像,并基于体重降低管电压(80~140kVp)。

(杨青青　黄强　译)

推荐阅读

1. Cheng PM, Moin P, Dunn MD, Boswell WD, Duddalwar VA. What the radiologist needs to know about urolithiasis: part 1—pathogenesis, types, assessment, and variant anatomy. *AJR Am J Roentgenol.* 2012;198(6):W540-547.
2. Cheng PM, Moin P, Dunn MD, Boswell WD, Duddalwar VA. What the radiologist needs to know about urolithiasis: part 2—CT findings, reporting, and treatment. *AJR Am J Roentgenol.* 2012;198(6): W548-554.
3. Kambadakone AR, Eisner BH, Catalano OA, Sahani DS. New and evolving concepts in the imaging of management of urolithiasis: urologists' perspective. *Radiographics.* 2010;30:603-623.
4. Smith-Bindman R, Aubin C, Bailitz J, et al. Ultrasonography versus computed tomography for suspected nephrolithiasis. *N Engl J Med.* 2014;371(12):1100-1110.
5. Leng S, Shiung M, Ai S, et al. Feasibility of discriminating uric acid from non-uric acid renal stones using consecutive spatially registered low- and high-energy scans obtained on a conventional CT scanner. *AJR Am J Roentgenol.* 2015;204(1):92-97.
6. Kulkarni NM, Eisner BH, Pinho DF, Joshi MC, Kambadakone AR, Sahani DV. Determination of renal stone composition in phantom and patients using single-source dual energy computed tomography. *J Comp Assist Tomogr.* 2013;37(1):37-45.

第 23 章

肾脏囊性占位

Laura Magnelli

解剖学、胚胎学和病理生理学

解剖学

- 肾脏是成对的蚕豆形腹膜后器官，主要功能是排泄代谢废物。
- 内侧面凹陷，被称为肾门。
- 集合系统由肾小盏、肾大盏(漏斗)和肾盂构成。每个肾脏有 10~25 个肾小盏。
- 肾周间隙由肾前筋膜(Gerota)和肾后筋膜(Zuckerkandl)围绕。

胚胎学

- 肾实质于妊娠第 5 周由后肾(中胚层的衍生物)产生。
- 集合系统于妊娠第 4 周由中肾管和输尿管芽产生。
- 肾脏在骨盆发育，然后上移到腹部。
- 马蹄肾融合的肾下极被肠系膜下动脉阻挡，并在腹部保持低位。

生理学

- 血供由腹主动脉发出的单支肾动脉供应。
- 在肾门附近，肾动脉主干分为 1 条后段肾动脉和 4 条前段肾动脉(上段、尖段、中段、下段)，穿过肾窦。
- 段动脉发出叶动脉后，继续分支形成叶间动脉、弓状动脉和小叶间动脉。
- 可出现副肾动脉，单侧占 30%，双侧占 10%。
- 肾脏通常由单支肾静脉引流。
- 肾静脉解剖变异包括多支右肾静脉(30%)、环主动脉型左肾静脉(17%)和主动脉后型左肾静脉(3%)。

检查技术

超声

- 很多肾脏病变首先由超声发现并确认。
- 通过每个肾脏的上极、极间区和下极依次获取纵向和横向图像。
- 完整的扫查范围应包括肾周、腹膜后和膀胱。
- 彩色多普勒和频谱波形分析可用于肾脏检查。
- 肾脏被高回声的纤维囊和肾周脂肪囊包绕。
- 肾皮质回声通常与邻近肝脏和脾脏相同或略低。
- 肾窦由脂肪回声组成。

CT

- CT 是用于评估肾脏囊性占位的主要成像方式。
- 典型的肾脏扫描包括三期，首先是平扫期，随后是应用碘造影剂后的各期相。
  - 皮髓质期(延迟 40s)可区分显著强化的肾皮质和相对未强化的肾髓质。
  - 肾实质期(延迟 90~120s)显示均匀的肾实质强化。
  - 延迟期(排泄期/肾盂期)(延迟 6~10min)显示造影剂排泄到集合系统中，并逐渐进入输尿管和膀胱。
- 强化，指的是肾脏病灶增强后的密度比平扫密度至少增加 15~20HU。
- 双能量 CT 通过提供成分分析图像来显示增强后图像上的实际碘摄取量，从而提供进一步的评估信息。其还可以通过多相采集创建虚拟的平扫图像来减少辐射剂量。

MRI

- 当 CT 和(或)超声不能定性时，可更多地选用

MRI。

- T1WI 有助于识别出血和蛋白质,T2WI 更易显示间隔和结节。

- 钆造影剂增强扫描图像用于识别病灶有无强化,特别是在 CT 增强扫描不确定的情况下。如果阅片者可识别潜在的配准错误,数字减影图像可更好地区分有无强化。

- MRI 检测钙化相对不敏感。

检查方案

CT

用于评估肾脏囊性占位时的多期扫描应包括平扫和增强后皮髓质期和肾实质期的薄层影像。排泄期可以用来确定囊性占位与肾脏集合系统之间的关系,或评估肾切除术或冷冻消融术后潜在的泌尿系并发症。

MRI

同样,肾脏 MRI 的多期扫描具有无电离辐射的优点。数字减影成像有助于区分强化与内在的出血成分或蛋白物。DWI 可以评估区域内的细胞密集性,这有助于诊断囊性肾细胞癌中的实性成分。

肾脏囊性肿块分级系统

肾脏囊性病变 Bosniak 分级标准

- 该分级标准尝试将肾脏囊性病变分为:良性/无须手术,良性可能但需要随访,以及可疑恶性/需要手术。

- 该标准的局限性包括观察者间的差异,特别是在区分 II 级和 III 级病变时。

- 虽然最初基于平扫 CT 影像评估,但该分级已成功应用于对比增强 MRI 和超声检查。

- 应注意最可疑的恶性征象,可用于指导病变分级和管理。

I 级(单纯性良性囊肿)

- 发丝样薄壁,无分隔、钙化或实性成分。

II 级(良性轻度复杂性囊肿)

- 可含有少量"发丝"样纤细分隔,分隔可强化。

- 囊壁或分隔中可存在细小钙化或短节段的轻度增厚的钙化(图 23.1)。

- 直径<3cm 的均匀高密度病灶归于此类。

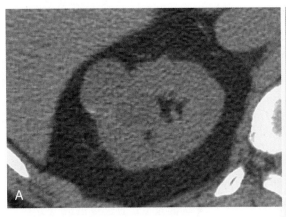
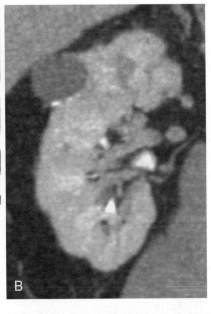

图 23.1　轴位平扫(A)和冠状位对比增强(B)CT 图像显示沿右肾囊肿壁的良性钙化。未见壁增厚、壁结节或可测量到的强化成分。
(From Sahani DV,Samir AE. Abdominal Imaging,ed 2. Philadelphia:Elsevier,2017.)

ⅡF 级

- 可含有较多发丝样纤细分隔或稍厚且光滑的壁或分隔。
- 壁或分隔可存在钙化和可识别的强化(图 23.2)。
- 直径>3cm 且无强化的高密度病灶归于此类。

- 对于这些病变需要后续随访以确定是否为良性(F 表示随访)。

Ⅲ级(不能定性)

- 包含增厚、不规则或光滑的壁和(或)分隔,存在可测量到的强化成分(图 23.3)。

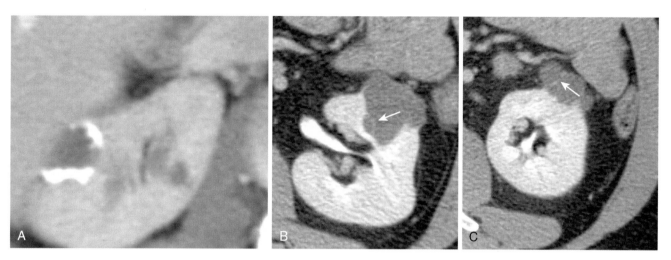

图 23.2 (A)轴位增强 CT 图像显示右肾囊肿内有增厚的结节状钙化,无实性成分强化,随访 3 年该囊肿保持稳定。同一患者偶然发现的左肾囊肿为 Bosniak ⅡF 类,轴位增强 CT 图像显示病灶内多发细分隔(B 和 C,箭头所示),随访 3 年该囊肿保持稳定。(From Sahani DV,Samir AE. Abdominal Imaging,ed 2. Philadelphia:Elsevier,2017.)

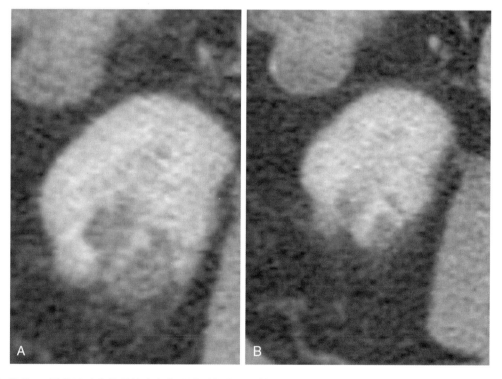

图 23.3 (A,B)增强 CT 图像显示右肾囊性病变内见增厚的分隔和结节,以及可测量到的强化成分。手术病理证实为囊性肾透明细胞癌。(From Sahani DV,Samir AE. Abdominal Imaging,ed 2. Philadelphia:Elsevier,2017.)

■ 需手术治疗,虽然有些被证明是良性的(例如,出血性囊肿、慢性感染性囊肿和多房囊性肾瘤),但有些可能是恶性的。

■ 这类肿块的关键鉴别诊断主要包括成人囊性肾细胞癌(RCC)和儿童囊性肾母细胞瘤。

Ⅳ级(恶性可能性大)

■ 包括Ⅲ类的所有标准,同时也包含强化的软组织成分(图 23.4)。

■ 需手术切除。

疾病特征

单纯性囊肿

■ 多达 27% 的 50 岁以上患者 CT 检查显示有良性肾囊肿。

■ 任意成像方法显示的肾囊性病变,如满足以下标准,就可以可靠地诊断为良性单纯性囊肿,无须额外评估(图 23.5)。

超声

■ 内容物无回声。

■ 壁锐利、光滑。

■ 后方回声增强。

■ 无内部血流。

CT

■ 平扫图像上呈水样密度(-20~20HU)。

■ 壁光滑,与邻近肾实质分界锐利。

■ 无强化。

MRI

■ 信号强度同单纯液体(T2WI 呈高信号)。

■ 壁薄而光滑,与邻近肾实质有锐利的分界。

■ 无强化。

肾盂囊肿

■ 肾盂旁囊肿:中心主体位于皮质,突入肾窦脂肪中。

■ 肾盂周围囊肿(肾窦囊肿):以肾门淋巴管为中心。一般较小、多发、双侧;通常无症状。

■ 肾盂旁和肾盂周围的囊肿表现类似于肾积水。延迟(排泄)期 CT 有助于鉴别诊断,因为囊肿会被勾勒出来,但未见造影剂进入。

囊性肾细胞癌

■ 在所有肾细胞癌中,高达 15% 的病例可呈囊性,通常是透明细胞亚型。

■ CT 和 MRI 显示含液体的肿块,具有厚且不规则的

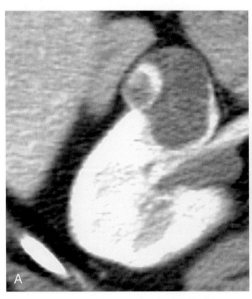
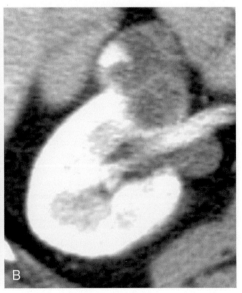

图 23.4　轴位增强 CT 图像显示右肾囊性病变内见多个增厚的分隔(A)和强化的实性附壁结节(B),符合 Bosniak Ⅳ 级表现,手术切除证实为肾细胞癌。(From Sahani DV, Samir AE. Abdominal Imaging, ed 2. Philadelphia: Elsevier, 2017.)

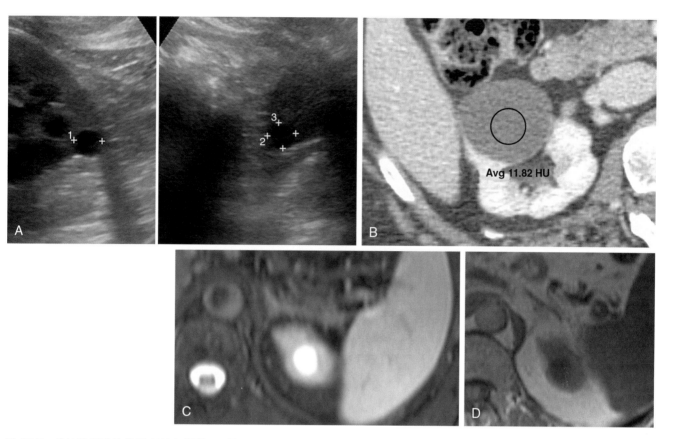

图 23.5　单纯性肾囊肿的超声(A)、增强 CT(B)、MRI T2WI(C)和 T1WI 图像(D)。(From Sahani DV, Samir AE. Abdominal Imaging, ed 2. Philadelphia：Elsevier，2017.)

强化分隔。如有强化的实性成分更支持为恶性(图 23.6)。

■ 有时与良性肿块无法区分，如囊性肾瘤。

混合性上皮间质肿瘤(原称多房囊性肾瘤)

■ 具有两个发病高峰，分别为 4 岁以下男孩和 40~60 岁女性。

■ 断层成像：边界清楚，有包膜，多房囊性，分隔强化(图 23.7)。

■ 具有突向肾盂的倾向。

■ 大多需接受手术治疗，因为很难与囊性肾细胞癌(或儿童囊性肾母细胞瘤)鉴别。

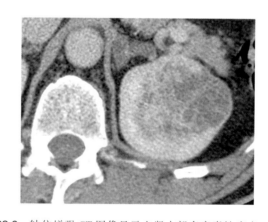

图 23.6　轴位增强 CT 图像显示左肾中部多房囊性病变，内见大片实性强化成分，符合肾细胞癌表现。(From Sahani DV, Samir AE. Abdominal Imaging, ed 2. Philadelphia：Elsevier；2017.)

肾脏囊性疾病过程

常染色体显性遗传多囊性肾病

■ 最常见的遗传性肾脏疾病；与 16 号染色体上的 PDK1 基因突变有关。

■ 在 15~39 岁的高危患者中，至少存在 3 个肾囊肿可符合该疾病诊断。

■ 患有该疾病的晚期患者的正常肾实质可被大小不同的囊肿完全替代。

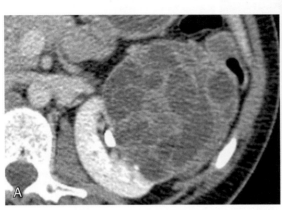
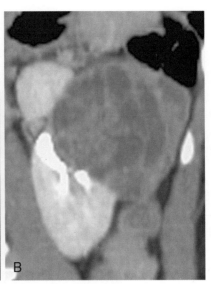

图 23.7   轴位(A)和冠状位(B)对比增强 CT 图像显示具有完整包膜的多房囊性病变突入肾盂。突入肾盂的特征和患者人口统计学特征(46 岁女性)支持诊断为混合性上皮间质肿瘤(原称多房囊性肾瘤),该病变经腹腔镜肾脏手术证实。(From Sahani DV,Samir AE. Abdominal Imaging,ed 2. Philadelphia:Elsevier;2017.)

■ 囊肿可出血,在 CT 和 MRI 上表现不一。

■ 常染色体显性遗传多囊性肾病(ADPKD)不会增加 RCC 本身的风险;然而,很多患者进展到需要透析治疗的终末期肾病,使得恶性肿瘤发生的风险增加。

■ 肝脏(75%)和精囊(60%)是常见的受累器官。胰腺、脾脏和卵巢中也可并发囊肿。

■ 与中枢神经系统(CNS)囊状动脉瘤相关(16%)。

常染色体隐性遗传多囊性肾病

■ 新生儿可通过产前超声诊断,稍大些儿童因患有高血压或肾衰竭就诊。

■ 肾脏显著增大,超声显示皮质髓质分界不清。

■ 囊肿可能太小而影像无法识别,很少>2cm。

■ 常伴有先天性肝纤维化。

获得性囊性肾病

■ 终末期肾病和长期透析患者肾脏出现的小囊肿(<3cm)。

■ 患病率随着接受透析的时间增长而增加。几乎100%接受透析 10 年或更长时间的患者可发生肾囊肿。

■ 罹患肾细胞癌风险增加(3%~7%)。

■ 囊肿内可出血,导致腹膜后活动性出血并危及生命。

■ 肾脏萎缩,伴多发不同复杂程度的囊肿。

多囊性肾发育不良

■ 在胚胎形成过程中,后肾胚芽未能分化成为功能性肾组织。

■ 特异性征象是多个大的非连通性囊肿完全取代肾实质。

■ 对侧正常肾脏代偿性肥大;该侧有并发膀胱输尿管反流的倾向。

锂肾病

■ 长期锂治疗的结果。

■ 可能会出现进行性、不可逆性肾功能不全。

■ 影像学发现包括:肾脏形态大小正常,肾内弥漫微小囊肿(直径 1~2mm),累及皮质和髓质。

■ 病灶在 CT 上呈低密度,在 T2WI 上呈高信号。

Von Hippel-Lindau 综合征

■ 常染色体显性遗传多系统疾病。

■ 肾脏:双侧多发性肾囊肿和透明细胞型肾细胞癌。

■ 肾上腺:嗜铬细胞瘤。

■ 肝脏:多发囊肿。

■ 胰腺:囊肿,浆液性囊腺瘤,神经内分泌肿瘤。

■ 附睾:乳头状囊腺瘤。

■ 中枢神经系统:后颅窝和脊髓血管网状细胞瘤。

结构化报告要点

- 位置、大小和肾盂受累情况。
- 病变边界，内部有无分隔或实性成分。
- Bosniak 分级和适当的随访或手术建议。
- 肾血管受压或被包绕情况。
- 是否存在肾积水或转移。

影像要点

MRI

T2 低信号肾脏病变鉴别。

- 出血性囊肿：在 T1WI 上呈高信号。
- 乏脂肪血管平滑肌脂肪瘤：正反相位序列有助于确定是否存在细胞内脂质。

- 乳头状肾细胞癌：不同程度的强化（但强化程度通常低于肾皮质）。

CT

- CT 值（HU）是相对的，以水 CT 值作为其他物质的对照标准。
- 水的 CT 值为 0。
- 测量增强前后 CT 值可以确定有无强化（图 23.8）。
- 当高密度囊肿的 CT 值 >70HU 时，可确定为出血性或蛋白性囊肿。

超声

- 通常情况下，弯曲阵列低频腹部探头（3~5MHz）可用于提高穿透力。
- 对比之下，高频传感器（>7MHz）将用于评估更浅表的结构，如睾丸。

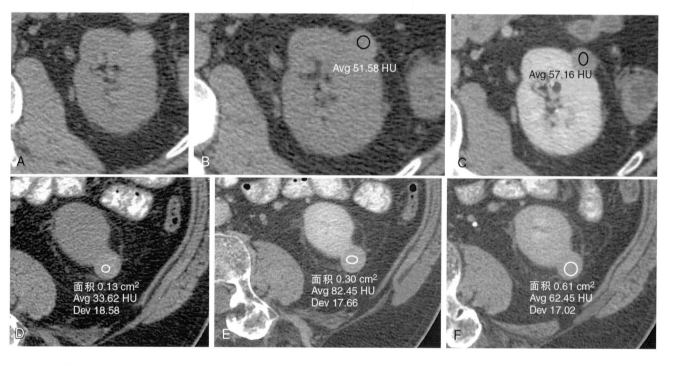

图 23.8　偶然发现的左肾高密度囊肿（A）。轴位 CT 平扫（B）和增强 CT（C）肾实质期 CT 值测量显示无强化，该病灶边缘清晰。相反，另一例左肾高密度外生性病灶多期扫描成像，在轴位 CT 扫描平扫期（D）、肾实质期（E）和排泄期（F）图像中显示出明确强化（和强化减退）。肾部分切除术后病理证实为乳头状肾细胞癌。（From Sahani DV, Samir AE. Abdominal Imaging, ed 2. Philadelphia: Elsevier, 2017.）

（尧林鹏　黄强　译）

推荐阅读

1. Israel GM, Bosniak MA. An update of the Bosniak renal cyst classification system. *Urology*. 2005;66:484-488.
2. Siegel CL, McFarland EG, Brink JA, et al. CT of cystic renal masses: analysis of diagnostic performance and interobserver variation. *AJR Am J Roentgenol*. 1997;169:813-818.
3. Wood CG III, Stromberg LJ III, Harmath CB, et al. CT and MR imaging for evaluation of cystic renal lesions and diseases. *Radiographics*. 2015:35:125-141.
4. Freire M, Remer EM. Clinical and radiologic features of cystic renal masses. *Am J Roentgenol*. 2009;192:1367-1372.
5. Katabathina VS, Vinu-Nair S, Gangadhar K, Prasad SR. Update on adult renal cystic diseases. *Appl Radiol*. 2015;44:44-50.

Laura Magnelli，Carolyn Hanna

解剖学、胚胎学、病理生理学

请参照第 23 章。

检查技术和检查方案

请参照第 23 章。

疾病特征

良性实性病变

嗜酸细胞瘤

■ 嗜酸细胞是具有细颗粒样嗜酸性胞质的较大的转化上皮细胞，起源于肾脏的远端小管或集合管。

流行病学

- ■ 占所有肾肿瘤的 3%~7%。
- ■ 好发年龄为 50~60 岁。
- ■ 男性好发（男女比例为 2∶1）。
- ■ 3% 为双侧，5% 为多发。

临床表现

- ■ 75% 无症状，偶然发现。
- ■ 少见表现包括腰部肿块、疼痛或血尿。

影像学表现

- ■ CT
  - 边界清楚的实性肿块，边缘光滑，中央有星状瘢痕。上述特征并非特异性表现，肾细胞癌也可出现中心性坏死。
  - 平扫 CT：相对于正常肾实质呈等至高密度。

  - 肾实质期：相对于正常肾实质呈低密度（图 24.1）。
- ■ MRI
  - T1WI 低信号，T2WI 高信号。
  - 增强扫描均匀强化。
  - 中央瘢痕 T1WI 和 T2WI 均为低信号，而中央坏死表现为 T2WI 高信号。
  - 中央瘢痕不强化（图 24.2）。
- ■ 血管造影
  - 血管呈辐轮状排列。
  - 肿瘤呈均匀浓染。
  - 与肾脏界限分明。
- ■ 鉴别诊断
  - 主要需与肾细胞癌鉴别。

治疗

■ 断层影像不能准确鉴别嗜酸细胞瘤与肾细胞

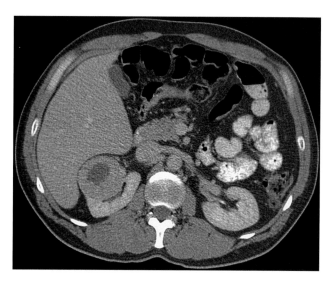

图 24.1　轴位增强 CT 肾实质期图像显示右肾上极实性强化肿块，中央为低密度瘢痕。(From Sahani DV，Samir AE. Abdominal Imaging，ed 2. Philadelphia：Elsevier；2017.)

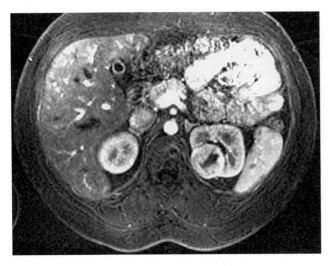

图 24.2　与图 24.1 为同一患者,MR 轴 T1WI 增强脂肪抑制序列显示强化的左肾嗜酸细胞瘤,中央瘢痕未强化,呈低信号。(From Sahani DV,Samir AE. Abdominal Imaging,ed 2. Philadelphia;Elsevier;2017.)

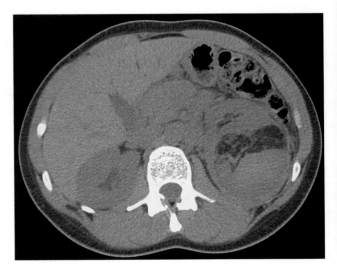

图 24.3　腹部 CT 平扫显示左肾较大的含脂肿块,伴有出血,出血内见分层。符合血管平滑肌脂肪瘤表现。(From Sahani DV, Samir AE. Abdominal Imaging,ed 2. Philadelphia;Elsevier;2017.)

癌。细针穿刺活检的组织学评估也难以与其他嗜酸细胞性肿瘤(例如,肾嫌色细胞癌)相鉴别。因此,治疗上通常采用部分或全肾切除术。

血管平滑肌脂肪瘤(AML)

■ 良性肾肿瘤,属于间叶组织肿瘤 PEComa 家族(上皮样血管周细胞肿瘤)。肿瘤由不同比例的血管、脂肪和平滑肌组成。

流行病学

■ 大多数是散发的(80%)。
■ 女性好发(男女比例为 4:1)。
■ 20% 伴有结节性硬化(通常较大、多发且为双侧)。

临床表现

■ 常为偶然发现。
■ 当直径>4cm 时,出血风险与病变大小成正比。
　● 肿瘤内或肾周出血可能引起占位效应,导致腰痛、恶心/呕吐和发热。

影像学表现

■ CT
　● 瘤内含有脂肪成分(<-20HU)是 AML 的特征性表现(图 24.3)。

● 约 5% 的 AML 是乏脂性的,CT 诊断较为困难,此时难以排除肾细胞癌的可能性。
● 出血可能会掩盖病灶中的脂肪成分。
■ MRI
● 依据脂肪含量不同病灶 T1WI 和 T2WI 上呈不同程度高信号。
● 可采用脂肪抑制技术和化学位移成像识别瘤内脂肪。肿块/肾脏交界处的化学位移现象可提示 AML(注意,透明细胞型肾细胞癌也可因细胞内含脂质成分,而在反相位成像中显示信号减低)(图 24.4)。
■ 超声
● 边界清晰的高回声肿块(图 24.5)。
● AML 比肾细胞癌更多见瘤体后方声影。
■ 血管造影
● 显示成簇的微囊状动脉瘤或大动脉瘤。
■ 鉴别诊断
● 肾细胞癌,包埋肾周脂肪或伴有脂肪坏死。
● 罕见:肌脂肪瘤、脂肪肉瘤、脂肪瘤、嗜酸细胞瘤和肾母细胞瘤。

治疗

■ 如果病灶较小且无症状,则无须治疗。
■ 对于有出血风险的较大病变(>4cm),可进行预防性栓塞治疗。

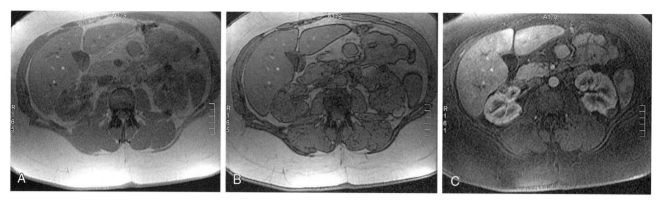

图 24.4　MRI T1WI 同相位(A)、反相位(B)和脂肪抑制图像显示左肾后部皮质外生性小肿块。由于该血管平滑肌脂肪瘤中存在肉眼可见的脂肪,肿块显示 Ⅱ 型化学位移现象(B,勾边现象)和脂肪抑制成像(C)上的信号降低。(From Sahani DV,Samir AE. Abdominal Imaging,ed 2. Philadelphia:Elsevier;2017.)

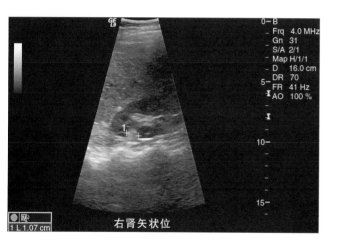

图 24.5　右肾矢状位超声显示一枚边界清楚的均匀高回声实性小肿块,符合血管平滑肌脂肪瘤表现。(From Sahani DV,Samir AE. Abdominal Imaging,ed 2. Philadelphia:Elsevier;2017.)

肾小球旁细胞瘤

■肾小球旁细胞瘤通常位于肾包膜下方,可产生肾素。

流行病学

■女性好发。

■患者年龄小于原发性高血压患者。

临床表现

■高血压。

■多饮。

■多尿。

■继发于醛固酮增多症的低钾血症。

影像学表现

■CT
  ●平扫 CT:相对于正常肾实质呈等密度。
  ●增强 CT:乏血供。

■超声
  ●高回声的肿块。

■鉴别诊断
  ●肾动脉狭窄。
  ●其他肾素分泌性肿瘤。
  ●肾细胞癌或肾母细胞瘤因占位效应压迫肾动脉或肾实质。

治疗

■手术切除可治愈。

腺瘤

■发生于近曲小管,病因不明。

流行病学

■大多数是在尸检时发现的,多无临床意义。

■好发患者群与肾细胞癌相同。

■男性好发。

临床表现

■通常无症状。

影像学表现

- 影像上与肾细胞癌难以鉴别。

恶性病变

肾细胞癌

- 最常见的肾脏恶性肿瘤(85%~90%)。
- 占所有恶性肿瘤的3%。
- 亚型(按转移潜能递减排序):透明细胞、乳头状、嫌色细胞。
- 肾髓质癌是一种罕见的侵袭性亚型,在具有镰状细胞贫血特质的年轻患者(平均年龄22岁)中,术后平均生存期仅为15周。

流行病学

- 环境风险因素
  - 吸烟。
  - 高雌激素暴露。
  - 肥胖。
  - 石油、重金属和石棉职业暴露。
  - 高血压(及其治疗)。
  - 继发于长期血液透析的获得性囊性肾病。
- 遗传风险因素
  - Von Hipple-Lindau综合征。
  - 结节性硬化。
  - 子宫平滑肌肉瘤/肾细胞癌综合征。
  - Birt-Hogg-Dube综合征。

- 家族性透明细胞癌。
- 诊断时的中位年龄60余岁(髓质癌除外)。
- 男性好发(男女比例为2:1)。

临床表现

- 典型症状:血尿、单侧腹痛、单侧肿块。
- 男性可能出现新发单侧(通常是左侧)精索静脉曲张,原因是左肾静脉梗阻或栓塞。
- 肾细胞癌可以分泌激素(促红细胞生成素、甲状旁腺激素、泌乳素、促肾上腺皮质激素),导致副瘤综合征。

影像学表现

- X线片
  - 外周边缘钙化80%见于良性囊肿,20%见于肾细胞癌(图24.6)。
  - 有时可显示骨转移,典型表现为溶骨性、膨胀性"泡状"病变。
- CT
  - CT平扫+动态增强是首选(图24.7)。
  - 影像学表现取决于病理亚型。
    - 透明细胞亚型:不均质,增强后强化程度不低于背景肾实质组织。可有囊变(图24.8)。
    - 乳头状亚型:均质,强化程度低于透明细胞亚型,也通常低于肾实质。
    - 嫌色细胞亚型:轮辐状强化模式(类似嗜酸细胞瘤)。

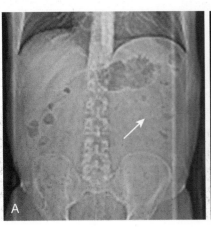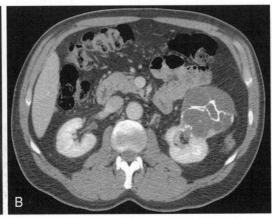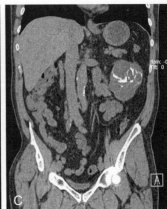

图24.6　囊性肾细胞癌钙化。(A)CT定位图像显示左上腹部钙化(箭头所示)。轴位对比增强(B)和冠状位平扫(C)CT图像显示肿瘤不规则形钙化,该肿瘤起源于左肾下极的前部。(From Sahani DV, Samir AE. Abdominal Imaging, ed 2. Philadelphia:Elsevier;2017.)

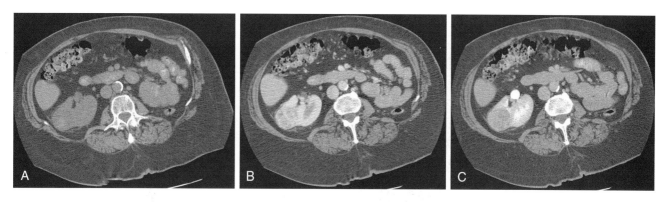

图 24.7 肾细胞癌的典型 CT 影像学表现。轴位平扫(A)、皮髓质期(B)和肾实质期(C)图像显示右肾球形肿块。注意平扫图像上的高密度瘤内出血。(From Sahani DV,Samir AE. Abdominal Imaging,ed 2. Philadelphia:Elsevier;2017.)

➢ 髓质癌:浸润性生长,不均质。

• 肾静脉栓塞可能是由肿瘤直接侵犯引起的,而非血栓引起。

➢ 肿瘤血栓会强化(图 24.9)。

• 肾周肿瘤扩散用于区分 T2 和 T3a 期病变;然而肾周脂肪条索影缺少特异性。

■ MRI

• 在 T1WI 上,相对肾实质呈等信号/低信号。

• T2WI 上呈不同程度的高信号:取决于囊变坏死成分。

➢ 乳头状亚型和嫌色细胞亚型在 T2WI 呈低信号。

• 增强显示为富血供肿瘤,为诊断肾实性肿瘤所必需(图 24.10)。

■ 超声

• 实性肿块,回声强度不一(图 24.11)。

• 较小的病灶多呈高回声。

■ FDG-PET 扫描

• 用于评估远处转移或区分肿瘤复发与治疗后变化。

• 由于大多肾细胞癌不富含脱氧葡萄糖（细胞内缺乏葡萄糖-6-磷酸酶来代谢 FDG）,因此,无法用

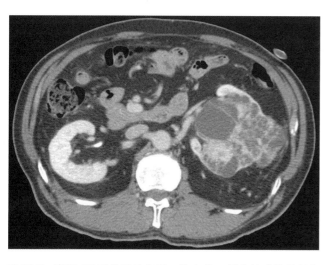

图 24.8 增强 CT 图像显示左肾一较大的、部分呈囊性的肾细胞癌。(From Sahani DV,Samir AE. Abdominal Imaging,ed 2. Philadelphia:Elsevier;2017.)

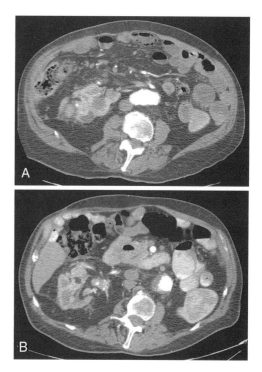

图 24.9 融合异位肾患者,右肾细胞癌合并癌栓。动脉期 CT 扫描显示右肾静脉(A)和下腔静脉(B)内强化的癌栓。(From Sahani DV,Samir AE. Abdominal Imaging,ed 2. Philadelphia:Elsevier;2017.)

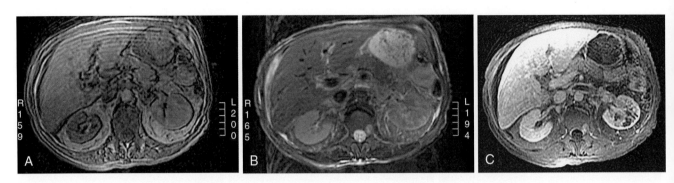

图 24.10　左肾细胞癌。轴位 MR T1W(A)、T2W(B)和对比增强图像(C)。注意增强图像上显示的左肾静脉瘤栓。(From Sahani DV, Samir AE. Abdominal Imaging, ed 2. Philadelphia: Elsevier; 2017.)

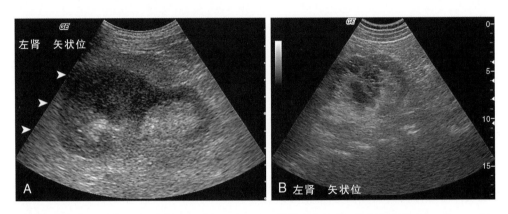

图 24.11　两名不同患者肾细胞癌的矢状位超声图像,位于左肾上极,分别为实性(A)和部分囊性(B)。(From Sahani DV, Samir AE. Abdominal Imaging, ed 2. Philadelphia: Elsevier; 2017.)

于肾脏实性病变定性。

- ■ 鉴别诊断
- ● 肾脏实性病变:肾细胞癌,嗜酸细胞瘤,乏脂肪血管平滑肌脂肪瘤, 高密度肾囊肿, 局灶性肾盂肾炎,转移瘤或淋巴瘤。
- ● 肾脏囊性病变:肾细胞癌,多房囊性肾瘤/混合上皮间质肿瘤,转移瘤,出血性囊肿,局灶性感染或炎性病变。
- ● 浸润性病变:尿路上皮肿瘤,淋巴瘤,白血病,肾盂肾炎,梗死,或罕见的浸润性肾细胞癌。

治疗

- ■ 肾细胞癌对放化疗不敏感。
- ■ 手术仍然是早期肾细胞癌首选治疗方法。
- ● 保留肾单位手术用于较小的孤立性肿瘤,但根据具体情况也可考虑用于双侧肿瘤、孤立肾或肾功能不全的患者。

- ● 有外科手术禁忌证者可进行消融术。
- ■ 转移性肾细胞癌的药物治疗:干扰素-α 或白细胞介素-2。

肿瘤分期/分类系统

表 24.1　肾细胞癌 Robson 修正分期标准

分期	范围
I	局限于肾包膜
II	超过肾包膜但局限于 Gerota 筋膜
IIIa	区域淋巴结转移
IIIb	癌栓延伸至肾静脉或下腔静脉
IIIc	区域淋巴结转移,且癌栓延伸至肾静脉或下腔静脉
IVa	肿瘤直接侵犯至 Gerota 筋膜之外
IVb	远处转移

Motzer RJ, Bander NH, Nanus DM. Renal-cell carcinoma. N Engl J Med. 1996; 335: 865.

继发性肾脏肿瘤

淋巴瘤和白血病

- 原发性肾淋巴瘤罕见。
- 肾淋巴瘤通常是弥漫性淋巴瘤的一部分,继发于血行播散或腹膜后肿大淋巴结直接侵犯。
- 与霍奇金淋巴瘤相比,非霍奇金淋巴瘤更常累及肾脏。
  - 低分化伯基特淋巴瘤(10%)和获得性免疫缺陷综合征相关性淋巴瘤(11%)易累及肾脏。

影像学表现

- 肾淋巴瘤表现为 4 种模式:
  - 单发肾脏肿块。
  - 多灶性或双侧肾脏肿块。
  - 弥漫性肾肿大(白血病累及肾脏的典型表现)。
  - 肾周软组织肿块或增厚。
- 也可表现为主动脉旁淋巴结肿大直接侵犯肾脏。
- CT
  - 多发较小的低密度肿块(图 24.12)。
- MRI
  - T1WI 等信号,T2WI 高信号。
- 超声
  - 均匀低回声。
- 鉴别诊断
  - 肾细胞癌。
  - 转移性疾病(肺、乳腺、胃、黑色素瘤等)。

治疗

- 肾淋巴瘤不宜手术治疗。
- 化疗和放疗是主要治疗手段。

转移性病变

- 罕见,但最常见的原发肿瘤来源包括:肺、乳腺、胃和黑色素瘤。
- 合并肾转移的患者多数肿瘤负荷较重,肾转移灶通常无临床治疗意义。
  - 肉眼或显微镜下可见血尿。

影像学表现

- CT
  - 可单发,也可多发,通常双侧。
  - CT 平扫呈等或低密度(图 24.13)。
  - 强化程度较低(5~15HU)。
- MRI
  - 表现多样,但通常为多发和 T2WI 高信号。
- 超声
  - 回声表现多样。
  - 可能会出现淋巴结肿大所致的肾积水。

治疗

- 化疗和放疗。

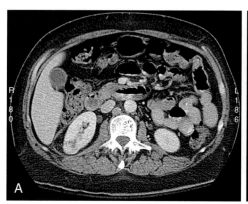
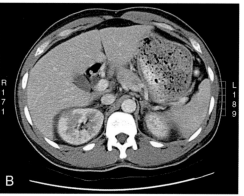

图 24.12 不同肾淋巴瘤患轴位增强 CT 图像,显示右肾后部孤立的实性肿块(A)和双侧多发较小的低密度肾脏肿块(B),类似于条纹状肾。(From Sahani DV,Samir AE. Abdominal Imaging,ed 2. Philadelphia:Elsevier;2017.)

小儿恶性肿瘤

Wilms 肿瘤

■ 起源于后肾胚芽,由胚泡细胞、基质细胞和上皮细胞组成。

■ 与肿瘤抑制基因 WT1 的失活有关。这种突变见于:

　　● WAGR 综合征(Wilms 肿瘤、无虹膜症、泌尿生殖异常和精神发育迟滞)。

　　● Denys-Drash 综合征(男性假两性畸形、肾小球肾炎和 Wilms 肿瘤)。

　　● Beckwith-Wiedemann 综合征(巨舌症、脐疝、肾上腺巨细胞症和内脏肥大)。

■ 肾源性停滞是肾母细胞瘤的前驱症状。

　　● 见于 1% 的新生儿,其中 1% 发生恶性转化。

流行病学

■ 约占儿童肾脏肿块的 90%,儿童恶性肿瘤的 6%。

■ 发病高峰年龄:3~4 岁。

■ 无性别差异。

■ 伴有其他先天性泌尿生殖系统疾病:马蹄肾,苗勒管发育异常,分隔子宫或单角子宫,隐睾,尿道下裂。

临床表现

■ 最常见的是腹部可触及性肿块,腹痛和血尿少见。

■ 发现时通常较大:5~10cm。

■ 5%~10% 为双侧。

■ 可以延伸到下腔静脉(IVC);常见的转移部位是肺、淋巴结和肝脏,骨和脑转移少见。

影像学表现

■ CT

　　● 瘤体较大,膨胀性生长,边界清楚,不均质,相对于正常肾实质呈低强化(取决于坏死或出血的程度)(图 24.14)。

　　● 导致肾脏和集合系统变形。

　　● 如发现腹腔积血或腹膜实性结节,需考虑肿瘤破裂。

■ MRI

　　● T1WI 呈低信号。

　　● T2WI 呈等或低信号。

■ 超声

　　● 是腹部肿块患儿的首选检查方法。

　　● 起源于肾脏的实性、边界清楚的不均质肿块(图 24.14)。

　　● 营养不良性钙化少见(9%)。

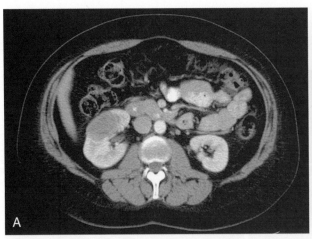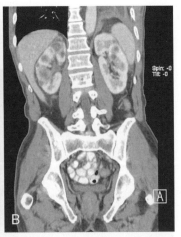

图 24.13 (A)轴位增强 CT 图像显示右肾孤立性低密度肿块,被证实为乳腺癌转移。(B)冠状位重建增强 CT 图像显示双侧多发低密度转移瘤(原发灶为肺癌)。(From Sahani DV, Samir AE. Abdominal Imaging, ed 2. Philadelphia: Elsevier; 2017.)

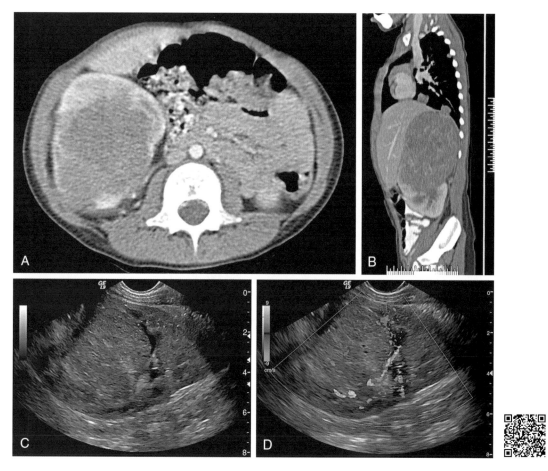

图 24.14　Wilms 瘤。轴位增强 CT 图像(A)和矢状重建图像(B)显示患儿右肾上极一边界清楚的低密度肿块。肿瘤超声(C)和彩色多普勒(D)图像如上。(From Sahani DV, Samir AE. Abdominal Imaging, ed 2. Philadelphia: Elsevier; 2017.)

- 彩色多普勒可显示肾静脉和下腔静脉栓子。
- 鉴别诊断
  - 肾母细胞瘤病
    - ➤ 源于肾脏发育停滞的良性肾源性胚芽，与肾母细胞瘤有关。
    - ➤ 包膜下肾实质内多发低强化结节，导致肾脏体积增大、集合系统受压变形。
  - 罹患 Wilms 瘤风险增加，建议持续影像学监测。
  - 儿童肾细胞瘤。
  - 肾脏横纹肌瘤
    - ➤ 罕见，患儿发病中位年龄为 11 个月。
    - ➤ 与中枢神经系统肿瘤密切相关：星形细胞瘤、室管膜瘤、原始神经外胚层肿瘤。
  - 透明细胞肉瘤
    - ➤ 发病高峰期为 1~4 岁，好发于男性。
  - 肾淋巴瘤。

- 转移瘤。

分期

表 24.2　Wilms 肿瘤分期

分期	范围
I	局限于肾脏
II	超出肾脏但完全切除
III	残留在腹部的非血行转移肿瘤
IV	肺、肝、骨或脑的血行转移瘤
V	双肾受累

From Sahani DV, Samir AE. Abdominal Imaging, ed 2. Philadelphia: Elsevier; 2017.

治疗

- 新辅助化疗的作用存在争议。

● 获益点：降低肿瘤分期，为微创手术创造条件，降低术中破裂的风险，可用于免除手术区放疗。

■ 组织学预后好的肿瘤可获益于单侧放射治疗，组织学预后差的肿瘤则无获益。

■ 外科手术切除是主要的治疗方法。

■ 大多数(90%)患者在诊断后 1~4 年内复发，因此，需要对胸部、腹部和骨盆进行后续影像学监测，这可在一定程度上提高挽救治疗的治愈率。

中胚叶肾瘤

■ 是通常在出生时就已存在的间充质肿瘤，又称 Wilms 瘤或胎儿间充质错构瘤。

■ 典型者为良性，但也可以表现出侵袭性特征：局部侵犯或复发。

流行病学

■ 最常见的良性胚胎性肾肿瘤。

■ 发病高峰年龄为 3 个月。

■ 男性好发。

临床表现

■ 新生儿较大的可触及性腹部肿块。

■ 少见表现包括：血尿、高血压、呕吐、高钙血症。

■ 产前检查可能会发现胎儿水肿和羊水过多。

影像学表现

■ CT
● 实性、均质肿块，可替代部分或全部患侧肾脏。
● 增强扫描无强化。

■ MRI
● T1WI 呈低信号。
● 增强扫描无强化。

■ 超声
● 有时可呈现同心环状低回声和高回声。

■ 鉴别诊断
● 新生儿单侧肾脏增大见于多囊性肾发育不良或肾积水。

● 与肾母细胞瘤的发病高峰年龄不同。

治疗

■ 手术切除可治愈。

结构化报告要点

■ 肿块的主体组成成分(实性/囊性)。

■ 强化特征。

■ 有无瘢痕，瘢痕特征(强化/无强化)。

■ 有无瘤内脂肪/出血。

影像要点

■ MRI 同相位和反相位。
● 利用水和脂肪质子不同的磁共振频率，来量化特定组织的脂肪含量。
● 一般称为化学位移。
● Ⅰ 型化学位移：发生于频率编码方向，显示为器官(常见于肾脏)一侧的白色勾边环线，另一侧为黑色勾边(与频率编码方向一致)。
● Ⅱ 型化学位移：又称印度墨水伪影，呈黑色的环形细线，勾勒出整个结构。

（高原雪 黄强 译）

推荐阅读

1. Silverman SG, Mortele KJ, Tuncali K, et al. Hyperattenuating renal masses: etiologies, pathogenesis, and imaging evaluation. *Radiographics*. 2007;27:1131-1143.

2. Zhang J, Lefkowitz RA, Bach A. Imaging of kidney cancer. *Radiol Clin North Am*. 2007;45:119-147.

3. Prasad SR, Humphrey PA, Catena JR, et al. Common and uncommon histologic subtypes of renal cell carcinoma: imaging spectrum with pathologic correlation. *Radiographics*. 2006;26:1795-1806.

4. Pedrosa I, Sun MR, Spencer M, et al. MR Imaging of renal masses: correlation with findings at surgery and pathologic analysis. *Radio-Graphics*. 2008;28:985-1003.

5. Mileto A, Nelson RC, Paulson EK, et al. Dual-energy MDCT for imaging the renal mass. *Am J Roentgenol*. 2015;204:W640-647.

6. Graser A, Johnson TR, Hecht EM, et al. Dual-energy CT in patients suspected of having renal masses: can virtual nonenhanced images replace true nonenhanced images? *Radiology*. 2009;252:433–440.

第 **25** 章　弥漫性肾实质疾病

Jesse Rayan

解剖学、胚胎学、病理生理学

- 肾实质可分为位于外部的皮质和内部的髓质。
- 实质病变按受累程度进行分类。
  - 全肾(肾小球肾炎、淀粉样变性、药物和排斥反应)。
  - 主要累及皮质。
  - 主要累及髓质。
- 肾小球肾炎是一组以肾小球炎症为特征的复杂疾病谱。
  - 肾小球肾炎是组织学/病理学诊断。
  - 影像学可用于排除其他疾病导致的肾损害。
  - 急性肾小球肾炎时肾脏会增大,发展为慢性时则会缩小。

检查技术

平片

- 平片在评估肾脏病变中的作用有限。典型者,肾结石或肾钙质沉着症表现为肾影区域钙化性病变。

透视

- 静脉尿路造影可显示肾脏集合系统的病变。根据肾衰竭的不同阶段,肾脏可表现为不同程度的对比排泄受阻。肾窦脂肪明显增多("肾窦脂肪增多症")可继发于慢性肾脏疾病引起的弥漫性萎缩(图 25.1)。

超声

- 超声主要用于评估肾积水(肾后型肾衰竭)和血管异常(流入或流出)。在肾衰竭的情况下,排除上述两种情况后则提示存在肾实质疾病。慢性肾小球肾炎可表现为肾实质回声增强,且通常有皮质体积缩小。正常肾脏其回声通常类似邻近的肝脏,而低于脾脏。
- 多普勒超声有助于急性肾衰竭的鉴别诊断。肾脏的正常阻力指数(RI)约为 0.6,0.7 通常被认为是上限。RI 异常升高可见于多种情况,包括肾前性(肾动脉狭窄、肾静脉血栓)、肾后性(结石、肿块等引起的尿路梗阻)和肾实质性病因。急性或继发性肾小球肾炎的RI 也可正常。

CT

- 急性肾小球肾炎 CT 可显示为双肾正常或增大。

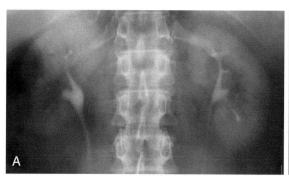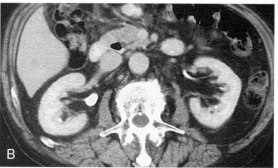

图 25.1　继发于轻度双侧肾实质病变的肾窦脂肪增多症病例。(A)静脉肾盂造影显示明显的低密度肾窦脂肪。(B)同一患者的CT图像证实为肾窦脂肪增多症。(From Sahani DV,Samir AE. Abdominal Imaging,ed 2. Philadelphia:Elsevier;2017.)

慢性肾小球肾炎 CT 平扫可显示皮质钙化,典型表现为肾脏萎缩、轮廓光滑。慢性肾盂肾炎可表现为肾脏瘢痕样改变。

MRI

- 弥漫性肾脏疾病可见肾脏体积和强化改变,与 CT 类似。

检查方案

CT

- 平扫是评估钙化有价值的手段。
- CTU 在评价肾集合系统方面有应用价值,目前已基本取代静脉肾盂造影(IVP)。

CTU 推荐成像方案

- CT 平扫。
- 静脉注射造影剂 50mL,6~8min 后再注射 50mL("分次团注")。
- 在第二次静脉注射造影剂后 60~90s 采集图像。

疾病特征

肾小球肾炎

- 可为原发性或继发性。
  - 原发性肾小球肾炎:肾脏内在疾病,通常为免疫介导(如链球菌感染后肾小球肾炎)。
  - 继发性肾小球肾炎:与某些特定感染、药物不良反应、系统性疾病(系统性红斑狼疮、血管炎)或癌症相关。
- 可以是急性、急进性或慢性的。
  - 急性肾小球肾炎
    - 在美国,占终末期肾病的 25%~30%。
    - 链球菌感染后肾小球肾炎是最常见的急性诱因。
  - 慢性肾小球肾炎
    - 占透析患者的 10%。

影像学表现

- 超声
  - 肾实质回声正常或增强(图 25.2)。
- CT
  - 急性肾小球肾炎患者可无异常发现,或见双肾增大。
  - 慢性肾小球肾炎患者可无异常发现,或表现为双侧萎缩伴有皮质钙化(图 25.3)。
- MRI
  - 与 CT 类似,但钙化不易识别。

急性肾盂肾炎

- 是指肾实质和肾盂感染,包括肾小管和肾间质。
- 最常见的原因是革兰阴性菌(大肠杆菌、变形杆菌、克雷伯菌、肠杆菌)。
- 大多数病例来自下尿路的逆行性感染。
- 可为单纯性(没有永久后遗症),也可为复杂性。

影像学表现

单纯性肾盂肾炎不需要影像学检查。

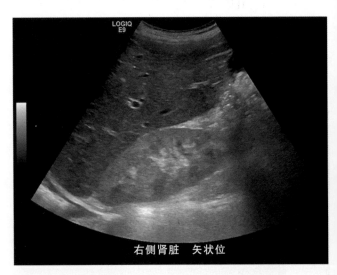

图 25.2　肾小球肾炎引起双肾肿大。超声图像显示双侧肾脏增大(双侧肾脏长度>13cm,图示为右侧),与邻近的器官相比肾实质回声增强。26 岁女性,因发现血尿素氮和肌酐水平升高行此检查以排除尿路梗阻。注意右侧胸腔可见积液。肝脏和脾脏同时增大。患者最终被诊为系统性红斑狼疮相关性急进性肾小球肾炎。(From Zagoria RJ,Brady CM,Dyer RB. Genitourinary Imaging:the Requisites,ed 3. Philadelphia:Elsevier;2016.)

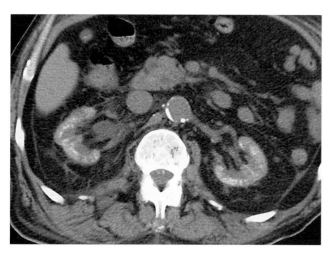

图 25.3　慢性肾小球肾炎患者，轴位 CT 平扫显示双肾弥漫性皮质钙化，影像学表现符合肾皮质钙质沉着症。(From Sahani DV, Samir AE. Abdominal Imaging, ed 2. Philadelphia: Elsevier; 2017.)

当出现难以解释的临床表现或治疗后病情恶化时可选用影像学检查评估。

- 通常多灶性的，偶见局灶性，类似于肿块。
- 超声(图 25.4)
  - 可正常(但阴性不能排除肾盂肾炎)。
- CT
  - 对比增强 CT(CECT)为首选。
  - 典型者表现为"条纹状肾图"(图 25.5)。
- 核医学

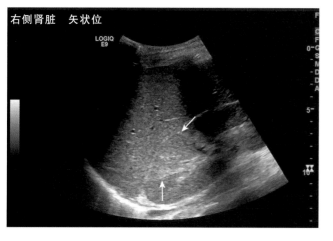

图 25.4　超声显示局灶性肾盂肾炎。右肾纵向超声图像显示肾上极前部一高回声楔形区域(箭头所示)。能量多普勒(图中未显示)显示肾脏该区域血流减少，是由于肾实质炎症水肿。(From Zagoria RJ, Brady CM, Dyer RB. Genitourinary Imaging: the Requisites, ed 3. Philadelphia: Elsevier; 2016.)

- ^{99m}Tc-二巯基丁二酸(^{99m}Tc-DMSA)肾皮质显像显示放射性分布稀疏区，代表急性感染(或瘢痕)。
- 通常用于慢性肾盂肾炎而非急性肾盂肾炎。

慢性肾盂肾炎

- 由反复或持续的肾脏感染导致的肾脏损伤。
- 持续进展的肾脏瘢痕可导致终末期肾病。
- 与解剖异常、尿路梗阻、肾结石、肾发育不良有关。
- 可为局灶性、多灶性或弥漫性；可累及一侧或双侧肾脏。
- 受累部分通常有瘢痕和萎缩。

影像学表现

- CT
  - 单侧或双侧肾脏皮质瘢痕(局灶性、多灶性或弥漫性)。

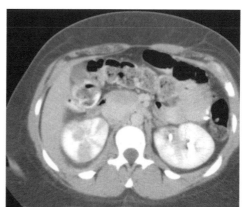

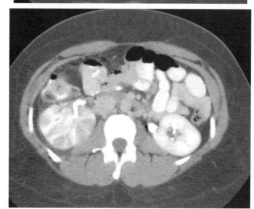

图 25.5　年轻女性，临床疑诊阑尾炎；对比增强 CT 显示右肾肿大，伴多发楔形无强化区，肾周见条索影，符合急性肾盂肾炎表现。(From Sahani DV, Samir AE. Abdominal Imaging, ed 2. Philadelphia: Elsevier; 2017.)

- 如果为弥漫性单侧肾脏受累（固缩肾），对侧肾将会出现代偿性肥大（图 25.6）。
  - ■ 核医学
    - ^{99m}Tc–DMSA 肾皮质显像可敏感检出肾皮质瘢痕（图 25.7）。
    - 操作简单，辐射少（儿科患者首选）。
    - 对于儿科膀胱输尿管反流患者，可采用放射性核素膀胱显像定量评价。

黄色肉芽肿性肾盂肾炎

- ■ 慢性肾盂肾炎合并慢性化脓性肉芽肿性感染导致。
- ■ 宿主异常反应，导致正常肾实质被富含脂质的巨噬细胞破坏和替代。
- ■ 最常见的病原菌是变形杆菌和大肠杆菌。
- ■ 通常继发于慢性肾梗阻。
- ■ 可见肾盏或肾盂结石（典型者为鹿角形结石）、肾盂输尿管移行处综合征、先天性畸形、肿瘤、狭窄。

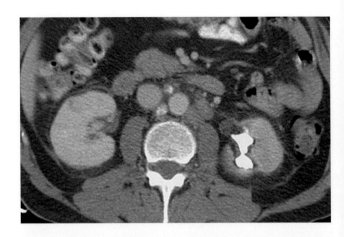

图 25.6 增强 CT 延迟期图像显示慢性肾盂肾炎导致的单侧小瘢痕肾。注意左肾的瘢痕和相应的杵状肾盏。（From Sahani DV, Samir AE. Abdominal Imaging, ed 2. Philadelphia: Elsevier; 2017.）

影像学表现

- ■ 单侧多于双侧。
- ■ 可为弥漫型（>80%）或节段型。
- ■ 肾脏增大，功能减退或无功能。

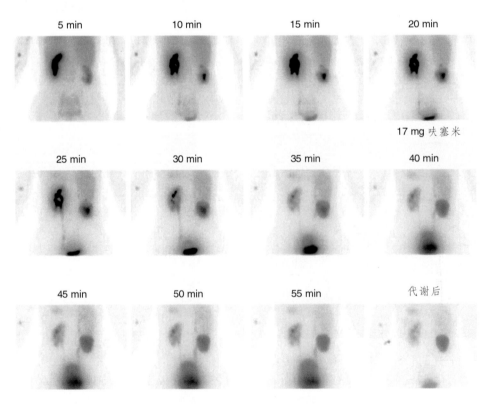

图 25.7 慢性肾盂肾炎患者，后位 DMSA 扫描显示右肾缩小，局部放射性分布稀疏区，符合皮质瘢痕表现。（From Sahani DV, Samir AE. Abdominal Imaging, ed 2. Philadelphia: Elsevier; 2017.）

- CT
  - 可显示中央结石，肾脏迅速增大时可能会发生肾破裂。
  - 正常肾实质被囊性/扩张区域替代，又被称为"熊掌"征(图 25.8)。
  - 向肾外延伸可累及腰大肌或与腹壁形成瘘道。
- MRI
  - 脂肪成分(来自巨噬细胞)在 T1WI 和 T2WI 图像上显示为高信号。
  - 短时反转恢复序列和化学位移成像序列可以用于确认脂肪成分。

气肿性肾盂肾炎

- 致命性的肾实质坏死性产气感染(外科急症)。
- 主要见于糖尿病患者。
- 单侧多于双侧，左侧多于右侧。

影像学表现

- 气体影是特征性表现。
- 平片
  - 肾影内见气体覆盖(图 25.9)。

- 超声
  - 气体导致"脏声影"，环晕伪像(图 25.10)。
- CT
  - 肾实质内气体(图 25.11)。

肾结核

- 结核分枝杆菌经血行播散至肾脏，通常源自肺部。
- 原发性感染与泌尿生殖系统感染之间通常有很长的潜伏期(5~40 年)。
- 临床上有意义的病灶通常局限于一侧。
- 结核杆菌易于在高灌注和高氧分压肾小球和肾小管周围的毛细血管床内增殖。
- 宿主免疫功能受损会导致肉芽肿增大和融合。
- 与集合系统相通后，会扩散到肾盂、输尿管、膀胱和附属生殖器官。
- 若不予治疗，会形成肉芽肿、干酪性坏死和空洞，最终破坏整个肾脏。

影像学表现

- 平片
  - 高达 45% 的患者可以看到肾脏钙化。

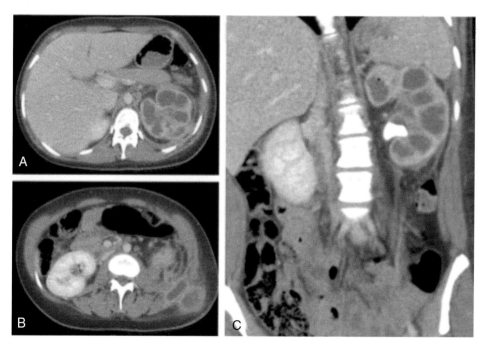

图 25.8　22 岁女性，左腰部疼痛。(A)左肾上极轴位 CT 图像显示正常肾实质被囊性/扩张区取代("熊掌"征)，符合黄色肉芽肿性肾盂肾炎(XGP)表现。(B)左肾下方水平轴位 CT 显示 XGP 呈多房状，累及左后外侧腹壁和皮下脂肪。(C)冠状位 CT 显示有中央鹿角状结石。患者随后行左肾切除术，确诊为 XGP。

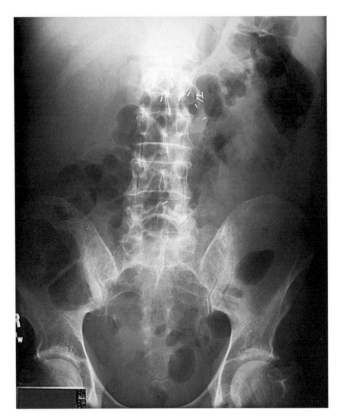

图 25.9　肾、输尿管和膀胱 X 线片显示左侧输尿管位置有斑驳的气泡影;注意左肾实质内见边界不清的气泡影,上述均符合气肿性肾盂肾炎表现。(From Sahani DV,Samir AE. Abdominal Imaging,ed 2. Philadelphia:Elsevier;2017.)

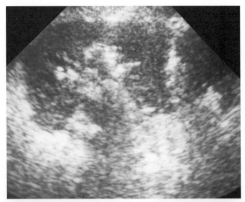
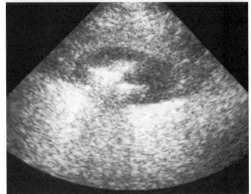

图 25.10　肾脏超声图像显示有"脏声影"的高回声物,为气肿性肾盂肾炎继发的肾实质内气体。(From Sahani DV,Samir AE. Abdominal Imaging,ed 2. Philadelphia:Elsevier;2017.)

- 钙化为颗粒状、无定形、曲线状、三角形或环状。
  - ■ 排泄性尿路造影
    - 10%~15%的患者表现正常。
    - 肾实质瘢痕。
    - 肾乳头坏死。
    - 肾盏漏斗内狭窄导致局限性的肾盏扩张或不完全的肾盏模糊("幽灵肾盏")。
    - "克尔扭结"征:肾盂因瘢痕形成的锐角。
  - ■ 超声
    - 局灶性肾盂肾炎:局灶性低回声区。
    - 肾积水:表现为继发于输尿管狭窄的局限性或弥漫性肾积水。
  - ■ CT
    - 增强 CT 可显示病灶低灌注区、皮质变薄、实质瘢痕(图 25.12)。
    - 也可显示漏斗、肾盂和输尿管的纤维性狭窄。
    - 终末期结核病的特点是"油灰肾":在无功能、

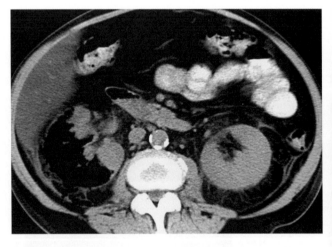

图 25.11　糖尿病患者,轴位 CT 图像显示肾实质内气体,与气肿性肾盂肾炎一致。(From Sahani DV,Samir AE. Abdominal Imaging,ed 2. Philadelphia:Elsevier;2017.)

"肾自截"的肾脏中见广泛的实质钙化。
  - ■ MRI
    - 肾实质内局灶性感染区在 T2WI 上呈高信号。
    - 增强后 T1WI 可见低灌注、皮质变薄、实质瘢

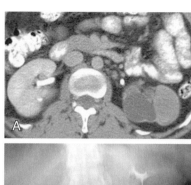
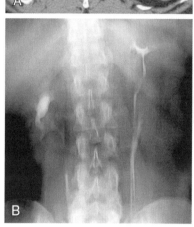
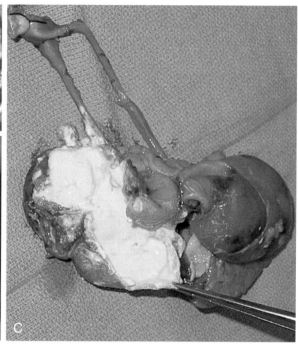

图 25.12　肾结核。(A)增强 CT 排泄期显示囊变区,主要累及左肾下半部。(B)静脉肾盂造影显示左侧肾脏、输尿管重复畸形,下半部分造影剂排泄不佳。(C)同患者的大体标本显示肾脏下半部典型的干酪样物质。(From Sahani DV,Samir AE. Abdominal Imaging,ed 2. Philadelphia:Elsevier;2017.)

痕形成,与增强 CT 相似。

　　● MRU 可显示漏斗内狭窄伴肾盏扩张,以及输尿管狭窄。

人类免疫缺陷病毒相关性肾病

　　■ 继发于人类免疫缺陷病毒(HIV)肾实质感染、机会性感染,或抗反转录病毒治疗的副作用。

　　■ 表现为肾病范围蛋白尿、血尿和脓尿。

影像学表现

　　■ 超声
　　　　● 双侧肾脏增大,回声增强(图 25.13)。
　　■ CT
　　　　● 平扫可见髓质密度增高。
　　　　● 增强扫描肾实质期可见条纹状表现。
　　■ MRI
　　　　● T2WI 显示皮髓质分界消失。

肾钙盐沉着症

　　■ 肾实质内病理性弥漫性钙盐沉积。

　　■ 主要有 3 种机制:转移性钙化(最常见的是 1 型肾小管性酸中毒、甲状旁腺功能亢进症、尿钙增多症、高草酸尿症)、尿液瘀滞(钙盐沉淀,如髓质海绵肾)、营养不良性钙化(受损的肾组织钙质沉积)。

　　　　■ 可以是宏观(肉眼可见)的、化学的或微观的;只有宏观的与放射科医生相关,并可进一步分为髓质型和皮质型。

　　　　● 髓质型(95%):表现为每个髓质锥体内的结节状钙化(甲状旁腺功能亢进症、髓质海绵肾、1 型肾小管性酸中毒引起)。

　　　　● 皮质型(5%):罕见,以各种原因引起的皮质斑片状钙化为特征,常见于慢性肾小球肾炎、家族性婴儿肾病综合征、Alport 综合征、急性皮质坏死。

影像学表现:肾髓质钙盐沉着征

　　■ 平片
　　　　● 肾锥体内细小的点状/粗大的钙化。
　　■ 静脉肾盂造影
　　　　● 造影显示"毛刷"状表现(线状条纹),提示髓质海绵肾。
　　■ 超声
　　　　● 肾锥体回声增强(图 25.14)。

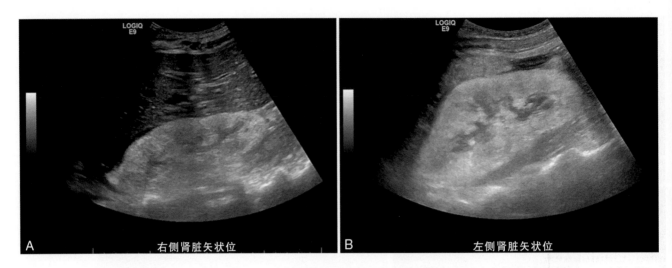

图 25.13　人类免疫缺陷病毒相关肾病,双肾肿大。右侧(A)和左侧(B)肾脏超声图像显示增大的肾脏(右侧:长14cm;左侧:长13.8cm),与正常器官相比,肾实质回声明显增强。超声表现典型,但还是有必要做组织学检查。(From Zagoria RJ,Brady CM,Dyer RB. Genitourinary Imaging:the Requisites,ed 3. Philadelphia:Elsevier;2016.)

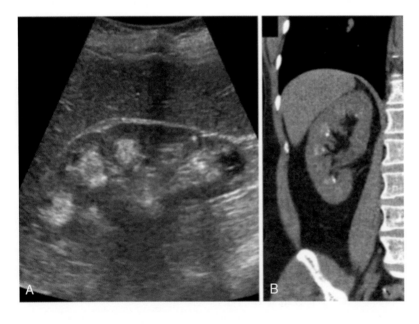

图 25.14　48 岁女性。(A)右肾灰阶超声显示髓质锥体回声增强。(B)右肾冠状位 CT 显示髓质结节状钙化灶,符合髓质钙质沉积症表现。

■ CT

• 平扫时,每个肾锥体内均见聚集性结节状钙化(图 25.14)。

影像学表现:肾皮质钙盐沉着征

■ 肾脏体积通常缩小。

■ 平片和 CT

• 小点状/线状皮质钙化(图 25.15)。

■ 超声

• 肾外形萎缩、边缘瘢痕状,外围区/皮质钙化呈强回声。

肾乳头坏死

■ 局灶或弥漫缺血性肾坏死时,远侧部分肾锥体血供受损所致。

■ 病理机制可以用 POSTCARDS(各疾病的英文首字母缩写)帮助记忆:肾盂肾炎(Pyelonephritis),梗阻(Obstruction),镰状细胞病(Sickle cell disease),结核(TB),硬化(Cirrhosis),麻醉药物使用(Analgesics),肾静脉栓塞(Renal vein thrombosis),糖尿病(Diabetes),

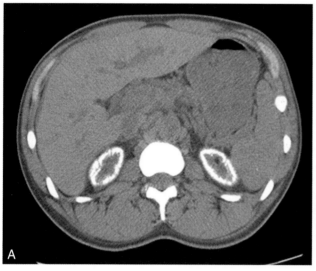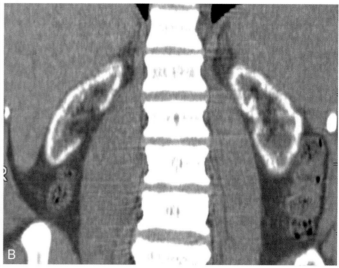

图 25.15 肾皮质钙盐沉着症。CT 平扫轴位(**A**)和冠状位(**B**)图像显示双侧肾脏皮质薄环状边缘钙化。注意肾髓质无钙化。该患者继发于肾小球肾炎导致的肾衰竭,最终皮质钙盐沉积。(From Zagoria RJ,Brady CM,Dyer RB. Genitourinary Imaging:the Requisites,ed 3. Philadelphia:Elsevier;2016.)

系统性血管炎(Systemic vasculitis)。在成人中糖尿病是最常见诱因。

影像学表现

■ 早期肾脏表现正常或轻度增大,进展期肾萎缩或瘢痕形成。

■ 平片
 • 肾乳头钙化表现为肾脏内曲线或三角形小钙化灶。

静脉肾盂造影

 • 早期只有肾乳头肿胀,影像基本正常。
 • 造影剂聚集在坏死的肾乳头内,形态各异(图 25.16)。
 • "龙虾爪"征:造影剂分流在肾盏穹隆内,长轴与肾乳头一致。
 • "指环"征:造影剂完整分布在游离的肾乳头周围。
 • "印戒"征:上述征象共存。
 • 慢性期表现为杵状肾盏。

■ CT/CTU
 • 早期:髓质锥体顶端的低强化灶,边界欠清。
 • 亚急性期:造影剂进入肾穹隆区域(图 25.16)。
 • 慢性期:肾乳头脱落后肾盏呈杵状(与 IVP 类似)。

■ 超声
 • 早期无特异性发现。
 • 疾病进展阶段可能会出现锥体内囊性区。

肾血管性高压

■ 最常见原因是肾动脉狭窄,70%~90%由动脉硬化所致,10%~30%由肌纤维发育不良(FMD)所致。

■ 动脉硬化常累及肾动脉根部与近 1/3 段;FMD 常累及中远段肾动脉及肾段动脉。

影像学表现

■ DSA
 • 有创操作,可定量评估不同狭窄节段之间的压力差。
 • 随着无创技术的兴起,目前其作用有限,主要用于血管重建术前评估。
 • 经皮血管成形术是 FMD 最有效的治疗方式。

■ CTA 和 MRA
 • 不仅可评估血管,还可评估肾脏大小、皮质厚度及其他肾实质异常(图 25.17)。

■ 超声
 • 彩色超声或能量多普勒成像可以提供血流定性信息,频谱多普勒可以提供肾动脉流速定量分析。

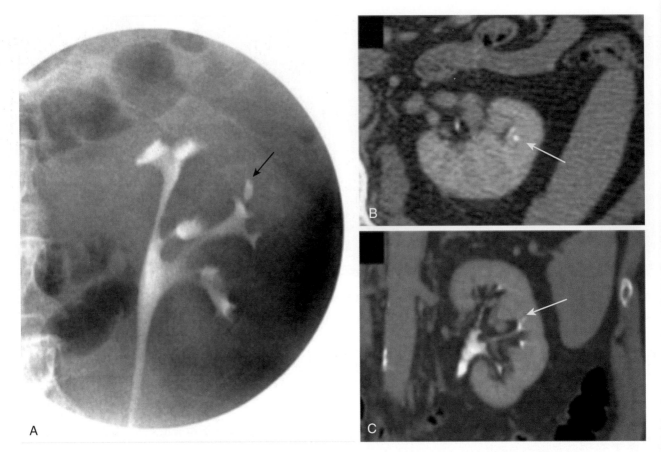

图 25.16　72 岁男性,激光碎石术中静脉肾盂造影。(A)肾中部的一个肾盏显示肾乳头内造影剂异常聚集(黑色箭头所示),被称为"座球"征(T 形球座上的高尔夫球),代表肾乳头坏死。(B,C)轴位和冠状位 CTU 显示肾乳头中心相应区域的造影剂异常聚集(白色箭头所示)。

- 肾动脉狭窄的诊断标准包括:
  - ➢ 收缩期峰值流速（PSV）>150cm/s（狭窄 50%）或>180cm/s（狭窄 60%）。
  - ➢ 肾动脉 PSV 与主动脉 PSV 之比>3.5（表示狭窄>60%）。
  - ➢ 狭窄后区域出现涡流。
  - ➢ 正常操作时若无法检测到多普勒信号,提示血管阻塞。
  - ➢ 远端肾内动脉的小慢波(加速时间减慢,阻力指数降低)。
- 核医学
  - ^{99m}Tc 标记的巯基乙酰三甘氨酸（MAG-3）可用于血管紧张素转化酶(ACE)抑制剂给药前后的肾脏成像。
  - ACE 抑制后单侧肾功能下降或放射性示踪剂滞留时间延长高度提示肾动脉狭窄(概率>90%)。

肾静脉栓塞

- 成人常见原因是高凝状态（其中最常见的是肾病综合征）,儿童常因败血症和脱水所致。
- 血栓也可与局部肾恶性肿瘤相关。

影像学表现

- 超声
  - 彩色多普勒显示肾静脉血流不足，可通过频谱多普勒进一步印证。
- CT
  - 肾静脉充盈缺损。
  - 恶性肿瘤合并栓塞时,可强化,也可无强化。
- MRI(图 25.18)
  - 鉴别单纯血栓与癌栓的最佳检查手段（动态对比增强 T1、T2 及 DWI 序列）。

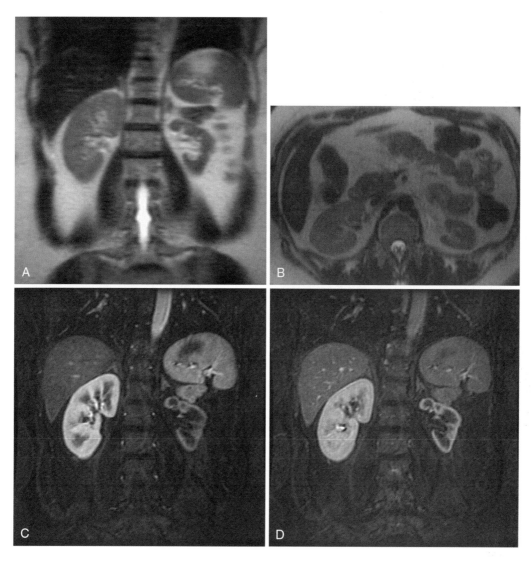

图 25.17　肾动脉狭窄。冠状位(A)和轴位(B)T2WI 图像显示两肾明显不对称,左肾萎缩、皮髓质分界不清。与正常右肾相比,增强扫描早期(C)和延迟期(D)冠状位图像显示左肾强化延迟。(From Roth C,Deshmukh S. Fundamentals of Body MRI,ed 2. Philadelphia：Elsevier;2016.)

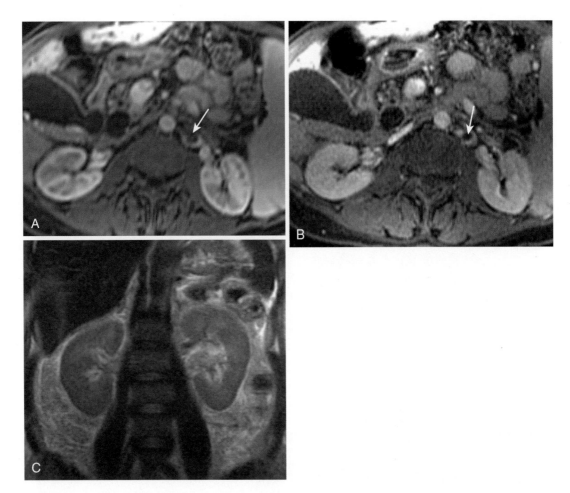

图 25.18　肾静脉栓塞。对比增强扫描早期（A）和延迟期（B）图像显示左肾静脉几乎完全闭塞（箭头所示）。冠状位 T2WI（C）显示左肾轻微肿大。（From Roth C，Deshmukh S. Fundamentals of Body MRI，ed 2. Philadelphia：Elsevier；2016.）

（张雪菲　胡洋　黄强　译）

推荐阅读

1. Grenier N, Merville P, Combe C. Radiologic imaging of the renal parenchyma structure and function. *Nat Rev Nephrol.* 2016;12(6):348-359.
2. Takahashi T, Wang F, Quarles CC. Current MRI techniques for the assessment of renal disease. *Curr Opin Nephrol Hypertens.* 2015;24(3):217-223.
3. Boddi M. Renal ultrasound (and Doppler sonography) in hypertension: an update. *Adv Exp Med Biol.* 2017;956:191-208.
4. Michaely HJ, Herrmann KA, Nael K, et al. Functional renal imaging: nonvascular renal disease. *Abdom Imaging.* 2007;32(1):1-16.
5. Kettritz U, Semelka RC, Brown ED, et al. MR findings in diffuse renal parenchymal disease. *J Magn Reson Imaging.* 1996;(6):136-144.

第 **26** 章 尿路梗阻

Boris Sinayuk

解剖学、胚胎学、病理生理学

■ 尿路梗阻(UTO)是一种常见的临床疾病,可影响所有年龄段。在儿童人群中,潜在的病理情况通常是先天性的(框 26.1),成人中多由各种后天因素所致(表 26.1)。梗阻的部位可从肾门起,沿输尿管至膀胱、尿道。

■ 熟悉胚胎发育过程有助于了解先天性异常的范畴。

● 肾脏起源于后肾,先在骨盆中发育,后上升到腹部。后肾系统起源于输尿管芽,形成肾集合系统和输尿管。

● 泌尿生殖窦传统上分为两部分。腹侧/骨盆部形成膀胱和整个女性尿道或部分男性尿道;尿道部构成男性阴茎尿道或女性阴道前庭的下部。

● 中肾管(通常是男性射精系统的一部分,女性则退化)与输尿管芽的尾端密切相关。输尿管芽与中肾管分离,与泌尿生殖窦独立融合。

框 26.1　与尿路梗阻相关的胚胎异常

- 马蹄肾
- 异位肾
- 肾盂输尿管连接处梗阻
- 输尿管重复
- 输尿管囊肿
- 异位输尿管开口
- 腔静脉后输尿管
- 后尿道瓣膜症

■ 尿路梗阻是指任何原因导致的尿液流动受阻和上游集合系统压力增加的病理过程。重要的是,尿路梗阻不一定会导致上游扩张。反之亦然:集合系统扩张并不总是尿路梗阻的结果。

■ 病理生理学:诱因导致尿路梗阻后,随之而来的是一个复杂的病理生理过程。首先是由于集合系统压力的增加导致肾血流阻力增加,最终导致肾实质缺血性改变和皮髓质萎缩(肾单位的不可逆损失)。

表 26.1　获得性尿路梗阻分类

肾/肾盂	输尿管	膀胱	尿道
鹿角状结石	结石	结石	结石
肾乳头脱落	血凝块	尿路上皮癌	狭窄(感染或炎症后遗症)
肾盂输尿管交界处梗阻	尿路上皮癌	神经源性膀胱	良性前列腺增生
肾盏漏斗狭窄	狭窄(感染、手术或放射治疗后遗症)		前列腺癌
尿路上皮癌	输尿管囊肿		尿道癌
	外源性压迫		
	● 腹膜后纤维化		
	● 腹膜后淋巴结肿大		
	● 腹膜后脓肿		
	● 主动脉瘤		
	● 子宫内膜异位症		
	● 妊娠		

• 完全梗阻超过24小时通常会导致一定程度的肾功能永久性丧失，但该过程有时可逆，主要取决于梗阻的长度和程度。

• 急性期肾脏可能出现肿大。髓质乳头可变钝，随时间延长变成杯口状。肾集合系统和输尿管到梗阻水平可有轻度到明显扩张。长期梗阻可使肾皮质萎缩。

检查技术

有多种分级系统用于描述肾积水程度。最常用的分级系统由胎儿泌尿外科学会提出（SFU；表26.2），Ⅰ级、Ⅱ级和Ⅲ级分别对应成人的轻度、中度和重度肾积水。Ⅳ级包括肾实质萎缩（图26.1），但不具有特异性，可见于成人不同程度的肾积水。影像学对肾积水程度分级依赖于对肾脏和集合系统的肉眼评估，会受到主观影响。其他分级系统，如肾积水指数（HI）定量评估，与SFU分级系统具有良好的相关性，主观性较低，但在临床中很少使用（Krishnan，2009）。

平片

■ 总体价值有限，但可能提供病因线索。高达90%的尿路结石在X线片上可见。但仅能显示尿路结石而不能显示梗阻征象，还受结石大小、患者体型以及泌尿系外钙化的影响（详见第22章）。

静脉肾盂造影

■ 急性尿路梗阻静脉肾盂造影的主要影像学表现概述：

• 即时肾造影剂排泄（肾图）延迟，且肾图密度随时间进行性增大。

• 造影剂进入集合系统时间延迟。

• 输尿管肾盂积水因梗阻部位不同表现不一。

■ 慢性UTO静脉肾盂造影可显示肾图延迟，肾萎缩改变，以及造影剂排泄延迟（图26.2）。

■ 虽然能够提供解剖和功能的信息，但该检查方法已在很大程度上被超声、CT或磁共振尿路成像

表26.2 胎儿泌尿外科协会肾积水分级系统

分级	影像学表现
Ⅰ级	肾中央复合体分离，不累及肾盏；肾实质正常
Ⅱ级	肾中央复合体分离，液体充盈肾内肾盂，并延伸至未扩张的肾盏；肾实质正常
Ⅲ级	肾内肾盂扩张，并超出肾窦延伸至均匀扩张的肾盏；肾实质正常
Ⅳ级	除Ⅲ级影像学表现外，还伴有肾实质萎缩

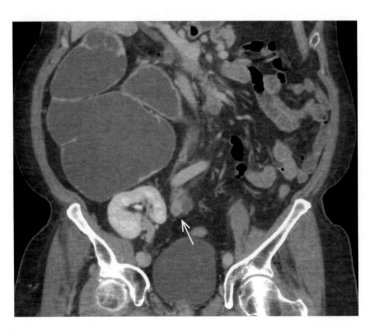

图26.1 71岁男性，右下腹肾移植术后长期肾衰竭。注意右侧自体肾严重积水，肾实质弥漫性萎缩，提示慢性过程。该患者因血尿进行CT扫描，检查显示右侧输尿管远端强化肿块（箭头所示），病理证实是微浸润乳头状移行细胞癌。

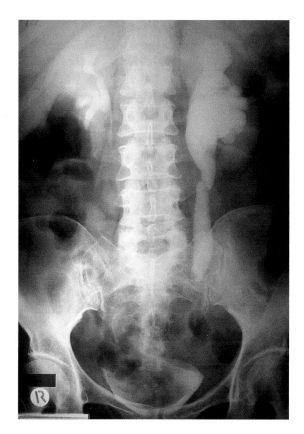

图 26.2　排泄性尿路造影延迟,显示左肾重度积水,左肾实质轻度变薄。扩张的左输尿管延伸至骨盆,并在恶性病变狭窄处突然截断。(Courtesy WK,Lee,MD,MBBS,St. Vincent 's Hospital,Melbourne,Australia.)

(MRU)所取代。

逆行肾盂造影

■ 该侵入性技术基于膀胱镜定位输尿管膀胱移行处,并逆行注入造影剂来评估集合系统解剖结构。静脉注射造影剂过敏者或肾功能不全者可于此项检查获益。本检查也可通过活检获得泌尿系腔内病理组织学信息,但在评价腔外梗阻性疾病方面有其局限性。

超声

超声检查是评估尿路梗阻的重要手段,具有快速、相对便宜、应用场景广泛(包括床边成像)的优势,而且无须静脉注射造影剂、无辐射暴露。

■ 对扩张的肾盏、肾盂和近端输尿管显示效果极佳。根据肾盂和肾盏扩张的程度,肾积水通常分为轻、中、重度(图 26.3)。

■ 可精确测量肾皮质厚度,慢性梗阻时肾皮质可

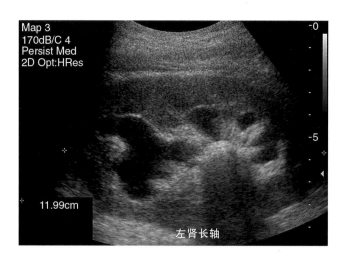

图 26.3　35 岁女性,临床诊断为肾盂肾炎。左肾超声图像显示大块肾盂结石(强回声伴后部声影),伴中度肾积水。

能萎缩。

■ 超声检查时应沿扩张的泌尿系探查至梗阻点,并尽量追踪输尿管至膀胱。双侧输尿管膀胱连接处(UVJ)可显示正常,输尿管尿液喷射不对称性减少或消失(图 26.4)。

■ 肾脏多普勒检查信息可佐证梗阻存在,阻力指数(RI)能有效测量肾内血管阻力。

$$RI=\frac{收缩期峰值血流速度-舒张末期血流速度}{收缩期峰值血流速度}$$

■ 明显梗阻时,集合系统压力升高可导致肾舒张期血流相对降低,RI 升高(>0.7)。但需注意 RI 的升高并非尿路梗阻特有,也可见于其他肾脏疾病。

■ 超声检查的缺点和局限性。

● 操作者依赖,且受患者体型、肠道积气、检查配合能力等因素影响。

● 假阴性:早期急性梗阻时,肾积水的分级可能滞后于梗阻的分级。

● 假阳性

➢ 类似集合系统扩张情况,如肾窦囊肿(肾盂周围和肾盂旁囊肿)、肾外型肾盂或突起的血管结构。

➢ 未排尿的患者膀胱膨胀,引起轻度上尿路扩张。

➢ 肾盂因血块或大块鹿角状结石充盈。

CT

CT 已在很大程度上取代了 IVP 对尿路梗阻的评

价。在静脉注射造影剂前和注射后均可检查,并可采用不同的优化方案对不同的病理情况进行评估(见第27章)。

平扫CT

■ 诊断尿路结石的准确率极高(图26.5),对输尿管结石的敏感性为95%~97%,特异性为96%~98%(详见第22章)。

■ 尿路梗阻有多种继发征象,包括肾积水、输尿管积水、肾周及输尿管周渗出,以及肾脏肿大。

■ 认识平扫CT的限度非常重要。

• 因未注射静脉造影剂,评估尿路结石以外的疾病受限。肾窦囊肿与肾积水鉴别困难。

• 肾脏增强和排泄模式通常可以提供有用的生理信息,但CT平扫无法评估。

• 服用茚地那韦(一种用于人类免疫缺陷病毒患者的蛋白酶抑制剂)时产生的结石,CT可能无法显示。

增强CT

■ CTU显示尿路全貌,有助于评估肾实质、尿路上皮、膀胱和周围结构病变。

■ 急性尿路梗阻:至少可以显示肾实质期强化程度轻度降低,且延迟造影剂排泄入集合系统。关注集合系统不同的扩张特征, 可为临床有意义的尿路梗阻提供有价值的线索。

■ 需更敏锐地发现UTO各种并发症,如通过识别造影剂溢出集合系统来诊断肾盏穹隆破裂。

■ 慢性尿路梗阻可引起肾实质变薄,肾实质期强化减弱(图26.6)。

■ 延迟期显像可使泌尿系显影,能更好地描绘梗阻性病变的位置和形态,如重复肾,输尿管狭窄,梗阻性肿块和腹膜后病变。

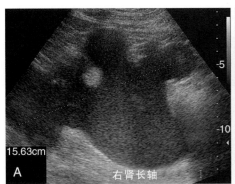
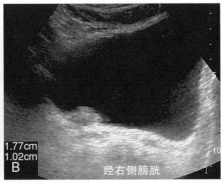
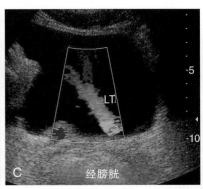

图26.4 75岁男性,临床表现为血尿。右肾重度积水(A),肾皮质变薄。追踪右侧输尿管至膀胱,于右侧输尿管膀胱连接处可见分叶状肿块(B),彩色多普勒检查(C)显示右侧输尿管喷射消失,左侧输尿管正常。

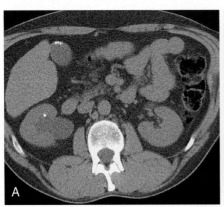
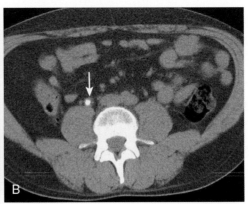

图26.5 60岁男性,临床表现为右侧胁腹部痛。CT平扫轴位图像显示右肾中度积水(A),右肾盏结石(非本例肾积水梗阻原因)。梗阻原因为右侧输尿管中段结石(B,箭头所示)。

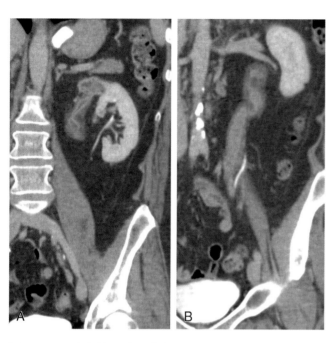

图 26.6 59 岁女性，左侧重复肾；有慢性输尿管反流病史和反复尿路假单胞菌感染。冠状位重建图像显示左肾上半部皮质弥漫性变薄、萎缩(A)。慢性输尿管炎导致左肾上部输尿管弥漫性增厚和炎症(B)。

■CTU 的缺点包括多期成像增加辐射剂量，以及需要注射碘造影剂。

MRI

■MRU 是 CTU 的一种替代方法。由于 MRU 无电离辐射且无须注射造影剂，特别适用于儿科和妊娠女性的成像。

■MRI 比 CT 具有更高的对比分辨率，并且在非结石性尿路梗阻方面比 CT 具有更好的敏感性和特异性，另外，还可以更敏感地显示肾脏周围水肿和输尿管周围水肿。最近研究表明，MRI 和 CT 两种检查方法更具有可比性。

■排泄性 MRU 可计算分肾功能。

■与 CT 相比，MRU 的主要缺点在于泌尿系结石固有的低信号，因而对结石显示欠佳。其他相对的缺点包括成本更高，适用场景更少，成像时间更长和空间分辨率较低。

核医学

核医学成像很少作为急性 UTO 首选检查，但对慢性尿路梗阻疾病可提供有价值的肾功能和预后信息。

放射性核素肾显像

■首选的放射示踪剂是 ^{99m}Tc 标记的巯基乙酰甘油三酯(^{99m}Tc-MAG3)，因其经肾小管分泌，可提高患有 UTO 且肾小球滤过率降低患者的成像质量。

■可获得动态图像，定量测定放射性示踪剂摄取和清除情况。

•计算分肾功能有助于量化慢性 UTO 患者的肾功能情况(图 26.7)。

■利尿肾显像最常使用呋塞米，可增加尿流率。集合系统扩张但无梗阻时，集合系统内聚集的放射性示踪剂可廓清；确有梗阻时，集合系统放射性示踪剂会持续聚集。可采用时间-放射活性曲线分析确定清除半衰期。

•清除半衰期>20min 被定义为梗阻。

•正常情况下，清除半衰期<10min。

•清除半衰期为 10~20min 不确定是否存在梗阻。

检查方案

CT 和 MRU 需要特定的优化成像方案，将在后面第 27 章中详述。

疾病特征

如表 26.1 所示，导致尿路梗阻的病因多种多样。在处理尿路梗阻病例时，牢记患者的年龄、性别和临床表现有助于缩小鉴别诊断范围。

儿科人群

■这些患者通常在产前或出生时被诊断。虽然应掌握鉴别各种先天性异常，但扩张的集合系统经常与暂时的生理状态和自适应有关。常见疾病则包括肾盂输尿管连接处梗阻、膀胱输尿管反流、输尿管囊肿、异位输尿管和后尿道瓣膜症。

青壮年

■青壮年尿路梗阻最常见的病因是输尿管结石。

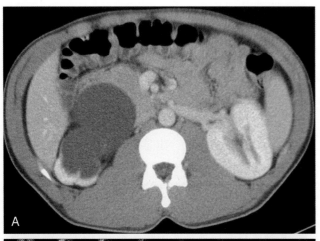

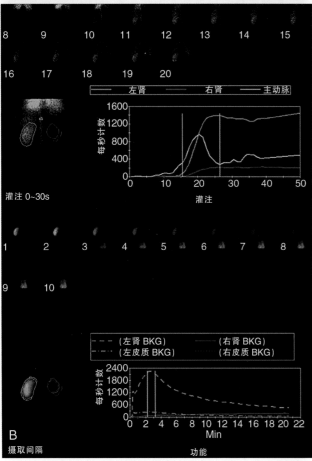

普通成人

■ 尿路梗阻在男性中较女性多见，因良性前列腺增生改变而在老年人中尤为常见。

■ 无尿患者的鉴别诊断范围较小。如果病因不是内科原因(休克、内源性肾衰竭等)，则患者出现尿路梗阻很可能涉及双侧泌尿系。

■ 恶性肿瘤相关的尿路梗阻在男性和女性患者中都是常见的病因。尿路上皮癌通常发生于50~60岁的患者，男性多见。结直肠原发恶性肿瘤、腹膜后转移性肿瘤和淋巴瘤也是常见病因，性别上无差异。

● 妇科恶性肿瘤包括宫颈癌、卵巢癌和子宫内膜癌。

● 前列腺癌也是尿路梗阻的一个病因。

结构化报告要点

■ 报告梗阻程度等级，肾实质是否萎缩。

■ 注意肾实质强化是否延迟，造影剂排泄是否延迟。

■ 提供梗阻部位的解剖定位。

■ 描述梗阻的病因。注意是泌尿系本身的还是泌尿系外的原因。

■ 如发现任何急性症状，应告知临床医师。对梗阻的集合系统紧急减压，可保护患者的肾功能。

(王维娜 黄强 译)

推荐阅读

1. O'Connor O, Maher M. CT urography. *AJR Am J Roentgenol.* 2010;195:W320-W324.
2. O'Connor O, McLaughlin P, Maher M. MR urography. *AJR Am J Roentgenol.* 2010;195:W201-W206.
3. Sudah M, Masarwah A, Kainulainen S, et al. Comprehensive MR urography protocol: equally good diagnostic performance and enhanced visibility of the upper urinary tract compared to triple-phase CT urography. *PLoS One.* 2016;11(7):e0158673.
4. Garcia EV, Taylor A, Folks R, et al. iRENEX: a clinically informed decision support system for the interpretation of ^{99m}Tc-MAG3 scans to detect renal obstruction. *Eur J Nucl Med Mol Imaging.* 2012;39:1483-1491.
5. Nguyen HT, Herndon CD, Cooper C, et al. The Society for Fetal Urology consensus statement on the evaluation and management of antenatal hydronephrosis. *J Pediatr Urol.* 2010;6:212.

图 26.7　患者因发现右肾盂输尿管连接处梗阻和持续疼痛就诊。轴位 CT 增强图像 (A) 显示右肾重度积水，肾实质明显变薄。^{99m}Tc 标记巯基乙酰甘油三酯 (^{99m}Tc-MAG3)图像 (B) 显示右肾低灌注，无明显肾功能 (3.65%)。鉴于上述证据对该患者行肾脏切除术。

<table>
<tr><td>第</td><td>**27**</td><td>章</td></tr>
</table>

尿路上皮病变

Boris Sinayuk

解剖学、胚胎学、病理生理学

■ 尿路上皮是指由位于肾盏、肾盂、输尿管、膀胱和大部分尿道的移行上皮组成的黏膜。解剖学和临床上进一步将上尿路定义为肾集合系统和输尿管，而下尿路则是膀胱和尿道。

■ 输尿管连接肾集合系统与膀胱。成人输尿管的平均长度约为30cm，是腹膜后结构，走行于腰大肌内侧及髂总动脉/髂外动脉前方，随后沿盆壁外侧走行，再转向膀胱内侧。女性输尿管走行于子宫阔韧带和子宫动脉下方，而男性输尿管则走行于输精管下方。连接膀胱后，输尿管在膀胱壁黏膜下继续走行2~3cm，最后止于输尿管开口。

● 输尿管远端的壁内走行段有助于防止尿液逆流。这使得输尿管膀胱连接处形成生理性狭窄，不应与病理性狭窄相混淆。

■ 膀胱是一个可膨胀的中空器官，用来储存尿液，成人膀胱的正常容量为400~500mL。逼尿肌由相互交织的平滑肌束组成，并形成膀胱固有肌层。膀胱颈部逼尿肌增厚形成内括约肌，并向远端延伸至尿道近端。输尿管开口和膀胱颈之间的区域被定义为膀胱三角区。膀胱由脐正中韧带（闭锁的脐尿管）固定于脐。女性膀胱位于子宫和阴道前方，男性膀胱位于精囊与直肠前方。

■ 解剖学上，男性尿道分为后部和前部。后尿道包括前列腺部和穿过泌尿生殖膈的膜部。余段为前尿道，由尿道球部和阴茎海绵体部组成。尿路上皮形成尿道黏膜层，并延续至阴茎龟头水平，在此处过渡为鳞状上皮。女性尿道比男性短，长3~5cm，从膀胱颈延伸至耻骨联合下方，止于阴道前方。尿路上皮覆盖女性尿道，同样至远端过渡为鳞状上皮。

■ 引起尿路狭窄和梗阻的原因非常广泛，包括良性和恶性，见下文"疾病特征"。

检查技术

输尿管狭窄的影像学表现取决于潜在的病因。尿路上皮病变可导致输尿管内源性狭窄，而外源性病变可通过包绕、占位效应压迫和浸润输尿管导致狭窄。

■ 输尿管充盈缺损分为管腔内、黏膜内或黏膜下，观察由输尿管腔内造影剂勾勒出的病灶与输尿管壁之间的关系有助于区分。典型的黏膜下病变表现为与壁成钝角，黏膜内病变呈锐角，腔内病变则完全被造影剂包围。

■ 浸润性病变通常表现为节段性输尿管狭窄，伴黏膜不规则和管壁环周增厚（图27.1）。包绕导致的输

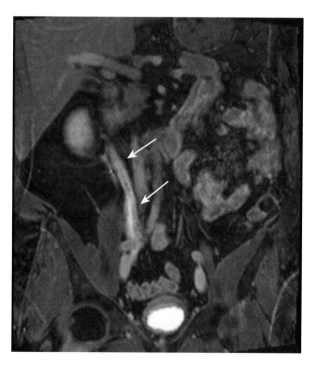

图27.1 48岁男性，肉眼血尿。排泄性MRU显示右侧输尿管管壁弥漫性增厚，管腔狭细，腔内造影剂填充（箭头所示）。活检证实为输尿管淀粉样变性。

尿管狭窄可表现为锥形狭窄,而黏膜轮廓光滑。但管腔突然变窄伴上游输尿管扩张则可能是其他疾病。

• "子弹头"征、"锥形"征:静脉肾盂造影描述输尿管管腔突然狭窄的术语(可能是良性的,也可能是恶性的)。

■ 不同输尿管狭窄的累及长度区别很大,可以发生于单侧、双侧,或出现多发狭窄。

泌尿系梗阻的影像学技术已于第26章中详述。本节仅做简要概述,主要关注输尿管。

■ 常规 X 线片在评估输尿管病变方面无显著价值。其他传统影像学方法(如排泄性尿路造影)可评估输尿管的走行和管径、检测局灶性充盈、缺损和狭窄,目前已基本被 CT 取代。逆行尿路造影因需要膀胱镜引导下在输尿管置管,通常由泌尿科医生操作。

■ 超声检查是评估尿路梗阻的有效手段,但对评估输尿管狭窄作用有限。

■ CT 是评估输尿管的主要成像工具,可以更好地识别和描述输尿管狭窄。CT 还能更准确地评估输尿管的受累程度,并显示邻近结构,这有助于区分内在和外在的病因。

■ MRU 在评估输尿管疾病也有独特的优势。尿液的 T2WI 高信号能够通过平扫评估尿路,在集合系统扩张时效果更佳。钆造影剂增强扫描成像提供了更多的优势。尽管 MRU 可能受到实际情况、患者配合度和输尿管未能完全扩张等情况限制,但无电离辐射使得其在儿童和妊娠女性群体中的应用更具价值。

■ 核医学检查通常不用于评估输尿管疾病。由于氟代脱氧葡萄糖正常情况下即通过尿路排泄,PET 的应用价值有限。

检查方案

CT

■ CTU 是一种综合性多期相检查,通常用于评估血尿和整个泌尿道。

• 典型的扫描方案包括三期采集:平扫、肾实质期和排泄期(图 27.2)。

• 为了减少辐射暴露,许多医疗机构已改用分次团注技术,可同时进行肾实质期和排泄期成像。

• 随着双能量 CT 逐渐普及,经一次团注单次扫描采集,即可虚拟重建出平扫图像,进一步降低了辐射剂量。

■ 三维(3D)图像重建技术,如 MIP 和容积再现成像已被证明可以提高尿路上皮病变的检出率(图 27.3)。

MRI

MRU 有两种传统成像技术。对于妊娠女性或肾功能减低的患者,通过静态液体 MRU 来实现,不需要静脉注射造影剂。对于能够接受钆造影剂静脉注射的患者,则行排泄性 MRU。此外,即使不进行 MRU,也可以

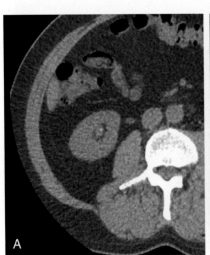
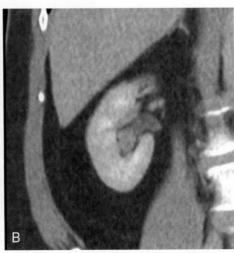
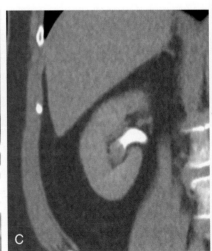

图 27.2　63 岁男性,因血尿行 CTU 检查。经右肾下极水平的轴位平扫图像(A)显示肾盏内软组织密度影伴局灶性钙化,肾实质期(B)显示病灶强化,延迟期(C)清晰显示肾盏内充盈缺损轮廓。活检结果证实为移行细胞癌。

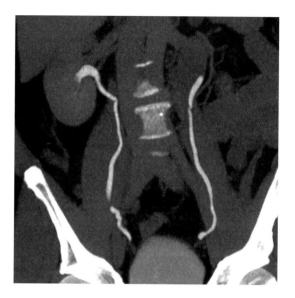

图 27.3　3D 图像重建技术 MIP 在同一层面上显示双侧输尿管。

行常规多平面 T1 和 T2WI 成像显示潜在的病变。

静态液体 MRU

■ 与 MR 胰胆管成像相似,通过传统扫描方式获得重 T2WI 序列,包括呼吸门控单次激发厚层/薄层快速自旋回波序列,并可选 MR 影像序列。

● 该成像技术依赖于尿路中的液体。在没有尿路梗阻的患者中,通过静脉输液预先水化可能有益于成像。

● 与排泄性 MRU 相比,这一技术在无肾功能或严重尿路梗阻的患者中更具有优势。

排泄性 MRU

■ 是一种更全面的检查方法,能够进行多期增强扫描成像(如动脉早期、皮髓质期、肾实质期和延迟期)。相较于 MR 水成像,通过这一方法采集的集合系统延迟期图像具有更高的空间分辨率。

● 与 MR 水成像相比,该技术还可更好地显示病变特征。

● 推荐使用小剂量钆造影剂(约 0.1mmol/kg),同时考虑使用呋塞米等利尿剂,以改善尿路中造影剂分布均匀性,避免因短 T2 效应导致的尿液信号减弱。

疾病特征

尿路上皮病变有多种病因,包括先天性、炎症性、感染性、肿瘤性、创伤性和特发性(框 27.1)。

肾盂输尿管连接处梗阻

■ 通常在新生儿产前筛查时发现,男性多见,也可偶见于成人。

■ 可能的症状包括腹痛、血尿或反复尿路感染。在新生儿中,由产前筛查检出者日益增多。

■ 病因多样,最常见的病因为先天性平滑肌异常导致肾盂输尿管连接处(UPJ)的蠕动异常与狭窄。其他原因包括输尿管瓣膜症、输尿管发育不良和迷走血管。

● UPJ 梗阻也可继发于外源性因素,如恶性肿瘤浸润、外源性炎症或医源性损伤。

■ 多模态成像显示 UPJ 有局限性输尿管狭窄,被称为"绳上气球"征。

■ 治疗方案根据患者的症状和梗阻的病因而定,可选择的方案包括外科肾盂成形术或内镜介入治疗。

囊性肾盂输尿管炎

■ 是一种罕见的慢性炎性疾病,主要表现为细胞变性和黏膜下囊肿的形成(图 27.4)。好发于 50~60 岁,女性多见。

■ 症状包括反复尿路感染、血尿或形成输尿管结石。虽然输尿管存在炎性改变,但梗阻并不常见。

框 27.1　尿路上皮病变 / 梗阻病因

良性	恶性
先天性(肾盂输尿管连接处梗阻,后尿道瓣膜症)	移行细胞癌
炎症性(腹膜后纤维化、囊性肾盂输尿管炎、软斑病)	鳞状细胞癌
感染性(结核病、血吸虫病)	外源性原发肿瘤(宫颈、子宫内膜、卵巢、前列腺、直肠、乙状结肠)
医源性(外科、介入、放射治疗)	直接转移(乳腺癌、结肠癌、黑色素瘤)
其他(结石、血块、子宫内膜异位症)	转移性淋巴结肿大和淋巴瘤

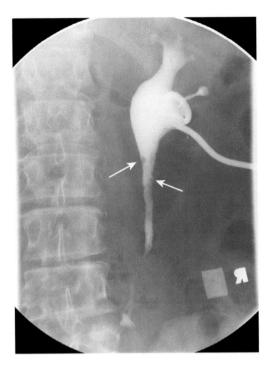

图 27.4 经肾造瘘管顺行尿路造影显示黏膜下多处充盈缺损（箭头所示），符合囊性肾盂输尿管炎。

■典型的影像学表现是沿输尿管走行分布的多个相似的圆形宽基底充盈缺损。通常发生于单侧，累及近端输尿管。

■鉴别诊断包括具有类似表现的黏膜下病变和外源性病变，如息肉、尿路上皮肿瘤、壁内出血和软斑病。

■治疗：通常是针对相关并发症进行治疗。该病是一种良性病变；是否需要影像学随访目前仍存在争议。

结核

■泌尿生殖道是结核（TB）第二常见的受累部位，患者年龄往往>40岁。

• 患者通常表现为排尿困难、血尿和耻骨上区不适。

■结核杆菌通过血行播散累及肾脏，随后沿泌尿道种植。初期为急性炎症，后续会纤维化并引起输尿管狭窄。

■常合并肾结核和膀胱结核，因此评估整个尿路非常重要。典型的肾脏结核表现为广泛钙化且无功能的"油灰肾"。肾盏亦可表现为形态不规则，伴肾盂狭窄、回缩，即所谓的"钱包绳"样表现。膀胱可表现为体积缩小伴膀胱壁钙化，称为"顶针"（一种缝纫用品）样膀胱。输尿管狭窄常为多灶性、不规则、长节段性。输尿

管可变僵直，称为"管轴"样输尿管。

■治疗：主要包括药物抗结核治疗。严重的狭窄可能需要介入/外科治疗。

血吸虫病

■据估计，全球有超过2亿人患有血吸虫感染。与泌尿系血吸虫病相关的寄生虫是埃及血吸虫。

■埃及血吸虫幼虫在人类接触受污染水体时进入皮肤。幼虫不断迁移，后进入泌尿生殖道壁并产卵，引起炎症反应，最终导致纤维化、狭窄和营养不良性钙化。

■患者最初表现为血尿和排尿困难，并有继发细菌性尿路感染和泌尿系鳞癌的风险（最常见的是膀胱，很少累及输尿管）。

■X线片和CT典型表现为膀胱壁钙化。远端输尿管受累通常仅伴发于膀胱受累时，同样表现为钙化和管壁增厚（图27.5）。这是与结核病的关键区别，结核病往往肾脏也会受累。

腹膜后纤维化

■腹膜后纤维化（RPF）是一种罕见的炎性疾病，可能与免疫紊乱有关，可继发于特定的炎症诱导过程，也可能是特发性的。目前越来越多的证据显示既往很多特发性RPF病例实际上属于IgG4相关性疾病。

■该慢性疾病常累及输尿管并逐渐出现症状，通常伴有肾功能下降和进行性腰痛。

■尿路成像的典型表现是输尿管积水伴输尿管向内侧偏移。断层成像显示腹膜后弥漫软组织影包绕主动脉和输尿管。RPF的一个重要的鉴别征象是主动脉不会前移，而淋巴瘤常见主动脉前移。在MRI T1WI多为低信号，而T2WI信号多变（取决于水肿/细胞增生的程度）。

尿路上皮癌

■移行细胞癌（TCC）是最常见的尿路上皮恶性肿瘤，占尿路上皮肿瘤的90%以上。

• 其余为鳞状细胞癌（SCC）。

■膀胱是最常见的发病部位，约占全部病例的95%。其余原发性TCC主要发生在肾盂，然后是输尿管，其中约2/3的病例发生在远端输尿管（图27.6）。

■尿路上皮癌通常发生在60~70岁，男性多于女性。危险因素包括吸烟、化学物质暴露、巴尔干肾病和

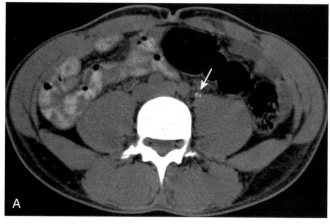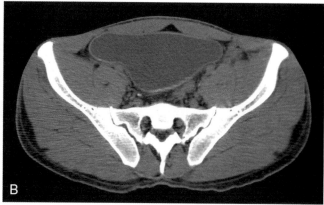

图 27.5　28 岁男性,临床表现为慢性、间歇性腰痛。通过输尿管(A)和膀胱(B)的轴位平扫 CT 图像显示输尿管(箭头所示)和膀胱钙化,符合血吸虫病表现。

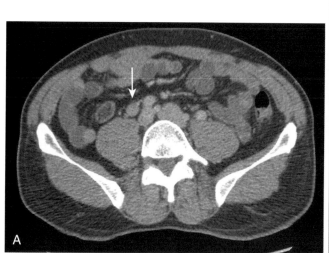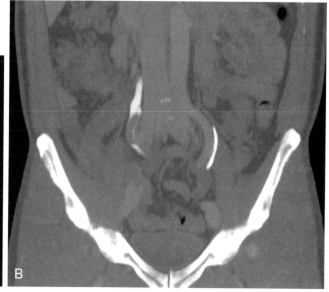

图 27.6　47 岁男性,肉眼血尿。轴位增强 CT 图像(A)显示右输尿管一处强化病变(箭头所示)。最大密度投影重建图像(B)显示右输尿管远端充盈缺损伴管腔扩张。活检证实为乳头状移行细胞癌。

遗传性疾病,如非息肉病性结肠癌综合征。

　　● 鳞癌主要的危险因素有慢性感染/炎症和血吸虫病。

　　● 患者可表现为血尿(镜下或肉眼)、排尿困难和尿频。

　　■ 尿路上皮性 TCC 通常表现为多灶性病变。膀胱癌患者有 2%~4% 的风险发生上尿路 TCC,而上尿路病变的患者则有 40% 的概率发生膀胱 TCC(图 27.7)。

　　● 由于同时性和异时性病变的风险增加,基线和随访的 CTU 和 MRU 检查应包括整个泌尿系。

影像学表现

　　■ 尿路上皮癌影像学检查多选用 CTU,少数可选用 MRU,很少进行排泄性尿路成像。有数据显示,CTU 在敏感性和特异性上较排泄性尿路成像显著提高。

　　■ 平扫 CT 有时可显示病变性钙化。CT 延迟排泄期产生更多的尿液,应密切观察集合系统内的充盈缺损,以及输尿管环周增厚情况。浸润性病变可累及输尿管周围脂肪,并与邻近结构分界不清。

　　● 集合系统内的肿瘤可见强化,增强前后病灶

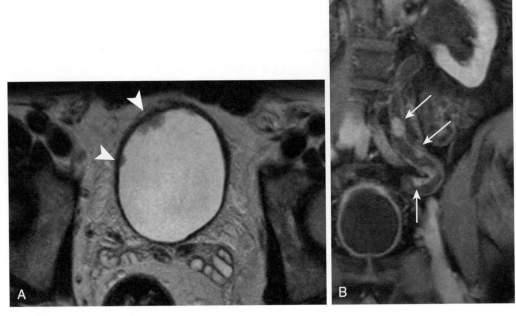

图 27.7　57 岁男性,右输尿管移行细胞癌病史,行肾输尿管切除术。MRU 随访轴位 T2WI(A)可见膀胱多发息肉状肿块(三角箭头所示),在延迟 5 分钟的增强序列(B)可见左侧输尿管多发强化病变(箭头所示)。

CT 值变化对判断有无强化非常重要。

■ MRU 水成像和排泄性 MRU 图像可用于发现腔内的充盈缺损。MRU 平扫序列有助于显示尿路上皮的充盈缺损。T1WI 信号增高提示存在出血。结石在所有序列中均表现为低信号,这有助于与肿瘤鉴别。动态对比增强成像可用于评估病变强化情况。

■ 逆行尿路造影由泌尿科医生在膀胱镜检查时进行。病变表现为充盈缺损,与该成像技术相关的典型影像征象如下:

● "高脚杯"或"香槟杯"征:TCC 典型表现为输尿管充盈缺损伴远端扩张(图 27.8)。

● Bergman 征:逆行导管卷曲至输尿管肿物远端。

非上皮性肿瘤

■ 尿路可以是直接转移的部位,也可继发受累于外源性病变。直接输尿管转移可由血行或淋巴扩散引起,常见的病因有黑色素瘤、乳腺癌、前列腺癌、结直肠癌和肾癌(图 27.9)。

● 病变可表现为黏膜下结节或狭窄,可为单发转移灶,亦可表现为双侧或多发受累。

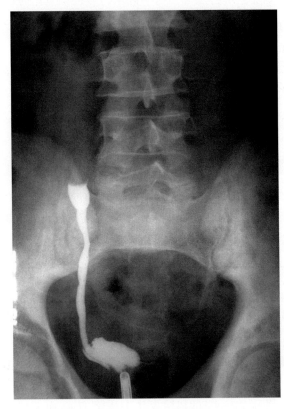

图 27.8　输尿管移行细胞癌患者逆行尿路造影示肿瘤下方输尿管扩张:"高脚杯"征。(Courtesy Isabel Yoder,MD.)

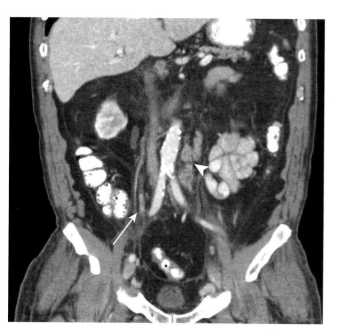

图 27.9 76 岁男性,右输尿管下段见强化肿块(箭头所示)。标注处为腹膜后腹主动脉旁肿大淋巴结(三角箭头所示)。该患者证实为乳腺外 Paget 病,尿路上皮病变为转移性病变。

■ 外源性病变可由原发肿瘤直接侵犯或尿路外转移引起。原发疾病直接侵犯常累及输尿管下 1/3,多与宫颈癌、卵巢癌、子宫内膜癌、前列腺癌、直肠癌和乙状结肠癌有关。转移性疾病或淋巴瘤导致的淋巴结肿大可能导致输尿管移位、狭窄和梗阻。

● 影像学表现为输尿管周围肿块、软组织浸润或淋巴结肿大。输尿管可被包绕、肿瘤浸润或因占位效应移位。

■ 治疗以缓解梗阻为首要目标,通常通过肾造瘘术来实现。对于盆腔肿瘤患者来说,通常后续要进行顺行支架置入。对于晚期和复杂病例,患者可能需要外科尿流改道手术。

外伤/医源性损伤

■ 损伤原因较多,包括腹部/盆腔手术、内镜检查和介入手术。据报道,盆腔手术中输尿管损伤的发生率为 1%~10%,其中 64%~82% 由妇科手术引起,结直肠和泌尿外科手术分别占 15%~26% 和 11%~30%。最常见的受累部位是输尿管下 1/3 段(91%)(图 27.10)。

● 影像学表现取决于手术情况和损伤程度。根据损伤的程度不同,可表现为包裹性积尿(尿性囊肿),也可能表现为明显的梗阻。

■ 放射治疗也与狭窄有关,通常在放疗数年后发生。研究显示,盆腔恶性肿瘤放射治疗的患者在后续随访中输尿管狭窄的发生率为 1.2%~10%。

● 在影像学表现上,狭窄段光滑,长短不一。少数患者可出现瘘管,为放射治疗的迟发并发症。

肿瘤分期

■ 上尿路疾病的预后和治疗取决于分期。对于分期较低、体积较小的肿瘤,可选择保留肾单位的手术或内镜下局部治疗。对于肿瘤负荷较重的患者,肾输尿管切除术可以治愈。局部进展期患者可获益于新辅助疗法。

■ 对于肾输尿管切除术后无法进行化疗的高危患者(通常由肾功能低下引起),有限的研究数据显示术后放疗可以降低局部复发率。

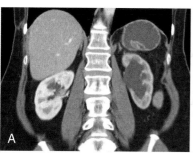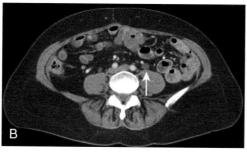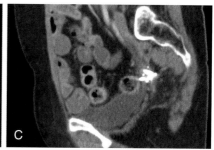

图 27.10 67 岁女性,有卵巢子宫内膜样癌病史。冠状位对比增强 CT 图像(A)显示左肾积水、肾排泄延迟。经中腹部轴位 CT 图像(B)显示左侧输尿管扩张(箭头所示)。矢状位 CT 重建图像(C)显示输尿管扩张延伸至盆腔多个手术夹处,该手术导致了医源性输尿管梗阻。该患者两年前行左侧盆壁转移性病灶切除术。

结构化报告要点

■ 应详细说明病变在尿路中的具体位置，以及病变发生于单侧还是双侧，是否为多发病变。

■ 描述病变位置时应辨别尿路上皮情况（腔内、黏膜下、外部等），并描述累及长度。

■ 应注意上游输尿管或肾盂扩张的程度，并将其分为轻度、中度或重度。

■ 对于恶性肿瘤，应描述所有的淋巴结病变或远处转移灶。对于上尿路的尿路上皮癌，存在单个转移性淋巴结则为 IV 期。

（郭鸿宇　黄强　译）

推荐阅读

1. Dyer RB, Chen MY, Zagoria RJ. Classic signs in uroradiology. *Radiographics*. 2004;21:suppl S247-S280.
2. Potenta SE, D'Agostino R, et al. CT urography for evaluation of the ureter. *Radiographics*. 2015;35(3);709-726.
3. Kaza RK, Ananthakrishnan L. Update of dual-energy CT applications in the genitourinary tract. *AJR Am J Roentgenol*. 2017;208(6):1185-1192.
4. Wasnik AP, Elsayes, KM, Kaza RK, et al. Multimodality imaging in ureteric and periureteric pathologic abnormalities. *AJR Am J Roentgenol*. 2011;197(6);W1083-W1092.
5. Caiafa RO, Vinuesa AS, Izquierdo RS, et al. Retroperitoneal fibrosis: role of imaging in diagnosis and follow-up. *Radiographics*. 2013; 33(2):535-552.
6. Hutchinson R, Haddad A, et al. Upper tract urothelial carcinoma: special considerations. *Clin Adv Hematol Oncol*. 2016;14(2):101-109.

第 **28** 章 肾上腺肿大与肾上腺结节

Eric W. Pepin, Joe Uricchio

解剖学、胚胎学、病理生理学

■ 肾上腺是具有多种生理功能的腹膜后内分泌腺,呈倒 Y 形,正常情况下位于肾周间隙,肾脏上方(图28.1)。

• 肾上腺通过释放皮质醇介导应激反应,参与次级性激素合成和血压调节。

• 如果缺乏 Y 形表现则提示该侧肾上腺是在没有原位肾(即发育不全或异位)的情况下发育的。

■ 组织学上,肾上腺结构分为两个不同的组成部分:来源于间皮的皮质与来源于神经嵴细胞的髓质。

• 肾上腺皮质由球状带、束状带和网状带组成。

➤ 球状带位置表浅,是合成醛固酮的主要部位。

➤ 束状带位于中间,合成糖皮质激素(皮质醇和皮质酮)。

➤ 网状带位于深部,合成雄激素。

➤ 肾上腺皮质肿块包括肾上腺腺瘤、肾上腺皮质癌、肾上腺髓样脂肪瘤、肾上腺囊肿和转移瘤。

➤ 肾上腺出血可累及皮质。

• 肾上腺髓质位于腺体的最中央区域,负责合成儿茶酚胺。

➤ 肾上腺髓质肿块包括嗜铬细胞瘤、神经母细胞瘤、神经节细胞瘤或神经节神经母细胞瘤。

■ 动脉血供经肾上腺上动脉(经膈动脉)、肾上腺中动脉(经腹主动脉)和肾上腺下动脉(经肾动脉)。

■ 左肾上腺静脉汇入左肾静脉,右肾上腺静脉汇入下腔静脉。

检查技术

CT

■ 评估肾上腺腺瘤的主要方法。

■ 注射碘造影剂后肾上腺强化,CT 值增加 50~60HU。

■ 平扫 CT 和动态对比增强 CT 都有价值。

■ 良性腺瘤和恶性肿块均可显示快速强化,但腺瘤显示快速廓清。

MRI

■ 增强 CT 禁忌时,MRI 可作为替代方法。

■ 正常肾上腺在 T1WI 和 T2WI 上均显示为低至中等信号。

■ T1WI 梯度回波(GRE)序列化学位移成像可用于评估结节内微观脂肪(见"影像要点")。

■ 频率选择预饱和脂肪抑制可用于确定结节内宏观脂肪的存在。

超声

■ 超声无法显示正常成人肾上腺。肾脏上极附近的偶发肿块可能起源于肾上腺。

■ 可用于评估儿童肾上腺。

核医学

■ 恶性肾上腺病变的典型表现是 ^{18}F-FDG 摄取超过正常肝脏。

■ 使用间碘苄胍(MIBG)化合物进行全身 [123]I 核素成像可以检出功能性病灶,对肾上腺外病变的检出有优势。

■ 对于疑似嗜铬细胞瘤 (即尿儿茶酚胺降解物升高)和 MIBG 核素成像阴性的患者,FDG-PET 或 PET/CT也有价值。

检查方案

CT

■ 平扫 CT

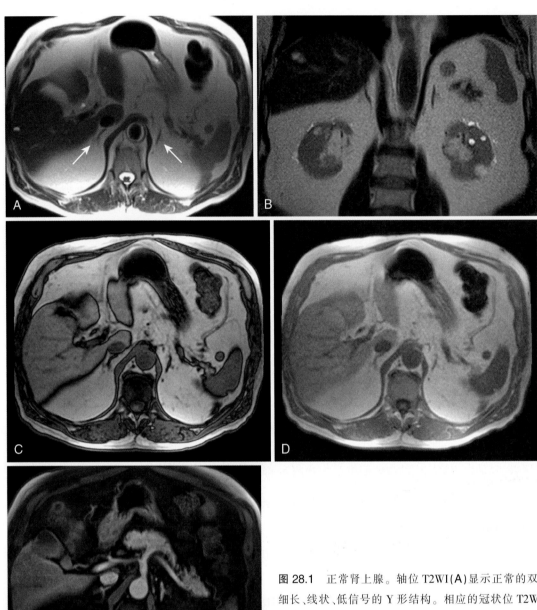

图 28.1　正常肾上腺。轴位 T2WI(A) 显示正常的双侧肾上腺(箭头所示)为细长、线状、低信号的 Y 形结构。相应的冠状位 T2WI(B) 显示被腹膜后脂肪包绕的正常肾上腺位置及其与肾脏的关系。反相位(C)和同相位(D)图像显示,由于存在富含脂肪的酶和酶前体,反相位信号部分丢失。脂肪抑制 T1WI 增强图像(E) 显示正常肾上腺早期明显强化。(From Roth C,Deshmukh S.Fundamentals of Body MRI,ed 2. Philadelphia:Elsevier;2016)

- CT 值<10HU 的肾上腺结节能准确地诊断为良性的腺瘤(特异性为98%),除非病灶>4cm(图 28.2)。

■肾上腺 CT 廓清率(洗脱率)

- 绝对廓清率成像方案:平扫、静脉期和延迟期(15 分钟)成像。

- 绝对廓清率 $=\dfrac{HU_v-HU_d}{HU_v-HU_n}$,其中 HU_n、HU_v 和 HU_d 分别是结节平扫、静脉期和延迟期成像感兴趣区域(ROI)的 CT 值。

- 绝对廓清率>60%可诊断为良性腺瘤,除非病灶直径>4cm(图 28.3)。

- 平扫如果可以确定良性病变,无须增强扫描。

■CT 相对廓清率

- 相对廓清率 $=\dfrac{HU_v-HU_d}{HU_v}$。

- 相对廓清>40%诊断为良性的腺瘤,除非病灶直径>4cm。

- 如果担心辐射暴露,可选择本成像方案。

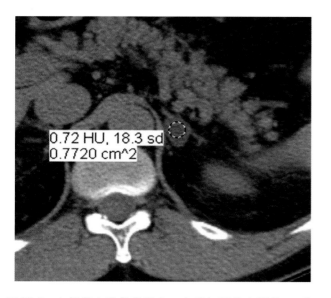

图 28.2　左侧肾上腺偶发结节，在平扫图像上测量 CT 值<
10HU；符合富含脂质的腺瘤表现。(From Zagoria RJ，Brady CM，
Dyer RB. Genitourinary Imaging；the Requisites，ed 3. Philadelphi-
a；Elsevier；2016)

MRI

- 化学位移成像方案。
  - 使用同相位和反相位 T1WI GRE 序列。
  - 腺瘤因存在微观脂肪，会出现信号丢失。
  - 其他含有微观脂肪的病变（如分化良好的肾
  上腺皮质癌、透明细胞肾细胞癌和肝细胞癌）也可能在
  反相位序列中显示信号丢失。
- 脂肪抑制图像可用于确定髓样脂肪瘤中的宏
  观脂肪。

疾病特征

肾上腺肿大的模式(图 28.4)

- 弥漫性增大。
  - 肾上腺增生(图 28.5)。
    - 各种原因所致的促肾上腺皮质激素(ACTH)

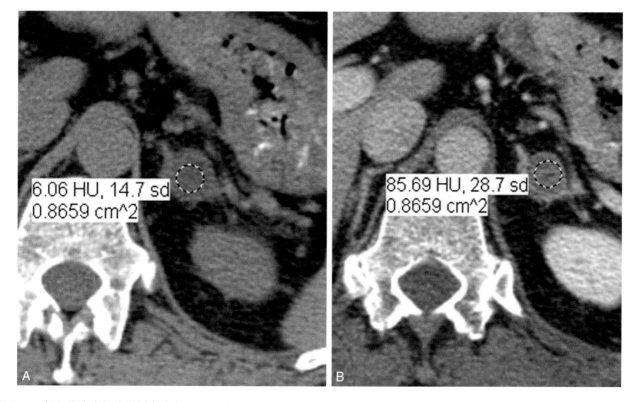

图 28.3　肾上腺腺瘤的造影剂廓清率。(A)平扫 CT 显示左肾上腺结节，呈均匀低密度，CT 值为 6HU（富含脂质腺瘤的典型表现）。
(B)增强扫描门静脉期，结节可见强化，CT 值为 86 HU。(C)在 15 分钟延迟期 CT 图像上，肿块强化减退，CT 值为 32 HU。延迟期时，
其门静脉期的对比增强廓清率为 68%，证明该结节为腺瘤。60% 或以上的绝对廓清率可诊断为腺瘤。(From Zagoria RJ，Brady CM，
Dyer RB. Genitourinary Imaging；the Requisites，ed 3. Philadelphia；Elsevier；2016.)

增多反应;通常会导致库欣病或醛固酮增多症。

> 肾上腺增大,正常轮廓存在。

> 对于醛固酮增多症,鉴别弥漫性增生和功能性腺瘤具有临床意义。如影像不能确定,则需行肾上腺静脉血取样。

淋巴瘤

■ 不对称或单侧肿大,影像学表现缺乏特异性。

■ PET 上瘤体 FDG 摄取超过肝脏。

肉芽肿性疾病

■ 结核和组织胞浆菌病累及肾上腺是肾上腺功能不全的常见原因。

■ CT 表现为肾上腺不对称受累,常伴有钙化(未经治疗的淋巴瘤中不存在钙化)(图 28.6)。

多发性结节

■ 良性多发性结节性增生。

• 见于非严重性库欣综合征的老年患者;对 ACTH 的治疗反应不一。

• 无微观脂肪的小结节。

• 如果结节为 ACTH 依赖性,结节间的皮质可见增生表现。

碰撞瘤

■ 如果多个结节在 MRI 化学位移成像上表现出不同的特征,或 PET 中 FDG 摄取不同,或肿瘤进展模式显著不同(图 28.7),则可以提示同时存在转移瘤和腺瘤。

■ 单发肿块伴瘤内出血,影像学上可类似碰撞瘤。

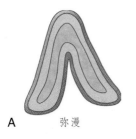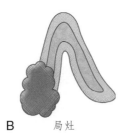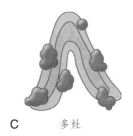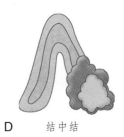

A 弥漫 B 局灶 C 多灶 D 结中结

图 28.4 肾上腺肿大的不同形态模式。(A)弥漫。(B)局灶。(C)多灶。(D)结中结。(Modified from Sahani DV,Samir AE. Abdominal Imaging,ed 2. Philadelphia:Elsevier;2017.)

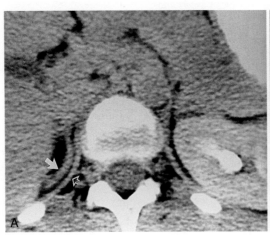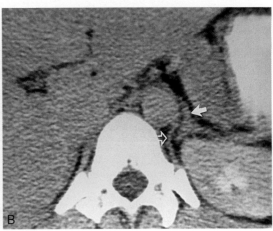

图 28.5 女性多毛患者,尿脱氢表雄酮浓度升高,肾上腺增生 CT 影像。CT 扫描显示右侧(A)和左侧(B)肾上腺的形状和大小正常(实心箭头所示)。同侧膈脚(空心箭头所示)通常作为正常肾上腺大小的体内参照标准。正常肾上腺肢的测量宽度为 4~9mm;由于这种变化,肾上腺增生在影像上或手术中都有可能无法与正常肾上腺区分。(From Zagoria RJ,Brady CM,Dyer RB. Genitourinary Imaging:the Requisites,ed 3. Philadelphia:Elsevier;2016.)

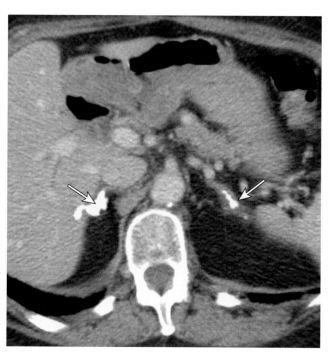

图 28.6　结核患者，轴位 CT 图像显示弥漫性双侧肾上腺钙化（箭头所示）。(From Sahani DV, Samir AE. Abdominal Imaging, ed 2. Philadelphia: Elsevier; 2017.)

■ 局灶性结节或肿块：将在后面章节讨论。

肾上腺腺瘤

■ 通常为偶发，但罕见的功能性腺瘤可能导致 Conn 综合征(醛固酮分泌过量导致的继发性高血压)。

■ 主要使用前述的 CT 成像方案进行评估。

■ 在组织学上，肾上腺皮质腺瘤表现为两种类型。

　• 富含脂质的腺瘤(占所有腺瘤的 70%)，可以通过平扫 CT 图像上 CT 值<10HU 来识别。

　• 如前所述，乏脂质腺瘤具有特征性的 CT 增强廓清率。

■ 反相位 MRI 显示富含脂质腺瘤的信号丢失(图 28.8)。乏脂质腺瘤在 MRI 上可能无法准确定性。增强 MRI 不是评估腺瘤的常规方法。

肾上腺皮质癌

■ 通常表现为巨大肿块(>6cm)，伴有坏死和周围强化，延迟期持续强化(图 28.9)。

■ 约半数为功能性，主要与库欣综合征有关。

■ 肿瘤可以生长至下腔静脉和右心房(图 28.10)，在 MRI 影像显示最佳。

■ 小病灶在平扫 CT 上密度均匀，类似腺瘤，但在增强 CT 上通常显示不均匀的周边强化。

■ 由于病灶内存在出血和坏死，T1WI 和 T2WI 上呈现不均匀信号(图 28.11)。

■ 可因局部存在微观脂肪造成信号丢失，但其他肿块征象和强化模式有助于指导诊断。

肾上腺髓样脂肪瘤

■ 肾上腺 CT 或脂肪抑制 MRI 显示肿块内存在肉眼可见的脂肪组织，可明确诊断(图 28.12)。

■ 可能存在局灶性钙化(高达 24%)。

■ 髓样脂肪瘤的髓质部分包含血管，因此可出现强化。

■ 肿块和腹膜后脂肪间常可见"假包膜"，代表病灶周围残存的细环状肾上腺皮质。

■ 当髓样脂肪瘤合并出血时，CT 是较为准确的检查手段。

■ 腹膜后脂肪肉瘤可能与髓样脂肪瘤具有相似的影像学表现。

嗜铬细胞瘤

■ 少见；通常起源于肾上腺髓质；肾上腺外起源的嗜铬细胞瘤也称为副神经节瘤，可起源于交感神经链的任何部位(图 28.13)。

■ 可有难以控制的高血压和心悸。

■ 通常单独起病，但约有 10% 可与各种综合征相关，例如，von Hippel-Lindau、多发性内分泌腺瘤 2A 及 2B 型以及神经纤维瘤病 I 型。

■ "10% 规则"：10% 位于肾上腺外，10% 为恶性，10% 为双侧，10% 不伴高血压。

■ 当病灶较小时，在 CT 上相对肝脏呈均匀等密度，病灶较大时可伴坏死。约 10% 可见钙化。

■ 如果达到了肾上腺腺瘤的廓清标准，则病灶显著强化(>120HU)有助于与腺瘤鉴别(图 28.14)。

■ 在 T2WI 上典型表现为"灯泡"征，但 35% 的病灶在 T2WI 不呈高信号(图 28.15)。

■ 全身 ^{123}I-MIBG 显像可用于检测肾上腺外嗜铬

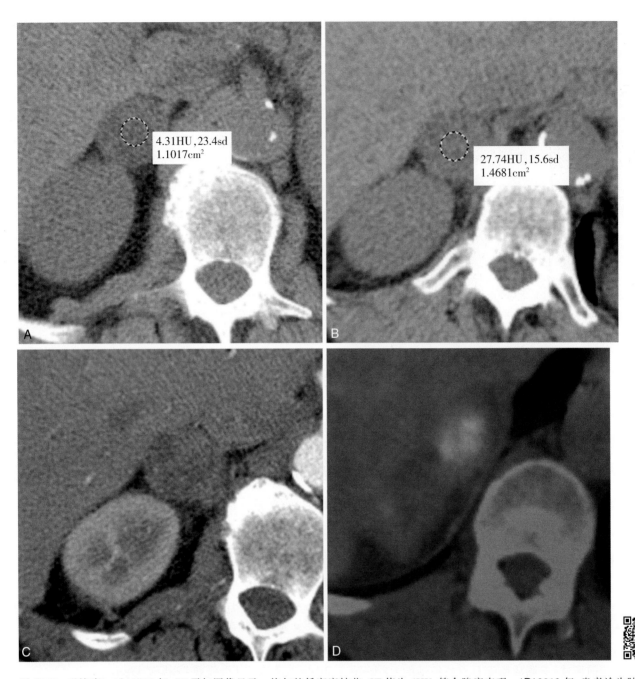

图 28.7 碰撞瘤。(A)2010 年,CT 平扫图像显示一均匀的低密度结节,CT 值为 4HU,符合腺瘤表现。(B)2013 年,患者诊为肺癌后, CT 平扫图像显示结节密度发生变化,CT 值>10HU。(C)增强 CT 显示结节不均匀强化,边界不清。(D)PET/CT 显示肾上腺结节氟脱氧 葡萄糖摄取明显增高。上述影像学发现符合既往肾上腺腺瘤合并肾上腺转移(碰撞瘤)。(From Zagoria RJ,Brady CM,Dyer RB. Gen- itourinary Imaging:the Requisites,ed 3. Philadelphia:Elsevier;2016.)

细胞瘤(图 28.16)。如果结果阴性,可选用 FDG PET。

肾上腺囊肿

■ 单纯囊肿的特异征象:薄壁,光滑,水样密度,囊 壁无强化。

■ 分为内皮囊肿(真性囊肿),假性囊肿,上皮囊肿 或复杂囊肿。

■ 假性囊肿通常为低密度,但可有厚壁、内部分隔 或钙化。

■ 囊肿内的高密度影可继发于出血,可通过 MRI 进

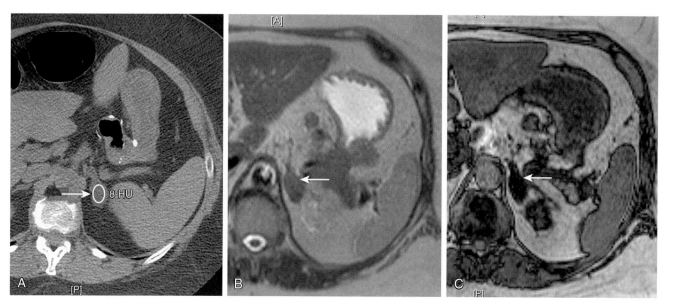

图 28.8　左肾上腺富含脂质腺瘤的影像学表现,轴位平扫 CT(A)、同相位 MRI(B)和反相位 MRI(C)。结节平扫 CT 值为 8HU,在反相位 MRI 上显示信号丢失(箭头所示),提示存在微观脂肪。(From Sahani DV,Samir AE. Abdominal Imaging,ed 2. Philadelphia:Elsevier;2017.)

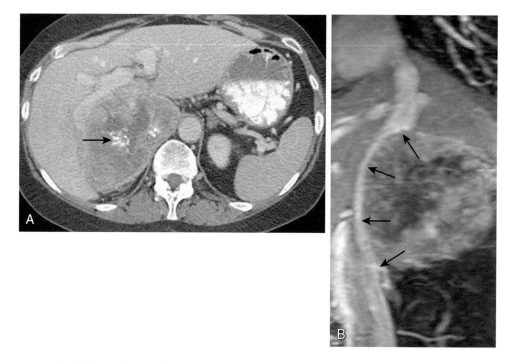

图 28.9　轴位 CT(A)显示不均匀强化的坏死肿块,伴营养不良性钙化(箭头所示)。斜矢状位脂肪抑制 T1WI 对比增强 MRI(B)显示侵犯下腔静脉(箭头所示)。(Modified from Sahani DV,Samir AE. Abdominal Imaging,ed 2. Philadelphia:Elsevier;2017.)

一步证实。

■ 非典型 MRI 信号可能由于富含蛋白物质或出血(图 28.17)。

■ 复杂囊肿有时难与转移瘤、肿瘤坏死、脓肿等鉴别。

神经母细胞瘤

■ 通常表现为腹部可触性包块,是幼儿最常见的肾上腺肿物。

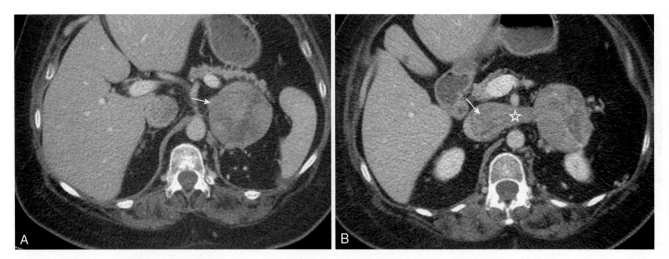

图 28.10　肾上腺皮质癌伴肾静脉和下腔静脉侵犯。(A)CT 图像显示左肾上腺一巨大、不均质强化的肿块(箭头所示)。鉴别诊断包括肾上腺皮质癌(ACC)、转移瘤和嗜铬细胞瘤。(B)较低层面的 CT 图像显示肿瘤延伸至左肾静脉(星号所示)和下腔静脉(箭头所示)。该征象是 ACC 的特征，在其他肾上腺肿瘤中不常见。(From Zagoria RJ，Brady CM，Dyer RB. Genitourinary Imaging：the Requisites，ed 3. Philadelphia：Elsevier；2016.)

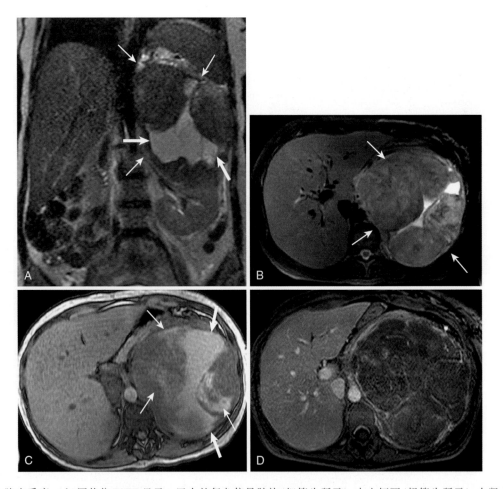

图 28.11　肾上腺皮质癌。(A)冠状位 T2WI 显示一巨大的复杂信号肿块(细箭头所示)，中央坏死(粗箭头所示)，右肾上极受压变平。(B)相应的轴位 T2WI 脂肪抑制图像显示病变体积巨大(箭头所示)。(C)反相位图像中信号未见丢失，可排除微观脂质存在，其高信号提示出血(细箭头所示)和出血性坏死(粗箭头所示)。(D)增强图像显示巨大肿块内坏死，表现为无血供区。(From Roth C，Deshmukh S. Fundamentals of Body MRI，ed 2. Philadelphia：Elsevier；2016.)

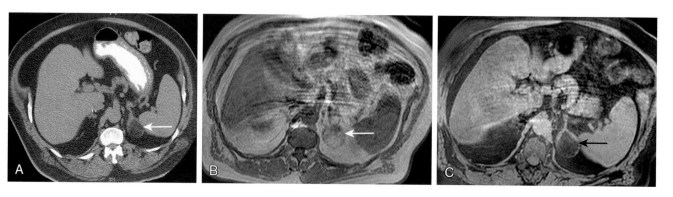

图 28.12　左侧肾上腺髓样脂肪瘤。(A)轴位 CT 平扫；(B)轴位 T1WI；(C)轴位 T1WI 脂肪抑制序列。病灶内包含脂肪成分,表现为 CT 平扫低密度(A,箭头所示),T1WI 脂肪抑制序列信号降低(B 和 C,箭头所示)。(From Sahani DV,Samir AE. Abdominal Imaging,ed 2, Philadelphia:Elsevier;2017.)

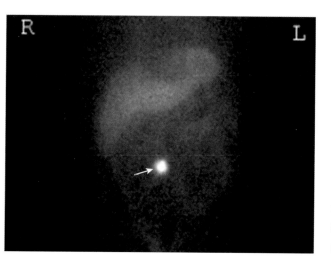

图 28.13　副神经节瘤(肾上腺外嗜铬细胞瘤)。^{123}I-MIBG 显像显示主动脉-腔静脉间病灶,明显高摄取(箭头所示),符合副神经节瘤。(From Zagoria RJ,Brady CM,Dyer RB. Genitourinary imaging:the Requisites,ed 3. Philadelphia:Elsevier;2016.)

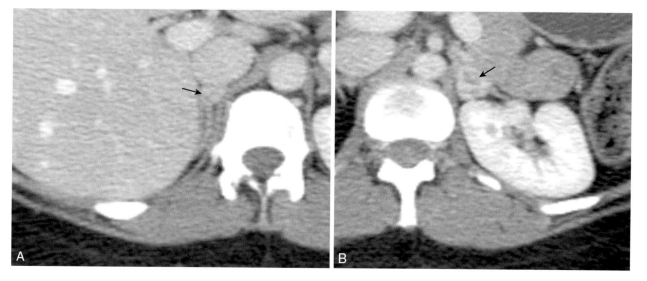

图 28.14　双侧肾上腺嗜铬细胞瘤。von Hippel-Lindau 综合征患者可见双侧肾上腺强化结节(A 和 B,箭头所示)。患者出现临床症状且尿液肾上腺素含量升高,行手术切除,证实为嗜铬细胞瘤。(From Zagoria RJ,Brady CM,Dyer RB. Genitourinary Imaging:the Requisites,ed 3. Philadelphia:Elsevier;2016)

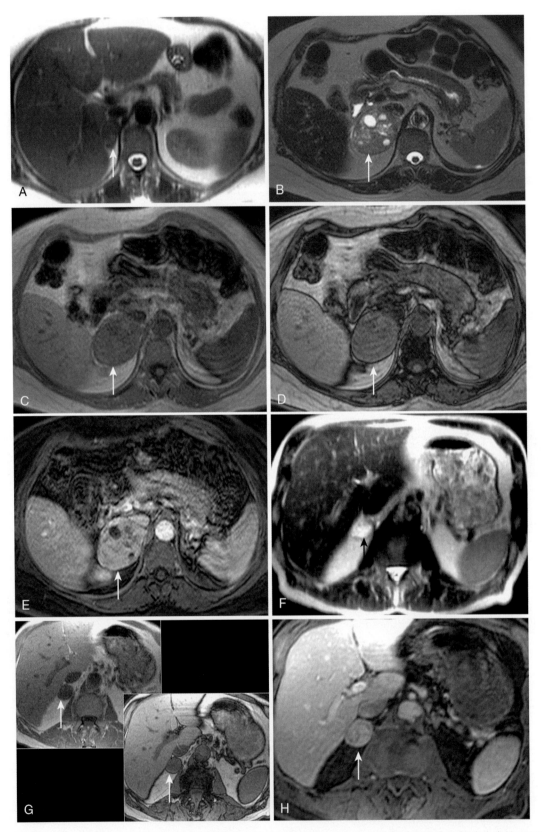

图 28.15 嗜铬细胞瘤。相比于肾上腺腺瘤的 T2WI 相对低信号(A,箭头所示),嗜铬细胞瘤体积较大且部分为囊性,T2WI 呈相对高信号(B,箭头所示)。注意对比同相位(C)与反相位图像(D),病灶未见信号丢失。增强扫描后病灶明显强化(E,箭头所示)。另一患者,右侧肾上腺嗜铬细胞瘤,重 T2W1 图像可见病灶呈明显的"灯泡样明亮"(F,箭头所示)。由于病灶内缺少脂肪成分,病灶同相位(G,左图)信号与反相位(G,右图)信号相比未见变化。肿块明显强化(H,箭头所示)提示为实性病灶。(From Roth C,Deshmukh S. Fundamentals of Body MRI,ed 2. Philadelphia:Elsevier;2016.)

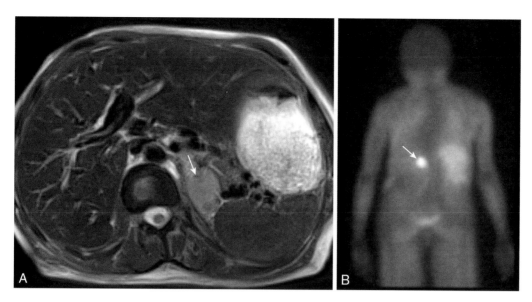

图 28.16　(A)T2WI 图像显示左侧肾上腺高信号肿块(箭头所示)。此外可见肝、脾及骨髓信号强度减低,符合含铁血黄素沉积表现。(B)[123]I-MIBG 后位图像显示左侧肾上腺放射性示踪剂浓聚(箭头所示)。手术证实为嗜铬细胞瘤。(From Zagoria RJ,Brady CM,Dyer RB. Genitourinary Imaging:the Requisites,ed 3. Philadelphia:Elsevier;2016.)

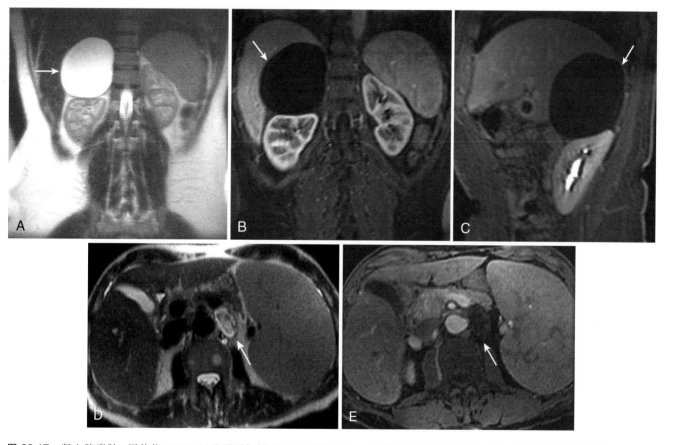

图 28.17　肾上腺囊肿。冠状位 T2WI(A)及增强扫描(B)见右侧肾上腺一枚真性囊肿(箭头所示),具有单纯囊肿的影像学特点。(C)矢状位增强图像显示病灶边缘反方向凸起(箭头所示),确认为肾外起源。(D,E)为另一患者,左侧肾上腺可见一更复杂的假性囊肿(箭头所示),T2WI 病灶信号混杂(D),增强后未见强化(E)。(From Roth C,Deshmukh S. Fundamentals of Body MRI,ed 2. Philadelphia:Elsevier;2016.)

■66%~80%的病灶位于肾上腺(但可起源于交感链的任何部位)。

■超声检查便捷且无电离辐射,是儿童首选的影像学检查手段。

■CT表现为边界不清、不均匀强化的肿块伴坏死,可有钙化。

■T1WI呈低信号,T2WI呈高信号,病灶内信号强度不均。

■肿块常超过中线,包绕主动脉、下腔静脉及肠系膜上血管,在MRI上显示更佳。

■^{123}I-MIBG及^{99m}Tc-MDP核素显像可显示原发肿瘤及转移瘤。

神经节细胞瘤/节细胞神经母细胞瘤

■两种疾病均属于神经母细胞瘤谱系,区别在于细胞及胞外突变程度。

■神经节细胞瘤是一类起源于交感神经节的良性肿瘤,无激素活性。

■节细胞神经母细胞瘤包含成熟的神经节细胞及不成熟的神经母细胞,其具有中等的恶性潜能。

■与神经母细胞瘤的影像学特点相似。

肾上腺转移瘤

■在无明确原发恶性肿瘤的患者中,高达21%的肾上腺偶发病灶为转移瘤;相反,在恶性肿瘤患者中,许多肾上腺结节为良性。

■原发肿瘤大多为肺癌、乳腺癌、淋巴瘤、胃肠道恶性肿瘤、甲状腺癌、肾癌、黑色素瘤等。

■鉴别转移瘤与肾上腺腺瘤具有指导治疗的临床意义(手术切除或系统性治疗)。

■小结节质地均匀,较大结节可出现坏死。

■延迟期扫描可表现为延迟廓清或渐进性强化。

■可并发出血,常见于肺癌和黑色素瘤的肾上腺转移灶。

■肾上腺恶性病灶通常比肝脏具有更高的FDG摄取(图28.18)。

肾上腺出血/血肿

■可继发于创伤、脓毒症、低血压、抗凝治疗、感染(例如:奈瑟菌脑膜炎引起的Waterhouse-Friderichsen综合征)。

■左侧肾上腺出血可由左肾静脉血栓引起。

■双侧肾上腺出血可造成急性肾上腺功能不全(图28.19)。

■创伤性肾上腺血肿常为右侧或双侧,多合并有其他脏器损伤。

■肾上腺在8~12周内可恢复至正常形态或出现钙化(图28.20)。

■急性及亚急性血肿在CT上呈高密度,CT值通常为50~90HU。

■不同时期的出血成分在MRI上具有不同的影像学表现(图28.21)。

肿瘤分期/分级系统[美国癌症联合委员会(AJCC)第8版]

原发肿瘤分期(T)

■T1:肿瘤直径≤5cm且局限于肾上腺。

■T2:肿瘤直径>5cm且局限于肾上腺。

■T3:任意大小的肿瘤,延伸至肾上腺外,但无邻近器官侵犯。

■T4:任意大小的肿瘤,有邻近器官或血管侵犯。

淋巴结(N)

■N0:无淋巴结转移。

■N1:≥1枚区域淋巴结转移。

远处转移(M)

■M0:累及范围局限于区域淋巴结。

■M1:有远处转移。

结构化报告要点

■应描述肾上腺增大,形态异常,有无结节。

■描述肾上腺结节时,根据选用的影像检查方法描述其强化方式,以及是否含有脂肪成分。

■如果影像学正常,描述为正常即可。

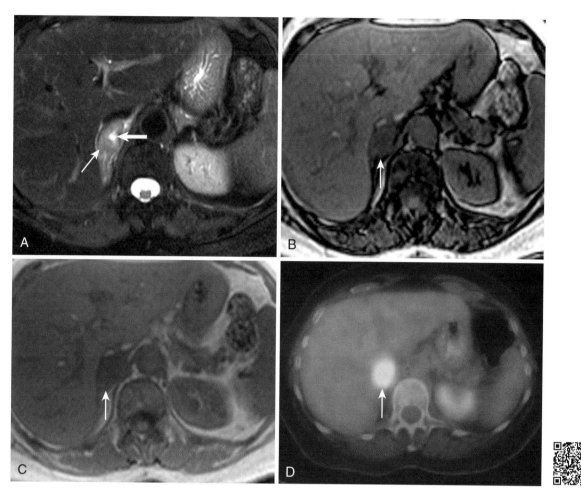

图 28.18　肾上腺转移瘤。肺癌伴转移患者,(A)T2WI 脂肪抑制序列见右侧肾上腺混杂高信号病灶(细箭头所示),中央可见囊性坏死(粗箭头所示)。反相位(B)相比于同相位图像(C)未见明显信号丢失,提示病灶内无脂肪成分。(D)PET/CT 相关层面图像,右侧肾上腺病灶可见代谢增高(箭头所示),为转移瘤的典型表现。(From Roth C,Deshmukh S. Fundamentals of Body MRI,ed 2. Philadelphia:Elsevier;2016.)

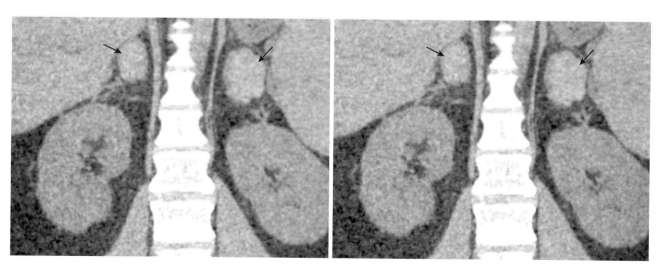

图 28.19　脓毒症患者,冠状位 CT 平扫显示双侧肾上腺高密度结节影(箭头所示),周围间隙见少许索条影。相关征象符合双侧肾上腺出血。(From Zagoria RJ,Brady CM,Dyer RB. Genitourinary Imaging:the Requisites,ed 3. Philadelphia:Elsevier;2016.)

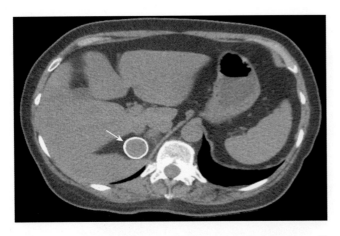

图 28.20 腹部钝伤史患者,CT 图像显示右侧肾上腺可见一周钙化结节,可符合肾上腺远端出血(肾上腺假性囊肿)。病灶随访数年无变化。(From Zagoria RJ,Brady CM,Dyer RB. Genitourinary Imaging:the Requisites,ed 3. Philadelphia:Elsevier;2016.)

影像要点

同/反相位成像技术:脂肪和水分子中的质子所处的局部磁场存在差异,因此,质子间有不同的拉莫尔频率。由于相同图像体素内的质子旋进频率不同,其横向磁化矢量可能相加或相减。可作如下理解:当两个质子的核磁矩均指向 12 点钟方向时,两者的横向磁化矢量将相加;反之,当两个质子的核磁矩分别指向 12 点钟和 6 点钟方向时,两者的横向磁化矢量将相减。通过设置扫描序列中的回波时间 TE,可获取横向磁化矢量相加或相减的图像,即同/反相位图像。

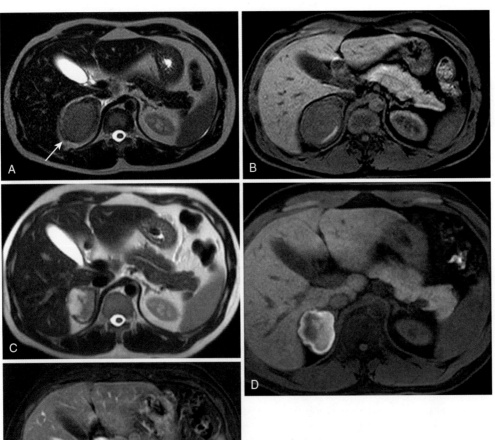

图 28.21 肾上腺出血。(A)T2WI 图像显示右侧肾上腺病灶呈中等信号(箭头所示);(B) 相应的 T1WI 平扫脂肪抑制序列显示出血灶呈高信号;另一患者,(C)T2WI 图像显示右侧肾上腺混杂信号影;T1WI 压脂图像示病灶呈周边高信号;(E)T1WI 压脂减影图像,增强后示右侧肾上腺出血灶内无强化。(From Roth C,Deshmukh S. Fundamentals of Body MRI,ed 2. Philadelphia:Elsevier;2016.)

(赵妍慈 岳钰峰 黄强 译)

推荐阅读

1. Blake MA, Holalkere NS, Boland GW. Imaging techniques for adrenal lesion characterization. *Radiol Clin North Am.* 2008;46(1):65-78, vi.
2. Elsayes KM, Emad-Eldin S, Morani AC, Jensen CT. Practical approach to adrenal imaging. *Radiol Clin North Am.* 2017;55:279-301.
3. Lattin GE, Sturgill ED, Tujo CA, Marko J, Sanchez-Maldonado KW, Craig WD. From the radiologic pathology archives: adrenal tumors and tumor-like conditions in the adult: radiologic-pathologic correlation. *Radiographics.* 2014;34(3):805-830.
4. Blake MA, Kalra MK, Maher MM, Sahani DV, Sweeney AT, Mueller PR, et al. Pheochromocytoma: an imaging chameleon. *Radiographics.* 2004;24 Suppl 1:S87-99.

第 **5** 部分 | 生殖系统

第29章 前列腺病变

Qian li, Joseph R. Grajo

解剖学、胚胎学、病理生理学

■ 前列腺是一个圆锥形的外分泌腺,位于膀胱下方和直肠前方。前列腺包绕尿道最上部,表面覆盖不完全纤维肌肉疏松结缔组织被膜。

● 腺体分为基底部、中部和尖部。

● 重要的神经血管结构位于尖端前方(前列腺周围神经前丛)和后外侧(神经血管束)被膜周围脂肪垫内。神经血管束支配海绵体,对正常的勃起功能至关重要。

■ 前列腺的解剖结构可分为3个主要区域:外周带、中央腺体和前纤维肌肉基质带。中央腺体由移行带和中央带组成。

● 外周带位于前列腺的后外侧,在年轻男性前列腺中所占体积最大,70%的前列腺癌发生在外周带。

● 移行带围绕精阜以上尿道前列腺部,虽然该部分只占年轻男性前列腺体积的5%~10%,但移行带良性前列腺增生(BPH)仍是导致前列腺体积增大的原因。约25%的前列腺癌发生在移行带。

● 中央带围绕着射精管,约占年轻男性前列腺体积的25%。只有1%~5%的前列腺癌发生在中央带。

■ 从20岁左右前列腺体积开始逐渐增大,中央带萎缩和移行带增大导致BPH,随后出现尿道压迫症状。虽然前列腺增大更可能引起BPH症状,但实际上梗阻症状与腺体大小的相关性较低。

检查技术

多参数MRI

前列腺多参数MRI(mpMRI)包括解剖成像和功能成像。T2WI、DWI和灌注成像的综合应用使人们对前列腺癌及其类似病变的形态、组成和增强特征的认识迅速提高。

T2WI

■ T2WI是mpMRI的常规序列,它能显示前列腺的分区解剖结构和局部病变。

■ 前列腺轴位、冠状位和矢状位的多平面快速自旋回波T2WI使用小视野(FOV)成像。轴位和冠状位序列应与前列腺上下长径方向垂直和平行,以显示正常的分区结构,防止部分容积效应(图29.1)。

■ 大FOV轴位或冠状位T2WI应包括腹主动脉分叉水平,用以评估淋巴结情况。

■ T2WI可用于诊断包膜外和精囊腺受侵情况。

■ T2WI也可结合实时超声引导靶向穿刺活检。

■ 肿瘤无论发生在外周带还是移行带,在T2图像上都具有不同的影像学特征。

● 发生于外周带的前列腺肿瘤通常表现为圆形或边缘不清的T2低信号结节。但良性疾病,如活检后出血、前列腺炎、瘢痕形成、炎症和治疗后的改变可以与外周带前列腺肿瘤的T2低信号相似,因此,DWI序列至关重要。

● 在移行带,由于BPH发生的各种变化,肿瘤更难与良性结节区分,多表现为边缘模糊的T2低信号,呈透镜状,边界不清。

DWI

■ DWI通过水分子的自由扩散和限制扩散来区分组织,从而进行前列腺的功能评估。限制扩散的组织在DWI上呈高信号,在相应的ADC图像上呈低信号。前列腺癌的肿瘤细胞密度高,细胞内膜和细胞间膜丰富,导致水分子扩散受限。

■ 在高b值($1400s/mm^2 \leq$ b值 $\leq 2000s/mm^2$)对应的ADC序列上,限制扩散的可视化最佳。ADC序列可

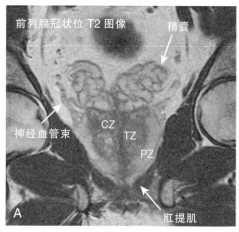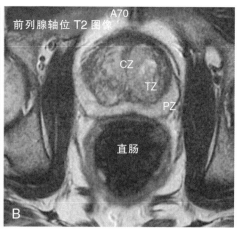

图 29.1　MRI 中前列腺的正常解剖图像。(A,B)T2WI 可清晰显示前列腺分区解剖。外周带(PZ)呈中等到高信号,与移行带(TZ)和中央带(CZ)的中低信号形成对比。包膜呈条带状低信号,前列腺周围静脉丛呈高信号。

以作为一种有用的筛查方法,特别是在外周带。由于 T2WI 上恶性和良性局灶性病变的重叠,ADC 序列通常被认为是识别外周带肿瘤最重要的序列。

DCE(或灌注成像)

■ DCE 成像包括在钆造影剂注射前、注射期间和注射后短时间快速获取 T1WI 梯度回波图像。

■ 尽管 DCE 被认为特异性最低,但其是一项不断发展的技术,可以显示前列腺肿瘤中血管生成和毛细血管渗漏的情况。异常的肿瘤组织表现为造影剂的快进快出,而正常组织表现为快进慢出。DCE 阳性可将前列腺影像报告和数据系统中 PI-RADS 3 分的病变提升为 PI-RADS 4 分。

■ 动态增强图像的定量分析和功能图像可以用来识别前列腺良恶性组织的性质。商业软件,如 DynaCad (Philips,Gainesville,FL)可以生成伪彩图,显示 k_{trans}、k_{ep} 以及 iAUGC。这些彩图可以处理获得钆时间曲线,包括 3 种典型增强曲线:①1 型,渐增型;②2 型,平台型;③3 型,洗脱型。1 型和 2 型曲线通常为正常组织或良性病变,而 3 型曲线则怀疑为恶性肿瘤。

检查方案

注意事项

■ 前列腺多参数评估的最佳检查方案正在持续优化。
■ 关键是要获得同质的图像和适当的信噪比(SNR)。

■ 使用 1.5T MRI 扫描时,除了使用标准的盆腔相控阵射频线圈外,还需要插入直肠内线圈,以获得足够的前列腺 SNR。

■ 但是,直肠内线圈也可能导致前列腺变形、增加成本和检查时间、伪影(磁敏感)和患者不适(可能导致拒绝接受前列腺 MRI 检查)。

■ 大部分医疗机构目前只使用 3T MRI 扫描,不使用直肠内线圈。各个医疗机构应根据自己的需要调整检查方案,以获得最佳的图像质量。

建议的 mpMRI 检查方案

■ 小 FOV 轴位 T2WI,无脂肪抑制。
■ 小 FOV 冠状位 T2WI,无脂肪抑制。
■ 小 FOV 矢状位 T2WI,无脂肪抑制。
■ 小 FOV 轴位 T1WI,脂肪抑制。
■ 小 FOV 轴位 DWI(即 b50、b500、b1000)与 ADC 图。
■ 小 FOV 轴位超高 b 值(即 b2000)。
■ DCE 成像。

疾病特征

良性前列腺增生

CT

■ CT 可显示前列腺肿大,并显示前列腺与其他盆腔器官的关系,但并不能准确地显示前列腺解剖分区

（图 29.2）。

MRI

■虽不是专门用于评估 BPH，但在评估前列腺特异性抗原（PSA）升高的患者时，在 MRI 中常显示与 BPH 相关的前列腺增大。

■移行带增大使前列腺体积增加。移行带通常信号不均，并伴有大量的结节。这种表现在小 FOV T2WI 上显示最清晰（图 29.3）。

■结节有两种类型，两者都应该与肿瘤区分。

间质结节

■圆形的 BPH 结节，通常表现为 T2 低信号。

■与腺体组织相比，由于其细胞密集，细胞外间隙较小，常扩散受限（图 29.4）。

■DCE 灌注异常，显示为动脉早期增强伴快速洗脱（3 型动力学曲线）。

腺结节

■T2WI 上显示为典型的异质性和更高的信号。

■可能呈现为早期增强和快速洗脱型的异常灌注，与间质结节和肿瘤类似。

■由于其细胞外液含量较高，通常不出现扩散受限。

■BPH 的间质结节和腺结节均具有 T2 低信号的

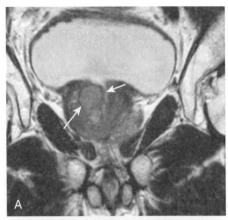
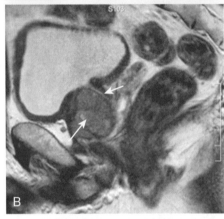

图 29.3　良性前列腺增生 MRI。前列腺肥大的冠状位（A）和矢状位（B）T2WI。右侧前方一个较大的良性前列腺增生结节（长箭头所示），压迫并向后推移尿道（短箭头所示）。

边缘，在 T2WI 上显示清晰的边缘（图 29.5）。

前列腺癌

CT

■CT 在评估前列腺癌中的作用有限，因其通常不能显示早期（T1 和 T2 期）肿瘤。

■CT 可显示局部晚期病变，包括包膜外侵犯、精囊受累和直肠系膜、直肠、膀胱及肛提肌侵犯、腹盆腔肿大淋巴结（图 29.6）。

■循证指南建议对 PSA>20ng/mL 和（或）Gleason 评分>7 的晚期前列腺癌患者行 CT 检查。

MRI

■T1WI 和 T2WI 有助于区分 T2 和 T3 期病变（即显示包膜外受累），并评估淋巴结情况（图 29.7）。

■前列腺 MRI 在肿瘤分期中的准确性有所提高，

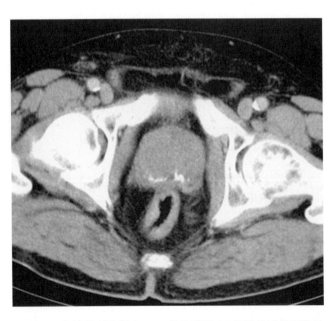

图 29.2　良性前列腺增生 CT。轴位增强 CT 图像显示前列腺肿大伴实质钙化，这在 CT 上很常见。

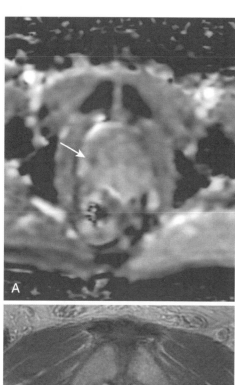

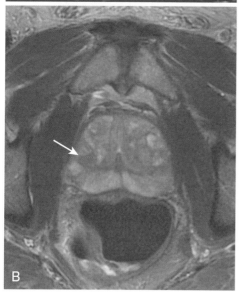

图 29.4　间质结节 MRI。ADC 图显示右侧腺体中部移行带局灶性扩散受限(A，箭头所示)。3T 前列腺斜轴位 T2WI 显示边缘清晰的 T2 间质结节(B，箭头所示)，扩散受限。移行带间质结节扩散受限使其与肿瘤鉴别困难。

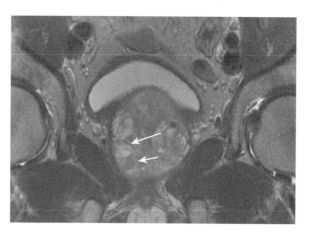

图 29.5　腺结节和间质结节 MRI。3T 前列腺冠状位 T2WI 显示间质结节(短箭头所示)和腺结节(长箭头所示)周围的 T2 低信号边缘。

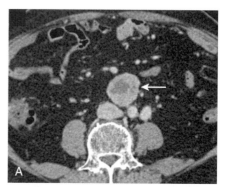

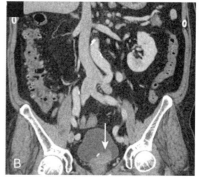

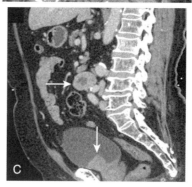

可能是与 MR 技术的改进、更好地理解包膜外受累或精囊受累的形态学标准以及阅片者的经验增加有关(图 29.8)。

　　■ mpMRI 评估肿瘤的范围和分级可以作为主动监测低风险前列腺癌的补充技术(图 29.9)。

　　■ 目前对于前列腺 MRI 最佳的检查前准备还没有达成共识。大多数实践建议在检查前进行灌肠，并在检查前清除导致磁敏感伪影(特别是 DWI)的粪便和直肠中的空气。有些人建议在前列腺 MRI 前禁欲 3 天，

图 29.6　前列腺病变和包膜受累 CT 图像。盆腔 CT 提示前列腺癌伴膀胱受累并伴腹膜后淋巴结转移。(A)轴位：腹膜后转移淋巴结(箭头所示)，(B)冠状位：膀胱受累(箭头所示)，(C)矢状位：膀胱和腹膜后淋巴结受累(箭头所示)。

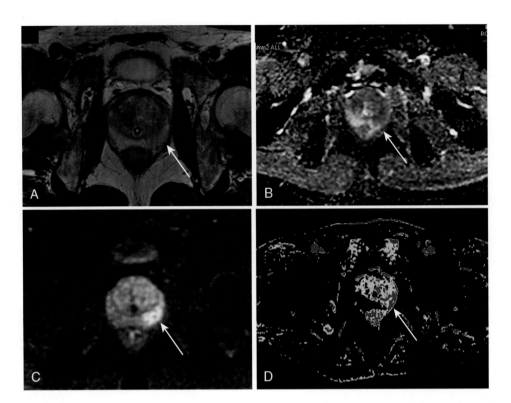

图 29.7   MRI 用于前列腺癌病变定位。mpMRI 在 T2WI 上显示左侧外周带的低信号肿块(**A**,箭头所示),在 b 值为 0,1000s/mm² 的 ADC 图上扩散明显受限(**B**,箭头所示),与 DWI 上的高信号相对应(**C**,箭头所示)。DCE 图显示高灌注(**D**,箭头所示)。(常规系统活检证实左侧外周带前列腺癌,Gleason 评分 3+4=7)。

以保持精囊扩张。抗痉挛药物(如胰高血糖素)可用于减少肠蠕动,但会增加成本和潜在的药物不良反应。在理想的情况下,普遍建议在经直肠超声引导(TRUS)活检后 8~12 周或更长时间进行 MRI 检查,以减少术后出血和炎症。

肿瘤分期

原发性肿瘤分期(T)

- T1:DRE 无法触及或 TRUS 未见。
- T2:DRE 可触及,但局限于前列腺。
- T3:肿瘤侵犯前列腺包膜。
  - T3a:前列腺包膜受累(单侧或双侧)。
  - T3b:肿瘤侵犯精囊腺。
- T4:侵犯精囊腺以外邻近组织。
  - 包括膀胱、外括约肌、直肠、肛提肌及骨盆壁等。

区域淋巴结(N)

- N0:无区域淋巴结转移。
- N1:侵犯一个或多个邻近的淋巴结。

远处转移(M)

- M0:无区域淋巴结之外转移。
- M1:有区域淋巴结之外转移。
  - M1a:有区域淋巴结之外的淋巴结转移。
  - M1b:骨转移。
  - M1c:其他器官组织转移。

结构化报告要点

- 每个 mpMRI 报告都应进行 PI-RADS v2 评分 (图 29.10)。
  - PI-RADS 1:极低(极不可能存在具有临床意

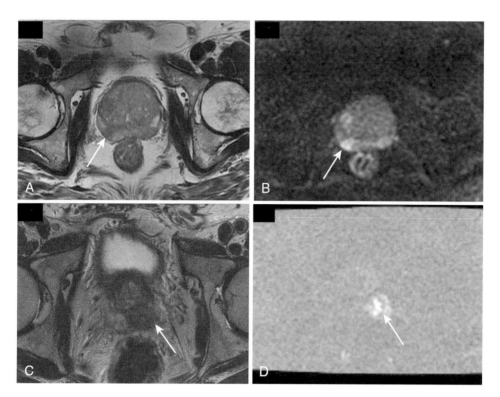

图 29.8　MRI 用于前列腺包膜外受累评估。轴位 MRI 显示右侧前列腺外周带病变,无包膜外受累(箭头所示):T2WI(A),DWI(B)。在另一个病例中,MRI 显示左侧外周带后部见一低信号前列腺肿块,侵入左侧精囊腺约 2cm(箭头所示):T2WI(C),DWI(D)。(常规系统活检证实为前列腺癌,Gleason 评分 4+4=8)。

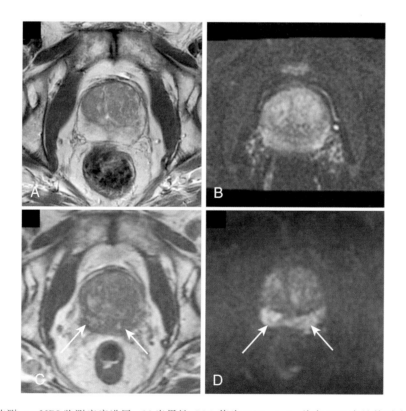

图 29.9　MRI 用于疾病监测。mpMRI 监测疾病进展。66 岁男性,PSA 值为 5.05ng/mL。首次 MRI 未见前列腺病变(A:T2WI,B:DWI)。18 个月后随访 PSA 为 11.8ng/mL。第二次 MRI 扫描发现双侧外周带新发病变(箭头所示)(C:T2WI,D:DWI)。前列腺活检显示前列腺癌位于右侧外周带(Gleason 评分 3+3=6)。

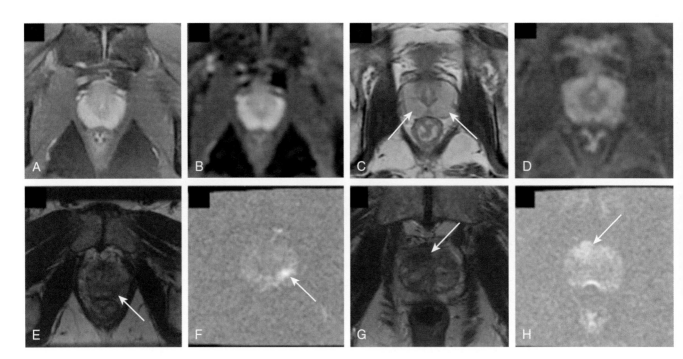

图 29.10　使用前列腺成像报告和数据系统(PI-RADS v2)对低风险和高风险前列腺病变进行多参数 MRI 评估。PI-RADS 1:T2WI 上双侧外周带呈高信号(A),DWI 上无异常信号(B)。PI-RADS 2:T2WI 上双侧外周带呈弥漫性稍低信号(C,箭头所示),DWI 上无异常信号(D)。PI-RADS 4:一处疑似病变位于前列腺中部左外周带(箭头所示),直径为 0.9mm,T2WI 显示为低信号(E),DWI 上显示为高信号(F)(穿刺活检为前列腺癌,Gleason 评分 3+4 =7)。PI-RADS 5:一处较大病灶位于前列腺中部右前方的移行带和外周带,T2WI 呈低信号(G),DWI 上呈高信号(H)(穿刺活检为前列腺癌,Gleason 评分 4+4=8)。

义的前列腺癌)。

　　• PI-RADS 2:低(不太可能存在具有临床意义的前列腺癌)。

　　• PI-RADS 3:中等(可疑存在具有临床意义的前列腺癌)。

　　• PI-RADS 4:高(可能存在具有临床意义的前列腺癌)。

　　• PI-RADS 5:极高(极可能存在具有临床意义的前列腺癌)。

　　■ 对于 MRI 提示有肿瘤的患者,应报告 T 和 N 分期。

（朱雅茹　祁良　译）

推荐阅读

1. American College of Radiology. MR Prostate Imaging and Data System version 2.0. http://www.acr.org/Quality-Safety/Resources/PIRADS/.
2. Wilson AH. The prostate gland: a review of its anatomy, pathology, and treatment. *JAMA*. 2014;312(5):562.
3. Hoeks CM, Schouten MG, Bomers JG, et al. Three-Tesla magnetic resonance-guided prostate biopsy in men with increased prostate-specific antigen and repeated, negative, random, systematic, transrectal ultrasound biopsies: detection of clinically significant prostate cancers. *Eur Urol*. 2012;62(5):902-909.
4. Alberts AR, Roobol MJ, Drost FH, et al. Risk-stratification based on magnetic resonance imaging and prostate-specific antigen density may reduce unnecessary follow-up biopsy procedures in men on active surveillance for low-risk prostate cancer. *BJU Int*. 2017;120(4):511-519.

第 **30** 章 睾丸病变

Qian Li

解剖学、胚胎学、病理生理学

■ 睾丸是男性的主要生殖器官,位于阴囊内,周围有一层厚厚的纤维被膜和白膜(图 30.1)。

• 被膜和白膜形成一个包囊覆盖睾丸表面,然后反折的鞘膜进一步包裹睾丸,形成鞘膜脏层,腹膜囊的剩余部分形成了鞘膜壁层。

• 鞘膜脏层覆盖着无弹性的白膜,壁层覆盖睾丸的前部和外侧部。

• 附睾由 3 部分组成:头部、体部和尾部。附睾存在一个"裸露的区域"与睾丸网相连。

■ 原发性睾丸肿瘤大多起源于生殖细胞,分为多种组织学亚型,但最重要的是要区分两种基本的肿瘤类型:精原细胞瘤和非精原细胞肿瘤。

检查技术

超声

■ 超声检查是阴囊检查的主要方法,在肿块定位中具有重要作用(睾丸内或睾丸外),睾丸外实性肿块很可能是良性的。超声也用于密切监测低风险的睾丸小病变。

■ 彩色多普勒成像可显示睾丸内血流:睾丸扭转时血流减少或缺失以及实性肿块内的血管分布。技术因素,包括设备和操作人员的经验,会影响检查的质量。能量多普勒成像和造影剂的使用可以改善睾丸内血流的检测。

MRI

■ MRI 可以显示睾丸的病变,但一般不用于初次筛查。

■ 与骨骼肌相比,正常睾丸 T1WI 呈均匀的中等

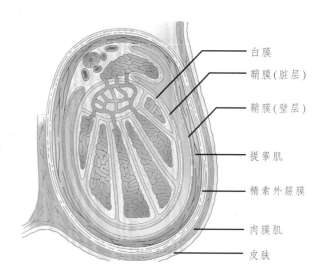

图 30.1 正常睾丸周围的解剖层。鞘膜腔是鞘膜脏层与壁层之间的腔隙,内含少量液体,是鞘膜积液发生的部位。(From Sidhu PS. Clinical and imaging features of testicular torsion:role of ultrasound. Clin Radiol. 1999;54:343–352).

白膜

鞘膜(脏层)

鞘膜(壁层)

提睾肌

精索外筋膜

肉膜肌

皮肤

信号,T2WI 呈高信号(图 30.2)。

■ 与睾丸实质相比,睾丸纵隔呈 T1WI 等信号和 T2WI 低信号。

■ 睾丸周围的白膜 T1WI 和 T2WI 均呈低信号。

■ 与睾丸相比,附睾信号不均,T1WI 呈等信号,T2WI 呈低信号。

■ 阴囊 T1WI 和 T2WI 均呈低信号。

DCE(或灌注成像)

■ DCE T1WI 上睾丸呈均匀增强,而附睾呈相对高信号。

■ DCE MRI 可鉴别节段性睾丸梗死、睾丸扭转和睾丸坏死。

CT

■ CT 通常不用于初步诊断或筛查,但可检查腹膜

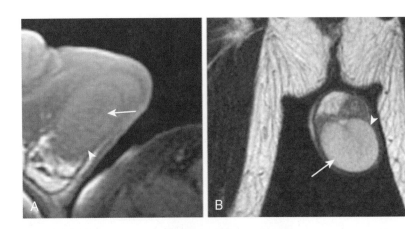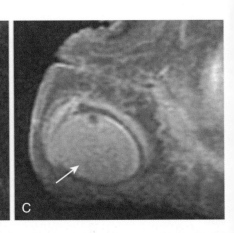

图 30.2　正常睾丸 MRI。正常睾丸在 T1WI 上呈现均匀等信号（A，箭头所示），与肌肉信号一致，白膜呈低信号（A，三角箭头所示）；T2WI（B，箭头所示）呈高信号，白膜呈低信号（B，三角箭头所示）；注射造影剂后呈均匀强化（C，箭头所示）。

后淋巴结情况，用于睾丸癌分期。

检查方案

注意事项

■ 超声是检查可触及睾丸肿块的首选方法。重点是确定病变位于睾丸内还是睾丸外。所有睾丸内肿块在确诊之前都被认为是恶性病变，而睾丸外肿块大多是良性病变。

■ 当睾丸超声检查不能确定时，可行 MRI 检查。

■ 正确的体位对阴囊成像至关重要。阴茎应背屈于前腹壁上，并用胶带固定以防移位。

阴囊肿块的 MRI 建议检查方案

■ 标准解剖序列

• 轴位、矢状位、冠状位定位像。

• 轴位、矢状位、冠状位 T2W 快速自旋回波（FSE）：小 FOV（16cm）、薄层（4mm）、分辨率相对较高（矩阵 256×192 或更高）非脂肪抑制 FSE T2W 序列。

• 轴位 T1W 自旋回波。

■ 创伤、炎症或肿瘤的附加序列

• 轴位 DWI。

• 轴位 T2W 脂肪抑制 FSE 或短 T1 反转恢复序列。

• 对于已知或疑似感染或恶性肿瘤的病例，应行骨盆全 FOV T2WI。

• 轴位增强 T1W 三维脂肪抑制扰相梯度回波序列（GRE）。

• 轴位 T1W 双回波扰相 GRE（同相位和反相位）。

• 轴位增强前后 T1W 脂肪抑制三维扰相 GRE。

疾病特征

良性病变

隐睾症

超声

■ 超声是诊断隐睾症的常用方法，但确定睾丸是否存在及其定位的敏感性和特异性较低（图 30.3）。

CT/MRI

■ CT 和 MRI 视野大，均能定位隐睾。

■ CT 在检测腹股沟管内的睾丸时具有优势，因为能在睾丸和周围软组织之间形成对比。

■ 在 MRI 上，发育不全的睾丸体积较小，T2WI 信号相对较低。

畸胎瘤

超声

■ 4 岁以下儿童第二常见的睾丸肿瘤。通常表现为界限清楚、成分复杂的肿块、伴囊性改变。

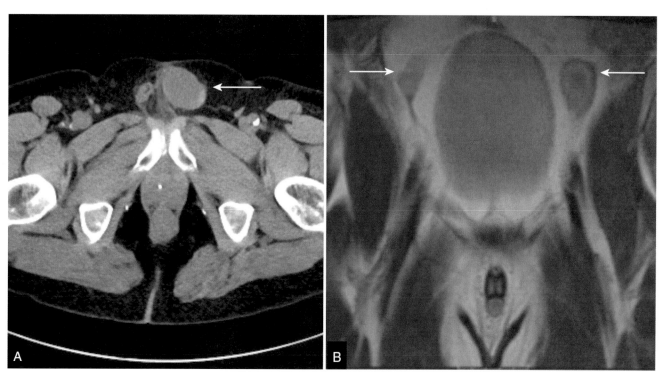

图 30.3　隐睾症。53 岁男性，轴位 CT 显示左侧睾丸位于左侧腹股沟区中部(**A**,箭头所示)。另一 45 岁患者,MRI 显示双侧隐睾,两侧睾丸均位于腹腔内(**B**,箭头所示)。

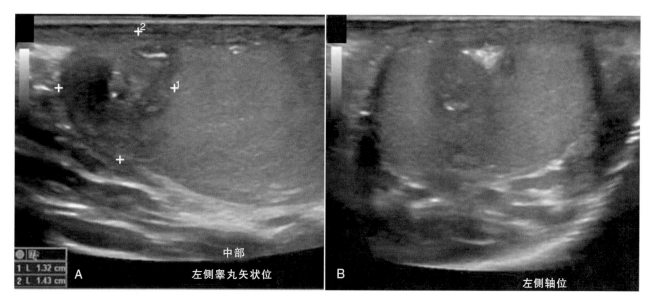

图 30.4　睾丸畸胎瘤。灰阶超声显示左侧睾丸上极有一边缘不规则的肿块(矢状位测量 1.32cm×1.43cm)(**A**);轴位(**B**)显示内部粗大钙化。病理证实为畸胎瘤。

- 病变内可见钙化(图 30.4)。

MRI

- 与其他恶性睾丸肿瘤相比,畸胎瘤的 MRI 表现不具特征性。

- 可呈"靶"样外观,伴低信号包膜。

- 病变内的角质化物质富含水分和脂质,在 T1WI 和 T2WI 上均表现为高信号。

腺样肿瘤

超声

■ 最常见的附睾肿瘤。在超声图像上形态多变,与附睾等回声,边界清楚,呈椭圆形,可见囊性成分。

■ 最常见于附睾尾部(是头部的4倍),并且主要发生在左侧。

MRI

■ 相对于睾丸,肿瘤T2WI常呈低信号,其强化程度与睾丸实质不同。

表皮样囊肿

超声

■ 多层同心圆样的角化碎片使其呈现圆形低回声病变,内部多层同心圆高信号,类似于"洋葱皮",内部无血流(图30.5)。

■ "洋葱皮"征是表皮样囊肿的特征性表现,部分病变在影像学上也可与睾丸癌相似。

MRI

■ 睾丸表皮样囊肿的MRI表现与其组织病理学表现相关。

■ MRI上的高、低信号("洋葱圈"样表现)对应多层角蛋白碎片的病理表现。

■ 肿瘤内部无血管,因此,DCE无强化。

睾丸扭转

超声

■ 睾丸扭转后4小时内外观正常;4小时后睾丸增大、回声减低,附睾增大,反应性鞘膜积液,阴囊壁增厚。睾丸扭转后坏死通常发生在24小时内。

■ 超声显示精索内"漩涡"征,漩涡远端血流减少或消失是诊断扭转的可靠征象。

■ 彩色多普勒超声显示血流减少或消失,这取决于扭转的严重程度。完全扭转:睾丸内血流消失;不完全扭转:睾丸内血流减少;慢性扭转:睾丸外血流增加(图30.6)。

附睾炎和附睾睾丸炎

超声

■ 附睾炎是青春期后男性急性阴囊疼痛最常见的原因。在20%的患者中,附睾炎蔓延至睾丸导致附睾睾丸炎。

■ 急性附睾炎的表现包括弥漫性或局灶性受累,呈低回声,少有高回声(如果存在出血)。

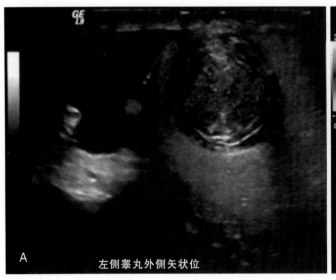
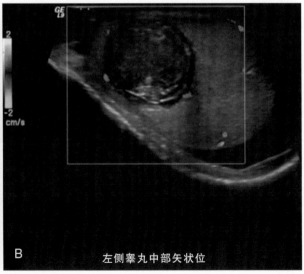

图30.5 睾丸表皮样囊肿。36岁男性,左侧阴囊触及无痛性肿块。(A)超声显示左侧睾丸见一圆形、轮廓清晰的肿块(直径为2.4cm),内部呈多层高回声,类似"洋葱皮",符合表皮样囊肿表现。(B)彩色多普勒显示肿块内部无血流。

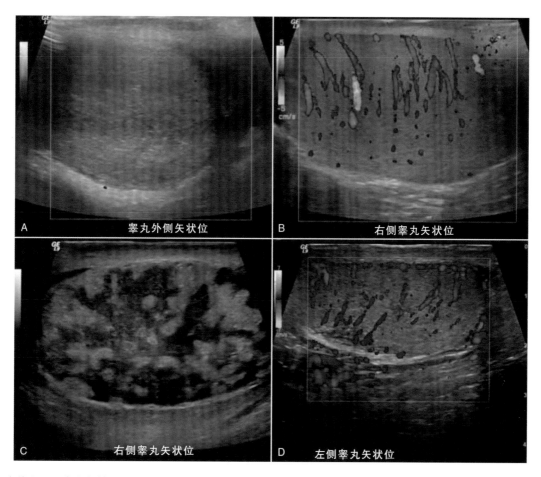

图 30.6　超声检查显示睾丸扭转。28 岁男性，突发睾丸疼痛 15 小时。灰阶超声显示左侧睾丸肿大(4.1cm×2.7cm×3.6cm)，回声不均，彩色多普勒显示内部血流消失(A)，而正常右侧睾丸大小为 3.2cm×1.9cm×3.3cm(B)。另一例为 18 岁男性，右侧睾丸疼痛 2 天，超声显示增大和不均匀坏死的睾丸(C)，(D)为左侧正常睾丸。

■ 彩色多普勒成像显示血流增多。

■ 睾丸的其他部位通常也有炎症的迹象，表现为睾丸肿胀和充血(图 30.7)。

■ 其他相关表现，如反应性鞘膜积液、脓肿和阴囊壁水肿，可进一步支持诊断。

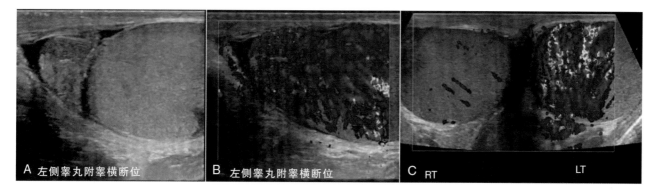

图 30.7　附睾睾丸炎。22 岁男性，急性阴囊疼痛。(A)超声显示左侧附睾弥漫性增大，回声减低。(B)彩色多普勒显示受累的附睾及邻近睾丸实质血流增加，符合附睾睾丸炎表现。与正常的右侧睾丸(C)比较，进一步显示左侧睾丸血流异常增加。

精索静脉曲张

超声

■ 近 99% 的精索静脉曲张发生在左侧，是由于左侧睾丸静脉以 90° 汇入左肾静脉。

■ 精索内蔓状静脉丛异常扩张，最大直径>2mm；Valsalva 实验或站立姿势时静脉直径增加；彩色多普勒上血流缺失并不能排除诊断（图 30.8）。

■ 根据 Valsalva 试验测量的反流持续时间进行精索静脉曲张分级：亚临床精索静脉曲张：835ms；1 级精索静脉曲张：1907ms；2 级精索静脉曲张：3108ms；3 级精索静脉曲张：4508ms。该方法在临床中并不常用。

鞘膜积液

超声

■ 睾丸和附睾周围有无回声的液体聚集，偶见碎片和分隔。

■ 先天性鞘膜积液：由于精索部位鞘突在出生后仍未闭合，造成腹腔内液体与鞘膜囊内液体相通。

■ 获得性鞘膜积液：特发性或继发于梗死、炎症、肿瘤或创伤。

脂肪瘤

超声

■ 睾丸外间隙最常见的良性肿瘤。

■ 均匀的高或等回声，病变大小不同。

MRI

■ 信号均匀、边界清晰的圆形肿块，T1WI 和 T2WI 高信号。DCE 无强化。

■ 脂肪瘤内的脂肪成分有助于与恶性肿瘤鉴别。

恶性病变

精原细胞瘤

超声

■ 肿瘤成分均匀使其在超声上表现为均匀低回声信号伴内部血流，较大的肿瘤可表现为异质性、分叶状或多结节性（图 30.9）。

■ 睾丸微石症（5 个以上点状强回声，后方无声影，直径<3mm）可与睾丸癌相关，但孤立性微石在无危险因素的情况下（如生殖细胞肿瘤个人或家族史、睾丸萎缩<12mL、畸形或睾丸固定术病史）不需要随访。

CT

■ 右侧精原细胞瘤主要转移至下腔静脉侧，累及腔静脉前、腔静脉旁和主动脉下腔静脉淋巴结。左侧精原细胞瘤转移至主动脉侧淋巴结。

MRI

■ MRI 对精原细胞瘤的诊断和分期具有较高的准确性。

■ 精原细胞瘤通常信号均匀，而非精原细胞瘤则信号不均匀。

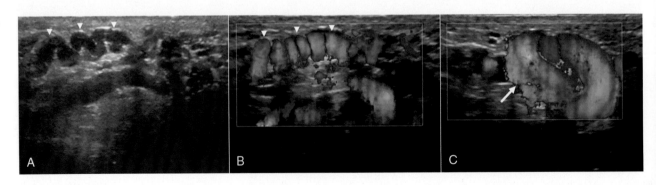

图 30.8 慢性精索静脉曲张。灰阶(A)和彩色多普勒(B)图像显示蔓状静脉丛中(三角箭头所示)静脉扩张和迂曲，主引流静脉(箭头所示)扩张，Valsalva 试验(C)血管明显扩张。

■ 与睾丸实质相比,T1WI 常呈中低信号,T2WI 呈等低信号。

■ 睾丸余烬性肿瘤表现为局灶性低信号区,伴有正常睾丸结构的扭曲,但无明显肿块。

淋巴瘤

超声

■ 超声表现类似于生殖细胞瘤,特别是精原细胞瘤:分散的低回声病变伴血流增多(图 30.10)。

■ 在某些病例中可见单侧睾丸完全性受累,需要进一步检查对侧睾丸以进行比较。

MRI

■ T1WI 和 T2WI 呈典型的低信号,浸润生长,DCE 轻度强化。

■ 当双侧睾丸和附睾伴有浸润性病变时,应怀疑为淋巴瘤。

卵黄囊瘤

超声

■ 超声表现不具特征性。

■ 与混合性生殖细胞瘤相似,部分伴有囊变和钙化。

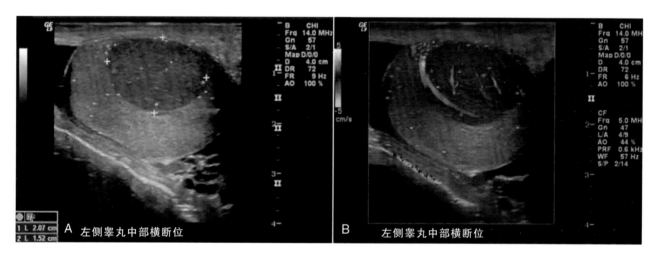

图 30.9 精原细胞瘤。(A)超声显示右侧睾丸见一 2.07cm×1.52cm 椭圆形低回声不均匀肿块,睾丸实质见弥漫分布的微结石;(B)彩色多普勒检测到肿块内部血管分布增多。睾丸切除术后病理证实为精原细胞瘤。

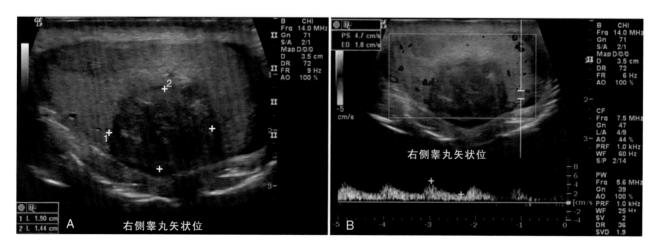

图 30.10 睾丸淋巴瘤。68 岁男性,右侧阴囊肿大。右侧睾丸大小为 4.9cm×2.6cm×3.9cm,睾丸实质内见两个低回声病变,较大病灶呈分叶状,不均质,大小为 1.90cm×1.44cm(A),内部无钙化或血管分布(B)。病理学诊断为淋巴瘤。

MRI

- 表现没有特异性,特别是在儿童中。
- 部分病例 MRI 唯一的发现可能是睾丸增大,但无明确的肿块。

胚胎癌

超声

- 胚胎癌表现为较小的低回声肿块,边缘不规则,部分病例肿块内伴有散在回声灶和囊变(图 30.11)。

MRI

- 通常比精原细胞瘤要小,但更具侵袭性。
- 可能累及白膜。
- 边缘不清,常混入邻近睾丸实质中。

肿瘤分期

原发性睾丸肿瘤分期(T)

病理肿瘤分期(pT)

- pTx:原发性肿瘤无法评估。
- pT0:未见原发性肿瘤。
- pTis:原位生殖细胞瘤(GCNIS)。

- pT1:肿瘤局限于睾丸(包括睾丸网浸润),无淋巴血管侵犯(LVI)。
  - pT1a:肿瘤直径<3cm。
  - pT1b:肿瘤直径≥3cm。
- pT2:肿瘤局限于睾丸(包括睾丸网浸润)伴有 LVI, 或肿瘤侵犯肺门软组织或侵犯白膜伴或不伴 LVI。
- pT3:肿瘤侵犯精索伴 LVI。
- pT4:肿瘤侵犯阴囊,伴或不伴 LVI。

病理区域淋巴结(pN)

- pNx:区域淋巴结(LN)无法评估。
- pN0:无区域淋巴结转移。
- pN1:淋巴结转移且最大径≤2cm;或 5 个淋巴结阳性且最大径≤2cm。
- pN2:淋巴结转移且 2cm<最大径≤5cm;或超过 5 个淋巴结阳性且最大径≤5cm;或具有肿瘤淋巴结外转移证据。
- pN3:淋巴结转移且最大径>5cm。

远处转移(M)

- M0:无远处转移。
- M1:有区域淋巴结之外转移。
  - M1a:非腹膜后的淋巴结转移或肺转移。
  - M1b:除肺之外其他脏器转移。

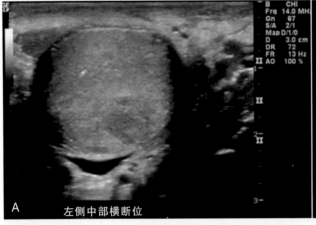
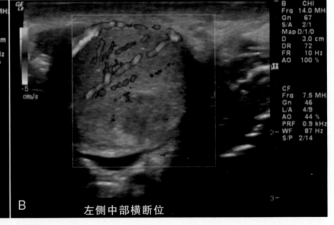

图 30.11　睾丸胚胎癌。(A)24 岁男性,超声显示其右侧睾丸见一实性肿块,低回声,边缘不规则;(B)彩色多普勒显示肿块内无血流。睾丸切除术后病理证实为胚胎癌。

结构化报告要点

- 超声报告应包括以下部分：
  - 位置：睾丸内或睾丸外。
  - 成分：囊性、实性或混合性。
  - 大小和回声(等、低、高回声)。
  - 睾丸微石症(如果存在)。
  - 边缘：规则或不规则。
- 对于 MRI 提示有肿瘤的患者，应报告 T 和 N 分期。
  - 位置：睾丸内或睾丸外。
  - 成分：囊性、实性或混合性。
  - 质地：均匀或不均匀。
  - 大小：直径(cm)。
  - 睾丸微石症。
  - T1WI 和 T2WI 信号。

- DCE 病变是否强化。
- 腹膜后淋巴结是否受累。

(朱雅茹 祁良 译)

推荐阅读

1. Li Q, Vij A, Hahn PF, Xiang F, Samir AE. The value of active ultrasound surveillance for patients with small testicular lesions. *Ultrasound Quarterly*. 2017;33(1):23-27.
2. Tsili AC, Sofikitis N, Stiliara E, Argyropoulou MI. MRI of testicular malignancies. *Abdom Radiol*. 2019;44(3):1070-1082.
3. Mittal PK, Abdalla AS, Chatterjee A, et al. Spectrum of extratesticular and testicular pathologic conditions at scrotal MR imaging. *Radiographics*. 2018;38(3):806-830.
4. Tsili AC, Bertolotto M, Turgut AT, et al. MRI of the scrotum: recommendations of the ESUR Scrotal and Penile Imaging Working Group. *Eur Radiol*. 2018;28(1):31-43.
5. Marko J, Wolfman DJ, Aubin AL, Sesterhenn IA. Testicular seminoma and its mimics: from the Radiologic Pathology Archives. *Radiographics*. 2017;37(4):1085-1098.
6. Manganaro L, Saldari M, Pozza C, et al. Dynamic contrast-enhanced and diffusion-weighted MR imaging in the characterisation of small, non-palpable solid testicular tumours. *Eur Radiol*. 2018;28(2):554-564.

第 31 章　子宫内膜/结合带增厚

Masoud Baikpour

解剖学、胚胎学、病理生理学

子宫是女性生殖系统的中空肌肉器官，在育龄期女性中，其形状和大小与一个倒置的梨相似（表31.1）。它位于盆腔中央，膀胱后方，直肠前方。子宫的大体解剖结构分为3个主要部分（子宫底、子宫体和子宫颈），由不同的组织层组成。

- 外膜或浆膜：覆盖子宫的一层薄薄的单层鳞状上皮，通过在其表面形成一层光滑的保护层，并分泌水样浆液进行润滑，以保护子宫免受摩擦。
- 肌层：多层的内脏肌肉组织，使子宫在妊娠期间扩张，然后在分娩时收缩子宫。
- 子宫结合带（JZ）
  - 1983年，Hricak等人首次将其描述为育龄期女性MRI上的一个明显的低信号层，将高信号的子宫内膜与中等信号的外肌层区分开。
  - 约为子宫肌层的内1/3，平均厚度<12mm。
  - 在光镜下无法从组织学上与外肌层区分。
  - 与子宫内膜类似，它起源于胚胎肾旁导管，而外肌层起源于非苗勒管间质。
  - JZ中血管内皮标志物CD31的免疫染色增强，反映更多血管或更高水平的内皮活化。

- 雌激素、孕激素受体的厚度和表达呈周期性模式，与子宫内膜相似。
- 是非妊娠子宫中传播子宫肌层收缩的唯一来源，其频率、幅度和方向取决于所处的月经周期阶段，并在精子运输、着床和月经脱落中起关键作用。
- 内膜：由伴有许多外分泌腺的单层柱状上皮组织及富血管结缔组织组成，对周期性卵巢激素的变化作出反应，并在妊娠期间为发育中的胚胎和胎儿提供支持。育龄女性的子宫内膜可分为两层。
  - 功能层（致密层和海绵层）：靠近宫腔，在月经结束后形成，在卵泡期由雌激素诱导增生，在黄体期由黄体酮诱导继续增生，月经期间完全脱落。
  - 基底层：毗邻肌层，在月经期失去功能层后提供再生子宫内膜，在月经周期的任何时候都不会脱落。

子宫内膜厚度的周期特异性正常限值（框31.1）。
- 月经期：2~3mm。
- 增生期早期：(5±1)mm。
- 排卵期：(10±1)mm。
- 分泌期晚期：可达16mm。
- 绝经后：<5mm。
  - 阴道出血，未服用他莫昔芬：<5mm。

框 31.1　子宫内膜厚度

矢状位图像上由外边缘到外边缘：

增生期（第6~14天）：可达11mm

分泌期（第15~28天）：可达16mm

绝经后女性：可达5mm，使用激素替代疗法或他莫昔芬者，可能会增加到8mm

绝经后出血及其子宫内膜厚度：

<5mm：活检检出率低（子宫内膜萎缩）

>5mm：活检检出率较高（息肉、增生或癌）

From Zagoria RJ, Brady CM, Dyer RB. Genitourinary Imaging: the Requisites, ed 3. Philadelphia: Elsevier; 2016.

表 31.1　子宫大小及形状

分期	子宫长度 (cm)	宫底宽度 (cm)	子宫体与宫颈比值
新生儿	3.5	1.2	2:1
儿童	1~3	0.4~1.0	1:1
青春期前	3~4.5	0.8~2.1	(1~1.5):1
青春期	5~8	1.6~3.0	(1.5~2):1
育龄期	8~9	3~5	2:1
绝经后	3.5~7.5	1.2~1.8	(1~1.5):1

> 如果厚度>5mm,患癌风险约 7%。

> 如果厚度<5mm,患癌风险约 0.07%。

- 无阴道出血:8~11mm。

> 如果厚度>11mm,患癌风险约 7%。

> 如果厚度<11mm,患癌风险约 0.002%。

- 服用他莫昔芬:<5mm。

> 这些患者中约有 50%厚度>8mm。

检查技术

超声

■ 最常用于初次评估。

■ 经阴道超声提供更高分辨率成像,优于经腹超声。

■ 子宫内膜稍高回声,而结合带在超声上呈子宫内膜下低回声晕(图 31.1)。

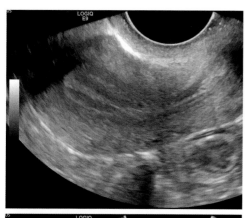

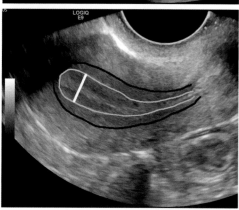

图 31.1　47 岁女性,在其月经周期中的增生期晚期进行的经阴道超声检查,矢状位图显示三条高回声纵线,由低回声子宫内膜(白线所示)分隔,被呈子宫内膜下低回声线(黑线所示)的结合带包围。粗白线代表子宫内膜厚度。

■ 正常子宫中央内膜回声复合体的表现随月经周期而变化,可在矢状面上测量。

- 增生期早期:子宫内膜呈单一稍高回声线。

- 增生期晚期 (排卵期):3 条由低回声子宫内膜分隔的纵行高回声线。外侧稍高回声线代表子宫内膜与肌层之间交界处,中央稍高回声线代表宫腔和子宫内膜内表面之间的交界线(见图 31.1)。

- 分泌期:排卵后 48 小时内,"三线"征消失。分泌期子宫内膜通常呈高回声,分泌中期内膜厚度最大。

- 子宫内膜厚度测量:中线纵向图像上子宫内膜回声复合体外缘之间的距离。

MRI

■ 视野较大的多平面图像,且具有良好的软组织对比度。

■ 当超声检查不可行或超声检查结果不确定时,MRI 是一种极好的成像评估方法。

■ 子宫

- 初经前期:表现为低至中等信号强度呈模糊的带状解剖结构。

- 青春期青少年:在 T2WI 上可观察到带状解剖结构(图 31.2)。

> 子宫内膜:T2WI 呈高信号。

> 结合带:T2WI 呈低信号,通常厚度<12mm。

> 肌层:T2WI 呈等信号。

CT

■ 不是子宫内膜或结合带增厚的主要成像方式。

■ 通常用于有急性症状的患者。

■ 正常子宫呈软组织密度。子宫颈因其纤维间质表现出低密度。

■ 在青春期前女性 CT 中,子宫难以辨认。

■ 动态增强 CT

- 子宫肌层和子宫内膜的表现取决于静脉注射造影剂和扫描之间的间隔时间。此外,还与患者的年龄有关。

- 在育龄期女性中,在对比增强的大多数阶段,子宫内膜相对于内肌层呈低密度 (可能被误解为子宫腔内的液体)。

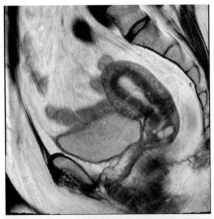

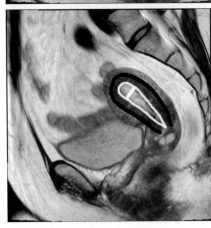

图31.2　51岁女性，矢状位T2WI显示了前倾位子宫的正常带状解剖结构。子宫内膜的信号强度略高于膀胱中单纯液体和尿液的信号强度（白线所示）。外肌层呈中等信号强度，而结合带（黑线所示）呈相对较低的信号强度。

检查方案

注意事项

- 经阴道超声优于经腹超声，除非：
  - 在婴儿、儿童及青少年中。
  - 患者偏好经腹超声。
  - 对于经阴道超声，子宫的可视化受大型肌瘤、因粘连或产后增大而引起的子宫高位及固定的影响。
- 非紧急超声检查最好在月经周期的早期进行，以减轻子宫内膜厚度广泛变化的影响。
  - 应测量子宫内膜最厚的部分。
  - 测量子宫内膜厚度应避开宫腔内液体。
  - 三维容积再现超声的使用进一步提高了成像

效果。

- 在轴位CT和MRI上，子宫的表现受到器官方向以及膀胱扩张程度的影响。
- 在MRI中，T2WI的非脂肪抑制脉冲序列非常有必要。

疾病特征

子宫腺肌病

经阴道超声

- 肌层回声异常（大部分为低回声）。
- 肌层回声不均。
- 肌层囊肿：呈"百叶窗（栅栏样声影）"征（图31.3）。
- 强回声的结节或线性条纹。
- 子宫内膜假性增厚。
- 结合带与病变边界难以分辨。
- 无占位效应。
- 子宫肌层内椭圆形异常回声。

MRI

- T2WI上呈低信号。
- 结合带增厚。
  - 结合带<8mm：不太可能是子宫腺肌病。
  - 结合带>12mm：极有可能是子宫腺肌病（图31.4）。
- T2WI上肌层内局灶性或线性条纹状高信号（图31.5）。
- 子宫内膜假性增厚。
- 无占位效应（图31.6）。
- 子宫肌层内椭圆形异常信号。

子宫内膜癌

超声

- 子宫内膜不均匀、不规则增厚（图31.7）。
- 宫腔积液。
- 息肉样肿块病变。
- 子宫肌层侵犯（子宫内膜下晕中断）。

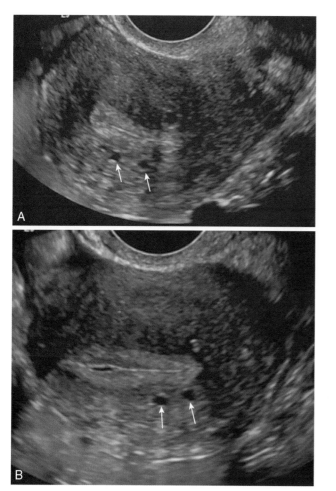

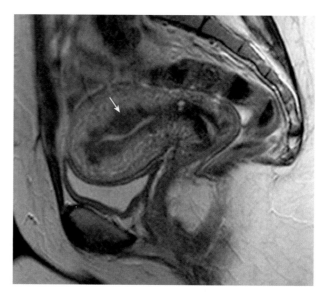

图 31.4　弥漫性子宫腺肌病 MRI。在矢状位 T2WI 上，结合带（箭头所示）增厚（>12mm），这是子宫腺肌病的特征性表现。（From Zagoria RJ，Brady CM，Dyer RB. Genitourinary Imaging：the Requisites，ed 3. Philadelphia：Elsevier；2016.）

图 31.3　超声诊断子宫腺肌病。在子宫矢状位(A)和轴位(B)图像上，子宫内膜交界处可以看到几个小的子宫肌层囊肿(箭头所示)，这是子宫腺肌病的特征性表现。这些囊肿反映了子宫肌层内扩张且充满液体的子宫内膜腺体。（From Zagoria RJ，Brady CM，Dyer RB. Genitourinary Imaging：the Requisites，ed 3. Philadelphia：Elsevier；2016.）

CT

- 在识别远处转移中发挥作用。
- 增强后 CT 可以显示子宫内膜内弥漫性增厚或肿块(图 31.8)。

MRI

- 在 T1WI 上，较正常子宫内膜呈低至等信号。
- 钆剂增强 T1WI
  - 较正常子宫内膜强化程度低。
  - 动态对比增强序列 (用于评估子宫肌层浸润的深度——对子宫肌层的浸润小于或大于 50% 的鉴别

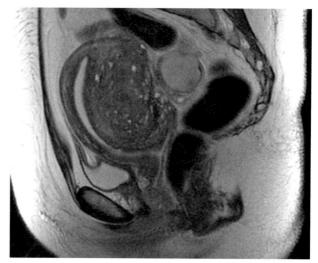

图 31.5　局限性子宫腺肌病的 MRI。在矢状位 T2WI 上，后壁结合带明显增厚，并包含许多微小的高信号囊性病灶。（From Zagoria RJ，Brady CM，Dyer RB. Genitourinary Imaging：the Requisites，ed 3. Philadelphia：Elsevier；2016.）

很重要)(图 31.9 和图 31.10)。

- 延迟期图像(用于评估宫颈间质浸润)。
- 在 T2WI 上，相较于正常子宫内膜呈高信号或不均匀信号。
- DWI 图像上弥散受限(评估肌层浸润深度)。

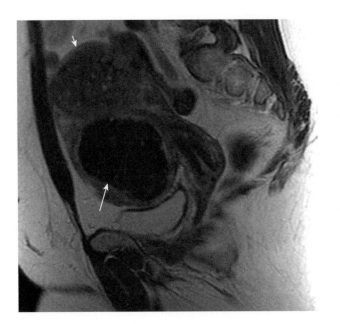

图 31.6 子宫腺肌瘤和纤维瘤的 MRI。在矢状位 T2WI 上,子宫体前部的肿块(长箭头所示)呈局限性,信号强度非常低,与纤维瘤一致。子宫底的团块状区域(短箭头所示)边界不清,呈稍低信号,包含数个高信号囊性病灶,符合腺肌瘤征象。(From Zagoria RJ,Brady CM,Dyer RB. Genitourinary Imaging:the Requisites,ed 3. Philadelphia:Elsevier;2016.)

子宫内膜增生

超声

- 子宫内膜增厚(厚度<6mm 时,可明确排除)。
- 通常为均匀的高回声,且呈弥漫性。

MRI

- 在 T2WI 上,相较正常子宫内膜,通常呈等或低信号。

子宫内膜息肉

超声

- 可能表现为弥漫性增厚的子宫内膜,而无离散性肿块(图 31.11 及图 31.12)。
- 通常为高回声,且常为局灶性。
- 子宫超声造影(经阴道盐水灌注超声造影)有助于诊断。

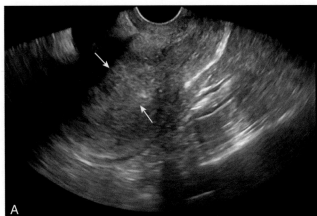

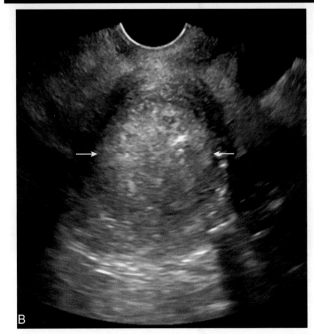

图 31.7 绝经后阴道出血女性的子宫内膜增厚。(A,B)超声的矢状位和轴位图像显示子宫内膜明显增厚(A 和 B,箭头所示)。子宫内膜复合体测量厚度为 26mm。活检时诊断为子宫内膜癌。(From Zagoria RJ,Brady CM,Dyer RB. Genitourinary Imaging:the Requisites,ed 3. Philadelphia:Elsevier;2016.)

- 息肉的蒂
  - 多普勒超声上单支供血血管:对子宫内膜息肉的诊断敏感性为 76%,特异性为 95%。

MRI

- 在 T1WI 上,相较正常子宫内膜,通常呈等信号。
- 在 T2WI 上,呈低信号腔内肿块,周围伴有高信号液体和子宫内膜(图 31.13)。
- 增强后 T1WI 上呈均匀或不均匀强化。

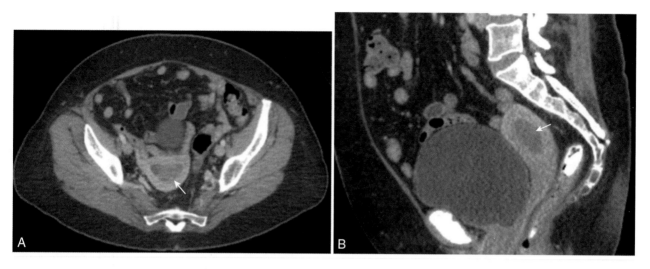

图 31.8　子宫内膜癌的 CT 图像。与子宫肌层的强化程度相比,该绝经后女性的子宫内膜内有一个强化程度相对低的肿块(箭头所示)。(From Zagoria RJ,Brady CM,Dyer RB. Genitourinary Imaging:the Requisites,ed 3. Philadelphia:Elsevier;2016.)

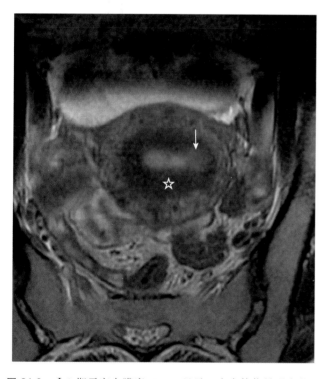

图 31.9　Ⅰ A 期子宫内膜癌。T2WI 显示一个中等信号强度的子宫内膜肿块(箭头所示)延伸到低信号结合带(星号所示)。手术中,子宫肌层侵犯<50%。(From Zagoria RJ,Brady CM,Dyer RB. Genitourinary Imaging:the Requisites,ed 3. Philadelphia:Elsevier;2016.)

妊娠残留物

经阴道超声

- 子宫内膜内有强回声或不均匀回声物体。

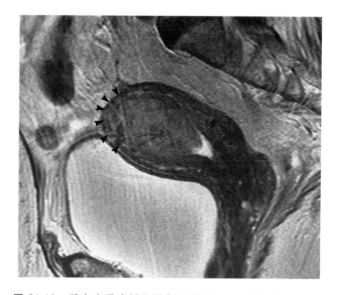

图 31.10　子宫内膜癌浸润深部肌层的 MRI。在矢状位 T2WI 上,与子宫肌层相比,肿瘤呈相对高信号。受侵的宫底深部肌层(三角箭头所示)明显变薄。(From Zagoria RJ,Brady CM,Dyer RB. Genitourinary Imaging:the Requisites,ed 3. Philadelphia:Elsevier;2016.)

- 子宫内膜不均匀增厚,血管增多。
  - 扩张、刮宫或自然流产后子宫内膜厚度>10mm(敏感性 80%)。
- 可能存在液体聚集。
- 这些发现通常与子宫增大有关。

MRI

- 在 T1WI 及 T2WI 上呈多变的不均匀信号影。

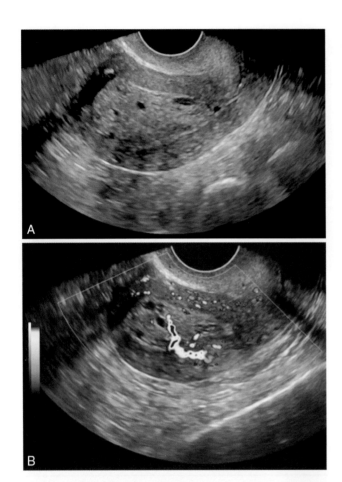

图 31.11 子宫内膜息肉。绝经后出血的女性患者，(A) 经阴道超声图像显示子宫内膜增厚并伴有几个微小的囊性间隙。(B)通过多普勒成像，可以识别出一条滋养血管。宫腔镜下切除后诊断为良性子宫内膜息肉。(From Zagoria RJ，Brady CM，Dyer RB. Genitourinary Imaging：the Requisites，ed 3. Philadelphia：Elsevier；2016.)

• 增强后 T1WI 上强化程度多样。

子宫内膜炎

超声

- 子宫内膜增厚，且回声不均匀。
- 宫腔内/直肠子宫陷凹液体，含/不含碎片。
- 多普勒超声显示血管增多。
- 子宫内气体。

MRI

- 在 T2WI 上，子宫体积增大，且整体呈现高信号。
- 增强后 T1WI 上呈明显强化。

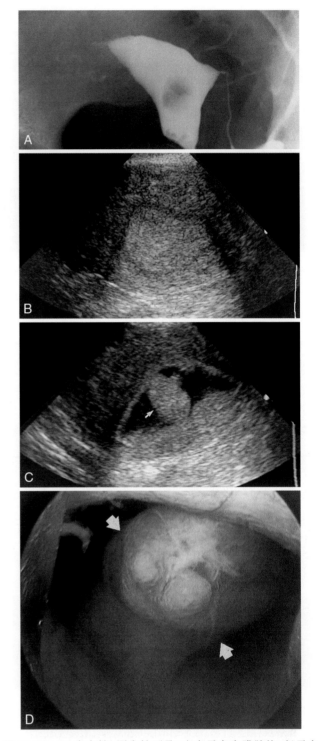

图 31.12 34 岁女性，原发性不孕，患有子宫内膜肿块，行子宫造影检查。(A)子宫输卵管造影显示伸入子宫内膜内的充盈缺损影。(B)经阴道超声显示子宫内膜的大小和回声显著增加。(C)通过插入子宫内膜的球囊导管注入无菌生理盐水后，再次进行超声检查(子宫超声造影检查)，显示一个起源于增厚子宫内膜的 2.5cm 的高回声息肉样肿块(箭头所示)。(D)在宫腔镜检查时，切除了子宫内膜息肉（两枚箭头之间可见）。(From Zagoria RJ，Brady CM，Dyer RB. Genitourinary Imaging：the Requisites，ed 3. Philadelphia：Elsevier；2016.)

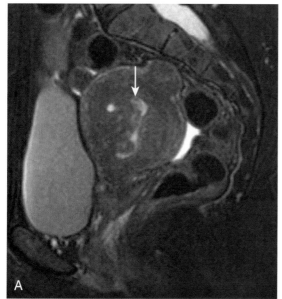
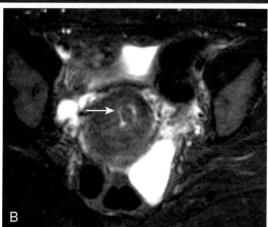
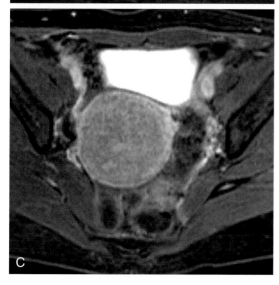

图 31.13 子宫内膜息肉。矢状位(A)和轴位(B)T2WI 显示子宫内膜内有一个管状等信号结构和囊性病灶(箭头所示)。(C)轴位 T1WI 压脂钆剂增强图像显示病变与邻近肌层分界欠清,呈中等程度强化。(From Roth C,Deshmukh S. Fundamentals of Body MRI,ed 2. Philadelphia:Elsevier;2016.)

卵巢肿瘤

- 子宫内膜增厚通常由肿瘤的雌激素效应引起:
  - 上皮性肿瘤
    - 子宫内膜样癌(可能并发子宫内膜癌或子宫内膜增生,可能在 1/3 的病例中出现)。
    - 透明细胞癌。
  - 性索间质瘤
    - 颗粒细胞瘤。
  - 纤维瘤。
  - 卵泡膜细胞瘤。

他莫昔芬相关的子宫内膜变化(图 31.14)

- 子宫内膜增厚。
- 子宫内膜下囊肿。
- 子宫内膜息肉(通常比未经治疗的女性大)。

早期妊娠

- 在孕囊形成前可见(妊娠<5 周)。

异位妊娠

- 子宫内膜增厚,有时伴有积液,可能与假孕囊

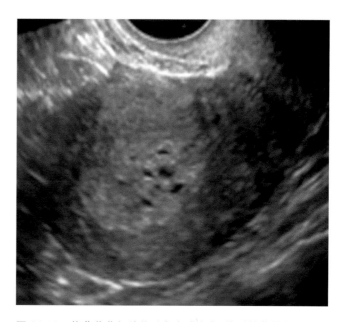

图 31.14 他莫昔芬相关的子宫内膜变化。接受他莫昔芬治疗的乳腺癌患者经阴道超声图像显示子宫内膜增厚伴囊性改变。接受他莫昔芬治疗的阴道出血患者需要进一步检查。(From Zagoria RJ,Brady CM,Dyer RB. Genitourinary Imaging:the Requisites,ed 3. Philadelphia:Elsevier;2016.)

有关。

宫内血凝块

- 无血管的不均匀子宫内膜。

葡萄胎妊娠(图 31.15)

- 子宫内膜增厚,并有多个小的囊性间隙。

激素替代疗法

- 绝经后女性子宫内膜增厚。

粘连

- 不规则强回声区伴局灶性增厚。

肿瘤分期

FIGO(国际妇产科联盟)系统

- 0 期:原位癌。
- Ⅰ 期:肿瘤局限于子宫或仅累及宫颈腺体。
  - Ⅰa 期:没有侵犯子宫肌层或侵犯子宫肌层深度<1/2。
  - Ⅰb 期:侵犯子宫肌层深度≥1/2。
- Ⅱ 期:肿瘤侵犯宫颈间质。
- Ⅲ 期:肿瘤局部或区域扩散。
  - Ⅲa 期:侵犯子宫浆膜或附件。

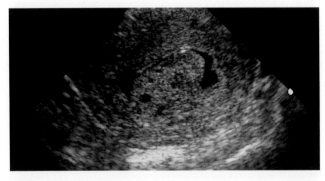

图 31.15 早期葡萄胎妊娠。24 岁女性,妊娠试验结果呈阳性,其经阴道超声轴位图显示,一个主要为实性成分的子宫内膜肿块。在妊娠早期,葡萄胎妊娠可能没有典型的葡萄胎特征。(From Zagoria RJ, Brady CM, Dyer RB. Genitourinary Imaging: the Requisites, ed 3. Philadelphia: Elsevier; 2016.)

- Ⅲb 期:侵犯阴道或宫旁。
- Ⅲc 期:盆腔淋巴结或腹主动脉旁淋巴结转移。
  - ➤ Ⅲc1 期:盆腔淋巴结阳性。
  - ➤ Ⅲc2 期:腹主动脉旁淋巴结阳性,伴或不伴盆腔淋巴结阳性。
- Ⅳ 期:侵犯直肠和(或)膀胱的黏膜,和(或)远处转移。
  - Ⅳa 期:侵犯膀胱和(或)直肠黏膜。
  - Ⅳb 期:远处转移、恶性腹水、腹膜受累。

TNM 系统

- Tx:原发肿瘤无法评估。
- T0:无原发肿瘤证据。
- T1:肿瘤局限于子宫或仅累及宫颈腺体。
  - T1a:没有侵犯子宫肌层或侵犯子宫肌层深度<1/2。
  - T1b:侵犯子宫肌层深度≥1/2。
- T2:肿瘤侵犯宫颈间质。
- T3:肿瘤局部或区域扩散。
  - T3a:侵犯子宫浆膜或附件。
  - T3b:侵犯阴道或宫旁。
- T4:侵犯直肠和(或)膀胱黏膜。
- Nx:区域淋巴结无法评估。
- N0:无区域淋巴结转移。
- N1:盆腔区域淋巴结转移。
  - N1mi:0.2mm<直径<2mm。
  - N1a:直径>2mm。
- N2:腹主动脉旁区域淋巴结转移,伴或不伴盆腔淋巴结转移。
  - N2mi:0.2mm<直径<2mm。
  - N2a:2mm<直径。
- M0:无远处转移。
- M1:远处转移。

结构化报告要点

- 每一份报告都应当:
  - 提及成像方式、成像技术和序列,以及超声检查的方式(经阴道与经腹)。

- 提及患者的年龄、与月经周期相关的检查时间、任何相关的临床体征和症状、病史和用药史。
- 描述子宫内膜：
  - ➤ 回声强度。
  - ➤ 如果可以看见，应提及子宫内膜及结合带的厚度。
  - ➤ 子宫内膜的破坏。
  - ➤ 任何其他相关的发现。
- 对于子宫内膜癌患者，应报告基于 FIGO 系统或 TNM 系统的肿瘤分期。

（王梦悦 祁良 译）

推荐阅读

1. Gupta A, Desai A, Bhatt S. Imaging of the endometrium: physiologic changes and diseases: women's imaging. *RadioGraphics* 2017;37(7): 2206-2207.
2. Nalaboff KM, Pellerito JS, Ben-Levi E. Imaging the endometrium: disease and normal variants. *RadioGraphics* 2001;21(6):1409-1424.
3. Novellas S, Chassang M, Delotte J, et al. MRI characteristics of the uterine junctional zone: from normal to the diagnosis of adenomyosis. *AJR Am J Roentgenol.* 2011;196(5):1206-1213.
4. Sahdev A. Imaging the endometrium in postmenopausal bleeding. *BMJ* 2007;334(7594):635-636.
5. Smith-Bindman R, Weiss E, Feldstein V. How thick is too thick? When endometrial thickness should prompt biopsy in postmenopausal women without vaginal bleeding. *Ultrasound Obstet Gynecol.* 2004;24(5):558-565.

第32章 子宫局灶性病变

Masoud Baikpour

解剖学、胚胎学、病理生理学

子宫是女性生殖系统中的厚壁肌肉器官，位于膀胱后方和直肠乙状结肠前方的真性骨盆中。由子宫颈内口分为子宫体部与子宫颈，并由内黏膜(子宫内膜)、中间肌层(子宫肌层)和外浆膜(子宫外膜)组成。子宫内膜和结合带(内 1/3 的子宫肌层)起源于苗勒管，而剩余外子宫肌层起源于非苗勒管间质。子宫局灶性病变起源于这些分层，并可分为两组：

良性

- 子宫平滑肌瘤(子宫肌瘤)：最常见的实性良性子宫病变，在女性中发病率为 20%~30%，非洲裔美国女性的患病率增加，含有不同数量纤维结缔组织的平滑肌细胞单克隆增殖，通常多发(85%)。依据发生部位可将其分为(图 32.1)：
  - 子宫内
    - 肌壁间：最常见，主要位于肌层内。
    - 浆膜下：约 50% 的肌瘤从子宫浆膜表面突出。
    - 黏膜下：最不常见，是异常子宫出血的常见原因，也可能出现生殖功能障碍(反复流产、不孕、早产和胎儿畸形)。
  - 子宫外
    - 阔韧带平滑肌瘤：起源于阔韧带的平滑肌成分，也是一种寄生性平滑肌瘤。
    - 宫颈平滑肌瘤：罕见(0.6%~10%)，临床症状与子宫肌瘤相同。
    - 寄生性平滑肌瘤：表现为腹膜-盆腔良性平滑肌肿块，可能起源于有蒂浆膜下平滑肌瘤，扭转其蒂后脱落，失去与子宫的连接。
- 脂肪平滑肌瘤：罕见病变(0.03%~0.20%)，普通平滑肌瘤中的平滑肌细胞发生脂肪变性，通常发生在

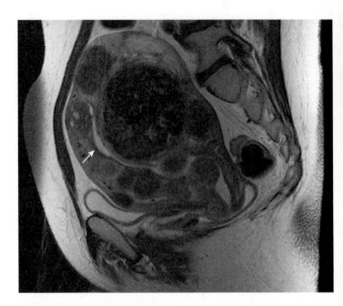

图 32.1 根据 MRI 对肌瘤进行分类。尽管存在大量肌瘤，使子宫内膜扭曲，但相对于 T2 呈高信号的子宫内膜(箭头所示)，肌瘤位置可以在 MRI 上快速评估。准确地将肌瘤描述为黏膜下、肌壁间或浆膜下，对治疗具有重要意义。(From Zagoria RJ, Brady CM, Dyer R.B. Genitourinary Imaging：the Requisites，ed 3. Philadelphia：Elsevier；2016.)

绝经后患者中(图 32.2 和图 32.3)。

- 纳氏囊肿：也称为宫颈腺体滞留囊肿，常见，在高达 12% 的常规盆腔 MRI 扫描中可以看到，被认为是慢性宫颈炎愈合过程中形成的。
- 子宫积血：由于下生殖道阻塞或闭锁而引起子宫充血。
- 子宫内膜息肉：子宫内膜表面良性结节性突起，可无梗或有蒂，患病率随年龄增长而增加，在接受他莫昔芬治疗的患者中常见，由致密的纤维或平滑肌组织、厚壁血管和子宫内膜腺体组成。
- 子宫内膜增生：腺体与间质比率增加的增生，通常表现为子宫内膜厚度均匀增加，但也可能表现为表面不规则的不对称或局灶性增厚。

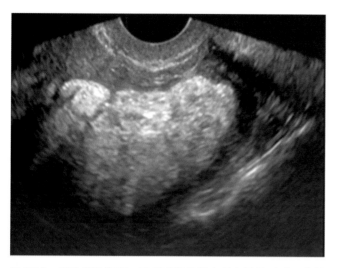

图 32.2　脂肪平滑肌瘤。子宫下段的纵向超声图像显示一个较大、均匀高回声、无阴影的肿块，是子宫肌瘤脂肪变性的特征性表现。(From Zagoria RJ, Brady CM, Dyer RB. Genitourinary Imaging：the Requisites，ed 3. Philadelphia：Elsevier；2016.)

■ 阴道积血、阴道积水：由于解剖学上的障碍，阴道扩张并充满液体，如处女膜闭锁(最常见)、阴道狭窄或阴道横隔。

■ 一过性子宫收缩：一种生理现象，其表现类似于局灶性子宫腺肌病。

■ 子宫腺肌瘤：子宫腺肌病的局限型，表现为局部肿块，难以与子宫肌瘤区分，最常见于子宫内膜–子宫肌层交界处。

■ 早期妊娠。

■ 葡萄胎妊娠：一种常见的妊娠并发症，估计每1000~2000 次妊娠中就发生一次。

● 完全性葡萄胎：90% 为二倍体(46XX)，没有染色体的卵子+单个精子(不太常见的是两个精子)，没有胎儿。

● 部分性葡萄胎：通常为三倍体(69XXY)，正常卵子+两个精子，胎儿异常甚至死亡。

恶性

■ 宫颈癌：被认为是由宫颈上皮内瘤变(CIN)的转化引起的，组织学亚型：

● 鳞状细胞癌(80%~90%)：与接触人类乳头瘤病毒(HPV)有关。

● 腺癌(5%~20%)

➤ 透明细胞癌。

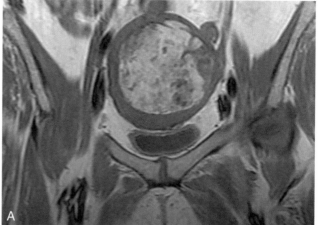

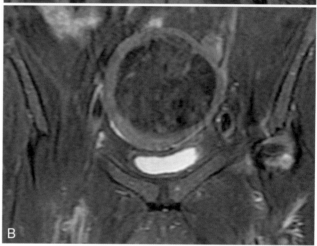

图 32.3　脂肪平滑肌瘤的 MRI 图像。(A)在冠状位 T1WI 上，一枚相对于子宫肌层呈高信号较大的子宫肿块，其信号强度与脂肪相似。(B)该肿块在压脂 T2WI 上呈明显低信号，证实了子宫肌瘤脂肪变性(脂肪平滑肌瘤)的诊断。(From Zagoria RJ, Brady CM, Dyer RB. Genitourinary Imaging：the Requisites，ed 3. Philadelphia：Elsevier；2016.)

➤ 子宫内膜样癌：约占腺癌的 7%。

➤ 黏液腺癌：如恶性腺瘤，约占腺癌的 3%。

➤ 浆液性癌。

➤ 中肾管癌：约占腺癌的 3%。

➤ 神经内分泌肿瘤：如小细胞癌，0.5%~6%。

● 腺鳞癌：罕见。

■ 子宫内膜癌

● Ⅰ 型(80%)：非对抗性高雌激素血症和子宫内膜增生，好发于 55~65 岁，是分化良好、进展相对缓慢的肿瘤，最常见的组织学亚型是子宫内膜样癌(85%)。

● Ⅱ 型(20%)：子宫内膜萎缩，好发于 65~75 岁，分化程度较低，早期通过淋巴管或输卵管扩散至腹膜，组织学亚型包括：

> 浆液性乳头状癌(5%~10%)。

> 透明细胞癌(1%~5.5%)。

> 腺鳞癌(2%)。

> 鳞状分化腺癌(0.25%~0.5%)。

> 未分化癌。

- 子宫肉瘤(1%~6%)：由部分或全部中胚层成分组成。

- 完全型

> 平滑肌肉瘤(35%~50%)：恶性，多见于 60 岁以上的女性，大多起源于子宫肌肉组织或子宫血管结缔组织，既往存在的平滑肌瘤也可罕见地转化为肉瘤。

> 子宫内膜间质肉瘤(10%)。

> 纤维肉瘤(罕见)。

> 横纹肌肉瘤(罕见)。

> 脂肪肉瘤(罕见)。

> 血管肉瘤(罕见)。

- 混合型

> 恶性苗勒管混合瘤(50%~70%)：子宫癌肉瘤，占所有恶性子宫癌的 2%~8%，是一种高度侵袭性肿瘤。

> 混合型子宫平滑肌肉瘤和子宫内膜间质肉瘤。

检查技术

超声

- 初步检查的首选。
- 经阴道超声(TVS)提供了更高分辨率的成像，是首选的初步成像检查方法。
  - 局限性
    - 视野(FOV)小。
    - 受肠道气体影响使器官成像模糊。
    - 受限于操作者。
    - 与患者相关的因素：身体体型，以及因较大和(或)多个肌瘤而扭曲的解剖结构。
  - 除 TVS 外，进行经腹超声检查(US)有助于评估特定的子宫病变。
  - 彩色多普勒超声检查可用于评估子宫和子宫内膜血管化，并可能额外检测到一些子宫内膜异常特征。

- 超声子宫造影也可以提高我们对特定病变的诊断能力。

MRI

- 由于其对组织特征的多平面成像能力以及出色的软组织对比度，其检查特异性较超声更高。
- 当超声检查不可行或超声检查结果不确定时，MRI 是最好的成像评估方法。
- 对于评估已确诊或临床疑似妇科恶性肿瘤的病灶范围和分期最有价值。
- 灌注和 DWI 序列提高了使用常规 MRI 诊断的准确性。
- 动态对比增强 MRI(DCE-MRI)使用后处理减影技术后对于早期强化的实性成分提示趋于恶性，而缺乏强化的实性成分趋于良性。
- 磁敏感加权成像对卵巢外子宫内膜异位症和子宫腺肌病的诊断具有较高的敏感性。
- DWI 上的 ADC 测量有助于区分肌瘤和子宫腺肌病。
- 3D T2W MRI 容积采集可以提供亚毫米多平面重建，在采集时间和 T2W 特征之间进行权衡。

CT

- 不推荐作为一线检查方法。
  - 低敏感性及低特异性。
  - 电离辐射对生殖器官的影响。
- 通常用于伴有急性症状的患者。
- 主要用于癌症分期。
- CT 时子宫的增强模式是动态的及多样的，取决于几个因素，如年龄、月经状况和采集时相。
- 如果子宫在 CT 上出现形态改变或不典型强化方式，建议通过超声或 MRI 进行检查。

检查方案

注意事项

经阴道超声

- 优先于经腹超声，除非：
  - 在婴儿、儿童及青少年中。

- 患者偏好经腹超声。
- 对于经阴道超声，子宫的可视化受到大型肌瘤、因粘连或产后增大而引起的子宫高位及固定的影响。

MRI

- 多线圈阵列可以提供更小的视野和更高的空间分辨率。
- 患者应在检查前禁食 6 小时，以尽量减少肠道蠕动。
  - 可经皮下或肌内注射胰高血糖素。
- T2WI 可提供大部分信息。
- 建议在正交平面上使用 FSE、涡轮自旋回波（TSE）或其等效序列。
- 超快 T2 加权脉冲序列，如单次 FSE 或半傅立叶 TSE，可用于节省时间，但代价是空间分辨率略有降低。
- 在前方皮下脂肪上使用前饱和带有助于减少相位编码伪影。
- 对比增强对检测肿瘤范围至关重要。
- 应在动态静脉推注钆螯合物造影剂前后获得快速 T1W 梯度回波图像，以确定疾病部位。
- 动脉和静脉相位图像可用于确定盆腔肿块的血管供应以及增强模式。
- DWI 结合 ADC 图也有助于评估疾病的范围。

建议的检查方案

超声

- 经腹超声
  - 患者仰卧位，膀胱充盈，腹部外露。髋部和膝盖的轻微弯曲有助于放松腹部肌肉。
  - 低频（2~5MHz）曲线或相控阵传感器。
- 经阴道超声
  - 患者处于截石位或蝴蝶抱姿势，膀胱排空，臀部抬高。
  - 中频（5~8MHz）腔内传感器。
  - 将标准扫描凝胶放置在探头上，与传感器覆盖物进行耦合。
  - 确保排出探头和传感器覆盖物之间的空气。
  - 接下来，将抑菌凝胶涂在覆盖物上进行润滑。

MRI

- 正交平面上高分辨率 2D-FSE-T2W 或者 3D-T2W 采集。
- 轴位的同相位、反相位和（或）脂肪抑制 T1W 梯度回波。
- 长轴或短轴增强前和动态增强后 2D T1W 或 3D T1W 图像采集（伴脂肪抑制）。
- 动态增强前、后的脂肪抑制 3D T1W 梯度回波。
- DWI 及 ADC 图。

疾病特征

宫颈癌

- 影像学上可见：至少达到 I b 期及以上。
- MRI 是首选的成像方式。
  - 评估原发肿瘤和局部范围。
- CT 或 PET/CT 用于评估疾病的远处转移（图 32.4）。

超声

- 累及宫颈的低回声、回声不均匀肿块。
- 彩色多普勒可能显示血管增多。
- 可用于分期：
  - 直径（<4cm 或 >4cm）。
  - 宫旁侵犯。

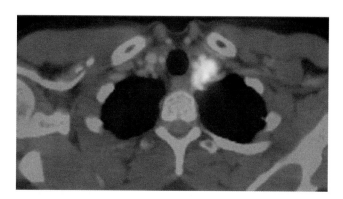

图 32.4　Ⅳ B 期浸润性宫颈鳞状细胞癌患者，PET/CT 发现左锁骨上淋巴结高代谢，提示疾病为Ⅳ B 期。(From Zagoria RJ, Brady CM, Dyer RB. Genitourinary Imaging: the Requisites, ed 3. Philadelphia: Elsevier; 2016.)

- 侵及阴道。
- 侵及邻近器官。
- 肾盂积水(肿瘤ⅢB期)。

CT

- 可用于：
  - 评估淋巴结肿大。
  - 评估疾病晚期(图32.5至图32.7)。
  - 监测远处转移。
  - 引导经皮穿刺活检。
  - 制订放射治疗计划。

- 原发肿瘤较正常宫颈间质可呈低强化或中等强化。

MRI

- T1WI：与骨盆肌肉相比通常呈等信号。
- T2WI：无论何种组织学亚型，与低信号的宫颈间质相比，肿瘤均呈高信号(图32.8)。
- 钆剂增强后T1WI：与低信号的宫颈间质相比，肿瘤呈高信号。
- 诊断决策的关键在于确定是否存在宫旁浸润(ⅡB期)(图32.9)。同时也需要评估是否存在淋巴结肿大及肾盂积水。

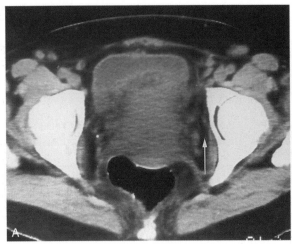
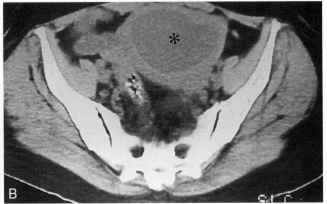

图32.5　宫颈癌侵犯宫旁组织的CT表现。(A)盆腔CT平扫显示宫颈明显增大,边界不清;然而,闭孔内肌旁的脂肪层(箭头所示)正常。这一发现表明,肿瘤侵犯宫旁组织,但并未累及盆壁。(B)宫颈管阻塞引起子宫积液(星号所示)。(From Zagoria RJ,Brady CM,Dyer RB. Genitourinary Imaging:the Requisites,ed 3. Philadelphia:Elsevier;2016.)

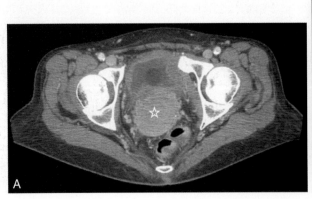
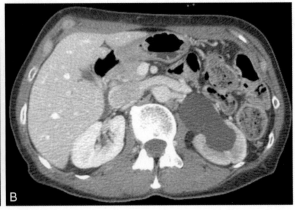

图32.6　ⅢB期宫颈癌。(A)宫颈(星号所示)增大,边缘不清,提示肿瘤向宫旁浸润。导尿管位于膀胱内。(B)肿瘤向宫旁浸润,引起远端输尿管梗阻,从而继发左肾积水,表现为左肾不均匀强化(延迟期)。(From Zagoria RJ,Brady CM,Dyer RB. Genitourinary Imaging:the Requisites,ed 3. Philadelphia:Elsevier;2016.)

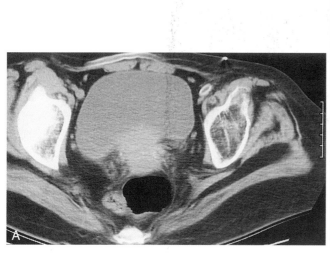
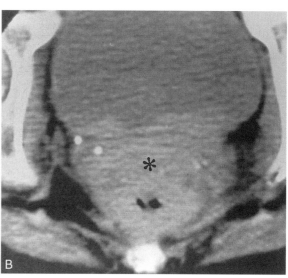

图 32.7　ⅣA 期宫颈癌。(A)盆腔 CT 平扫显示邻近宫颈软组织肿块的膀胱后脂肪间隙消失。肿瘤浸润部位膀胱壁局部增厚。(B)在另一位患者中,与宫颈癌相邻的膀胱壁有更多弥漫性增厚(星号所示)。该患者肿瘤局部浸润累及直肠。(From Zagoria RJ,Brady CM, Dyer RB. Genitourinary Imaging:the Requisites,ed 3. Philadelphia:Elsevier;2016.)

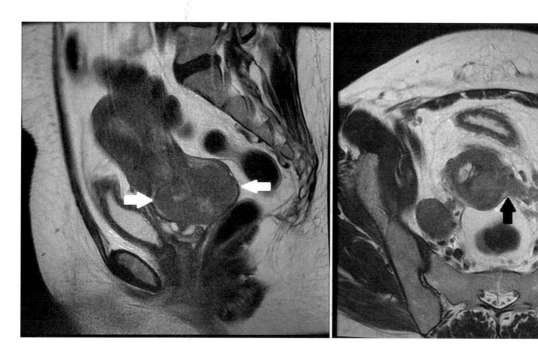

图 32.8　46 岁女性,ⅡB 期宫颈鳞状细胞癌患者,矢状位和轴位 T2WI 显示,宫颈内可见一个 T2 信号不均匀的肿块(白色箭头所示),边缘呈分叶状,肿块左侧可见一局部浸润病灶(黑色箭头所示)。

子宫肉瘤

平滑肌肉瘤

超声

- 子宫明显增大。

CT

- 可显示病灶中央不规则低密度区，提示肿瘤内广泛坏死及出血。
- 钙化灶(罕见)。

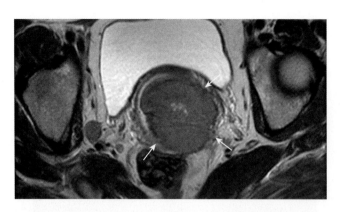

图 32.9 ⅢB 期宫颈癌。在经活检证实的宫颈鳞状细胞癌患者中，T2 呈低信号的宫颈间质环局部信号中断（箭头所示），与宫旁浸润一致。宫旁浸润不能进行根治性手术治疗。(From Zagoria RJ, Brady CM, Dyer RB. Genitourinary Imaging: the Requisites, ed 3. Philadelphia: Elsevier; 2016.)

MRI

■ 边缘不规则可能提示肌瘤的肉瘤样转化（非特异性）（图 32.10）。

子宫内膜间质肉瘤

超声

■ 呈混合回声。

MRI

■ 结节状病灶，边缘不规则，且延伸至子宫肌层。
■ 多发结节性肿块形成。
■ 沿着血管和韧带延伸。
■ 在 T2WI 上，肌层受累区域内可表现为低信号带。

恶性苗勒管混合瘤

超声

■ 通常呈高回声。

CT

■ 在增强 CT 上，通常显示不均匀低密度影，且边界欠清。

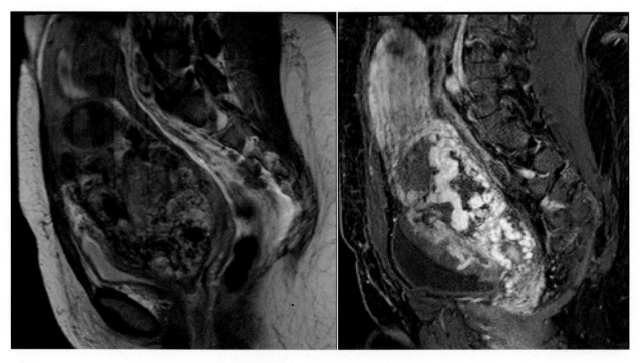

图 32.10 50 岁女性，患有巨大平滑肌肉瘤，其矢状位 T2WI 和钆剂增强后 T1WI 均可见一信号不均匀的肿块，可能代表肿块内具有坏死组织、活组织以及出血。肿块血管丰富，有多条扩张的来源于子宫和性腺血管的供血血管。

MRI

■ T1WI:与子宫肌层(75%)和子宫内膜(70%)相比均呈等信号。

■ T2WI:与子宫肌层相比呈高信号(90%),与子宫内膜相比呈低信号(55%)或等信号(41%)。

动态对比增强 MRI

■ <1 分钟:与子宫肌层相比呈低信号(40%)或等信号(33%)。

• 1~4 分钟:与子宫肌层相比呈低信号(60%)。

• >4 分钟:与子宫肌层相比呈等信号(56%)。

子宫内膜癌

■ 详见第 31 章。

子宫平滑肌瘤

平片

■ 粗糙的、"爆米花"样钙化。

■ 非特异性软组织肿块,有时较大。

超声

■ 通常为低回声的局灶性肿块或子宫呈球形增大;可以是等回声或高回声(图 32.11 和图 32.12)。

■ 钙化形成的声影。

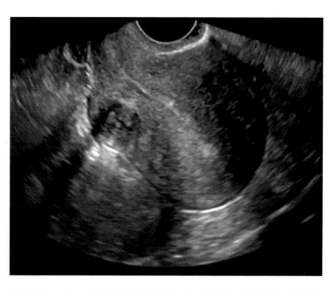

图 32.12 经阴道超声检查的子宫肌瘤。后倾子宫内可见低回声肿块伴声影,这是子宫肌瘤的典型超声表现。该肌壁间肌瘤导致子宫外轮廓轻微隆起。(From Zagoria RJ,Brady CM,Dyer RB. Genitourinary Imaging:the Requisites,ed 3. Philadelphia:Elsevier;2016.)

■ 由于坏死或退化而形成不规则的无回声区域。

■ 可以看到"栅栏"样声影("百叶窗"征)(尽管该词通常与子宫腺肌病有关)。

子宫输卵管造影

■ 黏膜下:局灶性子宫内膜充盈缺损(图 32.13)。

■ 肌壁间:子宫内膜扭曲。

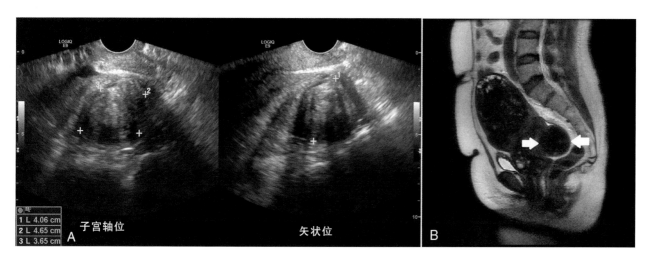

图 32.11 (A)49 岁女性,患子宫平滑肌瘤,经阴道超声检查的矢状位和轴位图显示一个 4.1cm×4.7cm×3.7cm 的大平滑肌瘤。(B)在矢状位 T2WI 上显示的同一病变(箭头所示)为外生型肌瘤,位于子宫体后部浆膜下。

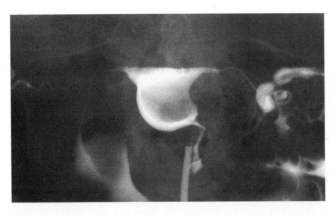

图 32.13　子宫输卵管造影显示黏膜下肿块.具有锐角边缘光滑的充盈缺损影使子宫内膜扭曲.黏膜下平滑肌瘤或子宫内膜息肉也可有这种表现.(From Zagoria RJ, Brady CM, Dyer RB. Genitourinary Imaging:the Requisites,ed 3. Philadelphia:Elsevier; 2016.)

　　■ 浆膜下:无征象或宫腔移位.

CT

　　■ 球形或分叶状增大的子宫.
　　■ 由于变性而呈不均匀密度或低密度.
　　■ 粗糙的、营养不良性钙化(图 32.14).
　　■ 强化方式多样.
　　■ 脂肪平滑肌瘤中的脂肪组织(图 32.15).

MRI

　　■ T1WI

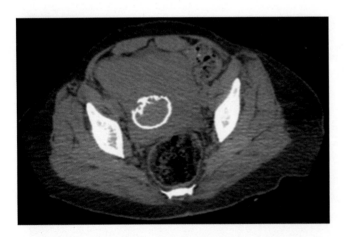

图 32.14　子宫肌瘤钙化.在该 CT 平扫图像上,子宫内可见一个边缘钙化的肿块,与退化肌瘤中的钙化一致.(From Zagoria RJ, Brady CM, Dyer RB. Genitourinary Imaging:the Requisites,ed 3. Philadelphia:Elsevier; 2016.)

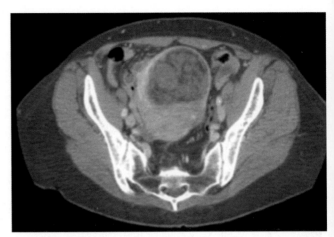

图 32.15　脂肪平滑肌瘤的 CT 表现.轴位 CT 图像显示子宫底一巨大肿块,内见脂肪及软组织密度区域.(From Zagoria RJ, Brady CM, Dyer RB. Genitourinary Imaging:the Requisites,ed 3. Philadelphia:Elsevier; 2016.)

　　• 肌瘤和钙化表现为低至中等信号强度.
　　• 肌瘤中央的高信号或不规则的高信号边缘,提示存在由静脉血栓形成引起的红色变性.
　　■ T2WI
　　• 肌瘤和钙化表现为低信号,由于血管增生,其周围有流空信号(图 32.16 至图 32.19).
　　• 囊性变性或坏死的肌瘤通常表现为高信号(图 32.20).
　　• 玻璃样变性表现为低信号(图 32.21).
　　■ 增强后 T1WI:强化方式多样,明显的渐进性高信号强化提示存在黏液样变性.

纳氏囊肿

超声

　　■ 宫颈管周围边界清晰的无回声囊性病变.
　　■ 囊肿较大时,宫颈可能增大.
　　■ 彩色多普勒显示无相关的彩色血流.

MRI

　　■ 宫颈间质内可见局限性的单发或多发囊性病变(图 32.22).
　　■ 在 T1WI 上,相对于肌肉呈等至低信号,但少数囊肿内含有黏蛋白时,可呈高信号.
　　■ T2WI 呈高信号.

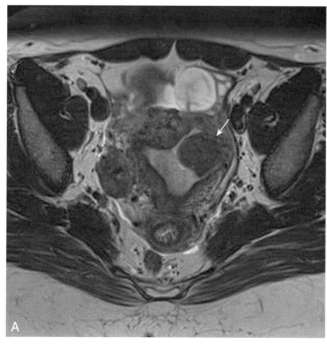

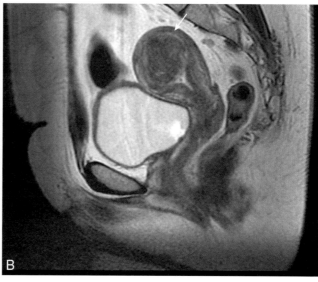

图 32.16　黏膜下肌瘤的 MRI 表现。轴位(A)和矢状位(B)T2WI 显示低信号肿块(A 和 B,箭头所示)突向宫腔内。与肌壁间或浆膜下肌瘤相比，黏膜下肌瘤所致不孕症和经量增多的发病率更高。(From Zagoria RJ,Brady CM,Dyer RB. Genitourinary Imaging:the Requisites,ed 3. Philadelphia:Elsevier;2016.)

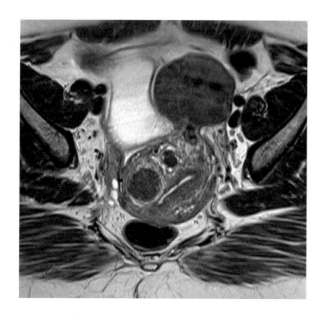

图 32.17　带蒂浆膜下肌瘤。轴位 T2WI 显示一个巨大的带蒂低信号肿块，起源于子宫体前部。同时还存在肌壁间肌瘤。如果蒂很细且不可见，可能很难区分有蒂肌瘤和 T2 上呈低信号的卵巢肿块，如纤维瘤、纤维膜瘤或 Brenner 瘤(纤维上皮瘤)。(From Zagoria RJ,Brady CM,Dyer RB. Genitourinary Imaging:the Requisites,ed 3. Philadelphia:Elsevier;2016.)

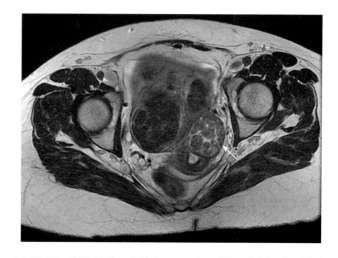

图 32.18　宫颈肌瘤。在轴位 T2WI 上，可见一来源于宫颈前缘肿块。T2 呈混合低信号，同时还发现了肌壁间肌瘤。子宫颈肌瘤可能在妊娠期间增大，并阻碍阴道分娩。(From Zagoria RJ,Brady CM,Dyer RB. Genitourinary Imaging:the Requisites,ed 3. Philadelphia:Elsevier;2016.)

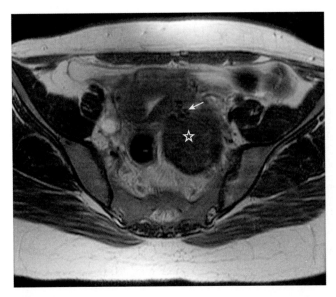

图 32.19　桥血管征。在子宫肌层和该 T2 呈低信号的左侧附件肿块（星号所示）之间可以看到部分流空信号（箭头所示），证实该肿块是一个带蒂浆膜下肌瘤，而不是卵巢起源的肿块。(From Zagoria RJ, Brady CM, Dyer RB. Genitourinary Imaging: the Requisites, ed 3. Philadelphia: Elsevier; 2016.)

- 增强后 T1WI 上无明显强化。

宫腔积血

- 超声显示子宫内有低回声肿块。

阴道积血/阴道积水

- 超声显示阴道内有低回声肿块，不累及子宫。

一过性子宫收缩

- MRI 显示子宫肌层内局灶性低信号区域，并可能在后续图像中消失。

早期妊娠

- 在孕囊形成前可见（妊娠<5 周）。

葡萄胎妊娠

完全性

超声

- 子宫增大。
- 伴有囊性间隙的子宫内肿块，无任何胎儿部位

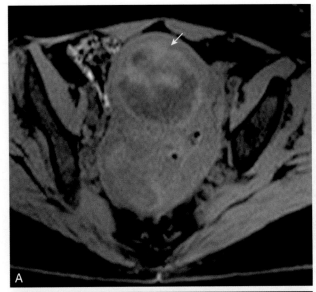

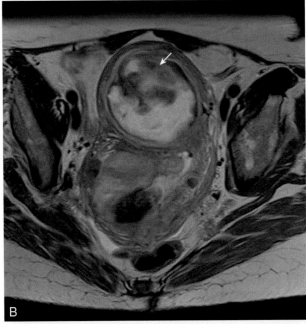

图 32.20　子宫肌瘤的出血和囊性变性。(A)在增强前的压脂 T1WI 上，子宫前缘的肌瘤内有大面积不规则的高信号区（箭头所示）。(B)这一不规则区域在 T2WI 上呈低信号（箭头所示），与出血一致。该肌瘤的后部为 T1 低信号和 T2 高信号，与囊性变性一致。在注射造影剂增强后未发现强化。子宫后部的不均匀信号与一枚较大的黏膜下肌瘤部分切除有关。(From Zagoria RJ, Brady CM, Dyer RB. Genitourinary Imaging: the Requisites, ed 3. Philadelphia: Elsevier; 2016.)

（呈"暴风雪"或"葡萄串"外观）（图 32.23）。

- 在前 3 个月难以诊断（在前 3 个月诊断率不到 50%）。

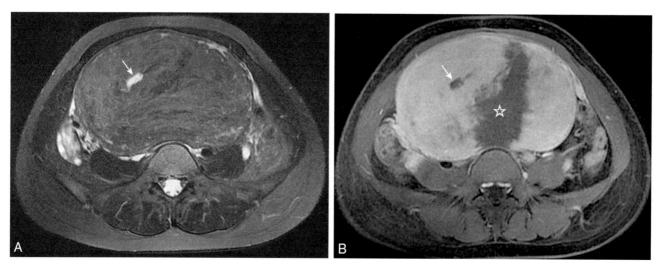

图 32.21　平滑肌瘤的囊性和玻璃样变性。(A)在压脂 T2WI 上,巨大的肌瘤主要呈低信号,局部信号稍不均匀,可见一小片的高信号区域(箭头所示)。(B)注射造影剂增强后,T2 高信号的区域未出现强化(箭头所示),与囊性变性一致。在 T2WI 上,一个较大的无强化区域(星号所示)呈低信号,代表该区域为玻璃样变性。(From Zagoria RJ,Brady CM,Dyer RB. Genitourinary Imaging:the Requisites,ed 3. Philadelphia:Elsevier;2016.)

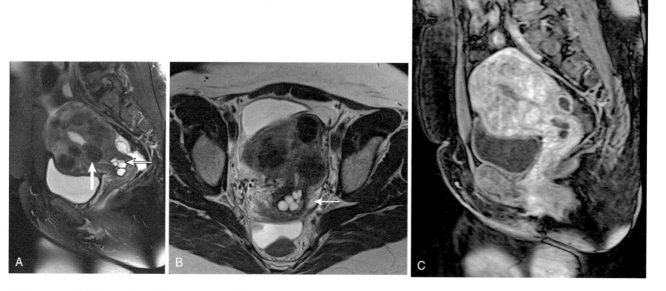

图 32.22　纳氏囊肿。压脂矢状位 T2WI(A)和轴位 T2WI(B)显示宫颈一组单纯纳氏囊肿(A 和 B,细箭头所示),该患者同时伴有多发肌瘤,包括黏膜下肌瘤(A,粗箭头所示)。(C)矢状位压脂增强 T1WI 未见明显强化。(From Roth C,Deshmukh S. Fundamentals of Body MRI,ed 2. Philadelphia:Elsevier;2016.)

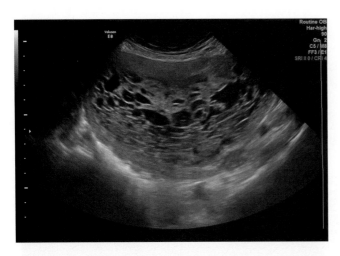

图 32.23 52 岁女性,表现为阴道异常出血和高 β-人绒毛膜促性腺激素(β-HCG),经腹超声检查显示其子宫前倾,无宫内孕囊。子宫内膜充满囊性不均匀组织;表现与完全性葡萄胎一致。

■ 可能与双侧膜性黄体囊肿有关。

■ 彩色多普勒可显示高流速低阻血流。

CT

■ 子宫增大伴局部密度减低。

■ 子宫肌层内被高强化区域包围的低密度病灶。

MRI

■ 伴有囊性间隙的不均匀肿块,致使宫腔扩张,未见胎儿部位,子宫带状解剖结构通常扭曲。

■ T1WI:可显示出血病灶对应的高信号区域。

■ T2WI:可显示囊变区域不均匀高信号。

■ 增强后 T1WI:血管增生致使呈明显强化。

部分性

超声

■ 胎盘增大呈宫腔大小。

■ 胎盘内可见囊变区域。

■ 羊膜腔要么显示空腔,要么显示不规则的胎儿回声。

■ 发育良好、生长迟缓的胎儿(死胎或活胎),胎儿部分出现水肿性变性。

■ 彩色多普勒可显示高流速低阻血流。

子宫腺肌瘤

■ 局限性子宫腺肌病(详见第 31 章)。

子宫内膜增生

■ 详见第 31 章。

子宫内膜息肉

■ 详见第 31 章。

肿瘤分期

宫颈癌

FIGO系统

■ 0 期:宫颈上皮内瘤变。

■ Ⅰ期:肿瘤局限于宫颈。

• Ⅰa 期:浸润性癌(显微镜下)。

➢ Ⅰa1 期:间质浸润深度<3mm,且范围<7mm。

➢ Ⅰa2 期:3mm<间质浸润深度<5mm,且范围<7mm。

• Ⅰb 期:临床病变仅限于宫颈或分期>Ⅰa 期。

➢ Ⅰb1 期:临床可见肿瘤最大径线<4cm。

➢ Ⅰb2 期:临床可见肿瘤最大径线>4cm。

■ Ⅱ期:肿瘤超出宫颈,但未达盆壁或阴道下1/3。

• Ⅱa 期:累及阴道上 2/3,但无宫旁侵犯。

➢ Ⅱa1 期:临床可见肿瘤最大径线<4cm。

➢ Ⅱa2 期:临床可见肿瘤最大径线>4cm。

• Ⅱb 期:宫旁侵犯。

■ Ⅲ期:

• Ⅲa 期:累及阴道下 1/3,但未达盆壁。

• Ⅲb 期:累及盆壁或引起尿路梗阻。

■ Ⅳ:范围超出真性骨盆,或侵犯膀胱、直肠。

• Ⅳa 期:范围超出真性骨盆,或侵犯膀胱、直肠。

• Ⅳb 期:远处器官转移。

TNM 系统

- Tx：原发肿瘤无法评估。
- T0：无原发肿瘤证据。
- Tis：原位癌。
- T1：肿瘤局限于子宫。
  - T1a：浸润性癌（显微镜下）。
  - T1b：临床可见的局限于宫颈的病变。
- T2：肿瘤超出子宫，但未达盆壁或阴道下 1/3。
  - T2a：无宫旁侵犯。
  - T2b：宫旁侵犯。
- T3：肿瘤累及盆壁，和（或）累及阴道下 1/3，和（或）引起肾盂积水。
  - T3a：累及阴道下 1/3，但未达盆壁。
  - T3b：累及盆壁和（或）引起肾盂积水。
- T4：累及膀胱或直肠和（或）范围超出真性骨盆。
- Nx：区域淋巴结无法评估。
- N0：无区域淋巴结转移。
- N1：区域淋巴结转移。
- M0：无远处转移。
- M1：远处转移。

子宫内膜癌

详见第 31 章。

结构化报告要点

- 每一份报告都应当：
  - 提及成像方式、成像技术和序列，以及超声检查的方式（经阴道与经腹）。
  - 提及患者的年龄、与月经周期相关的检查时间、任何相关的临床体征和症状、病史和用药史。
  - 描述病变在子宫带状解剖结构中的位置、大小、范围、边缘和任何其他相关发现。
- 对于子宫内膜癌或宫颈癌患者，应报告基于 FIGO 系统或 TNM 系统的肿瘤分期。

（王梦悦　祁良　译）

推荐阅读

1. Cunningham RK, Horrow MM, Smith RJ, et al. Adenomyosis: a sonographic diagnosis. *RadioGraphics* 2018;38(5):1576-1589.
2. Okamoto Y, Tanaka YO, Nishida M, et al. MR imaging of the uterine cervix: imaging-pathologic correlation. *RadioGraphics* 2003;23(2):425-445.
3. Rha SE, Byun JY, Jung SE, et al. CT and MRI of uterine sarcomas and their mimickers. *AJR Am J Roentengol.* 2003;181(5):1369-1374.
4. Bolan C, Caserta MP. MR imaging of atypical fibroids. *Abdom Radiol.* 2016;41(12):2332-2349.
5. Takeuchi M, Matsuzaki K. Adenomyosis: usual and unusual imaging manifestations, pitfalls, and problem-solving MR imaging techniques. *RadioGraphics* 2011;31(1):99-115.

第 **33** 章　附件囊性病变

Aileen O'Shea

解剖学、胚胎学、病理生理学

附件包括输卵管、卵巢以及附着在女性骨盆上的韧带。

输卵管

- 输卵管是成对的管状结构，从子宫延伸至卵巢，长约10cm。
- 输卵管由4部分组成，从内到外为峡部、壶腹部、漏斗部和伞部。伞端部分与腹腔相通。
- 输卵管位于子宫两端的阔韧带。

卵巢

- 卵巢位于骨盆侧壁内侧卵巢窝。正常卵巢是成对的卵圆形结构，约4cm×3cm×2cm。但是形态会随年龄、更年期和月经周期而变化。
- 卵巢被外层纤维包膜包裹。内部结构分为3层：皮质、髓质和核。皮质包含滤泡、黄体、成纤维细胞和平滑肌细胞。
- 卵巢有两个功能：分泌激素和产生卵细胞（卵泡形成）。卵细胞前体是从出生就存在的原始生殖细胞。青春期以后，在促卵泡激素和促黄体激素影响下成熟。在每个周期中，大约有20个卵泡被激活，通常只有一个完全成熟，而其他则促进内分泌功能。
- MRI图像上，卵巢表现为卵圆形结构，内见T2高信号的生理性小囊及T1低信号的基质成分（图33.1）。
- CT图像上，卵巢为软组织样密度，可能含有卵泡或黄体囊肿。

骨盆韧带结构

- 阔韧带是延伸的腹膜从子宫体到盆腔壁外侧，由3部分组成：子宫系膜、卵巢系膜和输卵管系膜。
- 阔韧带的尾部范围由主韧带确定。
- 阔韧带通常在影像上是不可见的，除非有盆腹腔积液。

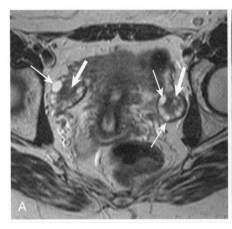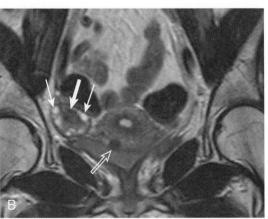

图33.1 正常的卵巢结构。正常卵巢为卵圆形，体积约10mL，外周有多发亚厘米的囊性灶（细箭头所示）和中心基质（粗箭头所示）。上图为轴位（A）和冠状位（B）T2WI图像。子宫体前缘一个小的子宫肌瘤（空心箭头所示）。(From Roth C, Deshmukh S. Fundamentals of Body MRI, ed 2. Philadelphia: Elsevier; 2016.)

■阔韧带包含卵巢韧带、子宫圆韧带和卵巢悬韧带。

卵巢的血供和淋巴引流

■卵巢由双动脉供血。主要的动脉供血来自卵巢动脉,是腹主动脉起源于 L2 椎体水平一个分支。另一供给来源于子宫动脉分支。

■卵巢静脉通常是单支的,但也可以是多支,与卵巢动脉伴行。左卵巢静脉汇入左肾静脉,右侧卵巢静脉汇入下腔静脉。卵巢淋巴管汇入肾下极水平的主动脉旁淋巴结。

检查技术

子宫输卵管造影

一种用于评估宫腔的荧光透视技术,将导管插入宫颈直接观察输卵管。在连续透视下通过导管注射造影剂,缓慢成像。检查的主要目的是确认输卵管是否通畅及子宫形态是否异常。

经腹部和经阴道超声

盆腔超声是评估附件的首选成像方式。它有许多优点,包括无创性、无电离辐射暴露、低成本和广泛的可用性。经腹盆超声使用充盈的膀胱作为一个声学窗口,观察骨盆和附件结构。探头是典型的低至中频(例如 5MHz)。经阴道内超声可获得更高分辨率的图像(大约 7MHz),因此,在适当的情况下是优选的。

多参数 MRI

超声上不确定的肿块可进一步用 MRI 进行评估。MRI 提供了更多的信息,利用不同的 MRI 序列对软组织肿块的组成进行成像。MRI 可区分肿瘤内脂肪、血液、纤维组织和血管。大视野、多平面的序列也可以帮助确定病变的起源。

CT

CT 很少作为附件成像的主要工具。缺点包括电离辐射暴露,与 MRI 相比软组织分辨率低。CT 在附件肿瘤成像的主要作用是对恶性肿瘤进行分期。

检查方案

注意事项

盆腔 MRI 通常在患者仰卧位时使用相控阵线圈扫描。轴位成像平面有助于评估骨盆和宫旁的解剖结构,矢状位提供子宫的解剖信息,斜位成像有助于评估子宫异常。通常在冠状位使用快速序列如单次激发快速自旋回波序列获得初始定位像。高分辨率 T2 序列应使用 3 个平面(矢状位、轴位、冠状位)无脂肪抑制序列显示解剖结构。T1W 非脂肪抑制序列或 T1 反向位序列可以有效地鉴别病变中是否含有脂肪 (如畸胎瘤)。T1 脂肪抑制序列可以用来探测病变血供情况,如子宫内膜肿瘤,通过平扫和增强前后对比来探测病灶内强化程度。轴位 T1W 序列可用于评估上腹部淋巴结病变情况。

建议的检查方案

■大视野(FOV)冠状 T2 单次激发 FSE 脂肪抑制成像,扫描范围从肾到骨盆。

■轴位 T1 涡轮自旋回波(TSE)无脂肪抑制序列成像,扫描范围从髂峰到会阴。

■轴位 T2 TSE 无脂肪抑制序列成像,扫描范围从髂峰到会阴。

■矢状位 T2 TSE 无脂肪抑制序列成像,扫描范围从一侧股骨头中部到另一侧股骨头中部。

■冠状位 T2 TSE 无脂肪抑制序列成像,扫描范围从骶骨到腹前壁。

■轴位 T2 TSE 斜向子宫长轴成像,评估苗勒管异常。

■轴位 T1 增强前脂肪抑制序列,扫描范围从髂峰到会阴。

■轴位 T1 增强脂肪抑制图像,扫描范围显示髂峰到会阴。

■矢状位和冠状位脂肪抑制增强图像与 T2 相同FOV。

■轴位弥散加权成像(B0、B500 和 B1000),扫描范围从髂峰到会阴。

疾病特征

非肿瘤性附件囊性病变

功能性/卵泡性囊肿:指持续性未破裂的格雷夫卵泡。这些都是无回声、薄壁>3cm的单房结构(单个卵泡<3cm)内部无回声、无实性成分或血管结构(图33.2和图33.3)。

黄体囊肿:卵泡释放后,黄体未能退化(图33.4)。多变的形态取决于有无囊内出血。典型的特性包括:

- 直径<3cm。
- 囊性病变,壁及内部回声呈细圆齿状。
- 因出血呈等低回声实性卵巢病变。

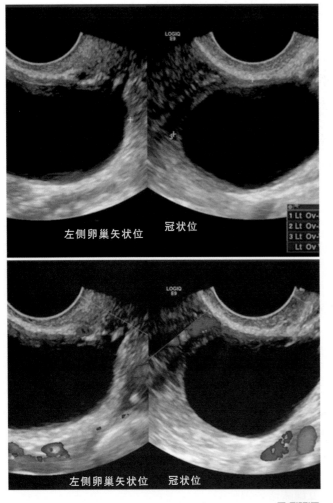

图33.2　单纯性卵巢囊肿:41岁女性,左下腹疼痛。灰度超声(A)和彩色多普勒超声(B)图像显示左侧卵巢无回声病变,内部无复杂成分,符合单纯性囊肿。

- 彩色多普勒显示中央区无血管,外周有"血环"。

出血性囊肿:可能是黄体囊肿破裂出血导致。这些病变大多具有可识别的超声特征。典型的表现是由纤维蛋白引起的内部回声呈网状结构。这种通常被称为"渔网""花边"或"蜘蛛网"样改变(图33.5)。出血的囊肿内血凝块有时像实性结节。

子宫内膜样肿瘤:宫腔外异位的子宫内膜组织。超声检查的表现多变。典型的单房囊肿,弥漫性均匀毛玻璃回声和后部回声增强(图33.6)。内部回声是由于囊肿内的出血性碎片。当超声表现为非典型特征(如多发房室或实性成分),需要进行MRI检查。典型的MRI表现为T1高信号(图33.7)。反相位不会丢失信号(与畸胎瘤不同)(图33.8)。

- 子宫内膜样肿瘤的T2低信号被认为是与其他出血性的病变鉴别的一个可靠的征象,如出血性囊肿,低T2信号提示反复的出血导致含铁血黄素沉积 (图33.9)。在45岁以上的患者中,子宫内膜样肿瘤的增强成分应该怀疑恶性转化的可能(子宫内膜样/透明细胞癌,见下文)。

输卵管旁囊肿(管旁囊肿或包虫囊肿):阔韧带中有肾旁、间皮和中肾残余。通常是单纯性单房囊肿。实性的结节可提示恶性肿瘤。在MRI上,它们是典型的T1低信号(如果有蛋白性液体可以是高信号),T2高信号并且可能是黏膜皱襞。

输卵管积水:输卵管广泛积水,具有多发的病因(继发于盆腔炎、输卵管结扎或存在子宫内膜异位症)(图33.10)。超声显示输卵管皱襞的压迹,这种特殊的征象称为"腰"征(图33.11)。在MRI上,T2WI呈高信号,T1WI呈低信号,除非有蛋白质或出血性液体存在(输卵管积血)(图33.12)。输卵管黏膜可强化(图33.13)。

腹膜包涵囊肿:这是一种非正常的盆腔液体积聚,通常是由粘连所致,继发于既往手术、盆腔炎症、外伤或子宫内膜异位症。好发于绝经前女性。典型的表现为单纯性囊肿的特征,并符合骨盆附近结构的形状。病变可能包含内部分隔。病变没有壁结节,内部碎片很少见。卵巢被包裹,形成类似"蜘蛛网"样外观。正常的卵巢位于囊内或靠近囊肿有助于此诊断。MRI上,T1低信号,T2高信号(囊性病变),并伴有壁强化。

输卵管卵巢脓肿:临床病史及检查对于诊断至关重要。卵巢输卵管脓肿超声表现多样。经阴道检查时患

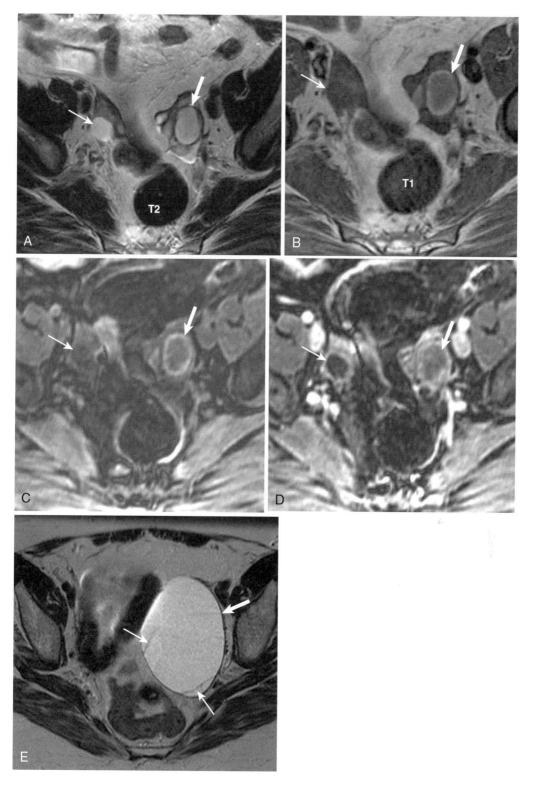

图 33.3　单纯性卵巢囊肿：轴位 T2WI(A)、T1WI(B)、增强前(C)、增强后(D)T1WI 压脂图像显示右侧卵巢小囊肿(A~D,细箭头所示),表现为单纯的液体特征,无复杂成分或强化,左侧附件区黄体囊肿(A~C,粗箭头所示),表现为 T1WI 薄壁高信号(血液成分)和其他单纯囊性特征。另一位良性卵巢囊性上皮肿瘤患者,轴位 T2WI(E)显示病变有分隔(细箭头所示)和壁轻度偏心性增厚(粗箭头所示),随着病灶的大小(尤其是 0.5cm)和复杂性的增加,肿瘤发生的概率逐渐增加。(From Roth C,Deshmukh S. Fundamentals of Body MRI,ed 2. Philadelphia;Elsevier;2016.)

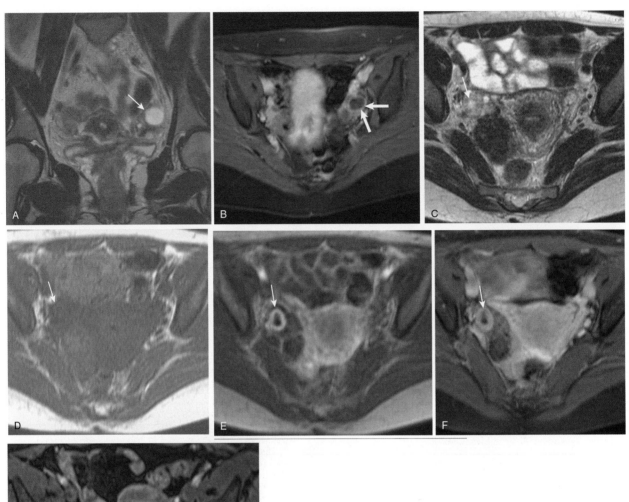

图 33.4　黄体囊肿。冠状位 T2WI(A) 和轴位 T1WI 脂肪抑制增强图像 (B) 显示小囊性病变 (A,细箭头所示) 伴小薄壁强化 (B,粗箭头所示),没有其他复杂成分。(C~F) 另一位患者,T2WI(C)、T1WI(D)、T1WI 增强非脂肪抑制 (E) 和 T1WI 增强脂肪抑制图像 (F) 显示一厚壁的右侧附件区黄体囊肿(箭头所示)。(G)另一位黄体囊肿患者,表现为不规则塌陷或凹陷的形态(箭头所示)。(From Roth C,Deshmukh S. Fundamentals of Body MRI,ed 2. Philadelphia:Elsevier; 2016.)

者通常感到压痛。可表现为单房或多房的内部回声或实行成分(图 33.15 和图 33.16)。MRI 上附件厚壁的 T1 低信号和 T2 高信号病变(图 33.17)。

附件囊性肿瘤性病变

良性卵巢囊性病变

成熟畸胎瘤

　　由分化良好的生殖细胞胚胎层组成的肿瘤, 超声

的特征包括:

■ "冰山尖"征:弥漫或部分病变后方回声明显衰减,病变深层结构模糊。回声减弱部分为皮脂腺成分。

■ "罗基坦斯基结节"或头结节:突出于囊性病变腔中的明显强回声结节。

■ "点划"图案或"皮样网":囊肿内条纹回声是由于皮样囊肿内的毛发引起。

■ 虽然 CT 不是评估畸胎瘤的主要方法,CT 可以识别病变内的钙化、脂肪和脂液水平(图 33.18)。MRI 的脂肪抑制序列和化学位移序列可识别成熟脂肪成分

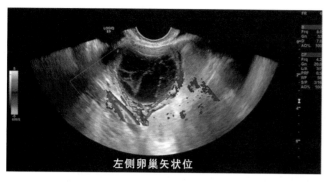

图 33.5　出血性卵巢囊肿。30 岁女性,5 天耻骨上区和右下腹疼痛病史,无其他不适。灰度超声和彩色多普勒超声显示典型的出血性卵巢囊肿,内部回声弱,呈网状结构。6 周后超声随访示内部完整的间隔。

(图 33.19)。

浆液性囊腺瘤

最常见的卵巢上皮肿瘤,好发于 40~60 岁女性。

超声

- 附件单房囊性病变,壁薄而规则。

CT

- 通常为单房(偶有多房)的低密度肿块,薄壁规则,或伴有分隔,无明显实性成分(图 33.20 和图 33.21)。

MRI

- 附件区单房薄壁的囊肿。T1WI 呈低信号,T2WI 为高信号,有或无壁的强化(图 33.22)。

黏液性囊腺瘤

含有黏液成分的良性卵巢上皮肿瘤。通常比浆液性囊腺瘤体积大。双侧少见,多伴钙化(图 33.23)。

超声

- 典型的表现为体积较大的病变,呈多房,有许多薄的分隔。

MRI

- "彩色玻璃"征:多发的囊性病变因黏液的流动性,T1WI 和 T2WI 信号多变。

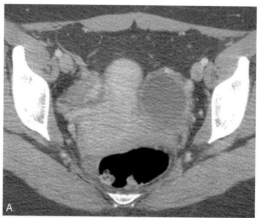

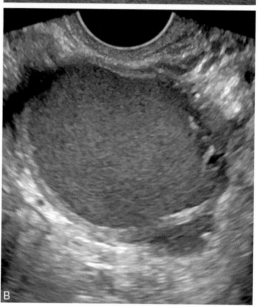

图 33.6　子宫内膜样肿瘤的 CT 和超声图像。(A)年轻女性伴盆腔区疼痛,CT 左侧附件区可见囊性病变。此病变在 1 年前的 CT 检查中发现(没有展示),当时被认为是功能性囊肿。(B)超声可进一步显示此病变的特征,左侧卵巢可见囊性肿块,后方回声增强,整体呈弥漫低回声,是子宫内膜样肿瘤的典型特征。(From Zagoria RJ, Brady CM, Dyer RB. Genitourinary Imaging: the Requisites, ed 3. Philadelphia: Elsevier; 2016.)

卵巢囊腺纤维瘤

良性卵巢肿瘤,含有纤维和间质成分,超声和 MRI 表现多样。从复杂的卵巢囊性肿块到实性肿块。随着纤维成分的增加,T1WI 和 T2WI 呈低信号(图 33.24)。

交界性卵巢肿瘤

对这一系列肿瘤有各种各样的术语包括交界性恶

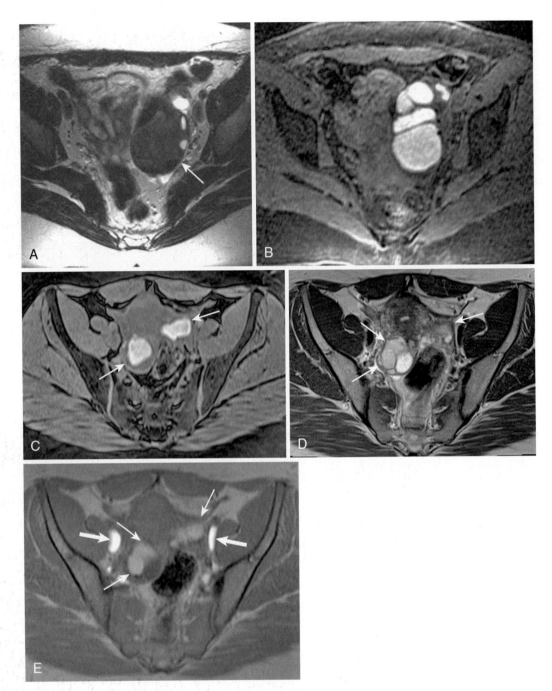

图 33.7 卵巢巧克力囊肿。另一例典型子宫内膜异位症,MRI 左侧附件病变边界不清,伴有明显的 T2 低信号(A,箭头所示),对应 T1WI 脂肪抑制图像呈高信号(B),表现为多发出血,病变呈非球形。(C~E)在另一位患者中,典型的子宫内膜异位表现,多发不规则病变(C 和 E,箭头所示),信号特征与 T1WI 脂肪抑制图像相似。T2WI 局部呈稍低信号(D,箭头所示)。(E)T1WI 同相位示双侧髂窝额外的高信号病变(粗箭头所示),勿与子宫腺肌瘤混淆(或其他出血性或脂肪性病变)。本例中髂静脉呈高信号,是由于血管流入效应导致 (主要见于二维梯度回波序列相对于血管进行切面成像)。(From Roth C,Deshmukh S. Fundamentals of Body MRI,ed 2. Philadelphia:Elsevier;2016.)

性肿瘤、低度恶性肿瘤和非典型性增生性肿瘤。

　　它们是一组独特的非侵袭性卵巢肿瘤,表现为低级别的病变,年轻患者预后良好。

通常会发生于年龄>40 岁的女性 (侵袭性卵巢肿瘤通常发生于年龄>60 岁的女性)。

■ 最常见的亚型是浆液性交界性卵巢肿瘤和黏液

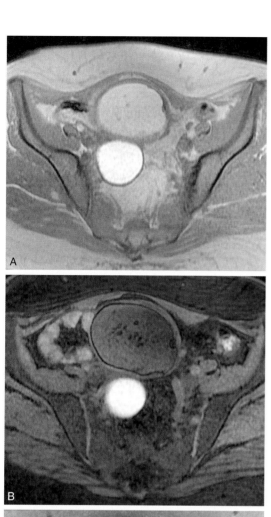

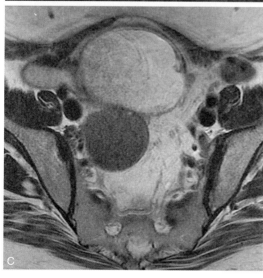

图 33.8　卵巢上皮样和子宫内膜样瘤的 MRI。(A)盆腔两个肿块，T1WI 同相位显示为高信号。前缘病变相对于皮下脂肪呈等信号，后缘病变相对于皮下脂肪呈高信号。(B)T1WI 反相位可见前缘病变脂肪信号减低，后缘病变呈高信号。前缘病变为卵巢畸胎瘤，后缘病变为子宫内膜样瘤。(C)T2WI 非脂肪抑制图像显示前缘病变呈类似脂肪高信号，后缘病变信号减低。(From Zagoria RJ,Brady CM,Dyer RB. Genitourinary Imaging：the Requisites，ed 3. Philadelphia：Elsevier；2016.)

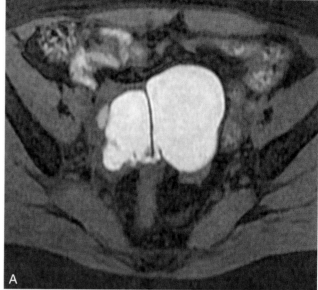

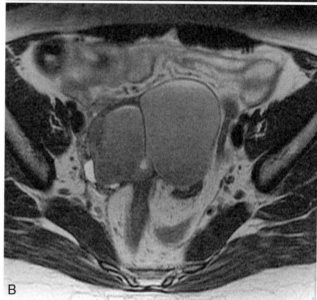

图 33.9　子宫内膜瘤(子宫内膜异位囊肿)的 MRI 图像。(A)患者盆腔疼痛，T1WI 脂肪抑制图像显示盆腔中央一复杂的、有分隔的 T1 高信号肿物。(B)在 T2WI 上，该肿物呈低信号，即 T2 阴影征 。(From Zagoria RJ, Brady CM, Dyer RB. Genitourinary Imaging: the Requisites, ed 3. Philadelphia: Elsevier; 2016.)

性交界性卵巢肿瘤。

■ 浆液性交界性肿瘤生长缓慢，但可伴有侵袭性生物学行为，包括内脏转移和淋巴结转移。

■ 典型的影像学特征是复杂附件囊性病变有薄分隔，囊内或囊外有实性病变(图 33.25)。

■ 除了存在卵巢外的疾病，很难区分交界性肿瘤和侵袭性恶性肿瘤。

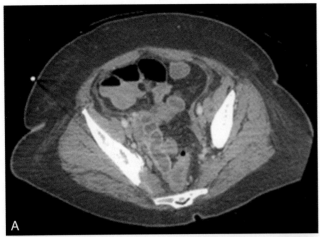

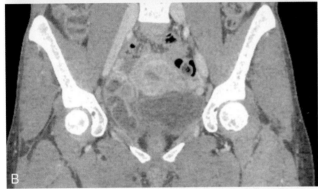

图 33.10　输卵管积水的 CT 表现。在轴位(A)和冠状位(B)显示两个不同患者的右侧输卵管扩张。输卵管积水和输卵管积脓的 CT 表现类似,需结合患者的临床表现。(From Zagoria RJ,Brady CM,Dyer RB.Genitourinary Imaging:the Requisites,ed 3.Philadelphia:Elsevier;2016.)

恶性卵巢囊性肿瘤

卵巢浆液性囊腺癌

- 最常见的卵巢恶性肿瘤亚型。
- 发病高峰为 60~80 岁。
- 危险因素:未生育、初潮早、绝经晚和家族史。
- 典型的表现为实性和囊性混合肿块,常为双侧并伴有腹水,有或无腹膜结节。

超声(表 33.1)

- 囊性肿块伴有厚分隔、乳头状突起及实性成分。

CT

- 用于评估转移性疾病、腹膜受累和淋巴结转移

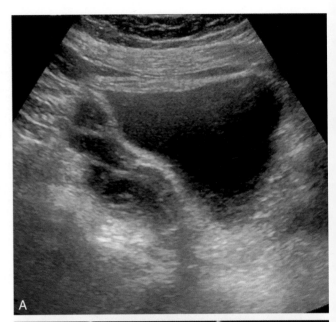

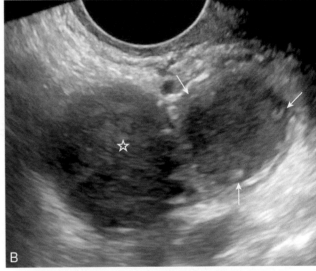

图 33.11　输卵管脓肿患者伴阴道分泌物和宫颈压痛。(A)经腹部轴位超声图像显示右侧附件管状结构,膀胱附近壁增厚,符合输卵管扩张和发炎的表现。(B)经阴道超声检查显示输卵管扩张,输卵管壁及管内皱襞(箭头所示)增厚,管腔内见碎片影(星号所示)。(From Zagoria RJ,Brady CM,Dyer RB. Genitourinary Imaging:the Requisites,ed 3. Philadelphia:Elsevier;2016.)

(表 33.2)。

MRI

- 囊性成分表现为 T1WI 低信号,T2WI 高信号。没有囊内出血。实性成分 T1WI 和 T2WI 表现为中等强度信号,弥散受限,增强后强化。

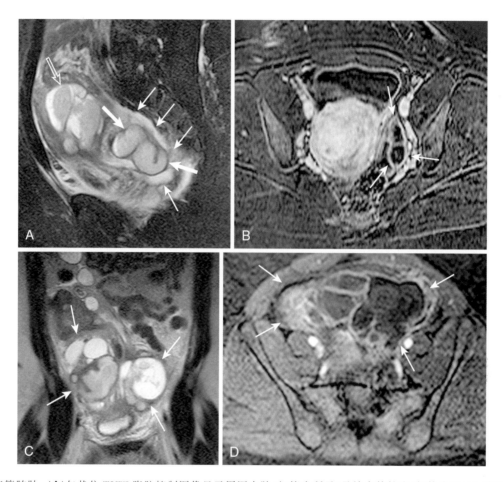

图 33.12　输卵管脓肿。(A)矢状位 T2WI 脂肪抑制图像显示周围水肿(细箭头所示)及输卵管扩张(粗箭头所示),表明输卵管炎性改变,多发的不同性质的液体积聚(空心箭头所示)。(B)增强后减影图像显示,炎性改变时壁增厚和强化程度较非炎症时更明显。冠状位 T2WI(C)和轴位增强脂肪抑制图像(D)显示输卵管脓肿的全部范围(箭头所示)。(From Roth C,Deshmukh S. Fundamentals of Body MRI,ed 2. Philadelphia:Elsevier;2016.)

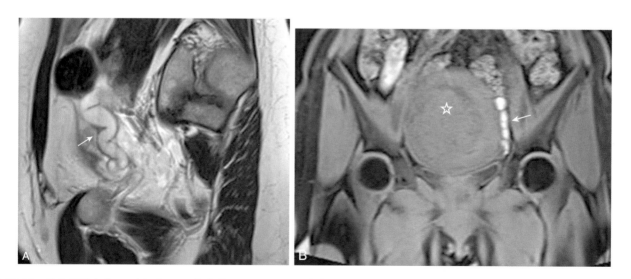

图 33.13　输卵管积血的 MRI 表现。(A)矢状位 T2WI 显示呈稍高信号的左侧输卵管扩张(箭头所示)。轴位(B)和冠状位(C)T1WI 脂肪抑制图像显示输卵管扩张(箭头所示)呈高信号。偶然发现一个大的子宫肌瘤(星号所示)。这个患者同时患有子宫内膜样肿瘤(未展示)。(From Zagoria RJ,Brady CM,Dyer RB. Genitourinary Imaging:the Requisites,ed 3. Philadelphia:Elsevier;2016.)

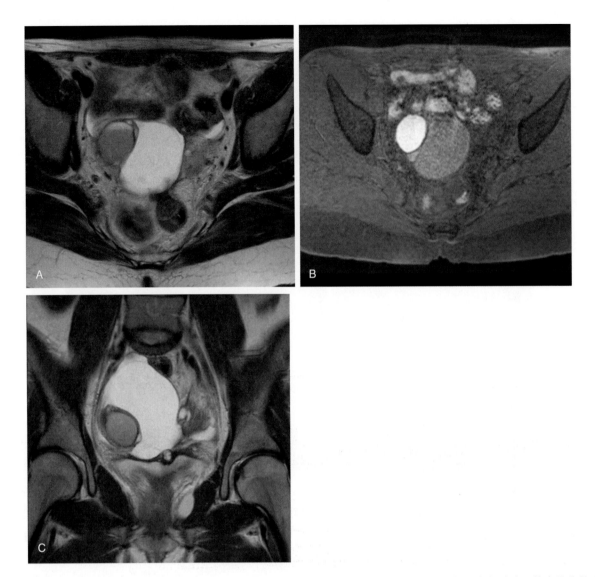

图 33.14　腹膜包涵囊肿：37 岁女性，有子宫内膜异位病史和剖宫产史。合并有膀胱阴道瘘，需要行子宫切除术。符合骨盆轮廓的无定形液体包裹在右侧卵巢周围 (**A**)。值得注意的是，右侧卵巢区存在 T1WI 高信号病灶 (**B**)，T2WI 信号稍低 (**C**)，被证实为子宫内膜样肿瘤。

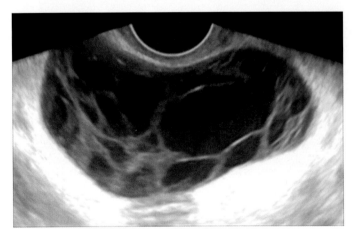

图 33.15　患者发热伴有右下腹疼痛，经阴道超声检查显示卵巢输卵管脓肿。右侧附件区可见一个复杂的囊性肿块伴有输卵管积脓。该患者的症状和体格检查结果为盆腔炎。(From Zagoria RJ，Brady CM，Dyer RB. Genitourinary Imaging：the Requisites，ed 3. Philadelphia：Elsevier；2016.)

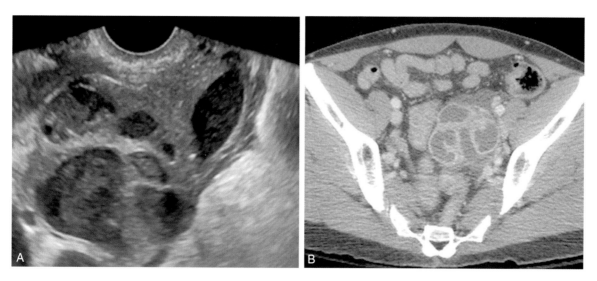

图 33.16　卵巢输卵管粘连的超声和 CT 图像。经阴道超声(A)和 CT(B)显示盆腔炎患者左侧附件区复杂的包块,为输卵管扩张和卵巢粘连所致。(From Zagoria RJ,Brady CM,Dyer RB. Genitourinary Imaging:the Requisites,ed 3. Philadelphia:Elsevier;2016.)

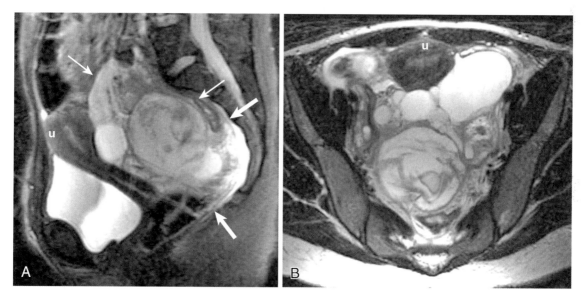

图 33.17　卵巢输卵管脓肿。(A)矢状位 T2WI 脂肪抑制图像显示复杂的囊性病变(细箭头所示),周围水肿(细箭头所示),子宫受压稍移位。轴位 T2WI(B)显示多房炎性病变的范围。(C)病变无出血。(D)TIWI 增强脂肪抑制图像显示壁的厚度和强化程度。(E)在 MRI 检查前行的超声检查的图像。(From Roth C,Deshmukh S. Fundamentals of Body MRI,ed 2. Philadelphia:Elsevier;2016.)(待续)

卵巢黏液性囊腺癌

■ 可以是卵巢原发,也可以是远处转移,原发肿瘤通常起源于胃肠道(胃和结肠)。

■ 病变如果是单侧且直径>10cm 常常是卵巢原发。黏液性囊腺癌的 MRI 典型表现为多房囊性病变伴实性成分（T2WI 信号为中等强度），实性成分弥散受限,增强后强化(图 33.26)。

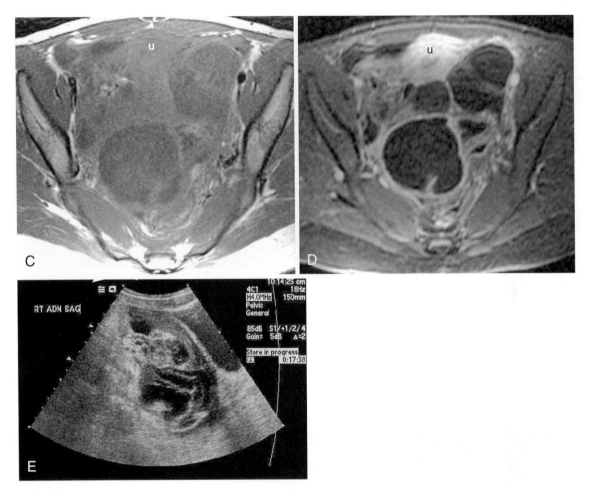

图 33.17(续)

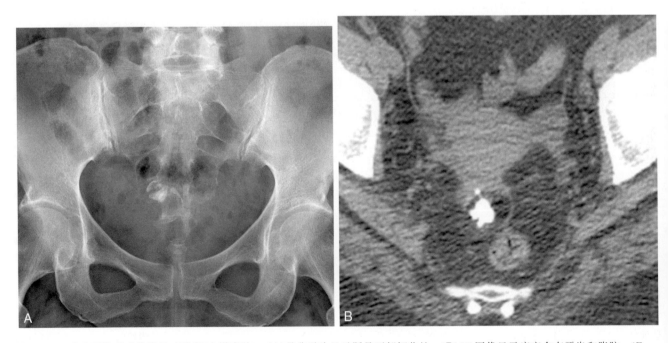

图 33.18　含有牙齿的成熟囊性畸胎瘤(皮样囊肿)。(A)骨盆平片显示骶骨下部钙化灶。(B)CT 图像显示病变含有牙齿和脂肪。(From Zagoria RJ,Brady CM,Dyer RB. Genitourinary Imaging:the Requisites,ed 3. Philadelphia:Elsevier;2016.)

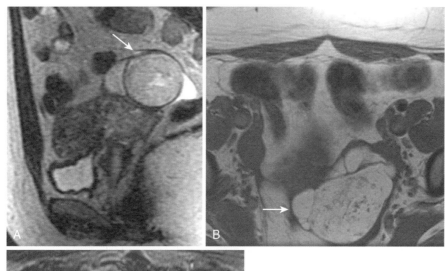

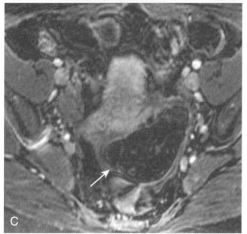

图 33.19　皮样囊肿。(A)矢状位 T2WI 显示相对非特异性中等高信号病变(箭头所示)。(B)轴位 T1WI 显示病变与脂肪信号类似(箭头所示),病灶表现轻微非特异性,表现为壁增厚和分隔。(C)脂肪抑制(和静脉注射钆)证实主要是脂质成分(箭头所示),无强化,诊断为皮样囊肿。(From Roth C,Deshmukh S. Fundamentals of Body MRI,ed 2. Philadelphia:Elsevier;2016.)

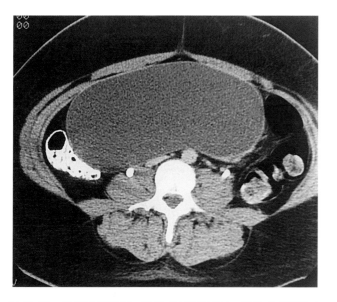

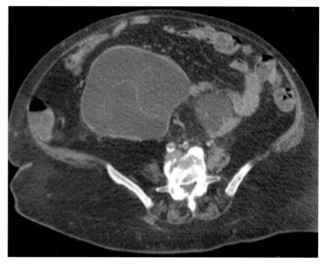

图 33.20　浆液性囊腺瘤。腹部 CT 图像显示一肥胖患者腹腔内大的囊性肿块。病变没有分隔及壁结节,壁薄均匀。大多数卵巢浆液性上皮性肿瘤为良性,表现为大的单房囊肿。(From Zagoria RJ,Brady CM,DyerRB. Genitourinary Imaging:the Requisites,ed 3. Philadelphia:Elsevier;2016.)

图 33.21　双侧浆液性囊腺瘤。患者无明显腹部不适,发现右侧卵巢大的囊性肿块伴有薄的分隔。左侧卵巢也有类似的肿块(部分可见)。手术后病理证实为浆液性囊腺瘤。(From Zagoria RJ,Brady CM,Dyer RB. Genitourinary Imaging:the Requisites,ed 3. Philadelphia:Elsevier;2016.)

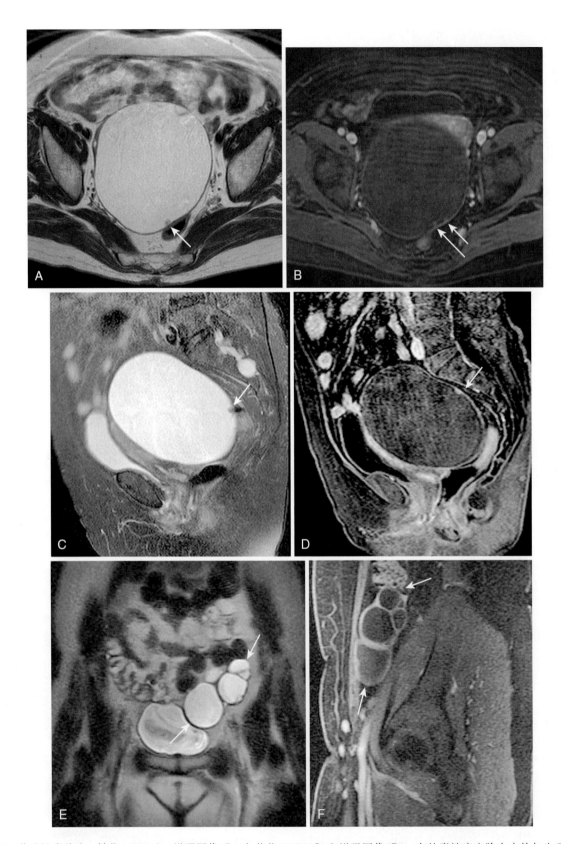

图 33.22　浆液性囊腺瘤。轴位 T2WI(A)、增强图像(B)、矢状位 T2WI(C)和增强图像(D)。大的囊性病变除大小外与生理性囊肿类似。病变显示少许不明显的壁结节(A~D,箭头所示),强调了仔细寻找这些病变特征(壁结节)的重要性,尤其是当病变较大时。与黏液性肿瘤相仿,浆液性肿瘤多为单房性,在另一名患者中[冠状位 T2WI(E)和矢状位增强图像(F)],浆液性囊腺瘤也可表现为多房形态(E 和 F,箭头所示)。(From Roth C,Deshmukh S. Fundamentals of Body MRI,ed 2. Philadelphia:Elsevier;2016.)

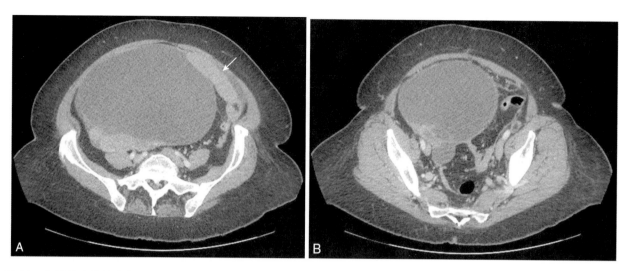

图 33.23 卵巢黏液性囊腺癌。(A,B)CT 增强图像显示右侧卵巢巨大肿块,增强后可见强化的厚壁软组织(A)和不规则的分隔(B)。患者也有广泛的腹膜和网膜转移(A,箭头所示)。(From Zagoria RJ,Brady CM,Dyer RB. Genitourinary Imaging:the Requisites,ed 3. Philadelphia:Elsevier;2016.)

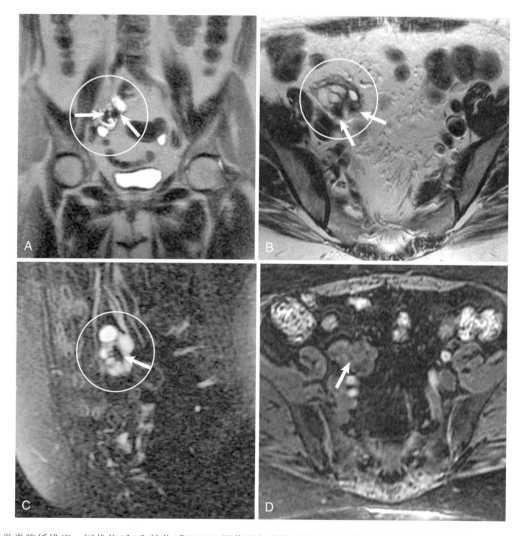

图 33.24 卵巢囊腺纤维瘤。冠状位(A)和轴位(B)T2WI 图像和矢状位脂肪抑制图像(C)显示右侧卵巢囊腺纤维瘤(圆圈所示),显示至少两处黑色纤维组织(箭头所示)。(D)分隔和纤维性成分轻度强化(箭头所示)。(From Roth C,Deshmukh S.Fundamentals of Body MRI,ed 2. Philadelphia:Elsevier;2016.)

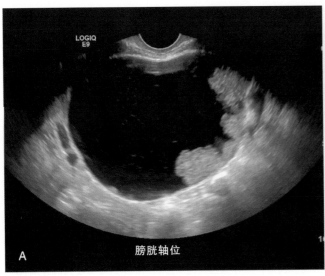
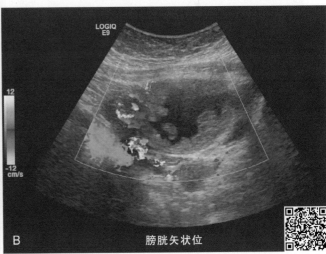

图 33.25　超声表现怀疑为恶性肿瘤。盆腔超声显示一侧卵巢囊性病变伴实性乳头状突起。病灶手术后病理显示为交界性黏液性肿瘤。

表 33.1　恶性肿瘤的超声特征

超声特征	描述
大小	肿瘤进行性增大其恶性的可能性增加
分隔	厚(>3mm)，增强后有强化
实性成分	乳头状突起和实性成分
次要的恶性征象	腹水、淋巴结肿大和腹膜结节

肿瘤分期

表 33.2　卵巢恶性肿瘤的 FIGO 分期

Ⅰ期	肿瘤局限于卵巢
ⅠA	肿瘤局限于单侧卵巢,无腹水
ⅠB	肿瘤局限于双侧卵巢,无腹水
ⅠC	ⅠA 或 ⅠB 期伴腹水
Ⅱ	肿瘤累及单侧或双侧卵巢并累及盆腔
ⅡA	子宫或输卵管受侵或转移,无腹水
ⅡB	侵犯到其他盆腔组织,无腹水
ⅡC	ⅡA 或 ⅡB 期伴腹水
Ⅲ期	肿瘤累及单侧或双侧卵巢及腹膜,骨盆外或腹膜后淋巴结转移
ⅢA	肿瘤局限于骨盆
ⅢB	骨盆外累及腹膜的转移(<2cm)
ⅢC	骨盆外累及腹膜的转移(>2cm)伴或不伴有腹膜后淋巴结转移
Ⅳ期	远处转移,如肝脏

卵巢子宫内膜样肿瘤和透明细胞肿瘤

这两种肿瘤都与子宫内膜异位症有关。子宫内膜样卵巢癌最常见于子宫内膜样肿瘤恶变所致，但仍极为罕见。影像学表现无特异性,表现为附件区复杂的囊性肿块具有实性成分。其是众多子宫内膜增生、子宫内膜癌样的卵巢肿瘤中的一类。卵巢透明细胞癌有相似的影像表现,表现为单房或多房囊性肿块伴实性成分。

结构化报告要点(图 33.27)

- 首先描述附件病变是单侧还是双侧。
- 病变特点用囊性、实性描述。
- 囊性病变的进一步特征应该是单房或多房,有或没有实性成分。
- 需描述最大病灶的大小和最大实性部分的大小。
- 对于每个病变,描述外部轮廓(规则与不规则)和内容物(钙化、脂肪等)。
- 报告中应体现其他的信息包括是否有腹水、腹膜增厚或腹膜结节。

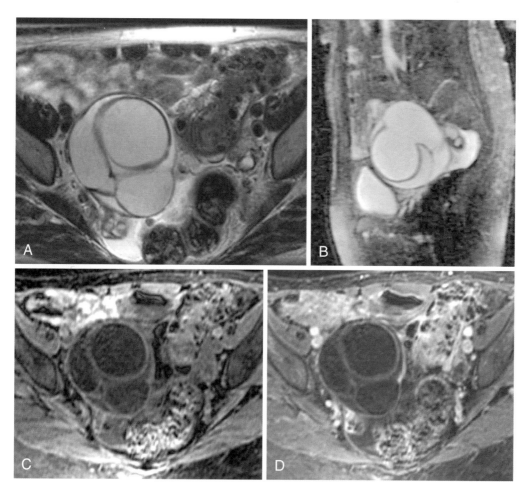

图 33.26 黏液性囊腺癌。轴位 T2WI(A) 和矢状位 T2WI 脂肪抑制图像 (B) 显示中等大小多腔囊性病变,分隔轻度增厚。T1WI 增强前 (C) 和增强后图像 (D) 没有观察到任何其他的恶性特征。根据影像学表现,确定为肿瘤,但不能判定是否为恶性。建议手术,术后证实为黏液囊腺癌,没有侵犯的征象,病变被切除。(From Roth C,Deshmukh S. Fundamentals of Body MRI,ed 2. Philadelphia:Elsevier; 2016.)

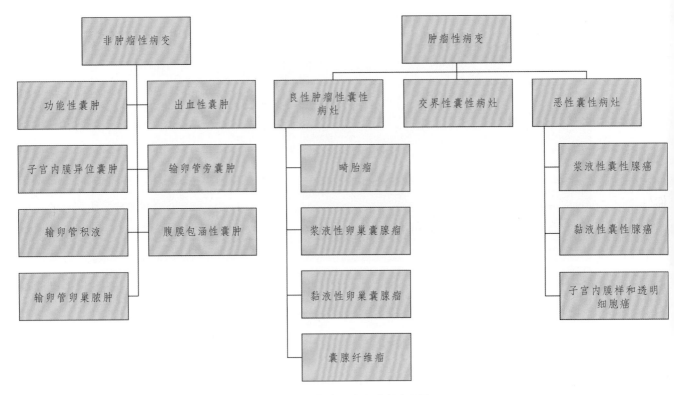

图 33.27 附件囊性病变诊断流程图。

（徐磊　祁良　译）

推荐阅读

1. Saksouk FA, Johnson SC. Recognition of the ovaries and ovarian origin of pelvic masses with CT. *RadioGraphics.* 2004;24(suppl_1):S133-S146.
2. Brown DL, Dudiak KM, Laing FC. Adnexal masses: US characterization and reporting. *Radiology.* 2010;254(2):342-354.
3. Spencer JA, Ghattamaneni S. MR imaging of the sonographically indeterminate adnexal mass. *Radiology.* 2010;256(3):677-694.
4. Andreotti RF, Timmerman D, Benacerraf BR, et al. Ovarian-adnexal reporting lexicon for ultrasound: a white paper of the ACR Ovarian-Adnexal Reporting and Data System Committee. *J Am Coll Radiol.* 2018;15:1415-1429.

第 **34** 章　附件实性病变

Aileen O'Shea

解剖学、胚胎学、病理生理学

详见第33章。

检查技术与检查方案

详见第33章。

疾病特征

除少数病例外，附件单纯实性病变通常被认为是良性的。本章提供了附件良性和恶性实性病变的鉴别诊断，重点是它们的影像学表现。然而，值得注意的是，最常见的卵巢肿瘤是上皮性肿瘤，它们主要为囊性或囊实性（见第33章）。

良性附件实性病变

卵巢纤维瘤

纤维瘤和纤维膜瘤是所有年龄段无症状女性中最常见的卵巢实性肿瘤。其被认为是卵巢间质瘤，激素普遍不升高。

纤维瘤可能与腹水或胸腔积液有关，这一系列症状被称为 Meig 综合征。其与基底细胞痣综合征（Gorlin-Goltz 综合征）密切相关，在高达75%的女性患者中可见。

超声

- 典型的实性低回声肿块，通常为单侧。

MRI

- T1 和 T2 呈低信号、边界清晰的实体肿块，增强

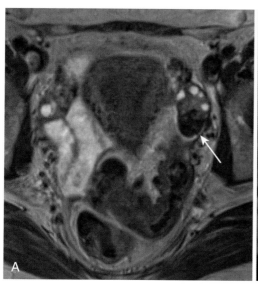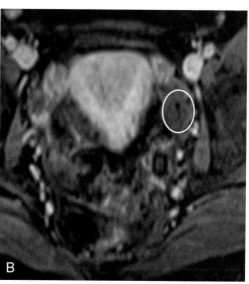

图 34.1　卵巢纤维瘤。轴位 T2WI(A)显示信号非常低的左侧卵巢小纤维瘤(箭头所示)，在压脂增强 T1WI(B)中呈轻度强化(圆圈所示)。(From Roth C,Deshmukh S. Fundamentals of Body MRI,ed 2. Philadelphia：Elsevier；2016.)

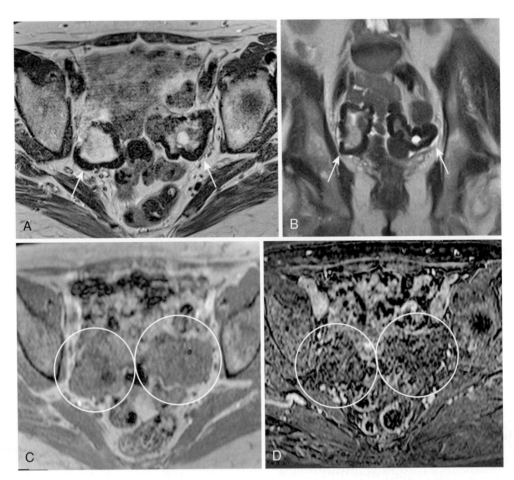

图 34.2　双侧纤维瘤。在轴位(A)和冠状位(B)T2WI 中，"蛇行"样低信号(箭头所示)使双侧卵巢外观呈扭曲表现。(C)轴位 T1W 同相梯度回波图像显示病灶呈稍低至等信号(圆圈所示)，该信号特征强烈提示其内含有纤维组织。(D)增强后减影图像显示双侧轻度强化(圆圈所示)。(From Roth C, Deshmukh S. Fundamentals of Body MRI, ed 2. Philadelphia: Elsevier; 2016.)

后呈轻度强化(图 34.1 和图 34.2)。

带蒂肌瘤

这是一种向外突出的浆膜下肌瘤，形成了子宫旁肿块。带蒂肌瘤很难与纤维瘤区分(图 34.3)。"桥血管"征有助于鉴别。其是子宫动脉的流空信号延伸到病变部位的表现。肌瘤通常表现出明显强化,除非伴有黏液样变性,使其呈 T2 高信号和轻度强化。

Brenner 瘤(纤维上皮瘤)

这是一种罕见的卵巢上皮性肿瘤。Brenner 瘤以前被称为移行细胞瘤，因为其组织病理学表现类似于尿路上皮。在多达 30% 的病例中,Brenner 瘤与同侧或另一侧卵巢中的其他上皮性肿瘤有关。Brenner 瘤最常见于 50~70 岁的女性。

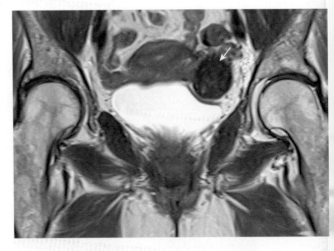

图 34.3　卵巢纤维瘤。在靠近子宫的左侧附件区可见 T2WI 上呈明显低信号的肿块(箭头所示)。根据影像学检查结果,尚不清楚该肿块是来自子宫的带蒂肌瘤还是卵巢实性肿块。手术中诊断为卵巢纤维瘤。(From Zagoria RJ, Brady CM, Dyer RB. Genitourinary Imaging: the Requisites, ed 3. Philadelphia: Elsevier; 2016.)

超声

- 低回声肿块,伴或不伴钙化(约占病例的 50%)。

CT

- 轻度强化伴有钙化的实性肿块。

MRI

- T2 呈低信号的纤维性肿瘤(图 34.4)。
- 也可能表现为含有实性成分的囊性肿块。

出血性囊肿和血块凝缩

急性出血性囊肿的影像学表现可能不典型（如纤维蛋白）,并可能与附件实性病变相似。尽管卵巢囊肿中凝缩的血块虽然不是真正的附件实性肿块,但可以

与实性成分相似。可以通过评估血块的凹面边界,将其与呈现凸面边界的实性结节进行区分。血块内无血管,有时会随传感器压力而移动。

恶性附件实性病变

卵巢转移瘤

5%~30%的卵巢恶性肿瘤是转移瘤。多房囊性肿块通常是原发性卵巢恶性肿瘤,而以实性成分为主的卵巢肿块通常是转移瘤(图 34.5)。

最常见的原发肿瘤部位是胃肠道(图 34.6)。其次是妇科恶性肿瘤,包括对侧卵巢癌和宫颈癌的转移。其他主要原发肿瘤部位包括乳腺和肺。

Krukenber 瘤是原发性印戒细胞癌的卵巢转移,通常为胃癌。它们有独特的 MRI 特征:典型表现为双侧实性肿块,由于黏蛋白含量高,T1 和 T2 均呈高信号。

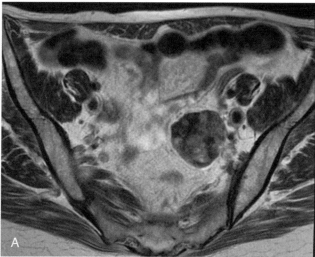
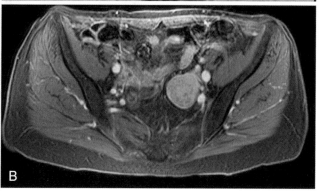

图 34.4　Brenner 瘤。68 岁女性,血尿,CT 检查时意外发现左侧附件病变。轴位 T2WI(A)显示左侧一枚 4cm 大小 T2 不均匀低信号的病变,增强后(B)显示延迟渐进性强化。患者进行了腹腔镜下输卵管卵巢切除术,组织学证实为 Brenner 瘤。

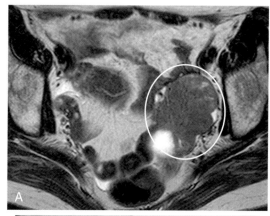
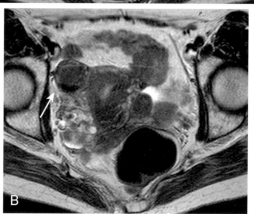

图 34.5　转移性卵巢病变。(A,B)轴位 T2WI 显示一不规则实体肿块取代了左侧卵巢(圆圈所示),一较小、较低信号的病变使右侧卵巢轻度膨胀并变形（箭头所示）。(From Roth C,Deshmukh S. Fundamentals of Body MRI,ed 2. Philadelphia:Elsevier;2016.)

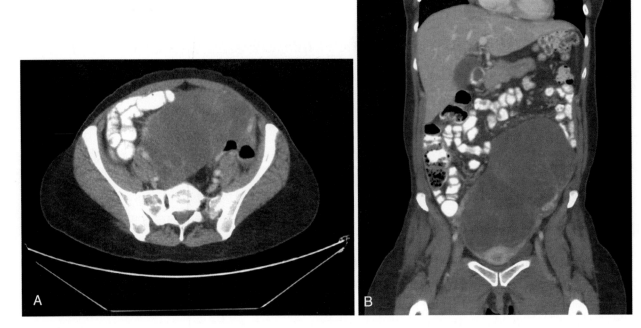

图 34.6　腹部和盆腔 CT 轴位(A)和冠状位(B)增强图像。卵巢转移。70 岁女性,因乙状结肠腺癌曾行乙状结肠切除术并辅以化疗。在随访检查中发现双侧卵巢肿块。患者接受了腹腔镜检查,肿瘤切除后被证实为原发性黏液腺癌的转移瘤。

卵巢淋巴瘤

继发性卵巢淋巴瘤远比原发性卵巢淋巴瘤更常见。继发性卵巢淋巴瘤通常为非霍奇金淋巴瘤。原发性卵巢淋巴瘤非常罕见,仅占所有卵巢肿瘤的 1.5%。典型的影像学表现为双侧卵巢实性肿块向周围浸润,卵巢囊肿受压推移,性腺血管由软组织包裹,但无阻塞。

性索间质瘤

性索间质瘤是一种罕见的卵巢肿瘤,占所有卵巢肿瘤<10%。这些肿瘤来源于原始性索细胞(颗粒细胞或支持细胞)或基质细胞(膜黄体细胞、睾丸间质细胞或成纤维细胞)。值得注意的是,这些肿瘤与性类固醇的产生有关。含有卵巢细胞的肿瘤(如卵泡膜细胞瘤)可分泌雌激素,而支持细胞瘤或间质细胞瘤可分泌雄激素。相比其他卵巢恶性肿瘤,性索间质瘤患者通常更年轻,发现时通常处于早期。

■ 颗粒细胞瘤:最常见的恶性性索间质瘤和最常见的分泌雌激素的肿瘤。颗粒细胞瘤通常发生在绝经前后的女性,表现为雌激素分泌增加,包括子宫内膜增生、息肉和子宫内膜癌(3%~25%)。颗粒细胞瘤的影像学表现不一,可以是实性的,也可以是囊性的(图

34.7)。然而,与上皮性肿瘤不同,乳头状突起并不常见,且肿瘤通常局限于卵巢,极少累及腹膜。颗粒细胞瘤可破裂出血导致急腹症,表现为腹痛和腹腔积血。

■ 支持细胞瘤、间质细胞瘤:最常见的雄性化卵巢肿瘤,但通常被认为是低度恶性肿瘤,且只有 30% 的病例激素水平升高。通常表现为边界清晰的强化实性肿块,伴有瘤内囊肿。

■ 卵巢硬化性间质瘤:这是一种罕见的性索间质肿瘤,主要发生在年轻女性(20~40 岁)中。肿块通常较大,呈囊性,并含有不均匀的实性成分。由于存在带有中央胶原成分的血管网,呈周边渐进性强化。这是区分硬化性间质瘤和纤维瘤的有效特征。

卵巢恶性畸胎瘤

这些肿瘤也称为未成熟畸胎瘤,是卵巢成熟畸胎瘤(皮样囊肿)的恶变。它们仍然包含所有 3 个生殖细胞层,但至少有一些组织成分没有得到很好的分化。恶性畸胎瘤很罕见,占所有畸胎瘤的<1%,多发生在 20 岁前。

卵巢未成熟畸胎瘤的超声表现呈非特异性。典型表现是一个巨大的回声不均匀的卵巢实性肿块,内可见一些钙化灶。典型的 CT 和 MRI 表现为一个巨大的、

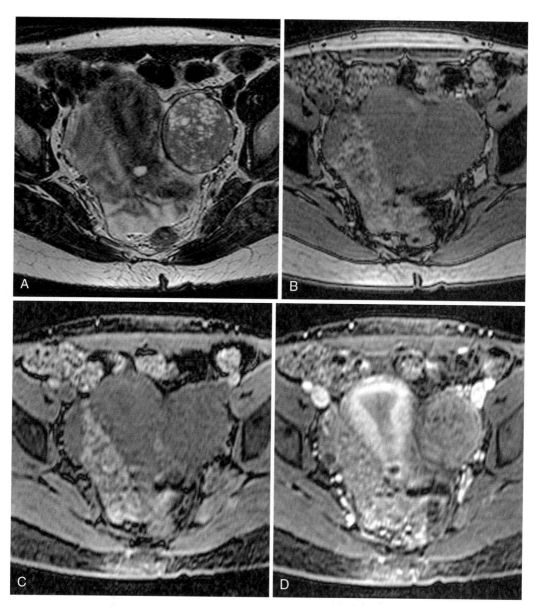

图 34.7　颗粒细胞瘤。在本例中，在轴位 T2WI(A)上，肿瘤主要为实性，内伴有点状高信号的囊性病灶。反相 T1WI(B)和压脂 T1WI (C)上呈均匀等信号，则排除了出血。(D)静脉注射钆剂增强后，病灶呈中等强化。(From Roth C，Deshmukh S. Fundamentals of Body MRI，ed 2. Philadelphia：Elsevier；2016.)

不规则的卵巢实性肿块，病灶内可见粗糙钙化和一些脂肪成分。病灶内出血很常见。

　　疑似卵巢恶性畸胎瘤的影像学特征为一个巨大的附件区肿块，通常直径>7cm，病灶主要为实性成分，通常有少许囊性或脂肪成分，肿瘤包膜可穿孔。

无性细胞瘤

　　无性细胞瘤是女性卵巢生殖细胞肿瘤，与男性睾丸精原细胞瘤相对应。多发生于 20~40 岁女性。为多分叶状的卵巢实性肿块，具有特征性的影像学表现。CT 显示病灶内可见斑点状钙化。在 MRI 上，可见 T2 呈等或低信号的纤维分隔，增强后明显强化(图 34.8)。

结构化报告要点

　　已知或疑似卵巢恶性肿瘤时：

　　■ 评估肿块的局部范围是否累及盆腔内的关键结构，如直肠、乙状结肠、输尿管或盆壁的血管结构。

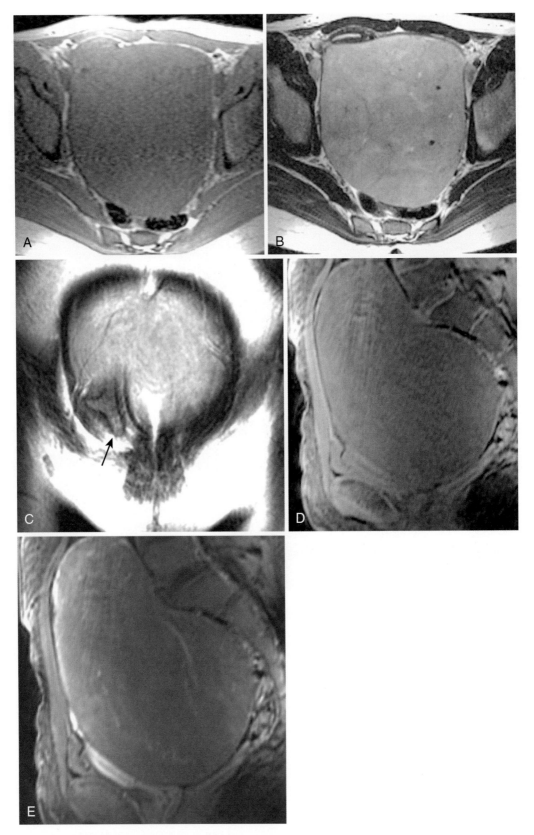

图 34.8　无性细胞瘤。轴位同相梯度回波 T1WI(A)、轴位(B)和冠状位(C)T2WI。非特异性的单纯实性肿块对骨盆周围结构产生明显的占位效应(注意,子宫腹侧紧贴于腹壁——C,箭头所示)。增强前(D)和增强后(E)图像显示肿块呈弥漫性强化。(From Roth C, Deshmukh S. Fundamentals of Body MRI,ed 2. Philadelphia:Elsevier;2016.)

■是否存在腹膜病变和腹膜腔是否受累,尤其是小肠系膜根部的受累。

■肝实质转移或浸润性浆膜转移。

■侵犯胸膜腔。

■盆腔、腹膜后以及腹部淋巴结肿大,尤其是腹膜后和贲门周围。

■骨盆骨性结构及肌肉受累。

(王梦悦　祁良　译)

推荐阅读

1. Horta M, Cunha TM. Sex cord-stromal tumors of the ovary: a comprehensive review and update for radiologists. *Diagn Interv Radiol.* 2015; 21(4):277-286.
2. Shinagare AB, Meylaerts LJ, Laury AR, et al. MRI features of ovarian fibroma and fibrothecoma with histopathologic correlation. *AJR Am J Roentgenol.* 2012;198(3):W296-303.
3. Jung SE, Lee JM, Rha SE, et al. CT and MR imaging of ovarian tumors with emphasis on differential diagnosis. *RadioGraphics.* 2002; 22(6):1305-1325.
4. Lee SJ, Bae JH, Lee AW, et al. Clinical characteristics of metastatic tumors to the ovaries. *J Korean Med Sci.* 2009;24(1):114.

第 **35** 章 苗勒管发育异常

Vinay Prabhu

解剖学、胚胎学、病理生理学

- 妊娠 6 周后，在无 Y 染色体的胚胎中，成对的苗勒(中肾旁)管在女性新生儿中开始形成。

- 在接下来的几周内，两个苗勒管道连接在一起，形成子宫颈隔膜。隔膜随后被再吸收，形成一个完全封闭的宫腔。

- 苗勒导管完全融合形成只有一个腔的子宫、输卵管、子宫颈，还有上 2/3 的阴道。卵巢和下 1/3 的阴道不由苗勒导管形成。

- 苗勒管的形成、融合、隔膜吸收异常导致苗勒管异常(MDA)。

- 包括最良性的变异(弓形子宫)，估计 MDA 在一般人群中的患病率为 5.5%，在流产和不孕症患者中高达 24.5%。

- 约 30% 的 MDA 病例存在肾脏异常。

检查技术

超声

对于疑似女性盆腔疾病的患者，超声检查是一种方便、快速、经济和无辐射的初步筛查方式。最近出现的更高分辨率和三维超声(图 35.1)技术使超声对 MDA 的评估更加准确，堪比 MRI 的准确性。

子宫输卵管造影

子宫输卵管造影(HSG)通过宫腔和输卵管的显影，可以对这些结构提供独特的动态实时图像。HSG 可以确认输卵管是否通畅以及评估子宫的形态，间接评估是否有 MDA。然而，如果插管不能与子宫颈连通时，子宫的轮廓、子宫分隔异常和其他结构就不能完

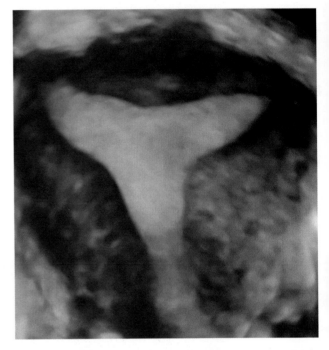

图 35.1 正常子宫三维超声检查图像。子宫三维容积采集扫描，除了子宫的外形外，还可以评估子宫腔。这可能有助于区分不同的苗勒管发育异常。

(From Zagoria RJ, Brady CM, Dyer RB. Genitourinary Imaging: the Requisites, ed 3. Philadelphia: Elsevier; 2016.)

全显示。

MRI

MRI 可以更好地提供女性盆腔解剖图像，因为其图像对比度高，可以更加容易的显示子宫(包括子宫肌层、结合带和子宫内膜)、子宫颈、阴道和卵巢。

T2WI

- 女性骨盆的主要应用序列，因为其较高的图像对比度能够很好地对子宫内膜、肌层以及中间的结合带进行成像，也可以很好地评估附件，包括卵巢滤泡和间质。

■ 获得 3 个平面的图像,比单一平面的图像显示结构更精确。

■ 在扫描时可以选择特定的斜面,以便更好地观察宫腔和子宫底部轮廓(图 35.2 和图 35.3)。

DWI

■ 可以更好显示卵巢,因为它们通常弥散受限。

■ 对于骨盆偶发病变,可以提供其他的诊断信息。

T1WI 脂肪抑制动态增强图像

■ DCE 可以更好地显示卵巢,因为卵泡外周有轻度强化。

■ 子宫内膜和其他隔膜都会强化。

■ 对于骨盆偶发病变,可以提供其他的诊断信息。

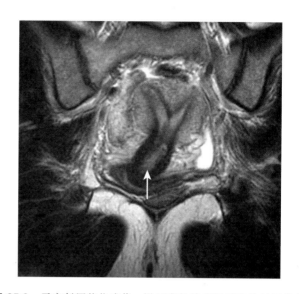

图 35.2　子宫斜冠状位成像。沿子宫长轴获得子宫的斜冠状位图像显示纵隔子宫(及其他先天性异常)纤维性隔膜(箭头所示)。(From Roth C,Deshmukh S. Fundamentals of Body MRI,ed 2. Philadelphia:Elsevier;2016.)

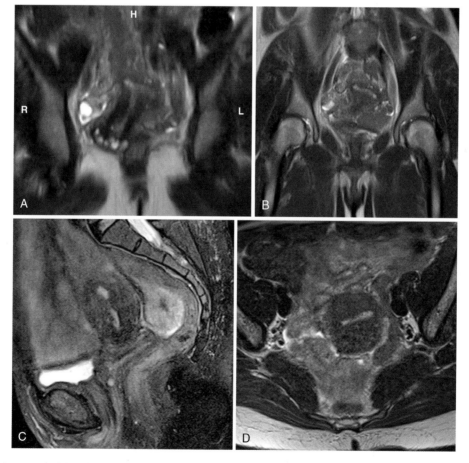

图 35.3　T 形子宫。(A)47 岁女性,胎儿时有己烯雌酚暴露史,冠状位(B)、矢状位(C)和轴位(D)图像,斜冠状位重建 T2WI 显示子宫异常。(From Roth C, Deshmukh S. Fundamentals of Body MRI, ed 2. Philadelphia: Elsevier; 2016.)

检查方案

注意事项

疑似 MDA 时成像需要清晰的显示子宫内膜、输卵管和子宫底部的解剖轮廓,这是区分不同 MDA 的关键结构。

推荐的超声检查方案

- 检查时间:如果怀疑 MDA,月经周期中子宫内膜最厚时为超声检查最佳时间 (常规超声检查选择在月经后当子宫内膜很薄时)。
  - 图像
    - 经阴道对整个子宫行轴位和矢状位静态和电影成像。
    - 三维超声,尽可能给子宫、子宫内膜形状和宫底轮廓一个完整的图像。

推荐的子宫输卵管造影检查方案

- 术前:筛查禁忌证(感染、造影剂过敏、末次月经>12 天及妊娠情况不明),并获得知情同意。
  - 步骤
    - 患者取截石位。
    - 双手检查定位子宫颈。
    - 插入内镜定位宫颈位置。对疑似 MDA 的患者行特定的检查,双手检查阴道看有无额外的宫颈。
    - 宫颈分别清洗,并用小导管插管。有时需要一个金属或者塑料扩张器来协助推进导管。
    - 在宫颈用生理盐水将导管球囊充气或者在子宫下段阻断造影剂流出。
    - 移除内镜。
  - 图像
    - 注射前的前后位图像。
    - 缓慢注射时,子宫早期显影前后位图像。
    - 子宫和输卵管后期显影时前后位图像。
    - 输卵管显影的左、右后斜位图像。
    - "下拉"冠状视图前后位图像,拉紧导管,以检查完整的子宫宫腔。
    - 子宫下段前后视图,释放气球囊并注射,以显示之前被导管球囊遮盖的部分。

推荐的 MRI 检查方案

- 腹部
  - 轴位 T1WI 无脂肪抑制:用于检查肾脏相关异常。
- 盆腔
  - 轴位 T2WI 无脂肪抑制。
  - 冠状位 T2WI 无脂肪抑制。
  - 矢状位 T2WI 无脂肪抑制。
  - 斜冠状位 T2WI 无脂肪抑制。
  - 矢状位 T2WI(由放射科医生或有经验的技师指定的成像平面),平行于子宫长轴,通过子宫底部。
- T1WI 同反相位。
- DWI(b=100s/mm^2、500s/mm^2、1000s/mm^2),具有 ADC 图。
- 增强前 T1WI 压脂图像
  - 轴位。
  - 冠状位。
  - 矢状位。
- T1WI 压脂增强图像
  - 矢状位动态增强图像(×4)。
  - 轴位高分辨率图像。
  - 冠状位高分辨率图像。

疾病特征

发育不全和发育异常

发育不全和发育异常由早期两个苗勒管融合障碍所致,表现为原发性闭经或与阴道积血、盆腔积血有关的周期性骨盆疼痛,也被称为 Mayer-Rokitansky-Küster-Hauser 综合征。

子宫输卵管造影

- 该检查很少进行,因临床检查会发现宫颈异常或未见宫颈。
- 如果行子宫输卵管造影,尝试插管时会发现宫颈异常。检查时可明显发现宫颈不同程度的发育不全。

超声

- 一般来说,子宫的显示效果不好,需要 MRI 评估。

MRI

■ 显示阴道上部、子宫颈和子宫部分或完全缺失（图 35.4）。

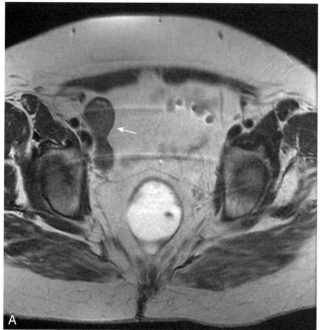

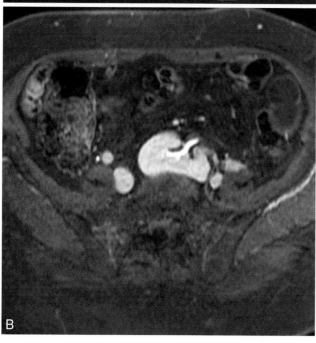

图 35.4 Mayer-Rokitansky-Küster-Hauser 综合征。(A)患者骨盆右侧可见退化子宫（箭头所示），(B)左肾异位的位置在骶骨前面。肾异常通常伴有苗勒管异常。（From Zagoria RJ, Brady CM, Dyer RB. Genitourinary Imaging: the Requisites, ed 3. Philadelphia; Elsevier; 2016.）

单角子宫

一侧苗勒管形成异常或形成障碍所致。异常发育的角可能完全缺失或发育不成熟。发育不成熟的角可能有宫腔，也可能没有宫腔，异常发育的角可能与正常角相通，也可能不相通。这类 MDA 在未发育角或缺角的同侧同时存在肾脏异常的发生率较高（高达40%）。

超声

■ 子宫小，子宫内膜呈圆柱形或椭圆形轮廓，典型表现为移至骨盆一侧。

■ 未发育的角通常不能清楚地识别，而且影像上也不能完全显示，除非有阻塞。

子宫输卵管造影

■ 典型的圆柱状小宫腔移位至骨盆一侧（图 35.5）。

■ 如果初级角有交通，如无阻塞，可能能够观察到。

MRI

■ 一个小圆柱形宫腔的解剖轮廓，通常偏向骨盆一侧（见图 35.5）。

■ 仔细检查发育不全的角是必要的。

　　• 如果退化的角里有宫腔，可能内含血液而扩张，在 T1WI 呈高信号，T2WI 上呈低信号，并因血液流出受阻而反复出现症状。

　　• 子宫内膜植入发育不全的角，增加流产、宫外孕、早产和子宫破裂的风险。

双子宫畸形

两侧苗勒管融合障碍所致。导致子宫角和宫颈的完全复制伴或不伴有阴道上 2/3 的复制。在阴道复制的病例中，通常半阴道有横膈膜存在，导致同侧梗阻及相关子宫内膜异位症、盆腔粘连、感染。

超声

■ 三维超声显示两个分开的子宫角，两个分开宫颈由子宫底部深裂隙连接（图 35.6）。

■ 三维超声不能对阴道完整成像，不适合显示阴道隔膜。

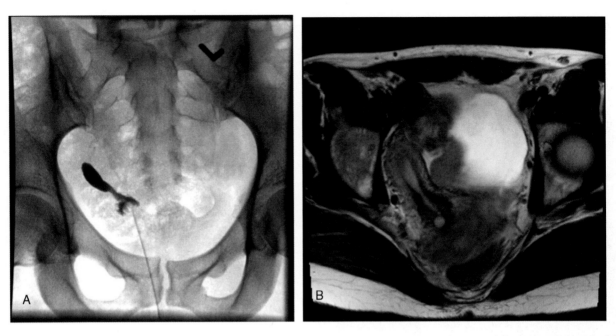

图 35.5　单角子宫,子宫输卵管造影(A)表现为狭窄的圆柱形子宫移位到腹腔一侧。MRI T2WI(B)显示类似的发现,未见子宫残角。

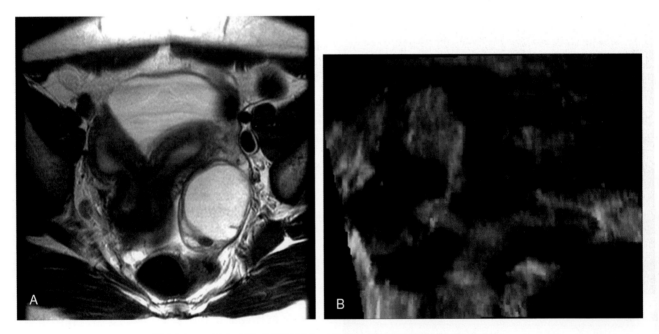

图 35.6　双子宫畸形,T2WI(A)和三维超声(B)显示子宫角和宫颈分离。

子宫输卵管造影

■插管后会显示两个分开的宫颈和两个分开但相通的长圆形子宫腔。

MRI

■两个不同的子宫宫腔,子宫内膜间隔>1cm(见图 35.6)。

■评估两个分开的子宫颈和阴道以及是否存在阴道隔膜时,MRI 优于超声和子宫输卵管造影(图 35.7)。

■如果存在半阴道隔膜,则同侧子宫角会扩张,通常有出血内容物,T1WI 上是高信号,T2WI 为低信号。

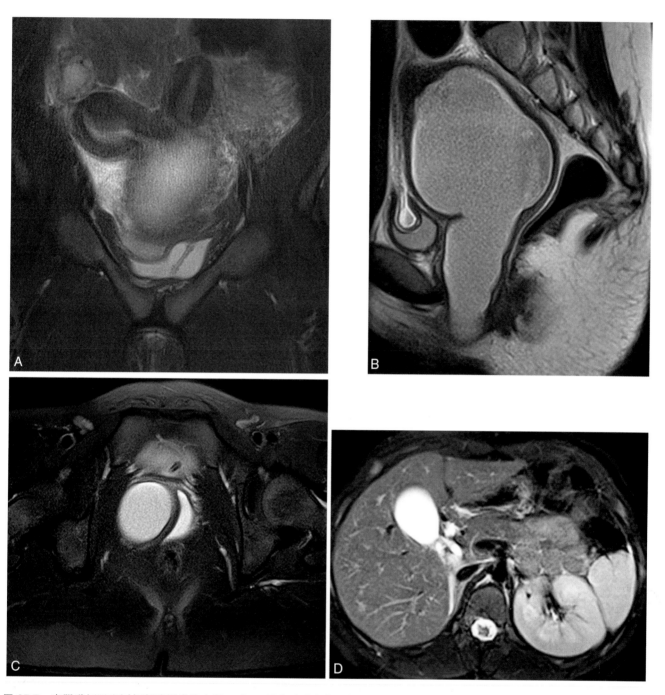

图 35.7　半阴道梗阻和同侧肾脏异常综合征。(A)双子宫畸形患者子宫明显的双角样改变。(B)阴道横隔梗阻伴发右半阴道明显充血(血肿)。(C)梗阻的右半阴道对左半阴道有压迫作用。(D)右肾发育不全,左肾代偿性增大。(From Zagoria RJ,Brady CM,Dyer RB. Genitourinary Imaging:the Requisites,ed 3. Philadelphia:Elsevier;2016.)

双角子宫

　　双角子宫占 MDA 的 10%,由苗勒导管未完全融合所致。可能有一个(双角状独颈)或两个(双角状双颈)宫颈。偶有纵向阴道隔膜会出现,与双子宫畸形较难区分。

超声

- 两个独立的子宫内膜腔,子宫底裂>1cm。

子宫输卵管造影

- 两个椭圆形子宫腔显影。

■由于缺乏宫底轮廓图像，输卵管造影无法区分子宫隔膜、双角子宫和双子宫畸形。

MRI

■2个独立的子宫内膜腔，子宫底裂>1cm(图35.8)。

纵隔子宫

最常见的MDA(>50%)，经常表现为反复妊娠中期流产。苗勒管间隔膜吸收失败所致。隔膜可以包含子宫肌层、纤维组织或两者兼而有之。

超声

■可能显示子宫肌层隔膜畸形。在纤维隔膜的病例中，相对于子宫肌层隔膜为低回声。

■3D超声显示正常的宫底轮廓，可与双角子宫进行区分。技术上具有一定的难度。

子宫输卵管造影

■子宫腔中央可能出现线状充盈缺损，取决于厚度，但可以被注入的造影剂所掩盖(图35.9)。

■由于子宫底部轮廓不能显示，无法区分纵隔子宫和双角子宫或双子宫畸形。

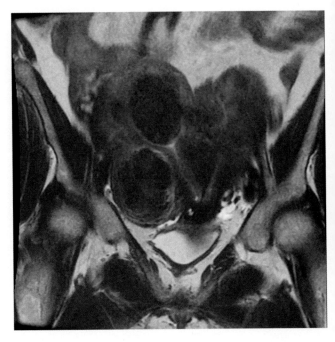

图35.8 T2WI显示双角状子宫并伴有多个大的肌瘤。

MRI

■可清晰显示子宫底部的轮廓，它可以很容易地区分异常畸形融合(双子宫畸形和双角子宫)和隔膜的异常(纵隔子宫和弓状子宫)。

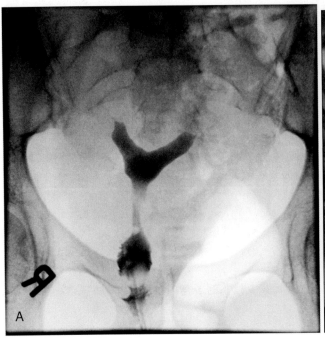

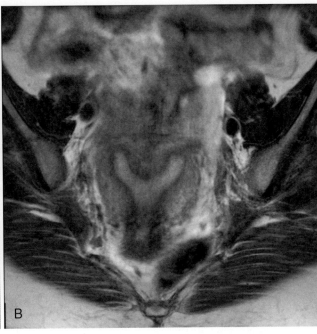

图35.9 子宫输卵管造影(A)显示宫底凹陷。T2WI轴位图像(B)显示有隔膜的宫底轮廓，与纵隔子宫一致。隔膜信号与子宫肌层信号基本类似，符合肌肉隔膜。

■ MRI 还可以显示隔膜的组织特征，子宫纤维隔膜（宫腔镜治疗）相对于子宫肌层 T2WI 信号较低，肌肉隔膜（经腹治疗）和子宫肌层 T2WI 信号强度类似。（见图 35.9 和图 35.10）。

弓形子宫

所有 MDA 中最轻的一类。弓形子宫是由于苗勒管间隔膜部分或完全吸收的结果。患者通常无症状，很少会有复发性流产。

超声

■ 子宫内膜上细小而宽的凹陷，外部轮廓正常。

子宫输卵管造影

■ 子宫底部有细微而宽的凹陷。

MRI

■ 子宫肌层突出，宫底轮廓平坦、轻度凹陷（图35.11）。

己烯雌酚相关的子宫畸形

子宫内接触己烯雌酚的患者子宫上段异常。

超声

■ 3D 超声显示子宫 T 形结构。

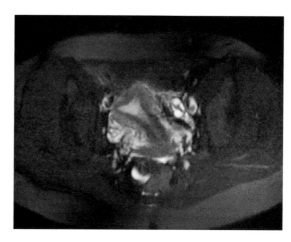

图 35.11　T2WI 脂肪抑制图像显示子宫底部肌层有明显凹陷。

子宫输卵管造影

■ 输卵管造影也显示 T 型子宫，并可能更好地显示相关的输卵管畸形（图 35.12）。

MRI

■ MRI 同样显示 T 型子宫内膜轮廓及可能伴有输卵管畸形（图 35.13）。

■ 发育异常区域，MRI 显示 T2 低信号的移行区增宽。

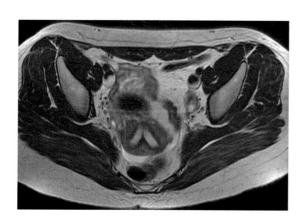

图 35.10　子宫后倾位的纵隔子宫，MRI 显示纤维隔膜及两个子宫内隔腔。但是，子宫底部的外部轮廓是正常的。在子宫内膜腔之间隔膜信号较子宫肌层低，与纤维隔膜一致。（From Zagoria RJ, Brady CM, Dyer RB. Genitourinary Imaging；the Requisites，ed 3. Philadelphia；Elsevier；2016.）

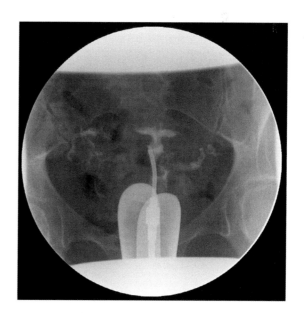

图 35.12　接触过己烯雌酚的患者，子宫输卵管造影显示子宫内呈 T 形。

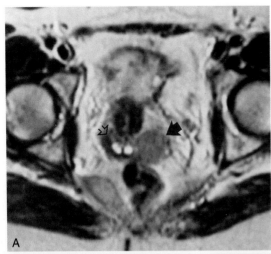

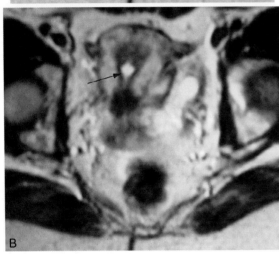

图 35.13 己烯雌酚相关的阴道肿瘤患者图像。(A)轴位 T2WI 显示一个 3cm 的外生性肿块(箭头所示),起源于阴道上外侧隐窝,靠近宫颈(空心箭头所示)。手术证实为阴道低分化子宫内膜样癌。(B)另一层面图像可见一个小的宫腔(箭头所示)。(From Zagoria RJ,Brady CM,Dyer RB. Genitourinary Imaging:the Requisites,ed 3. Philadelphia:Elsevier;2016.)

结构化报告要点

- 子宫内膜厚度及息肉。
- 存在一个或多个子宫内膜腔和宫颈。
- 三维超声充分显示宫底轮廓。

子宫输卵管造影报告需描述:

- 子宫形态,包括宫角的形态异常。
- 任何充盈缺损和粘连的表现。
- 造影剂自由溢出至盆腔,显示输卵管通畅。

MRI 报告需描述:

- 宫底轮廓, 这是区分苗勒管异常的方面最重要的结构之一。
- 存在一个或多个子宫角。
- 隔膜的存在或缺失。
- 子宫内膜及交界区外观及厚度。
- 子宫或附件肿物。

(徐磊 祁良 译)

推荐阅读

1. Behr SC, Courtier JL, Qayyum A. Imaging of Müllerian duct anomalies. *Radiographics* 2012;32:E233-E250.
2. Li S, Qayyum A, Coakley FV, Hricak H. Association of renal agenesis and Müllerian duct anomalies. *J Comput Assist Tomogr.* 2000; 24(6):829-834.
3. Ergenoglu AM, Sahin C, Simsek D et al. Comparison of three-dimensional ultrasound and magnetic resonance imaging diagnosis in surgically proven Müllerian duct anomaly cases. *Eur J Obstet Gynecol Reprod Biol.* 2016;197:22-26.
4. Troiano RN, McCarthy SM. Müllerian duct anomalies: imaging and clinical issues. *Radiology* 2004;233(1):19-34.

第**36**章 盆底疾病

Vinay Prabhu

解剖学、胚胎学、病理生理学

- 盆底由提肛肌、骨盆括约肌、支撑直肠的筋膜、膀胱、尿道及阴道、子宫颈和子宫(女性)、前列腺(男性)组成。

- 这些器官在女性中被分成 3 个部分:前部(膀胱和尿道)、中部(子宫、子宫颈和阴道)和后部(直肠和肛门)。男性则没有中间部分。

- 盆底功能障碍是一个广泛的术语,包括尿失禁、肛门失禁、排便功能障碍和盆腔器官脱垂。

- 育龄期女性至少有一项盆底功能障碍的风险为 24%~46%,男性的风险相对较小。

- 约 10% 的女性因盆底功能障碍接受手术治疗。

- 透视下排便造影(FDG)和 MRI 排便造影(MDG)包括实时放松提肛肌和排便。相对于体格检查,能额外发现高达 65% 的病例。

检查技术

透视下排便造影

FDG 可动态显示盆底,包括有造影剂的直肠、阴道和无造影剂的膀胱和小肠。成像是在透光马桶上进行,因此比其他的技术更具有生理学意义。

MRI 排便造影

MDG 可以提供 FDG 相似的信息,因为 MRI 图像具有高对比度和三平面成像,可以额外提供盆腔器官的解剖信息。使骨盆器官的识别更容易,包括膀胱、尿道、前列腺、子宫、阴道、直肠和肛门,观察它们在排便中的运动。MDG 无辐射,是年轻患者首选的成像方式。开放性 MRI 还可以实现排便定位。

经会阴盆底超声

一个相对较新的技术,尚未建立成熟的模式评估女性盆底疾病。本章不进行讨论。

检查方案

注意事项

对疑似盆底功能障碍的患者最佳评估方案为显像盆底 2~3 部分,视性别和成像方法而定。盆底研究涉及动态成像,包括提肛、力排和排空。在检查前,一份详细询问症状的调查问卷很重要,提供的细节信息可能对诊断有帮助。

推荐的 FDG 检查方案

器官和造影剂标记

- 会阴:在会阴处贴一块 1.3cm 的钡片用于标记、放大和修正参考尺寸。

- 近端肠管:在检查前 45 分钟给予稀释的口服造影剂,以更好地识别腹膜膨出、网膜膨出和肠管膨出。

- 前部(可选):仰卧位,通过导管至少注入 30mL 造影剂进入膀胱。

- 中部:患者自己或检查者通过导管至少注入 20mL 高浓度钡剂和超声凝胶混合剂进入仰卧位患者阴道。

- 后部:通过大的注射器注入 200mL 的钡剂。

图像

- 矢状位静止图像。
- 矢状位动态图像。
  - 提肛。

- 力排。
- 排空。

其他注意事项

- ■ 直肠和阴道造影剂加热，以使患者舒适。
- ■ 远程透视，保护患者隐私。
- ■ 图像通常是连续透视或每隔1秒数字采集。

推荐的 MDG 检查方案

MRI 技术

- ■ 坐位：患者在开放式垂直 MRI 中呈开放式坐姿，模拟正常排便，由于重力的作用而加重盆底无力，FDG 的情况也是如此。
- ■ 仰卧位：患者采用仰卧位，在一个传统的水平位 MRI 检查床采集图像，研究表明此检查与坐位检查相比，对于临床评估盆底功能障碍无明显差异。

造影剂

- ■ 会阴和近端肠管：不是必需的，因为 MRI 图像的高对比度，这些将显而易见。
- ■ 前部：不需要，膀胱内尿液 T2WI 为高信号，膀胱壁 T2WI 为低信号。建议患者至少憋尿一小时进行检查，以最大限度地扩张膀胱。
- ■ 中部：由患者注入 50mL 超声凝胶（T2 高信号）。
- ■ 后部：检查人员用大注射器注射 200mL 超声凝胶。

图像

- ■ 定位相：T1 大视野识别矢状位中线位置（包括耻骨联合、膀胱颈、阴道、直肠和尾骨）。
- ■ 图像。
- ■ 静止位：T2WI 矢状位、轴位、冠状位。
- ■ 动态成像：在中线矢状位获得高分辨率和高对比度 T2WI（尽可能为轴位图像以更好地评估肌肉缺陷）。
  - 提肛。
  - 力排。
  - 排空。
- ■ 所有图像在耻骨尾骨线或者上方的正常解剖结构是膀胱颈部、阴道穹隆、肛门直肠交界处（一条线画在耻骨联合的下方和尾骨关节）。

其他注意事项

- ■ 超声凝胶加热可以增加患者的舒适度。
- ■ 用塑料片覆盖 MRI 磁体孔有助于患者克服排便时的尴尬或恐惧。

疾病特征

盆底失弛缓（肛门痉挛）

- ■ 耻骨直肠肌不完全松弛的功能综合征，限制正常排便。
- ■ 这在病因学上被认为是心理因素所致，手术治疗通常没有效果。
- ■ FDG 和 MDG 显示排空延长和（或）不完全。如果造影剂排出延长和不完全两者均存在，则具有 90% 的诊断准确率。

前部

膀胱膨出/尿道膨出

- ■ 膀胱膨出定义为膀胱底部下降至耻骨尾骨线。
- ■ 尿道膨出定义为尿道下降至水平方向，与正常垂直倾斜的方向相反。
- ■ FDG 可以显示膀胱的下降（可以画出位于耻骨尾骨线下面）。如果膀胱未显影，可能是由于阴道肿瘤压迫所致。
- ■ MDG T2WI 可清晰的显示膀胱下降至耻骨尾骨线的位置和尿道水平走行的情况（图 36.1）。

中部

子宫和阴道穹隆脱垂

- ■ 子宫脱垂定义为子宫下陷、宫颈进入阴道，严重者超过阴道口。
- ■ 阴道穹隆脱垂定义为穹隆下降进入或超过阴道入口处。
- ■ FDG 清晰显示阴道下降，如果合并子宫下降比较难鉴别，但临床表现更明显。
- ■ MDG 可以更好地显示子宫和阴道穹隆脱垂，显

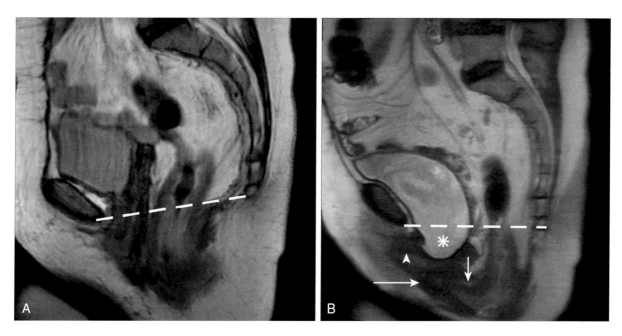

图 36.1　静息(A)和力排(B)时的 MDG 显示膀胱膨出[膀胱下降(星形所示)至耻骨尾骨线以下(虚线所示)],尿道膨出[尿道下降成水平形态(箭头所示)]、阴道脱垂[向阴道口下降(长箭头所示)]和直肠突出[直肠突出 2cm(短箭头所示),超过肛管前缘]。

示这些结构从阴道口下降。

后部

直肠前突

■ 直肠前突定义为直肠壁向前突出,通常向前突至阴道壁。

■ 钡剂停留在前突位置可造成排空不完全的感觉。

■ 患者可通过操作完成直肠前突处钡剂的完全排空,这应由技术人员在检查前问卷中记录。

■ 图像:MDG(图 36.1)和 FDG(图 36.2)显示直肠前壁相对于肛管前壁突出>2cm,通常出现于排便的早期。严重的直肠前突是指突出>3.5cm。

肠膨出、乙状结肠膨出、腹膜膨出/网膜膨出

■ 小肠异常下降(肠膨出),乙状结肠(乙状结肠膨出)和(或)腹膜/网膜脂肪(腹膜膨出/网膜膨出)进入子宫直肠陷凹(道格拉斯窝)或者更远位置。

■ 子宫切除术的患者容易出现器官的异常下降,因其增加了下降的空间。

■ 图像:未标准、客观地定义下降的方式。

• FDG 显示显影的小肠或者结肠下降。在腹膜膨出/网膜膨出病例中,直肠的前侧和阴道的后部可看

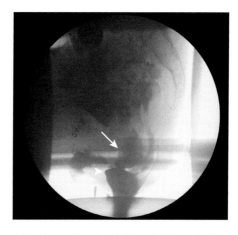

图 36.2　在排便时,透视排便造影显示阴道后疝(箭头所示)压在直肠突出的上部(三角箭头所示)。

到一个不平整的肿块样凹陷。使直肠阴道间隙扩大(图 36.3)。

• MDG 清晰的显示由于其他肠管和脂肪的膨出使直肠和子宫受压。

• 在 FDG 和 MDG 中,这些下降异常通常发生在排便后期(与直肠前突相反)。

肠套叠和直肠脱垂

■ 异常的直肠套叠,其严重程度如下:

• 直肠内(直肠-直肠):直肠套叠进入直肠,仍

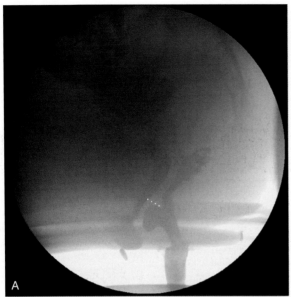

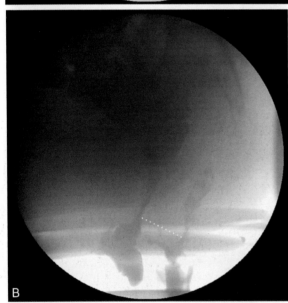

图 36.3 静息时 (A) 和力排时 (B) FDG 显示未显影的病变扩大了阴道和直肠间隙 (虚线所示),符合网膜膨出或腹膜膨出。

然位于直肠内。

- 直肠肛管 (肛门内):直肠肠套叠向下进入肛门。
- 肛门外 (直肠脱垂):直肠套叠至肛门远端。
■ 图像
- FDG 显示线性高密度延伸周围直肠腔, 提示

有肠套叠 (图 36.4)。

- MDG 明确显示直肠通过直肠和 (或) 肛门套叠的情况。

结构化报告要点

FDG 报告应记录:

■ 全过程。
- 任何膀胱漏尿 (尿失禁)。
■ 静态和排便前图像。
- 任何早期直肠造影剂渗漏 (大便失禁)。
■ 排便时图像。
- 直肠造影剂没有成功排空。
■ 存在任何病变需记录在下面。
- 膀胱突出。
- 子宫或阴道穹隆脱垂。
- 直肠突出:突出的大小和排空记录,以及任何引起排空的动作。
- 肠膨出、乙状结肠膨出、腹膜膨出/网膜膨出。

MDG 报告应记录以上所有的内容。此外, 还需记录耻骨直肠肌和髂尾骨肌变薄或缺损的情况 (图 36.5)。

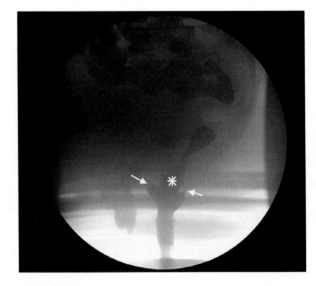

图 36.4 在排便时, FDG 显示直肠肠套叠, 显示直肠 (箭头所示) 套叠近端直肠 (星形所示)。

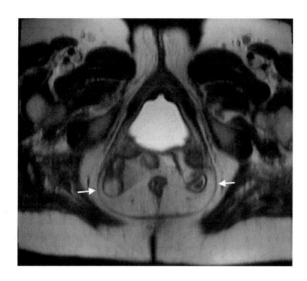

图 36.5　在排便时, MDG 显示耻骨直肠肌和髂尾骨肌变薄（箭头所示）, 无明显肌肉缺损。

（徐磊　祁良　译）

推荐阅读

1. Maglinte DD, Bartram CI, Hale DA, et al. Functional imaging of the pelvic floor. *Radiology*. 2011;256(1):23-39.
2. Nygaard I, Barber MD, Burgio KL, et al. Prevalence of symptomatic pelvic floor disorders in US women. *JAMA*. 2008;300(11):1311-1316.
3. Bertschinger KM, Hetzer FH, Roos JE, Treiber K, Marincek B, Hilfiker PR. Dynamic MR imaging of the pelvic floor performed with a patient sitting in an open-magnet unit versus with patient supine in a closed-magnet unit. *Radiology*. 2002;223:501-508.

第 6 部分 其他

第 37 章

术后成像

Jesse Rayan

检查技术

平片

平片常用于术后腹部检查，以评估线和管、肠气模式、异物残留和气腹的存在。

透视

采用水溶性或钡肠造影剂的上消化道透视检查可用于评估术后变化区域是否存在渗漏。根据机构不同，术后"渗漏研究"可能是某些手术（如 Roux-en-Y 胃旁路术或袖状胃切除术）后进行的常规检查。使用水溶性造影剂的透视灌肠检查可用于评估转移造瘘术前低位前切除术的效果。肠系膜造影可用于评估膀胱切除术后的回肠导管是否有狭窄或复发性疾病。

超声

根据手术方式，超声可用于观察某些可疑术后并发症。在浅表软组织中，超声可用于评估沿腹部切口的局部积液。超声也可用于评估大量腹水，尽管与 CT 相比，它在检测腹腔内少量液体方面的灵敏度较低。

CT

CT 在各种术后腹部并发症的诊断和管理中起着至关重要的作用。

MRI

除了 MR 胰胆管造影（MCRP），MRI 在术后腹部成像的作用有限。

检查方案

注意事项

■ 在怀疑存在渗漏的情况下，应始终使用水溶性造影剂进行透视检查。

■ 如果使用水溶性造影剂的初步试验表明没有渗漏并且对渗漏的怀疑程度仍然较低，则可以给予钡剂检查。

■ 静脉内和肠内水溶性造影剂 CT 是评估术后腹部积液和其他潜在并发症的理想选择。

建议腹部/骨盆 CT 的检查方案

■ 应从膈肌圆顶延伸至盆底。

■ 扫描前 1 小时给予至少 500mL 稀释的水溶性口服造影剂。

■ 在门静脉期给予 100mL 静脉造影剂并进行扫描。

■ 为了评估泌尿系相关手术（膀胱切除术等）的并发症，应考虑行 CTU。

疾病特征

腹壁积液/血清肿

■ 术后血清肿可与脓肿区分开来，前者密度较低，通常在 12~24HU 范围内（图 37.1 和图 37.2）。

■ 据报道，涉及切口的感染率高达 15%~25%（图37.3）。

■ 虽然通过临床检查更容易识别，但轴位成像可以尽早识别可引流的液体以进行经皮介入/引流。

■ 腹壁血管的术中损伤可能会导致直肌鞘血肿，

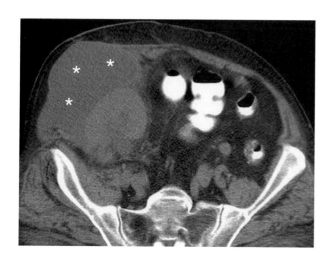

图 37.1 腹壁血清肿。腹部轴位 CT 平扫图像显示腹壁积液(血清肿,星形所示),位于右髂窝的肾移植物表面。(From Sahani DV, Samir AE. Abdominal Imaging, ed 2. Philadelphia: Elsevier; 2017.)

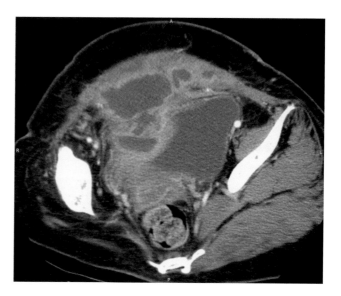

图 37.3 腹壁脓肿。腹部增强轴位 CT 扫描图像显示,41 岁女性,伴复杂的继发于盆腔炎的盆腔积液延伸至腹壁。(From Sahani DV, Samir AE. Abdominal Imaging, ed 2. Philadelphia: Elsevier; 2017.)

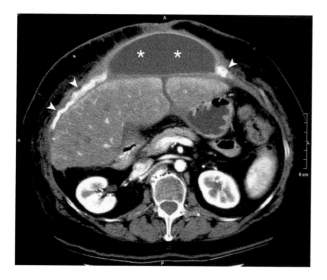

图 37.2 腹壁血清肿和网状结构。51 岁男性,腹部增强轴位 CT 扫描图像显示明确的腹壁血清肿(星形所示),用网状物(三角箭头所示)修复腹疝后出现。(From Sahani DV, Samir AE. Abdominal Imaging, ed 2. Philadelphia: Elsevier; 2017.)

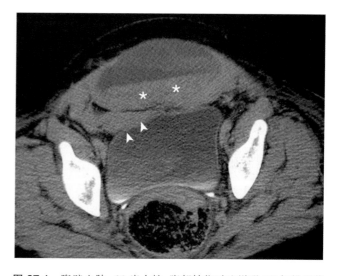

图 37.4 腹壁血肿。32 岁女性,腹部轴位对比增强 CT 扫描图像显示剖宫产术后前腹壁出现血肿。血肿位于弓形线下方,显示血细胞比容效应(星形所示),并与血肿向腹膜外延伸至 Retzius 空间(三角箭头所示)有关。(From Sahani DV, Samir AE. Abdominal Imaging, ed 2. Philadelphia: Elsevier; 2017.)

通常保守治疗后会在 2 周内消退(图 37.4)。

影像学表现

- 超声
  - 周围血管分布增加的不均匀低回声区域。
  - 如果范围足够大,可能会被低估。
- CT
  - 周围边缘强化提示有组织感染。

腹水

- 开腹或腹腔镜手术后即刻可见少量积液和气腹。
- 积液可被腹膜自然吸收,并且应该在术后自发减少。

■ 大多数积液是无菌的(浆液性),代表反应性液体,呈新月形且未被包裹。

■ 脓肿和病理性液体通常呈椭圆形或球形(图37.5)。

■ 血肿/出血和外渗的肠内容物 (如吻合口漏)往往密度较高(图37.6)。

影像学表现

■ 平片

• 对积液的检测不敏感或非特异性。

• 肠道和无气区域的异常肿块效应可能是存在大量积液的间接征象。

■ 超声

• 可用于随访大量积液, 特别是当电离辐射是需要考虑的问题时(如儿科人群)。

■ CT

• 检测和测量腹内积液的主要方法。

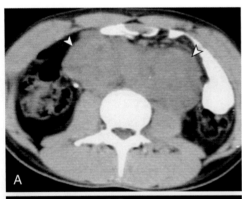
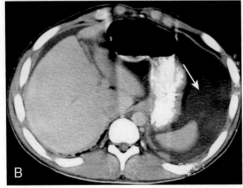

图 37.5 乳糜腹水。(A)19 岁男性,睾丸癌引起的广泛腹膜后淋巴结肿大(三角箭头所示)的腹部增强轴位 CT 扫描图像。行腹膜后淋巴结清扫。(B)术后 3 个月 CT 显示低密度腹水(箭头所示)。腹腔穿刺发现乳糜腹水, 提示淋巴结清扫后有淋巴漏入腹腔。(From Sahani DV, Samir AE. Abdominal Imaging, ed 2. Philadelphia: Elsevier; 2017.)

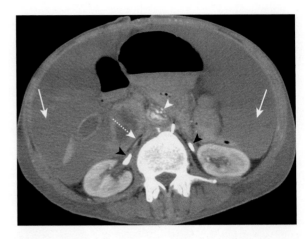

图 37.6 57 岁男性,患糖尿病,因感染性主动脉炎进行了剖腹手术,腹腔积血。主动脉移植术后患者出现低血压。这张腹部增强轴位 CT 扫描图像显示主动脉移植物(白色箭头所示)、塌陷的下腔静脉(虚线箭头所示)和分层腹膜积血的证据(三角箭头所示),表明腹膜大量出血。图像可见双侧输尿管支架(黑色箭头所示)。膀胱内压升高至 28mmHg,表明腹内压升高与腹腔室综合征一致。进行了紧急减压剖腹手术,患者幸免于难。(From Sahani DV, Samir AE. Abdominal Imaging, ed 2. Philadelphia: Elsevier; 2017.)

• 积液周边环形强化提示存在感染(图37.7)。

• 腹膜内存在外渗的肠造影剂可以证实吻合口漏或内脏穿孔(图37.8)。

• 持续或不断增加的气腹也可能表明存在吻合口漏的可能性。

• 可以指导经皮介入手术的管理,并计划放置/移除引流管。

• 一些止血剂含有空气可类似脓肿(如止血纱布)。

术后小肠梗阻

■ 术后即刻的肠道操作可表现为肠梗阻。

■ 机械性小肠梗阻可能是术后腹部粘连或内疝的结果。

影像学表现

• 详见小肠梗阻章节。

滞留异物/棉皮瘤

■ 滞留的手术器械或海绵在腹腔内最易诊断。

■ 可以是无症状的或导致肉芽肿反应伴脓肿形成。

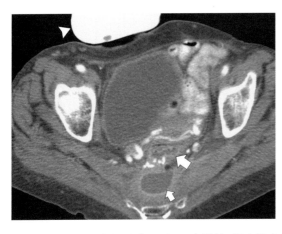

图 37.7 轴位 CT 增强扫描图像显示,69 岁男性,行直肠癌前切除术(箭头所示),术后骶前间隙积液(小箭头所示),经皮穿刺后发现感染。结肠造口袋失效(三角箭头所示)。(From Boland GW. Gastrointestinal Imaging: the Requisites, ed 4. Philadelphia: Saunders; 2014.)

影像学表现

- 平片
  - 剖腹手术海绵通常附有带状不透射线标记。
  - 手术器械,如牵引器和针头,通常是金属密度的,并且在平片上很容易识别。
- CT
  - 棉皮瘤可能是混合气体、液体和软组织密度的任意组合(图 37.9)。

胆囊切除术

- 世界上最常见的外科手术之一,由于住院时间较短,现在经常采用腹腔镜进行手术。
- 脱落的胆结石指结石溢出到腹膜中,大多数结石没有症状,最常见的并发症是脓肿形成。

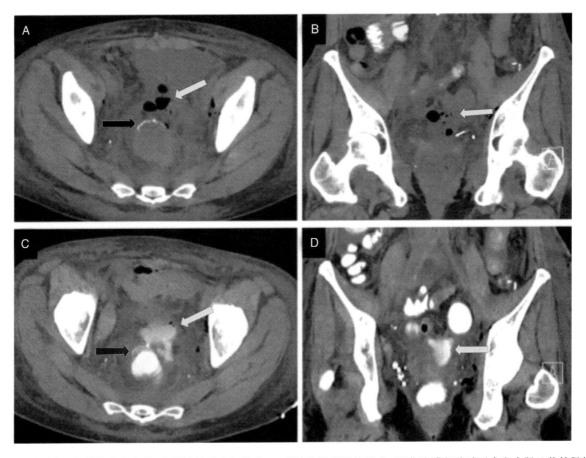

图 37.8 50 岁女性,卵巢转移癌患者,在根治性子宫切除术、双侧输卵管卵巢切除术、网膜/腹膜细胞减灭术和直肠乙状结肠转移切除术后第 3 天。(A,B)直肠乙状结肠吻合水平的轴位和冠状位 CT 显示缝合线(黑色箭头所示)前的封闭气体灶(白色箭头所示)。提出了吻合口瘘的可能性,但由于肠造影剂仅到达回肠远端,因此无法确认。(C,D)4 小时后在同一水平进行轴位和冠状位 CT,图像清楚地显示造影剂外渗到腹膜(白色箭头所示)。患者随后被送往手术室,缝合线前部的缺损被修复。

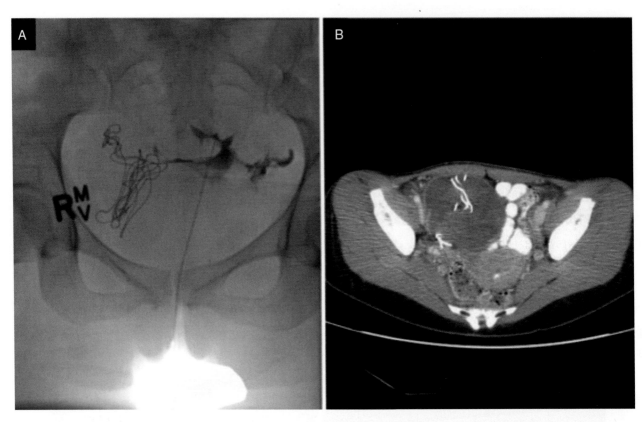

图 37.9 32 岁女性,据报道曾在另一个国家进行过阴道分娩并发出血,需要进行剖腹探查。2 年后,康复并接受了不孕症检查。(A)用于不孕症检查的子宫输卵管造影显示右侧骨盆中偶然残留了海绵。(B)为进一步评估骨盆而进行的轴位 CT 显示残留的海绵周围有一个低密度病变,考虑为棉皮瘤。患者随后被送往手术室,手术中确认了异物残留和肉芽肿(棉皮瘤)。

影像学表现

- 平片
  - 右上腹有 2 个或 3 个手术夹。
- CT
  - 术后即刻,胆囊窝内可见微量液体。
  - 可能会出现小血肿,然后可能会发展为脓肿。
  - 术中持续或不断增加的积液可能提示胆汁渗漏("胆汁瘤"),如果感染可能会发展成脓肿(图 37.10)。
  - 内镜逆行胰胆管造影或核医学胆道扫描可用于确认胆漏(图 37.11)。

磁共振胰胆管造影

- 可用于发现残留的结石/胆总管结石。
- 如果使用肝细胞特异性造影剂,也可以在延迟的肝胆期发现胆漏。

阑尾切除术

- 与脱落的胆结石相比,脱落的阑尾石较少,尽管

其在右半腹的外观可能相似。

影像学表现

- CT
  - 用于评估术后血肿和脓肿,这是最常见的并发症。

胰腺手术

- 胰十二指肠切除术(惠普尔手术)。
  - 切除胰头、十二指肠、远端胆管和胆囊。
  - 3 个吻合术:胰空肠吻合术、肝空肠吻合术或胆总管空肠吻合术和胃空肠吻合术。
  - 壶腹周围区域肿瘤切除的最常见手术。
- 胰腺远端切除术。
  - 切除肠系膜上静脉左侧的胰腺。
  - 常规切除脾脏(脾切除术)。
- 中段/中央胰腺切除术。
  - 用于胰腺颈部或体部的肿瘤。

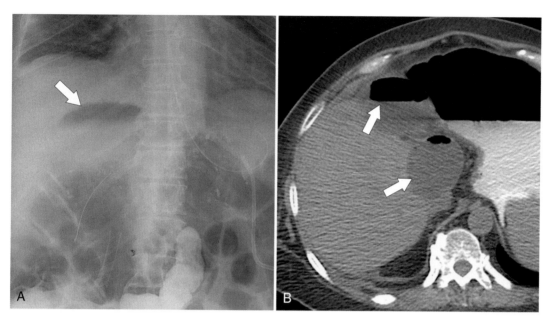

图 37.10　70 岁男性,腹部平片 (A) 和轴位平扫 CT (B) 图像,由于近期胆道手术导致胆漏,出现了胆汁瘤部分充气(箭头所示)。(From Boland GW. Gastrointestinal Imaging: the Requisites, ed 4. Philadelphia: Saunders; 2014.)

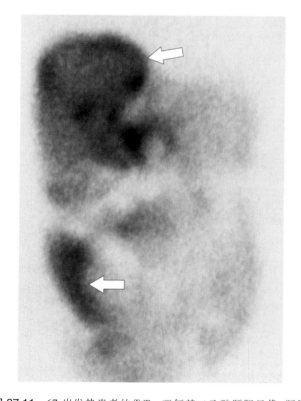

图 37.11　67 岁发热患者的 ^{99m}Tc-亚氨基二乙酸肝胆显像,肝周围和腹膜液确认为胆汁来源(箭头所示)。(From Boland GW. Gastrointestinal Imaging: the Requisites, ed 4. Philadelphia: Saunders; 2014.)

- 远端胰腺可与空肠或后胃吻合。

影像学表现

- CT
  - 胆道积气是肝空肠吻合术后的常见表现。
  - 胰腺手术中持续或增加的液体增加了胰漏和瘘管的可能性。
- 肠切除术
  - 很容易通过吻合口缝合线识别。
  - 影像学表现。
    - 请参阅术后肠道成像章节。

肾切除术(部分或完全)

- 在部分肾切除术部位持续或增加的肾周积液增加了尿瘤发生的可能性。

影像学表现

- CT
  - 部分肾切除术后通常可见楔形缺损。
  - 外科医生有时会将肾周脂肪填充到术区进行止血,不应将其误认为脂肪肿物,如血管平滑肌脂肪瘤。

• 静脉内造影剂使用后的尿路造影期可能有助于鉴别可疑尿瘤。

部分肝切除术

- 右肝切除术涉及切除 Ⅴ~Ⅷ 段。
- 左肝切除术(左三段切除术)涉及切除 Ⅱ~Ⅳ 段。
- 肝右叶切除术 (扩大的右肝切除术或右三段切除术)涉及切除 Ⅳ~Ⅷ段(脐裂外侧)。
- 肝左叶切除术(左侧段切除术)包括切除 Ⅱ~Ⅲ 段(脐裂内侧)。

影像学表现

- CT 和 MRI
  - 手术夹可勾勒出手术边缘。
  - 残肝肥大。

经导管动脉导管栓塞术

- 肝细胞癌(HCC)的经皮治疗。

影像学表现

- CT 和 MRI
  - 术后即刻可能在肿瘤治疗区域显示混合气体和软组织密度。
  - 随着时间的推移,治疗区域变成一个边界清楚的周边强化区域(坏死)(图 37.12)。

使用 Y-90 进行经导管动脉放射栓塞术

- 使用 Y-90 经皮治疗 HCC 或肝转移瘤。

影像学表现

- CT 和 MRI
  - 可呈楔形坏死,内部不均匀强化。
  - 随着时间的推移,治疗区域变成了一个边界清晰的周边强化区域。

经颈静脉肝内门体分流术

- 通过将血液从门静脉系统分流到全身静脉来控制门静脉高压症。

影像学表现

- 超声

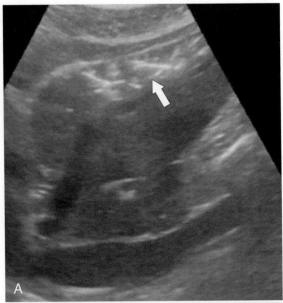
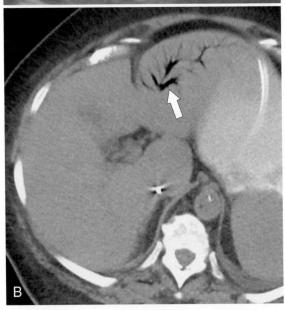

图 37.12　63 岁男性,结肠癌和左叶肝转移的对比增强 CT 扫描图像(A,大箭头所示)。化疗栓塞后,左叶几乎完全梗死(B,小箭头所示)。(From Boland GW. Gastrointestinal Imaging: the Requi-sites, ed 4. Philadelphia: Saunders; 2014.)

• 筛选经颈静脉肝内门体分流(TIPS)功能的主要工具。

- 主要参数是 TIPS 分流过程中的流速。
- 分流速度在 90~190cm/s 的范围内。
- 门静脉主干血流速度也很有用。
- TIPS 患者的门静脉主干流速通常>30cm/s。
- 所有结果的组合产生最佳的敏感性和特异性。

- CT
  - 不常用于评估 TIPS，但内部强化提示通畅。
- 数字减影血管造影(静脉造影)
  - 结合压力测量时为黄金评估标准。

膀胱切除术

- 尿路改道。
  - 回肠代膀胱：由回肠形成的新膀胱，腹壁有造口术。
  - Indiana 袋：由盲肠和回肠末端形成的新膀胱，腹壁有造口术。
  - Mitrofanoff 手术：部分膀胱被肠段取代，阑尾用作腹壁造口术的导管。
  - 原位新膀胱(Studer 储尿囊、T 形袋等)：新膀胱与天然尿道吻合(用于某些膀胱癌)。

影像学表现

- 超声
  - 评估肾积水并发症和上尿路恶化。
- CTU
  - 术后早期积液可能代表血清肿、尿瘤、淋巴囊肿、脓肿和(或)血肿。
  - 导管中的充盈缺损和生长的息肉样病变可能提示疾病复发(最常见于输尿管吻合处)。
  - 透视
    - 使用水溶性造影剂的肾裸造影摄片可用于检查导管、输尿管和肾盂肾盏系统。
    - 输尿管不透明者可能是良性的，如黏膜瓣或水肿，但也可能提示狭窄或肿瘤复发。
    - CT 尿路造影可在环部造影后或与环部造影一起进行，以证实并指导泌尿科医生的进一步检查(输尿管镜检查)。
  - MRI(MR 尿路造影)
    - 可用于评估尿路改道后的患者情况、评估术后解剖结构、评估复发/残留疾病。

子宫切除术和双侧输卵管切除术

- 子宫切除术可以是经阴道或经腹。

影像学表现

- CT
  - 在卵巢较小的绝经后患者中，有时可能不清楚卵巢是否被切除。

前列腺切除术

影像学表现

- CT
  - 在术后即刻用于发现尿漏(类似于膀胱相关手术)。
  - MRI
    - 疾病复发可以通过多参数 MRI 通过限制扩散和动脉早期强化伴造影剂快速流出来鉴别，最常见于膀胱尿道吻合术(VUA)。

(赵阳　阳君　金观桥 译)

推荐阅读

1. Gore RM, et al. CT diagnosis of postoperative abdominal complications. *Semin Ultrasound CT, MRI*. 2004:25:207-221.
2. Gayer G, et al. Postoperative pneumoperitoneum as detected by CT: prevalence, duration, and relevant factors affecting its possible significance. *Abdom Imaging*. 2000:25:301-305.
3. Raman SP, Horton KM, Cameron JL, Fishman EK. CT after pancreaticoduodenectomy: spectrum of normal findings and complications. *AJR Am J Roentgenol*. 2013:201:2-13.
4. Wolfgang CL, et al. Pancreatic surgery for the radiologist, 2011: an illustrated review of classic and newer surgical techniques for pancreatic tumor resection. *AJR Am J Roentgenol*. 2011;197:1343-1350.
5. Israel GM, Hecht E, Bosniak MA. CT and MR imaging of complications of partial nephrectomy. *Radiographics*. 2006;26:1419-1429.
6. Semaan S, et al. Imaging of hepatocellular carcinoma response after 90Y radioembolization. *AJR Am J Roentgenol*. 2017;209:W263-W276.
7. Darcy M. Evaluation and management of transjugular intrahepatic portosystemic shunts. *AJR Am J Roentgenol*. 2012;199:730-736.
8. Moomjian LN, Carucci LR, Guruli G, Klausner AP. Follow the stream: imaging of urinary diversions. *RadioGraphics*. 2016;36:688-709.
9. Leyendecker JR, Barnes CE, Zagoria RJ. MR urography: techniques and clinical applications. *Radiographics*. 2008;28: 23-46.

第 **38** 章 腹部/盆腔创伤

Theodore T. Pierce

解剖学、胚胎学、病理生理学

- 损伤取决于患者的情况、钝性损伤与穿透性损伤、损伤机制和力量强度。
- 钝性外伤病因：机动车碰撞、跌倒、袭击和运动导致减速/剪切力、挤压力和腹内压增加。
- 可预防死亡的主要原因是控制腹腔内出血。

检查技术

平片

- 快速便携，便于在危重患者中使用，以检测：
  - 腹腔游离气体（尽管在仰卧位 X 线片上具有一定难度）。
  - 移位的骨盆、髋部骨折。
  - 异物，如子弹碎片，可能会妨碍后续的磁共振成像（MRI）。
- 对大多数器官或软组织损伤和出血检测不敏感。

超声

- 快速便携。适用于腹腔内出血检测和睾丸外伤评估。否则，其作用是有限的，因为全面的腹盆腔评估非常耗时并且需要熟练的超声医师。超声高度依赖操作员。
- 创伤超声重点评估（FAST）：快速超声方案可检测四个位置的出血：肝周/肝肾（右上腹观）、脾周（左上腹观）、盆腔（耻骨上观）和心包（剑突下观）。FAST 阳性的稳定患者需要进行 CT 扫描。并非所有临床相关损伤都会导致腹腔积血。

CT

- CT 在紧急情况下被广泛使用，并且是评估腹盆腔创伤的主要方式，因为其可以快速获取图像（在几秒钟内完成全身）以及对出血、腹腔内游离空气、内脏器官损伤、血管损伤和骨折的敏感性/特异性高。
- 静脉内造影有助于识别血管和实体器官损伤。
- 患者状态必须足够稳定才能行 CT 扫描（与超声、平片不同）。

MRI

- 通常用于解决特定的目标问题或跟进已知发现，而不是用作创伤筛查，如：
  - 存在平片隐匿性髋部骨折。
  - 脊柱外伤评估。
  - 评估胰腺或胆道损伤。
- 局限性：检查时间长、患者必须血流动力学稳定、不可携带、可用性有限（尤其是在紧急情况下）和患者特定的禁忌证（即未知金属异物、MRI 不安全设备）。MRI 对关键发现不敏感，如腹膜内游离气体或气胸（与 CT 不同）。

检查方案

注意事项

CT

- 口服造影剂：不常规使用。增加误吸风险，患者可能因受伤而无法咽下造影剂，可能会延迟对危及生命的创伤进行诊断。
- 静脉内造影（标准剂量为 100~150mL）。
  - 不需要检测腹腔积血或其他出血（但需要诊断活动性出血）。
  - 对于评估脉管系统、实体器官和泌尿系统至关重要。
  - 最佳图像质量需要仔细计时。经常需要多相位成像。

> 用于血管评估的血管强化期(存在 25~30 秒延迟)。

> 用于腹腔内器官评估的门静脉期(65~80 秒延迟)。

> 延迟期(5~10 分钟延迟)以区分造影剂外渗与假性动脉瘤(早期延迟)或尿路损伤(晚期延迟)。

■ 膀胱内造影:在患者上方 40cm 处,通过 Foley 导管将至少 300mL 的稀释造影剂注入膀胱,借由重力滴注评估疑似的膀胱损伤。

■ 辐射剂量。

• 使用足够的辐射来诊断创伤。使用仍能提供诊断图像的最低剂量:ALARA(尽可能低)原则。

• 仅当门静脉期病变存在时,通过自动管电流调制、迭代重建和延迟成像来减少辐射剂量。

MRI

■ 骨折评估包括多个平面的非对比 T1W 和水敏感(STIR 或脂肪抑制 T2W)图像的组合。脊柱成像使用额外的梯度回波 T2W(用于出血)和弥散加权成像(用于脊髓损伤)图像。

■ 腹腔内器官评估的最佳 MRI 方案因感兴趣的器官而异。根据适应证,静脉内造影剂的使用可能会有所帮助。

腹部 CT 检查方案

■ 门静脉期腹盆腔 CT 无口服造影剂。

■ 如果在门静脉期发现损伤,则应行延迟期 CT(5~10 分钟)。

■ 考虑到膀胱损伤,应行 CT 膀胱造影。

■ 多平面图像重建;软组织和骨核中的层厚为 2.5~5mm。

■ 考虑单独动脉相位采集或分相造影剂注射联合动脉/门静脉相位采集。

疾病特征

肝胆外伤(图 38.1 至图 38.3)

■ 稳定患者的活动性外渗需要诊断性血管造影和栓塞。

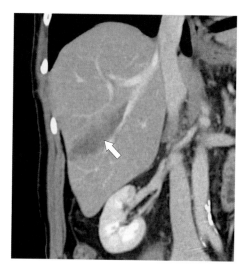

图 38.1　27 岁女性,冠状位增强 CT 动脉期图像显示,由肝脏撕裂伤(箭头所示)引起线性低密度缺损。(From Boland GW. Gastrointestinal Imaging: the Requisites, ed 4. Philadelphia: Saunders; 2014.)

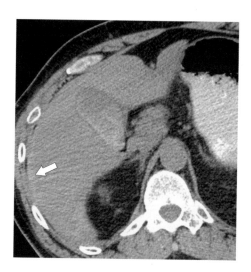

图 38.2　55 岁男性,近期有外伤和肝裂伤,轴位平扫 CT 显示肝边缘周围有一小片高密度急性出血(箭头所示)。(From Boland GW. Gastrointestinal Imaging: the Requisites, ed 4. Philadelphia: Saunders; 2014.)

■ 除非患者病情不稳定,否则大多数孤立的肝损伤都应采用非手术治疗。

■ 孤立性胆囊损伤并不常见,表现无特异性:胆囊塌陷、胆囊窝积液和胆囊壁增厚。

■ 肝外胆管钝性损伤很少见,主要并发症是胆漏。

脾外伤(图 38.4 至图 38.6)

■ 腹部钝挫伤中最常受伤的器官。

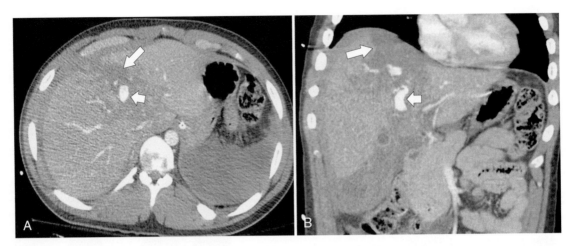

图38.3 30岁男性,机动车受伤后的轴位(A)和冠状位(B)对比增强CT扫描图像,显示肝脏撕裂(箭头所示)、出血和假性动脉瘤形成(小箭头所示)。(From Boland GW. Gastrointestinal Imaging: the Requisites, ed 4. Philadelphia: Saunders; 2014.)

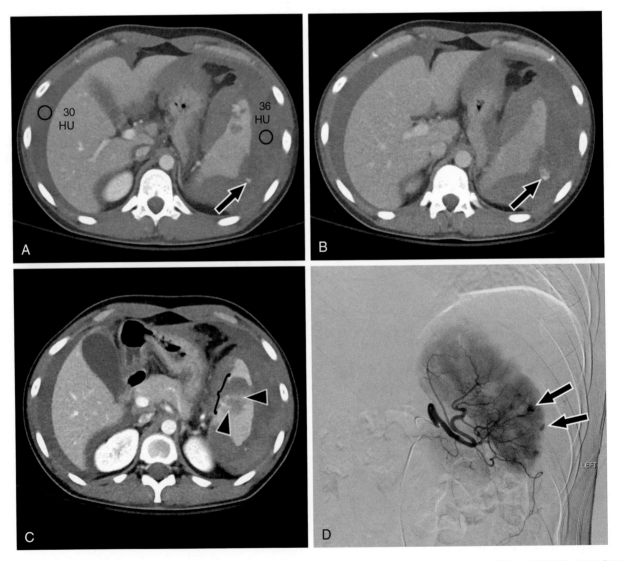

图38.4 27岁女性,被殴打后就诊,(A)轴位增强CT门静脉期显示脾脏附近密度较高的中等体积腹腔积血,比肝脏多36HU提示脾损伤(前哨凝块征)。不确定的高密度(箭头所示)病灶在延迟期(B)上扩展,表明有活动性外渗。(C)门静脉期CT显示3.9cm(括号所示)脾裂伤累及节段血管(三角箭头所示)。(D)选择性脾动脉血管造影显示与先前CT结果相对应的活动性外渗区域(箭头所示)。

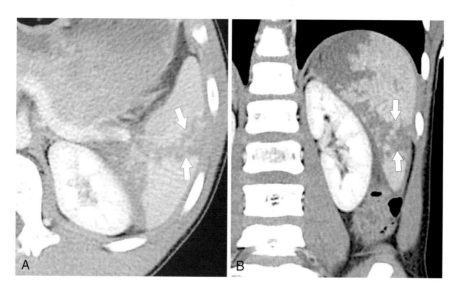

图 38.5　24 岁男性，驾驶机动车受伤伴脾撕裂(箭头所示)和脾周围出血的轴位(A)和冠状位(B)增强 CT 扫描图像。(From Boland GW. Gastrointestinal Imaging: the Requisites, ed 4. Philadelphia: Saunders; 2014.)

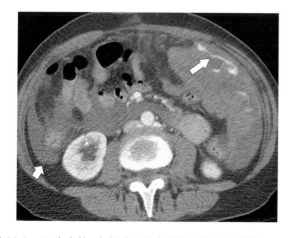

图 38.6　56 岁女性，在驾驶机动车受伤后伴有脾外伤、活动性动脉外渗(大箭头所示)和腹部出血(小箭头所示)的轴位增强 CT 扫描图像。(From Boland GW. Gastrointestinal Imaging: the Requisites, ed 4. Philadelphia: Saunders; 2014.)

- 损伤可导致大量腹膜积血和血流动力学损伤。
- 大多数损伤是非手术治疗的。活动性外渗、大量腹膜积血、假性动脉瘤和动静脉瘘预示保守治疗失败。血管内治疗优于手术。
- 延迟增强后 CT 可区分假性动脉瘤和活动性外渗。
- 前哨凝块征：对于有大量腹腔积血和多处实体器官损伤的患者，确定出血源是一项挑战。最稠密的血液(前哨凝块)位于出血源附近(图 38.4)。

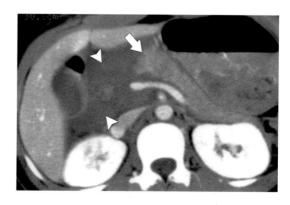

图 38.7　38 岁男性，胰腺撕裂伤(长箭头所示)和弥漫性出血(三角箭头所示)的轴位增强 CT 扫描图像。(From Boland GW. Gastrointestinal Imaging: the Requisites, ed 4. Philadelphia: Saunders; 2014.)

胰腺外伤(图 38.7)

- 严重的损伤；孤立的胰腺损伤很少见。
- 胰体最容易受到损伤，最常见的是挤压。
- 胰管损伤：发病/死亡的主要原因。通过手术或内镜治疗。
- 临床表现(白细胞增多、血清淀粉酶升高、腹痛)可能几天后才会出现，影像学表现通常很细微。
- 寻找胰腺撕裂伤(穿过胰腺实质的薄的低强化带)，其宽度大于胰腺宽度的 50%，提示导管损伤。
- 考虑使用 MRCP 观察。

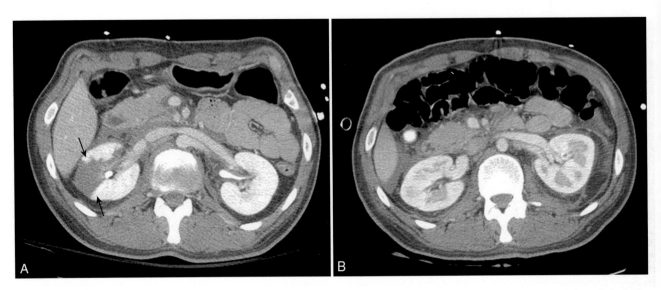

图 38.8 肾挫伤。(A)肾脏水平的轴位增强 CT 扫描图像,在急性创伤性损伤时采集,显示右肾极间的一个边界清晰的密度减低区(箭头所示)。可能是由挫伤或肾分支动脉损伤引起的。(B)1 周后在同一水平获得的图像显示受累区域灌注正常,没有任何实质变化。研究发现自限性与肾实质挫伤一致。(From Zagoria RJ, Brady CM, Dyer RB. Genitourinary Imaging:the Requisites, ed 3. Philadelphia: Elsevier; 2016.)

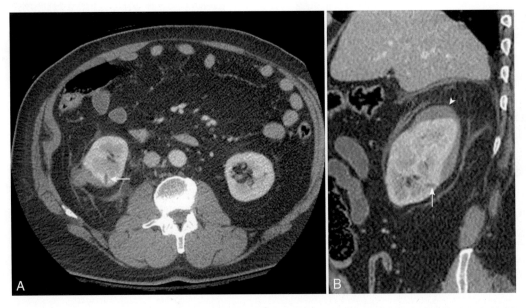

图 38.9 肾裂伤伴包膜下和肾周血肿。在急性创伤性损伤时采集的增强轴位(A)和矢状位(B)重建图像显示右肾下极有线性缺损,与实质撕裂伤一致(A 和 B,箭头所示)。图(B)更好地显示相关的包膜下血肿和肾周出血(三角箭头所示)。该患者其他情况稳定,对肾损伤采取保守治疗。(From Zagoria RJ, Brady CM, Dyer RB. Genitourinary Imaging: the Requisites, ed 3. Philadelphia: Elsevier; 2016.)

肾外伤(图 38.8 至图 38.11)

- 发生率占钝性外伤病例的 3%~10%(小于肝脏或脾脏)。

- 挫伤:边界不清的局灶性实质低强化。

- 撕裂:不规则的线性低密度延伸至肾表面。

- 包膜下血肿:肾包膜下的新月体血液成分,有占位效应。当导致高血压时,其被称为 Page 肾。

- 肾周血肿:肾周腹膜后包膜外出血。

- 肾盂肾盏损伤:评估延迟(肾排泄)期的尿漏,约

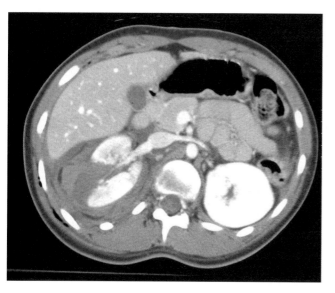

图 38.10 肾破裂。通过肾脏的轴位增强 CT 扫描图像显示右肾实质损伤，从外侧边缘延伸穿过肾门，居中，将肾实质的前后部分开。有广泛的肾周出血。注意胸部受伤引起的右侧皮下气肿。在这种情况下，持续的血流动力学不稳定需要进行肾切除术。(From Zagoria RJ, Brady CM, Dyer RB. Genitourinary Imaging: the Requisites, ed 3. Philadelphia: Elsevier; 2016.)

10 分钟。

■ 梗死：边界清晰的楔形低强化。考虑动脉横断、闭塞或夹层。主肾动脉损伤导致同侧全肾无强化。

膀胱外伤(图 38.12)

■ 83%~97%的因钝性外伤引起膀胱损伤患者会同时存在骨盆骨折。约 10%的骨盆骨折患者会出现膀胱损伤。

■ 黏膜损伤(挫伤)在影像上不明显。

■ 腹膜内膀胱破裂：占膀胱损伤的 30%。冲击膀胱导致膀胱穹顶破裂进入腹膜。膀胱造影显示腹腔内造影剂勾勒出小肠或结肠旁沟，需要手术修复。

■ 腹膜外膀胱破裂：占膀胱损伤的 60%。与骨盆骨折有关，不需要手术，分为简单和复杂两种。

● 简单：造影剂外渗填充盆腔腹膜外空间(Retzius 间隙)。

● 轴向图像上的 CT 膀胱造影表现：臼齿征。

● 复杂：造影剂延伸到腹壁、阴囊、阴茎或会阴。

■ 肉眼血尿和骨盆骨折需要透视膀胱造影或 CT 膀胱造影。

● 对膀胱损伤的敏感性相似，范围为 85%~100%。

● 对于透视膀胱造影，10% 的渗漏可在引流后的图像上观察到。

● CT 膀胱造影需要用造影剂逆行填充膀胱。肾脏排泄的造影剂不能提供足够的膀胱压力来除外渗漏。

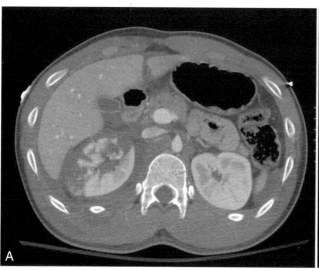
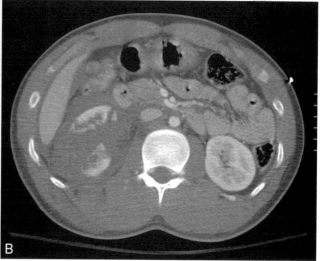

图 38.11 肾脏破碎。右中肾(A)和右肾下极(B)的轴位增强 CT 扫描图像显示许多线性缺损，这些缺损产生了大量的实质碎片，其中许多破碎的肾被中间血肿分开。这种程度的实质损伤通常需要紧急肾切除术以控制失血，就像该患者的情况一样。(From Zagoria RJ, Brady CM, Dyer RB. Genitourinary Imaging: the Requisites, ed 3. Philadelphia: Elsevier; 2016.)

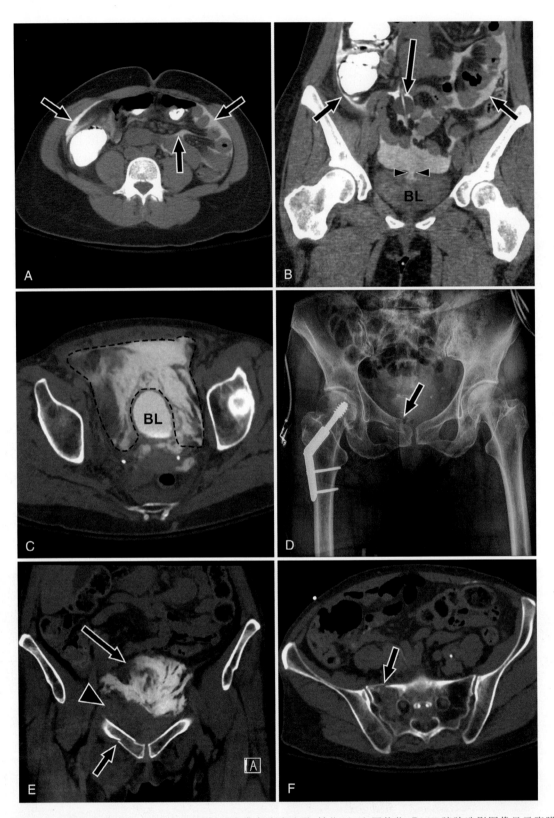

图 38.12 腹膜内和腹膜外膀胱破裂。27 岁女性,跌倒后腹膜内膀胱破裂,轴位(A)和冠状位(B)CT 膀胱造影图像显示腹膜内造影剂(箭头所示)勾勒出小肠环,延伸到右侧结肠旁沟并沿着肠系膜扩展。冠状位(B)还显示了 Foley 导管随后穿过的膀胱(BL)圆顶(三角箭头所示)中的缺陷(长箭头所示)。(C~F)80 岁女性,被车撞,骨盆骨折,腹膜外膀胱破裂。(C)轴位 CT 膀胱造影图像显示 Retzius 空间的囊外造影剂和出血,呈白齿状(虚线所示)。(D)骨盆正位 X 线片显示右侧耻骨支骨折(黑箭头所示),在(E)冠状位 CT 上得到证实(箭头所示)。还显示了相邻的出血(三角箭头所示)和造影剂外渗(长箭头所示)。骨盆水平的轴位 CT 图像显示右侧骶骨骨折(箭头所示),与横向压缩骨盆骨折损伤模式一致。

尿道外伤（图 38.13 和图 38.14）

- 骑跨伤、直接会阴撞击或器械引起的医源性前尿道（通常是球部）损伤。
- 骨盆骨折的钝性外伤导致后尿道（通常是膜部）损伤。

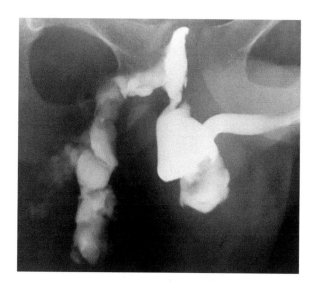

图 38.13 后尿道 3 型完全撕裂。逆行尿道造影显示造影剂从前列腺尿道渗入会阴，球部尿道也有撕裂。3 型撕裂可能是骨盆骨折引起的尿道横断患者最常见的损伤。注意耻骨联合的变宽。From Zagoria RJ, Brady CM, Dyer RB. Genitourinary Imaging: the Requisites, ed 3. Philadelphia: Elsevier; 2016.）

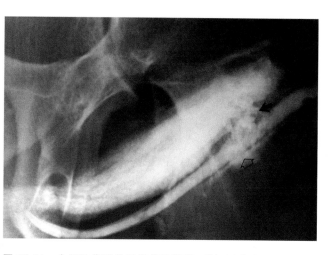

图 38.14 会阴钝伤后前尿道部分撕裂。逆行尿道造影显示造影剂从阴茎尿道撕裂处渗入尿道海绵体（空心箭头所示）和阴茎海绵体（实心箭头所示）。(From Zagoria RJ, Brady CM, Dyer RB. Genitourinary Imaging: the Requisites, ed 3. Philadelphia: Elsevier; 2016.)

- 临床体征：尿道出血、会阴瘀伤、高位/不可触及前列腺。
- 行透视逆行尿道造影进行诊断。

肠外伤（图 38.15）

- 罕见，大约占严重创伤病例的 5%，小肠>结肠>胃。
- 征象包括：腔外游离气体、口服造影剂外渗（尽管 CT 不常规使用）、肠壁缺损。特异性不高的征象包括节段性/局部肠壁增厚、肠系膜脂肪绞合和肠壁异常强化。
- 十二指肠血肿可导致胃出口梗阻。

骨骼外伤

- 由于穿过囊内股骨颈和股骨头的血管供应中

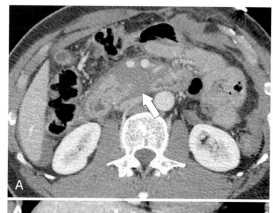

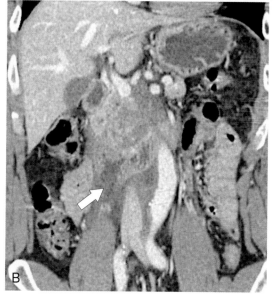

图 38.15 29 岁男性，车祸后十二指肠破裂的轴位(A)和冠状位(B)对比增强 CT 扫描图像。由于十二指肠破裂（箭头所示），十二指肠周围存在液体和血液。(From Boland GW. Gastrointestinal Imaging: the Requisites, ed 4. Philadelphia: Saunders; 2014.)

断,髋部骨折易发生股骨头缺血性坏死(AVN)。包膜外骨折累及转子间和转子下区域。尽管 MRI 可用于识别平片隐匿性骨折,但通常仍使用平片进行检查。

　　● 完全股骨头骨折:不常见。与髋关节后脱位相关(伴有或不伴有髋臼后骨折)。

　　● 股骨颈骨折:位置可能是头下、经颈或颈底部。

　　● 转子间:AVN 的风险要低得多。

　　● 转子下:股骨在小转子下方 5cm。风险因素:高能量创伤的年轻患者、轻度创伤(不完全骨折)和完全应力性骨折(即双膦酸盐所致)的老年患者。

　　■ 骨盆骨折通常与高能量创伤有关 (骨质疏松症患者除外)。主要并发症是盆腔出血;血管内治疗栓塞通常是首选治疗方式。可能与膀胱或尿道损伤有关。

　　● 早期正位平片可以发现特征性损伤模式。骶骨骨折很难通过平片检查出来。CT 通常用于观察骨折。MRI 是评估韧带结构的最佳方式。

　　● 骨盆是一个刚性环,几乎总是在至少两个地方发生骨折。

　　● 前后(AP)压缩:占骨盆骨折的 20%~30%。来自机动车事故、跌倒或挤压伤,出血风险高。2 型和 3型可能与 L5 横突骨折有关。

　　● 横向压缩:占骨盆骨折的 50%~70%。从侧面碰撞机动车辆或跌落,通常是稳定的(图 38.12)。

　　● 垂直剪切:占骨盆骨折的 14%。伸直腿摔倒,不稳定。

　　■ 腰椎:CT 评估;MRI 用于评估韧带、肌肉或脊髓损伤。存在多个分型系统,包括 Denis 分型(Denis,1983)和 AO 分型(Magerl,1994)。典型的腰椎骨折类型包括:

　　　　● 爆裂:由于轴向载荷,涉及椎体前后部的高度丧失。骨折碎片可能会移位并导致脊髓损伤。

　　　　● 楔形:椎体前半部压缩性骨折。多见于老年骨质疏松患者。

　　　　● Chance 骨折:通过脊柱和后部、关节面、韧带的水平分离损伤。可能是骨性的、韧带性的,或两者兼而有之。常接近或接近胸腰段交界处。与因安全带(无肩带)受伤而导致的屈曲有关。常合并十二指肠、胰腺损伤。

睾丸外伤

　　■ 不常见:<1%的创伤会出现,通常发生于年轻男性(10~30 岁)。

　　■ 与左侧相比,右侧睾丸由于位置靠上而更容易受伤。

　　■ 超声是评估的首选检查,MRI 可作为辅助检查。

　　■ 睾丸破裂:白膜局灶性不连续或睾丸回声不均匀,轮廓异常。

　　■ 睾丸破裂或可能出现较大血肿(0.5cm)时需行紧急手术探查。

低灌注复合体(图 38.16)

　　■ 塌陷的下腔静脉,提示低血容量。

　　■ 明显强化:增厚的肠、肾、肾上腺。

　　■ 低强化的脾。

　　■ 胰腺肿大。

　　■ 腹膜后、胰周水肿。

损伤分型

　　* 简而言之,1 级损伤并没有明确说明,是指那些比 2 级标准严重程度低的损伤。在每个病例中,都将用星号表示。

肝

　　1~6 级(6 级最差)。如果多处受伤,则将 1 级提高至 3 级(Moore,1995)。

　　■ 血肿*:2 级,血肿占包膜下肝表面积的 10%~50%或实质内直径<10cm;3 级,较 2 级更大或范围更广。

　　■ 撕裂*:2 级,包膜撕裂深度 1~3cm,长度<10cm;3级,深度>3cm;4 级,25%~75%的肝叶或 1~3 个肝段的实质破坏;5 级,比 4 级更重的实质破坏。

　　■ 血管:5 级,主要肝静脉或 IVC 的损伤;6 级,肝撕脱。

脾

　　1~5 级(5 级最差)。如果多处受伤,则将 1 级提高至 3 级(Moore,1995)。

　　■ 血肿*:2 级,血肿占包膜下表面积的 10%~50%或实质内<5cm;3 级,较 2 级更大,范围更广或破裂。

　　■ 撕裂伤*:2 级,撕裂深度 1~3cm 且不涉及小梁血管;3 级,>3cm 的撕裂伤或累及小梁血管;4 级,累及

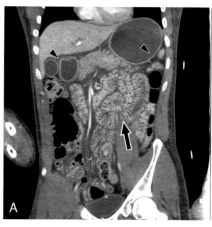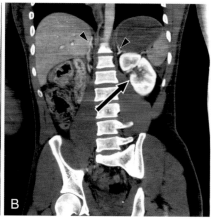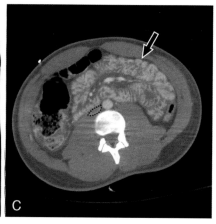

图 38.16　低灌注复合体。29 岁男性,因近全身三度烧伤后体液丢失而出现低血容量性休克,特征性对比增强 CT 发现伴有低灌注复合体。(A)冠状位重建 CT 图像显示小肠壁弥漫性增厚(箭头所示)、小肠(箭头所示)和胃(三角箭头所示)的黏膜高强化。没有口服造影剂。后冠状位重建 CT 图像(B)显示了肾脏(箭头所示)和肾上腺(三角箭头所示)的特征性高强化。(C)中腹部水平的轴位 CT 图像显示狭缝状下腔静脉(虚线所示),提示低血容量。再次显示肠道强化(箭头所示)。

节段性/脾门血管,导致>25%的实质失去血供;5 级,脾破裂或脾门血管损伤伴全脾失去血供。

骨盆环骨折

可能包括多个后续模式的组合(Khurana,2014)。

■ AP 压迫：耻骨联合增宽或耻骨支骨折(1 型——稳定,罕见)伴有骶髂前韧带断裂(2 型——垂直稳定、旋转不稳定)和骶髂后韧带断裂(3 型——不稳定)。

■ 横向压迫：上/下耻骨骨折伴同侧骶骨嵌塞(1 型——稳定)、同侧髂后骨折(2 型——垂直稳定、旋转不稳定)或对侧 AP 压缩损伤模式(3 型——不稳定)。

■ 垂直剪切：前部(耻骨骨折或耻骨联合增宽)和后部(骶骨骨折或骶髂关节破坏)损伤伴有垂直半骨盆移位,不稳定。

髋臼骨折

Judet 和 Letournel 分型：10 型(Scheinfeld,2015)。

■ 单纯性骨折：前壁或后壁、前柱或后柱、横断。

■ 联合骨折：T 形、后壁横断、后柱后壁、双柱、前柱/后壁横断。

股骨粗隆间髋部骨折

Evans-Jensen 分型：6 型(Sheehan,2015)。

■ 1 型和 2 型：分别为无移位和有移位的 2 部分骨折。

■ 3 型和 4 型：3 部分骨折分别伴有后外侧或后内侧皮质粉碎。

■ 5 型：4 部分或更多骨折。

■ 6 型：反向倾角骨折。

股骨颈骨折

Garden 分型：4 型(Sheehan,2015)。

■ 1 型：不完全骨折(1)。

■ 2~4 型：完全骨折无移位(2)、部分移位(3)或完全移位(4)。

股骨头骨折

Pipkin 分型：4 型(Sheehan,2015)。

■ 1 型：中央凹下方骨折(非承重股骨头)。

■ 2 型：中央凹以上骨折(负重股骨头,AVN 高危)。

■ 3 型：股骨颈骨折伴 1 型或 2 型(有甚至更高的 AVN 风险)。

■ 4 型：髋臼骨折伴 1 型或 2 型。

结构化报告要点

■ 发现并描述所有外伤。

■ 对外伤应用适当的分类方案。

■ 识别并报告具有临床意义的偶然发现。

- 明确记录各项建议。
- 必要时与护理团队讨论重要发现(文件形式)。

(赵阳　阳君　金观桥　译)

推荐阅读

1. Ahmed N, Vernick JJ. Management of liver trauma in adults. *J Emerg Trauma Shock*. 2011; 4(1):114-119.
2. Avery LL, Scheinfeld MH. Imaging of male pelvic trauma. *Radiol Clin North Am*. 2012;50(6):1201-1217.
3. Avery LL, Scheinfeld MH. Imaging of penile and scrotal emergencies. *Radiographics*. 2013;33(3):721-740.
4. Denis F. The three column spine and its significance in the classification of acute thoracolumbar spinal injuries. *Spine (Phila Pa 1976)*. 1983;8(8):817-831.
5. Gupta A, Stuhlfaut JW, Fleming KW, Lucey BC, Soto J. Blunt trauma of the pancreas and biliary tract: a multimodality imaging approach to diagnosis. *Radiographics*. 2004;24(5):1381-1395.
6. Khurana B, Sheehan SE, Sodickson AD, Weaver MJ. Pelvic ring fractures: what the orthopedic surgeon wants to know. *Radiographics*. 2014;34(5):1317-1333.
7. Linsenmaier U, Wirth S, Reiser M, Körner M. Diagnosis and classification of pancreatic and duodenal injuries in emergency radiology. *Radiographics*. 2008;28(6):1591-1602.
8. Magerl F, Aebi M, Gertzbein SD, Harms J, Nazarian S. A comprehensive classification of thoracic and lumbar injuries. *Eur Spine J*. 1994;3(4):184-201.
9. Moore EE, Cogbill TH, Jurkovich CJ, Shackford SR, Malangoni MA, Champion HR. Organ injury scaling: spleen and liver (1994 revision). *J Trauma*. 1995;38(3):323-324.
10. Ramchandani P, Buckler PM. Imaging of genitourinary trauma. *AJR Am J Roentgenol*. 2009;192(6):1514-1523.
11. Richards JR, McGahan JP. Focused Assessment with Sonography in Trauma (FAST) in 2017: what radiologists can learn. *Radiology*. 2017;283(1):30-48.
12. Sheehan SE, Shyu JY, Weaver MJ, Sodickson AD, Khurana B. Proximal femoral fractures: what the orthopedic surgeon wants to know. *Radiographics*. 2015;35(5):1563-1584.
13. Scheinfeld MH, Dym AA, Spektor M, Avery LL, Dym RJ, Amanatullah DF. Acetabular fractures: what radiologists should know and how 3D CT can aid classification. *Radiographics*. 2015;35(2):555-577.
14. Soto JA, Anderson SW. Multidetector CT of blunt abdominal trauma. *Radiology*. 2012;265(3):678-693.

第 **39** 章 陷阱

Theodore T. Pierce

解剖变异

■ 副脾:很常见,通常在脾脏附近。可以在胰内,可能被误认为是肿块。在所有成像序列上看起来像脾脏。

■ 重复的肾集合系统:容易阻塞/反流。存在手术意义。

■ Bertin 肾柱突出:类似局灶性肾肿块。具有与正常肾皮质相似的回声、密度和 MRI 信号强度。

■ 胰腺分裂:无腹侧、背侧胰腺融合。易患胰腺炎。

■ 胰裂:正常胰小叶之间的类似脂肪的肿块。

■ Chilaiditi 征:结肠肝曲介于肝脏和腹侧腹壁之间,在 X 线片上类似腹膜内游离空气。

■ 下腔静脉(IVC)假性脂肪瘤:腹膜后脂肪在腔房交界处附近突出进入 IVC,类似脂肪瘤或血栓(图 39.1)。

■ 肝动脉解剖变异:包括附属(额外)和替换(从错误的位置产生)动脉解剖结构。对肝脏和胰腺手术计划至关重要。

■ 重复下腔静脉:髂总静脉不连接。左髂总静脉通常引流至左肾静脉。影响 IVC 过滤器放置。

■ 突出的膈肌滑移:类似肝脏表面的局灶性肿块。

■ Glisson 囊的假性脂肪瘤:沿着肝囊异位分布的一块结肠网膜脂肪。

■ 膈脚与腹膜后淋巴结肿大:查看多个连续的轴位或正交平面(冠状/矢状位)进行区分。

■ 边缘椎骨:由于髓核椎内突出导致的腰椎前上角皮质完整的三角形骨碎片。类似骨折片段,皮质化不佳。

■ 乳糜池:右膈脚后间隙中充满液体的正常管状淋巴结构。动脉或门静脉期无增强。类似肿块或淋巴

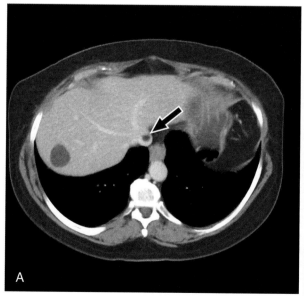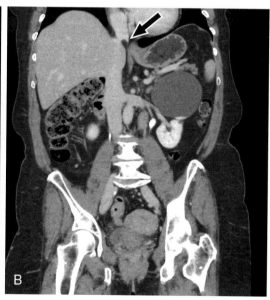

图 39.1 下腔静脉假性脂肪瘤。(A)腹盆腔轴位增强 CT 图像显示膈下下腔静脉脂肪低密度充盈缺损(箭头所示)。这一发现不应被误认为是非闭塞性血栓或含有脂肪的肿块,如脂肪瘤。(B)冠状位重建图像显示病变(箭头所示)是腹膜后脂肪突出到血管中,这是一种良性病变。

结肿大。

检查技术和特定设备的陷阱

平片

■ 鼻胃管错位：注意位于边缘或视野之外的错位管。如果有一根管子就位，请考虑第二根管子可能放错了位置。

■ 在仰卧位 X 线片上检测腹膜内游离空气可能具有挑战性。Rigler 征，肠壁两侧有空气可有所帮助；然而，彼此紧密相对的扩张充气的肠袢可以类似这种外观。

超声

■ 超声设置：调整多种设置（增益、焦点区域、深度、时间增益补偿……）会对图像质量产生显著影响，从而掩盖病变或产生假性病变（图 39.2）。

■ 镜像伪影：强反射器（即横膈膜）会在肺部产生腹部结构的错误复制图像。肝脏和肺部可见回声性肝脏病变。正确识别伪影以避免误诊肺肿块。

CT

■ 增强与固有高密度：无法区分高密度肾囊肿与增强的肾脏肿块或高密度摄入的肠道物质与造影剂外渗。如果可用，预对比系列是有帮助的（类似的问题会影响 MRI）。

■ 伴有背景脂肪变性的肝转移：低固有背景肝密度降低了肝转移的显像或完全掩盖了肝转移。在严重的肝脂肪变性中，转移灶表现为低密度肝脏背景中的高强化。

■ 骨转移假性进展：化疗后常见硬化性病变扩大。反映已治疗的转移或进展。影像无法分辨。

■ 类似血栓形成的血管混合伪影。

• 门静脉：在增强早期图像上，造影剂混浊的脾静脉血可以与来自肠系膜上静脉的非混浊血液混合。

• IVC：在增强早期图像上，造影剂混浊的肾静脉血液可以与非混浊的肾下 IVC 血液混合。

■ 非对比 CT 上的膀胱充满造影剂：考虑既往 CT（可能在不同机构）排出的碘化造影剂，非放射学过程排出的碘化造影剂（冠状动脉造影），或既往 MRI 排出的钆。排出的造影剂可以类似肾结石（图 39.3）。

MRI

■ 像素交换：Dixon 方法在从同相位/反相位图像生成仅脂肪和水图时可能会错误分配脂肪/水像素。通常发生在空气组织界面或其他磁场不均匀区域（图 39.4）。

■ 减影成像：增强前后 MRI 序的错位（也会影响 CT）可以类似增强或无增强（图 39.5）。

■ T2 穿透效应：高 b 值弥散加权成像的高信号是弥散受限或固有 T2 高强度（T2 穿透效应）。观察表观

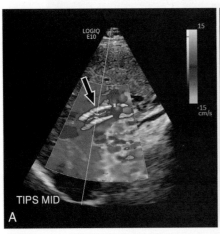
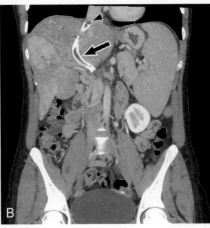
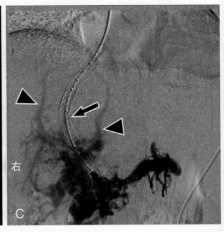

图 39.2 经颈静脉肝内门体分流术（TIPS）血栓形成。(A,B)彩色多普勒超声图像显示 TIPS 支架(箭头所示)具有明显的内部彩色流动。漫反射背景颜色信号应该引起关注，即这种流动是人为的。(B)增强 CT 扫描显示 TIPS 支架内无强化(箭头所示)，血栓延伸至下腔静脉(三角箭头所示)。(C)数字减影血管造影证实 TIPS 闭塞(箭头所示)和侧支血管(三角箭头所示)形成。

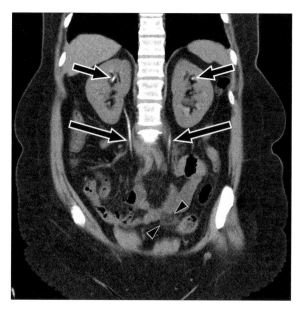

图 39.3　类似肾结石的排泄造影剂。48 岁女性,左侧腰痛,接受了平扫 CT 以评估肾结石。冠状位重建显示双侧上肾极(箭头所示)散在高密度,应将其视为排泄的造影剂,因为输尿管(长箭头所示)完全不透明。对病历的搜索证实,该患者在 CT 前 30 分钟接受了钆增强乳腺磁共振成像。排出的钆与碘一样,是高密度的。网膜阑尾炎(三角箭头所示)被确定为疼痛的可能来源。

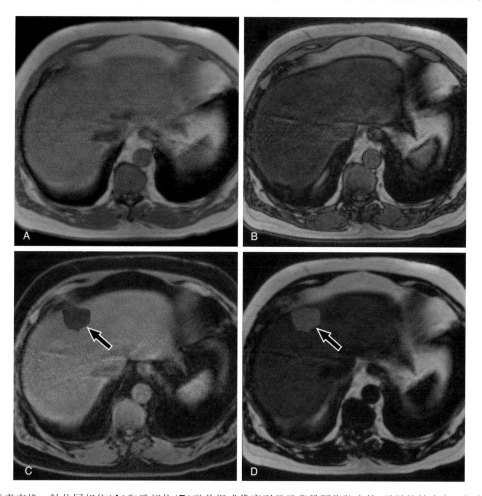

图 39.4　Dixon 像素交换。轴位同相位(**A**)和反相位(**B**)磁共振成像序列显示背景肝脂肪变性,无局灶性病变。相应的纯水(**C**)和纯脂肪(**D**)图像显示局灶性病变(箭头所示)。水和脂肪的匹配异常,在同相位或反相位图像上没有任何病变的情况下,尖锐、锯齿状、非解剖性病变边界都是典型的像素交换伪像,是脂肪和水像素映射到错误图像集产生的伪影。其余在该位置的检查中未发现任何病变。

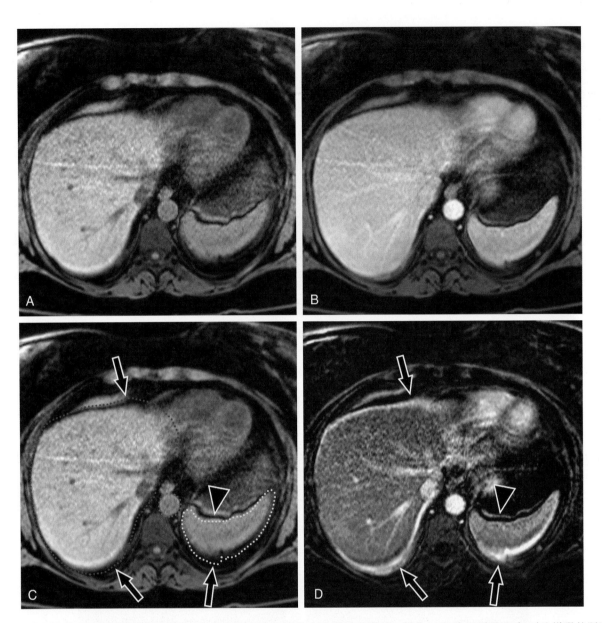

图 39.5 减法伪影。(A)增强前和(B)增强后轴位 MRI 是作为标准 MRI 检查方案的一部分。(C)由于呼吸运动,对比增强的肝脏(黑色圆圈所示)比对比前的肝脏(背景所示)略大(箭头所示)。增强后脾脏(白色圆圈所示)略微向后移动(三角箭头所示)。主动脉(白色圆圈所示)是静止的。(D)减影图像具有肝脏周围的高信号边缘(箭头所示)、脾前的低信号带(三角箭头所示)和因为配准错误而导致的脾后的高信号带。

扩散系数图以证实——受限扩散将是黑色的。

■ 非共振伪影:稳态自由进动图像容易产生较薄的线性暗带伪影,这种伪影可以类似解剖皮瓣。

■ 介电伪影:当射频波长接近患者大小时导致中心信号无效,通常在 3T MRI 扫描仪上。修复:将患者移至 1.5T MRI。其他解决方案包括电介质垫、多通道发射阵列和射频匀场。

■ 前列腺外周带非癌性扩散受限:慢性前列腺炎、肥大结节(突出的良性前列腺增生结节)、中央区移位、

后中线囊插入、出血、手术包膜增厚、神经血管扩大束、肉芽肿性前列腺炎、射精管和前列腺周围脂肪。

■ 血管流动现象:血管流动引入了多种伪影。例如,主动脉搏动导致主动脉重影在相位编码方向上跨图像传播。如果未检测到,这可能类似于局灶性病变(图 39.6)。

PET 扫描

■ 非恶性 FDG 摄取:肉芽肿病、感染/脓肿、手术、

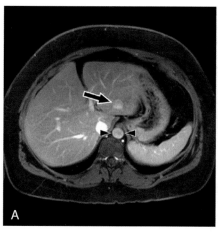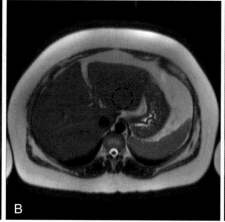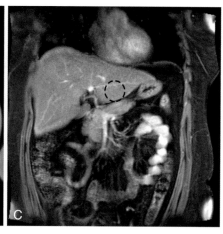

图 39.6 主动脉搏动伪影。(A)轴位增强后 MRI 显示肝 2/3 段明显的局灶性肝脏病变(箭头所示)。仔细检查发现病变形状相同,直接位于主动脉前方(三角箭头所示),与主动脉搏动的伪影一致。该病灶在(B)轴位 T2WI 或(C)冠状位增强图像上不存在。

良性肿块(肌瘤、结肠腺瘤)、其他炎症(即炎症性肠病、血管炎)、正常尿排泄和棕色脂肪。

■ 无 FDG 摄取的肿瘤:肿瘤太小,不摄取 FDG(部分神经内分泌肿瘤、肾细胞癌、前列腺癌、黏液性肿瘤)。

■ PET 图像的 CT 衰减过度校正:发生在致密金属(即手术夹或金属假体)或高浓度口服造影剂的情况下。

■ 配准错误:PET 和 CT 图像分别采集。呼吸运动或患者平移会导致 FDG 摄取和 CT 配准错误。

■ 肾脏排泄:肾脏和膀胱的摄取很容易通过位置、形态和与 CT 的相关性来识别。扩张不佳的输尿管(难以通过 CT 识别)可能仅显示沿其路径的局灶性摄取,类似于淋巴结肿大。

■ 子宫内膜:绝经前,局灶性摄取可以是正常的。

■ 卵巢:绝经前,局灶性摄取可以是正常的(即黄体囊肿)。

■ 骨髓治疗反应:化疗后,骨髓可以弥漫性高代谢,类似弥漫性疾病或模糊局灶性病变。

疾病特征

肝胆

■ 胆囊腺肌瘤病:局灶性胃底壁增厚伴囊腔形成或中段狭窄(沙漏型)。病理学患病率为 1%~9%。为良性。

■ 假性肝硬化:弥漫性肝转移,通常发生于原发性乳腺癌(其他为食管、胰腺、甲状腺、结肠直肠癌)。类似弥漫性肝损伤的肝硬化。

■ 硬化性血管瘤:可变的增强模式和可变的 T2 信号。良性,但难以与恶性肿瘤鉴别。

■ 炎性假瘤:炎性细胞和纤维化的混杂,罕见,可能与免疫球蛋白 G4(IgG4)的相关疾病有关。在 T2WI 上具有中央低信号和不均匀高信号表现的周边强化肿块。

■ 热方形征:上腔静脉阻塞导致局灶性周边楔形 IV 段高强化。类似动脉期强化肿块。

■ 一过性肝脏衰减/强度差异:肝脏中的局灶亮点仅在动脉期图像上可见,门静脉期和延迟期图像上与背景肝实质一致。良性,但类似原发性和转移性恶性肿瘤。

■ 胆管周围囊肿:胆管旁的薄壁小囊肿。类似胆管扩张或门静脉水肿。存在于门静脉两侧(与胆管扩张不同)。

■ 局灶性脂肪肝:可以是结节状或地图状的。血管穿过(而不是绕过)病变。典型部位:镰状韧带和胆囊窝,类似于局灶性肝脏肿块可能会出现。可以通过同相位/反相位 MRI 确认诊断。

■ 局灶性肝脂肪保留:肝脂肪变性背景下残留的正常实质。典型部位:胆囊窝和肝门,类似明显强化病变。同相位/反相位 MRI 可以确认诊断。

脾

■脾组织增生:脾外伤或脾切除后,残留的脾组织通过腹部扩散形成结节/肿块。增强类似正常脾脏。

■早期脾脏增强:早期脾脏增强非常不均匀,呈条纹状,可以类似或掩盖局灶性病变。

肾

■肾积水和盆腔旁或盆腔周围囊肿可能看起来相同。增强 CT 延迟期可鉴别;造影剂会使集合系统变得混浊,但不会使盆腔旁或盆腔周围的囊肿变得混浊。

■肾细胞癌转移:初始治疗后数年(甚至数十年)可能出现转移。仔细查看胰腺(常见部位)是否存在明显强化转移灶。

胰腺

■沟槽型胰腺炎:十二指肠附近的局灶性慢性胰头炎症,类似胰腺癌。

■不均匀胰腺脂肪瘤:局部胰腺被脂肪替代形成类似肿块(通常在头部内)。

肠

■结肠癌与憩室炎可能难以区分。抗生素治疗后复查 CT 或结肠镜检查以鉴别。

■充满液体的胃底后部憩室类似左侧肾上腺肿块。

■十二指肠憩室:类似囊性胰头肿块或淋巴结肿大,常见(占人口的 22%)。在胆总管止点附近寻找与十二指肠的连接处。在之前的检查中评估空气的存在。

■成人小肠套叠:通常是一过性的和自限性的。如果已知癌症,尤其是黑色素瘤,首先考虑肠转移。

■网膜附件炎:网膜附件的自限性梗死,结果导致严重的腹痛。表现为小的结肠周围脂肪病变,周围有脂肪链和中央点状软组织点。临床医生通常难以诊断。

血管

■上腹部静脉曲张,常见于门静脉高压症患者在非增强 CT 上可能类似于肾上腺肿块、腹膜后淋巴结肿大或其他肿块。

骨盆

■子宫肌瘤:肌瘤,很普遍。与对应的恶性平滑肌肉瘤的鉴别是非常具有挑战性的。两者都会强化、生长,甚至转移。黏膜下肌瘤类似子宫内膜息肉和肿块。外生肌瘤类似附件肿块。肌瘤可以扭转或退化,导致疼痛。

■腹会阴切除术后的骶前肿块通常是术后纤维化而不是复发性疾病。

腹膜

■腹膜假性黏液瘤:腹膜内黏稠的凝胶状液体通常来自破裂的阑尾黏液性肿瘤。与腹水不同,液体会对肝脏或脾脏轮廓(扇形)产生占位效应。

■可生物吸收的手术海绵:实例包括 Gelfoam 和 Surgicel。在 CT 上显示为带有线性气泡的空气或液体集合,没有气液平面。可能需要长达 6 周的时间才能吸收。结合手术记录,避免误诊。

肌肉骨骼

■腹股沟疝修补术:放置在腹股沟管开口处的软组织密度聚丙烯网塞类似淋巴结病或软组织肿块。多年内可以摄取 FDG。诊断关键是手术部位和与手术史的相关性。

影像要点

■与衰减校正 CT 光子(140keV)相比,FDG 伽马射线包含更高能量的光子(511keV),其衰减程度更高,尤其是在穿过致密金属物体 (即髋关节假体) 时。当 PET 采集校正衰减效应(使用 CT)时,在致密金属区域会发生焦点过校正。这类似异常的局灶性摄取。

■部分容积效应:影响所有轴位成像技术。当单个体素内存在具有不同属性(衰减、信号强度或回声性)的两个组织时, 图像像素值将反映两个组织的加权平均值。这降低了病灶的显著性和小病灶内定量测量的可靠性。部分容积效应可以通过提高图像空间分辨率来减轻(图 39.7)。

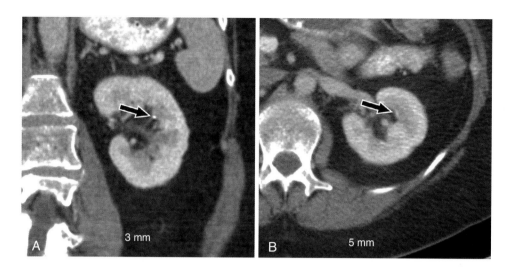

图 39.7 部分容积效应。3mm 层厚的冠状位重建 CT 扫描图像(**A**)显示左肾集合系统中的点状高密度(箭头所示),与结石相符。由于部分容积效应,在 5mm 厚的轴位(**B**)图像上的相应区域(箭头所示)看不到结石,这会掩盖小的病变。

(赵阳 阳君 金观桥 译)

推荐阅读

1. Almeida AT, et al. Epiploic appendagitis: an entity frequently un-known to clinicians—diagnostic imaging, pitfalls, and look-alikes. *AJR Am J Roentgenol.* 2009;193(5):1243-1251.
2. Blake MA, et al. Pearls and pitfalls in interpretation of abdominal and pelvic PET-CT. *Radiographics.* 2006;26(5):1335-1353.
3. Coakley FV. *Pearls and Pitfalls in Abdominal Imaging: Pseudotumors, Variants and Other Difficult Diagnoses.* Cambridge: University Press; 2010.
4. Elsayes KM, et al. Spectrum of pitfalls, pseudolesions, and misdiagnoses in noncirrhotic liver. *AJR Am J Roentgenol.* 2018;211(1):97-108.
5. Feldman MK, Katyal S, Blackwood MS. US artifacts. *Radiographics.* 2009;29(4):1179-1189.
6. Huang SY, et al. Body MR imaging: artifacts, k-space, and solutions. *Radiographics.* 2015;35(5):1439-1460.
7. Khoo JN, et al. Pitfalls in multidetector computed tomography imaging of traumatic spinal injuries. *Emerg Radiol.* 2011;18(6):551-562.
8. Vilgrain V, Lagadec M, Ronot M. Pitfalls in liver imaging. *Radiology.* 2016;278(1):34-51.

索　引

共同交流探讨
提升专业能力

■·■ 智能阅读向导为您严选以下专属服务 ■·■

查看【配套彩图】　　扫码查看配套彩图。

加入【读者社群】　　与书友分享阅读心得，交流探讨专业知识与经验。

领取【推荐书单】　　推荐专业好书，助您精进专业知识。

操作步骤指南

微信扫码直接使用资源，无需额外下载任何软件。如需重复使用可再扫码，或将需要多次使用的资源、工具、服务等添加到微信"收藏"功能。

扫码添加
智能阅读向导